U0359233

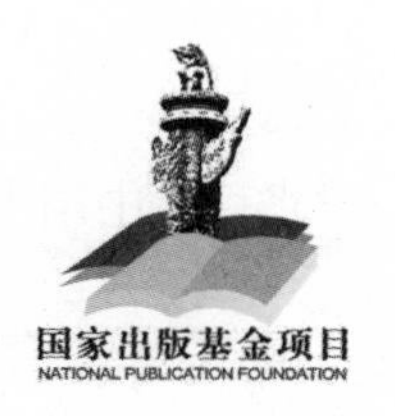

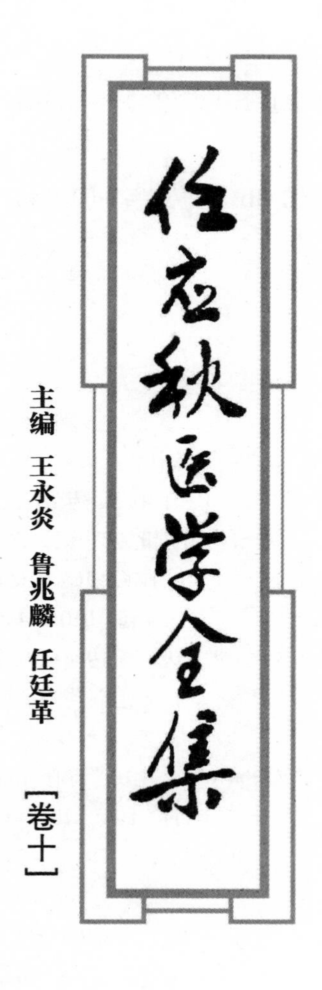

主编　王永炎　鲁兆麟　任廷革

【卷十】

中国中医药出版社
·北京·

图书在版编目（CIP）数据

任应秋医学全集/王永炎，鲁兆麟，任廷革主编 .—北京：中国中医药出版社，2015.1

ISBN 978 -7 -5132 -2115 -3

Ⅰ.①任…　Ⅱ.①王…　②鲁…　③任…　Ⅲ.①中国医药学 - 文集　Ⅳ.①R2 -53

中国版本图书馆 CIP 数据核字（2014）第 253130 号

中国中医药出版社出版
北京市朝阳区北三环东路 28 号易亨大厦 16 层
邮政编码　100013
传真　010 64405750
北京天宇万达印刷有限公司印刷
各地新华书店经销

*

开本 710×1000　1/16　印张 456.75　字数 7600 千字
2015 年 1 月第 1 版　2015 年 1 月第 1 次印刷
书号　ISBN 978 -7 -5132 -2115 -3

*

定价　1980.00 元（全 12 册）
网址　www.cptcm.com

社长热线　010 64405720
购书热线　010 64065415　010 64065413
微信服务号　zgzyycbs
书店网址　csln.net/qksd/
官方微博　http://e.weibo.com/cptcm
淘宝天猫网址　http://zgzyycbs.tmall.com

总目录

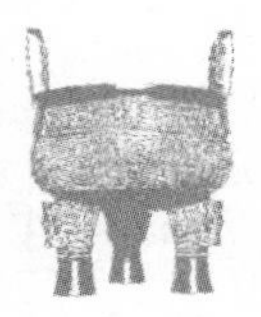

卷六

中医各家学说研究

中医各家学说·中医专业用

卷七

中医各家学说研究

中医各家学说讲稿

卷八

临床医学著作

任氏传染病学·上卷

中医各科精华·内科学

中医各科精华·内科治疗学

中国小儿传染病学

卷九

临床医学著作

病机临证分析

经验小方选集

任应秋医案实录

中医诊断学研究

脉学研究十讲

中医病理学概论

中医舌诊（1960年）

中医舌诊（1976年）

卷十

医论文集

医学小议

教育学习

医学史论

卷十一

医论文集

医理讨论

典籍研究

医学流派

卷十二

医论文集

方药琐言

争鸣碎语

证治撷英

序言评语

诊余诗文

卷十
目录

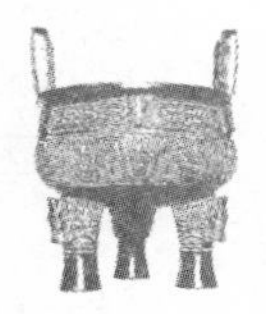

医论文集

医学小议

教育学习

医学史论

医论文集

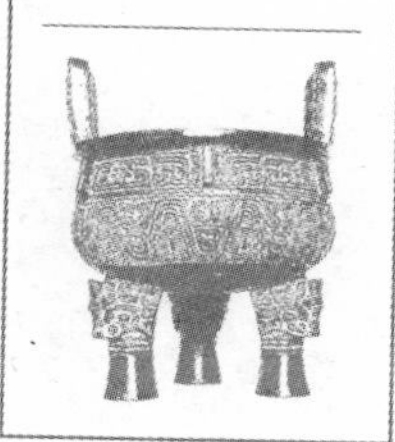

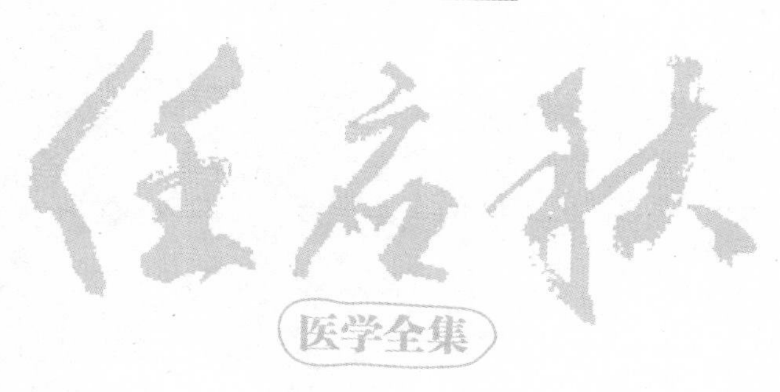

医学小议

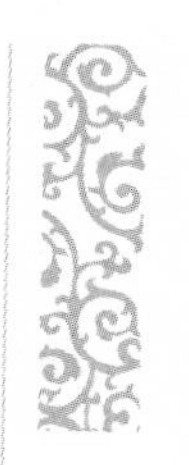

现代业医之三大障碍

（原载《光华医药杂志》1936年第1期）

医乃仁术，古有明言，是其立场，本于伦理，彰彰甚明。惟以社会习俗之深，恒使吾道开业同人，受其影响，每见气沮神丧，颓然若废，甚或甘昧良心，投机应付，良可慨也。殆亦吾道开业前途之障碍也欤？兹特将种种障碍揭晓如次，不识同道诸君有同感否？

一曰信仰之不专也。今之病家，往往以病试医，甲医一剂而不效，转而求乙，乙医一剂而不效，转而邀丙，丙医一剂而不效，转而请丁，或中或西，时王时李，日必数更，药不全剂，医纷论歧，丸繁汤复，杂药乱投，终致难救。而病家不自罪信医之不专，反喟然叹曰，经若干医生之治疗而不救，呜呼！

二曰迷信于鬼神也。一病之来，不究察于病源，而偏执于迷信，今日观花明日照水，不是报犯，便命烧胎，不幸病死，即归诸天命，徒呼负负。于是引起一般投机分子，藉符咒以谋生活，仙丹灵签，功能起死，江湖术士，大卖膏药。甚至病到临危，尚大求其神水者有之，许香发愿者有之，即或请医生诊治，费尽九牛二虎之力，以起沉疴，结果仍归功于菩萨有灵，祖宗福荫。呼！其执迷之不悟也，何可胜道？

三曰虚伪之对付也。迷信既深，对于医药，恒抱虚伪。譬如医生之临证也，其心理不琢磨于治病，而反起试医生功夫之心。医生纵有所问，亦以似是而非之态度以待医师诊察，凭其所告，而故意试其医术之高低。讵知病有变迁，脉有常异，时间更有所不同乎？于是又引其一般切脉不问病之大国手出焉！一临诊也，则作其炫高标奇之态，病家欲有所吐，亦尼其勿言，手未释诊，即大夸其口曰，先生切脉如神，洞悉肺腑，何容尔病者唠叨。逢迎之语，如咀熟书，诊后即一二通套方予之。火头高而幸中，则相率而称誉曰，某某先生，大国手也，其实若人不过贪天之功以为己力耳！何曾真有所灼见耶？不幸而病死，则曰此真天命也，此真不治之病也。虽然，以此虚伪对付医生之病家，亦宜受此虚伪对付病家之医生罚。

综上数端，习俗移人，障碍吾道，实非浅鲜。愿吾同业诸公，共起而图之，不然国医药之前途，亦难堪设想也。

教育部不准中医学校立案是何道理？

（原载《中医科学》1937年第1卷第11期）

中国非民主国体乎，何政府之强横而专制若是也？应秋身为黄帝子孙，服务中级教育有年，没有精神病，没有犯过罪，没有被夺公权，没有破产，也还能识字，在取得公民资格之下，而站在公民立场之上，说几句公民范围内的话，虽有触怒当道，在所不计也。

吾国医学，自废除之政令收回后，犹复包藏祸心，消极摧残。如最近公布似是而非之中医条例，中医审查规则，大有非将国医消灭至“靡有孑遗”不可之势。呜呼！国医之与诸公，何其参商之甚也？中医条例，中医审查规则，大多似是而非之处，国医界诸名宿，类皆辩之详矣！姑不再赘，惟教育部之不许中医学校立案，其不合法令，不符中华民国教育宗旨及实施方针之处，殆有甚于该项条例与规则，势不得不尽我个人公民权力之力量而创造罢免之。

查国民政府颁布现行法令之教育类，中华民国教育宗旨及其实施方针。（甲）教育宗旨曰：“中华民国之教育，根据三民主义，以充实人民生活，扶植社会生存，发展国民生计，延续民族生命为目的，务期民族独立，民权普遍，民生发展，以促进世界大同。”（乙）实施方针，第二项曰：“普通教育，须根据总理遗教，陶融儿童及青年‘忠孝仁爱信义和平’之国民道德，并养成国民之生活技能，增进国民之生产能力为主要目的。”第四项曰：“大学及专门教育，必须注重实用科学，充实科学内容，养成专门知识技能，并切实陶融，为国家社会服务之健全品格。”又查教育两字之意义，教育者，“助人类之发达，以适于世界进化之一种作用也。使就当由之路，谓之教，使之自然长养，谓之育。”（见《辞源》）综斯以论，教育部之不准国医学校立案，以国医不合教育宗旨乎？不合教育实施方针乎？抑不合教育两字之意义乎？

陆士谔先生曰：“中医自炎黄至后汉，从祝由一变而为导引，再变而为针灸，三变而为汤液。即变汤液矣，又有医经、经方、房中、神仙之分。自后汉张仲景出，始以医经经方为宗，大中至正，圣圣相承，贤贤继统，直至于今。计自发明以来，改良已有四五次……”在西医未流入以前之中国，由太古直至于逊清，人类之生活，社会之生存，国民之生计，民族之生命，只需用医药之时，无一日不仗国医以充实之，扶植之，发展之，延续之，所以瓜瓞绵绵，螽斯衍庆，卒至民族发展到四万万之众，站世界人口之重要地位，且当时每年绝无舶来药品十二万万之漏卮，是国医学之能充实人民生活，扶植社会生存，发展国民生计，延续民族生命为何如乎？国医既经历朝之改良，国药亦随时代也详备；既有特效，复不仰供于外人，且外人许多药品，必须仰给于我国，详见《中国药学大辞典》陈仁存先生自序中，是国医之能使民族独立，民生发展为何如乎？国医学既能以充实人民生活，扶植社会生存，发展国民经济，延续民族生命为目的，务期民族独立，民生发展也，是与中华民国之教育宗旨，完全相符；教育部之不准国医学校立案，是何道理？

医乃仁术古有明言，是其立场，本于伦理。范文正公曰：“不为良相，当为良医。”是国医决非不忠、不孝、不仁、不爱、不信、不义、不知、不平之事业。于总理之遗教也何伤？以中国人而业中国医，正当养成国民之生活及技能，而不寄人门下，拾人齿慧，民族之独立精神，由此振兴矣！以国医而推及国药，研究某药治某病，属某科，宜某土质，如何培植，如何收取；各就道地，加意经营，以增高国药之生产率，对外可以抵御舶来，对内可以发展民生,是国医学之能养成国民生活技能,增进国民之生产能力为何如乎？国医学既能养成国民生活技能，增进国民之生产能力也，是与中华民国之教育实施方针第二项完全相符，教育部之不准国医学校立案，是何道理？

固有之国医学，非不科学也，特后世学国医之人，未得国医一定之教本，及一定之指导，以致不能运用固有之科学方法与进展耳。查科学云者，以一定之对象，为研究之范围，而于其间求统一确实之知识者，谓之科学。从广义言，则凡知识之有统系，而能归纳于原理者，皆谓之科学，故哲学、史学等，皆科学也；从狭义言，则科学与哲学、史学三者对举，科学究其所当然，而哲学明其所以然，史学述其所以然者也。又某派学者，并谓研究之材料，或散漫，或变动，非具一定体系，皆不得称科学，如谓教育政治学之类，今尚不能称科学也。陆士谔先生云：“《伤寒论》是中医方书之祖，我们为什么要把他这么推崇，就为张仲景到今两千多年，他那书上所列证据，所开的脉象，所定的治法，所撰的方子，百试百验，千试千验，万试万验，旁的书或者还有万一之错误，独有张仲景书，竟然万中找不出一个错。如头项强痛脉浮大之太阳病，汉代如是，魏晋六朝也如是，唐宋元明也如是，清代如是，民国也是如是，的证的脉，丝毫不有变易，丝毫不能通融，这不是科学是什么？伤寒证之恶寒体痛呕逆，中风证之恶风发热干呕，麻黄证之无汗而喘，桂枝证之脉浮自汗，阳明病之身热口渴，不恶寒，但恶热，古代如是，今时也如是，自从汉魏六朝，唐宋元明，清代民国，从未曾变更过。未曾见汉朝的伤寒证，是恶寒体痛呕逆，现代的伤寒证，偏偏是不恶风，不发热，不干呕；唐宋的麻黄证，是无汗而喘，现代的麻黄证，偏偏不是无汗而喘；元明的桂枝证，是脉弱自汗，现代的桂枝证，偏偏不是脉弱自汗；清朝的阳明病，是身热口渴，不恶寒，但恶热，现代的阳明病，偏偏不是身热口渴，不是不恶寒但恶热，病情确定，亘古不变，这不是科学是什么？……我们中医对于病，既明六经，又分三焦，六经有六经的症状，丝毫不会错误，科学之至；三焦有三焦之症状，科学之至；并且于六经三焦中，更须辨出风寒暑湿燥火，又各有显明之证据，科学之至；对于病人分出个男女老少，对于病人起居，分出个城市乡村，对于病人的环境，分出个富贵贫贱，科学之至……”然则，国医学是“以一定之对象，为研究之范围，而于其间求统一确实之知识者”之学也，是“知识之有统系，而能归纳于原理者”之学也，是能“究其所当然，明其所以然，述其所以然”之学也，并非是“或散漫，或变动，非具一定体系”之学也，得非称为科学乎？国医学既合乎科学也，且合乎“广义”“狭义”“某派学者”之科学也。拨之中华民国教育实施方针第四项“大学及专门教育，必须注重实用科学，充实科学内容，养成专门知识技能”之规定，完全相合；教育部之不许国医学校立案，是何道理？

国医有极科学之病理，有极科学之生理，有极科学之药物，有极科学之方剂，当然能助人类之发展。国医由祝由而变导引，而变针灸，而变汤液，而主经方，逐次改良进步，当然最适合于世界进化，是以国医学合诸教育之意义，亦无不合；教育部之不准国医学校立案，是何道理？

呜呼！民国成立二十六年矣，据总理之计划，早已到达宪政时期矣，而教育部犹专横若此，其居心将安在哉？

国医学既合中华民国之教育宗旨也，而教育部不许国医学校立案，大有违反中华民国之教育宗旨，亦即违反三民主义，亦即以中国人民生活不能充实，社会生存不能扶植，国民生计不能发展，民族生命不能延续为目的，并务期民族不能独立，民生不能发展，可乎不可？

国医学既合中华民国之教育实施方针第二项矣！而教育部不准国医学校立案，大有违反中华民国教育实施方针之第二项，亦即违反总理遗教，亦即使中国国民不能养成生活技能，不能增进生产能力，可乎不可？

国医学既合中华民国之教育实施方针第四项矣，而教育部不准国医学校立案，大有违反中华民国之教育实施方针第四项，亦即使教育不须注重实用科学，不须充实科学内容，不须养成专门知识技能，可乎不可？

国医学既合教育之意义及原则矣！而教育部不准国医学校立案，大有违反教育原则，亦即不须助人类之发达，不须适用于社会之进化，可乎不可？

或曰：国医非时新品，不能存在于文明时代，故教育部特别不准国医学校立案。然文明程度，中国远不及德、英、日、美诸国。以建筑言，比我堂皇富丽；以市场言，比我繁华热闹；以交通言，铁路如网，轮船如梭；以海陆空军言，我国更不能望其项背；以教育普及言，大学，中学，小学，各尽其善。大致德、英、日、美诸国，在现今国际上，总不是落伍者。我国教育部所不屑挂齿之中医药学，在上列诸国，大行其道（详见《中国药学大辞典》及各医报），未必上列诸国之文明程度，反不及我中国乎，教育部诸公，盍三思之？

或人又曰：教育部之不准国医学校立案，为执西医业者流阻之也，非教育部诸公之罪也。余曰：以中国人而执西医业，以中国人执西医业而摧残中医，如此抛宗灭祖之徒，早应打下十二层地狱，永不超升也。我堂堂执全国教育牛耳诸公，胡为倾听不入耳之言，而违反正正堂堂大中华民国之教育宗旨及实施方针乎？中国人学西医，亦可以摧残中医，又不闻中国人学英语，而可以摧残国语也。吾川徐敬修先生有言："当今大势，有国界无省界。"我执全国教育牛耳诸公，岂甘失国体而同为西化乎？现在列强虎视中国之际，禁买洋货，提倡国货，全国上下，同然一词，惟不闻废除西医，提倡国医之声，是何说欤？岂西医为中国产乎？抑西医不用西药乎？岂西医所用西药非洋货乎？抑中国西医买西药不用中国钱乎？或者谓学术只有是不是，而无所谓中与西，不废除西医可，宜乎国医与西医平等待遇矣，胡为西医学校可以向教育部立案，而国医学校不得向教育部立案乎？是天下最滑稽之事，莫斯为甚矣！若以中西医之学术优劣，而论生存，则中医学术，高尚西医十倍，可观陆士谔先生所著《国医新话》之辨谬三一文，自有分晓。

总之中西医之学术，孰高孰下，稍具有真正之科学眼光者，无不知之。歌喉是教育部之不准中医学校立案，无论说在哪方面，均毫无理由。任他铁板歌喉，不容强辩，惟该教育部对于中医学校立案之应注意者，只审其组织是否健全，经费有无着落，教科是否完善，有无违反三民主义之趋势，是否合国民政府公布之私立或公立学校之规程而已矣！乌可于此项之外，舍中国之教育宗旨及实施方针于九霄之外而不顾哉？应秋年仅二十有二，涉世虽浅，而爱国之观念颇深，既为中国人，誓死不敢稍辱国体，且应秋对于国医学，无非性好研究，并未开业，个人亦不必要求政府之保障。明知本篇所说，多有开罪于当道，然究无丝毫惶恐心者，公理存吾方寸，虽刑及身，不能塞吾口也。尤希教育部诸公，恕予小子，或有可采，又何妨试于刍荛。至湖北医专校学生，组织请愿，向政府请愿，修正管理国医一切，应秋谨代表四川江津中央国医支馆、医药改进支会、医学研究社、私立培英中学校国医系、光华医药杂志分社同人竭诚加入，甘为后盾；更希全国国医药同志，从速参加，促其实现，为几千年之国医存生存，为中华民族争体面。世界有公理，天地有正气，尽我言则何惧之有？

再论教育部不准中医学校立案

（原载《文医半月刊》1937 年第 3 卷第 9 期）

教育部之不准中医学校立案，于法无据，于理无凭，不合教育原则，违背总理遗教，倒驰中华民国之教育实施方针，种种罪孽，余已于“教育部不准中医学校立案是何道理”一文（见《中医学科》）大声疾呼，宣告之矣！兹再尽我意所欲言者，反复斥之如次。

查中医有不可磨灭之价值，世界各专门学者言之，中国各专门学者言之，蒋委员长言之，党政英耆言之，我同道诸先辈尤为痛切言之，固毋庸小子哓叨，烦人听觉。其所以还有一部分自呼“猜猜行”的国医，一辈子在黑巷子中摸索，而永无走上光明坦道之一日者，即国医没有教育之故耳。因彼辈自呼为“猜猜行”之医生，大都是认不了若干字或一事无成的人，穷无所归，来主此至高无上司人生命之大学问，作他们哄饭吃之骗术，以药试病，冀其幸中，全靠火头高，运气好，以巩固其国手先生之位置，所以把国医弄得一塌糊涂，绝非中国医学本身有如此之卑劣也。若教育部只据此点不成理由之理由，即不准中医学校立案，是不啻我堂堂宰全国教育行政之教育部，设在方寸之井中耳！哪窥及楼外青山，山外白云，云中黄鹤耶？请教育部诸公平旦自思，彼辈自呼“猜猜行”之国医生，是否产于教育未普及之故？苟我祖宗有灵，得长全国之教育，老早把国医编上教育系，黜虚崇实，去芜存精，促成中医完全科学化，保障人类健康，研究非常时期之医药，俾国医界不再产生“猜猜行”之国手先生，致有草菅人命之危险，恶得人已言之，而犹执迷不悟，做出抛宗灭祖之深重罪孽乎？

中国医学未纳于教育，所以愈趋愈下，西人医学出发于教育，所以愈趋愈高。我教育部诸公，长日徜徉于首都，岂不闻之？岂不见之？盖教育者，原以助人类之发达，以适于世界进化之一种作用也。中国几千年来，绝无西医之助，而中国人口，竟居世界第一，国医学不能助人类之发达，奚克征此？国医学既为助人类发达之必需工具矣！而教育部诸公，偏偏崇拜西医，不促成国医学以适于世界进化，是诚何心哉？且中医学校之来教育部立案，不耗教育部之若干经费也，不污教育部之体面也，不伤教育部诸公之人格也，诸公何痛拒之而若是？若教育部为西人组织，而不准中医学校要求立案宜也，教育部既非西人组织，而拒绝中医学校立案，其何说之辞？又德、英、日、美诸国，外国人也，而偏偏重视中国医药如彼（见各大医报，及《中国药学大辞典》中），是教育部诸公之爱国心，犹不及德、英、日、美乎？若中医学校，要求教育部立案，教育部必需耗十万百万之经费，在此千疮百孔之中国，势所难能而拒之，宜也。今全国各中医学校之来教育部立案，皆各有固定之款额开支，并不待补一文半文，无非甘愿来受教育部诸公之指挥，与督促或改进，把国医学归纳在教育系上去，而期适于世界之进化而已矣。不幸竟遭白眼若是，岂教育部诸公以中国医学，非中国文化乎？苟中国医学都不得为中国文化，吾又不知所谓中国文化者，限于某种范围也。又闻教育部诸公，高谈生产教育、实业救国，岂中国医药学术不能生产？不称实业乎？苟谓中国医药学术，不能生产、不为实业，吾又不知所谓生产者、实业者，又仅限于某种范围也。且不闻委座提倡中医为自强之道之训词乎？"中医精神所集注，心灵所觉审，决非科学之法则所能说明，机械之精良所能试验，是中医不独确有保存之价值，且足以在世界医药史上，占一重要位置。况总理创三民主义以救国，首重民生；今日中国之民生问题，已至穷极困难地位，受外人经济力之压迫，每岁漏卮，有十二万万之钜，全国金融大权，几全操外人之手；自西医销行中国，年增一年，吾人略有心肝，应如何从积极方面，力图补救，若不提倡中医，使成为中国有统系之医药，则为全国出产之药品，与及全国数百万之药商，势必因而消灭，于民生问题，关系甚大。"总斯以观，名言伟论，尚不足值教育部诸公一听乎？吾固如委座所言，略具有心肝者，乃对于教育部之不准中医学校立案，异常悲愤，欲从积极方面，力图补救，岂教育部诸公，未尝略具心肝耶？

更可怪者，教育部把中国医学看得半文钱不值，而内政部关于中医之月刊、杂志、书报等，无不准予登记，甚或嘉奖者；是内政部此种行为，大与教育部背驰不合，且内政部诸公之眼识，大不及教育部诸公远甚？吾为教育部诸公思之，既仇视中医若此，何不想方设法，把中医在三天三夜内，灭跡无遗。如内政部之登记奖励中医书报也，进以媚言，使内政部不予登记或奖励之，因中医学校无立案之必要，则中医书报即无宣传之必要，中医学术无存在之价值，即中医书报亦无流行之价值，良以教育部诸公，欲以不准中医学校立案，而消灭中医，固不及献媚内政部或国民政府不准中医书报存在之为愈也。

应秋对于教育部之不准中医学校立案，异常重视，故虽开罪当道，在所不辞。第卫生署之种种苛厄中医条件，在应秋认为尚不关痛痒，因中医自有存在之价值，决非区区之卫生署所能消灭，只要同道有相当本领，收得相当成效，卫生署把我奈何？正所谓医不扣门也，且卫生署主事为西医，由门户之见，而生出种种不平等事情，尚无大怪。而教育部身非西医，偏偏仇视中医如此，非欲亡国灭种，其意何居？况中医学校一日不得立案，在政府即一日不得认为教育，事关国医之学术问题甚巨，何得犹坐视不管？又思近年中医之愈趋愈下者，是否由于无教育之可言耶？即或以言责而论，我们在法律范围内说话，教育部诸公就官高爵显，把我奈何？惟愿国医界诸先辈诸同志，能于最短期间，把国医学打上教育系，固不说矣！否则应秋必身首教育部或国民政府问个明白，敢此掬诚质诸同道。

质问傅斯年

（原载《中国医药月刊》1944年第1卷第4期）

读九月十九日《大公报》载：傅参政员斯年对卫生报告审查意见一部分主张删去。那部分的原文是："卫生署中医委员会对于国产药品及医疗方法，应力求科学化，并充实设备，以利研究。"傅氏以为研究国产药品是植物学家的事，而中医的医疗方法不是科学化的，故主删去。嗣经参政员孔庚先生之责问，幸得仍照原案审查意见决议通过，送请政府采纳实施。但吾人本在医言医之旨，对傅氏抨击中医似是而非之话里，敢有两点质问。

一、国产药品都是植物吗？植物学家都懂得国产药品的功用吗？

韩保升（五代人著有《蜀本草》）云："药有玉石草木虫兽，而云本草者，为诸药中草类最多也。"若据《山海经》所载，植物类药，仅25%，矿物类药3%，动物类药为63%，竟占全书半数以上。即以目前最普遍通用之国产药品而论，当然除大多数植物药不计外，属于动物界者，原始动物门水母类中有珊瑚等药物，棘皮动物门海胆类中有海参等药物，蠕形动物门水蛭类中有地龙等药物，软体动物门螺蛸类有石决明、田螺等药物，节足动物门昆虫类蝉类中有蚕砂、斑蝥、蝗等药物，多足类马陆类中有百足虫等药物，蜘蛛类中有全蝎等药物，甲壳类蟹类中有蟹甲等药物，脊椎动物门哺乳类猫犬类中有熊胆、乌犀角、夜明砂等药物，鸟类燕雀类中有鸭肉、鹑卵等药物，爬虫类蛇类中有蝮蛇酒、鳖肉等药物，两栖类蛙类中有蟾蜍、螂灰等药物，鱼类鲤类中有鲤血、八目鳗等药物。属于矿物界者，天然产出的纯银自然铜等类中有硫黄、水银、石墨等药物，硫黄化合物的方铅矿类中有鸡冠石、雄黄、辰砂等药物，铬铁矿钢玉之类中有石英、蛋白石、锡石等药物，卤石类有岩盐等药物，碳酸盐类有方解石等药物，硝酸盐类有硝石等药物，硫酸盐类在重晶石明矾石之类中有丹矾、绿矾等药物，硅酸盐类在长石黄玉石之类中有滑石、陶土、云丹等药物，硼酸盐类有硼砂等药物，有机物石油石炭之类有土沥青、琥珀等药物。足见国产药品，遍于动、植、矿三界，正韩文公所谓“牛溲马渤，败鼓之皮，医师所用，待用无遗”者。若据傅氏之言，则如此繁杂于动物、矿物两界之药品，亦必交由植物学家而研究之耶。即或以植物界之药物，交由植物学家研究，但今之植物学家，亦仅研究及某一植物之形态、解剖、生理、生态、发育、分类、分布等如斯而已，间或涉及功用者，亦仅就其一般功用而言，专门药用部分无与也。如植物分布学者，以研究植物分布之状态与其原因为目的者也；植物分类学者，以总括现时生存植物及古代化石植物，探究其亲缘之远近而定其系统者也；植物生理学者，以研究植物一切生理现象之起因，征诸实验，而知其感应，观察之外，施以测算，务以学理上之方法解释之者也；植物生态学者，以攻究植物之生活状态为目的者也；植物形态学者，以研究植物外观部之器官形态者也；植物发育学者，以研究植物之个体发育及发育史之比较者也；植物解剖学者，以研究植物体内细胞组织，组织系等之构造排列及其性质为目的者也，惟均不及于药效也。专药效者，名之曰药用植物学，或药物学，或药物化学。例如黄连，国产药也，亦植物中之国药也，若示诸植物学家，彼仅能知其为显花植物类毛莨科之黄连属，系生长于山野之中，多年生宿根草本，及其形态栽培等。而在化学分析上之含有一种硫酸黄连素，是种黄连素之沉淀，反应如何？著色反应如何？实性反应如何？药理实验如何？医治效用如何？孰植物学家得而判定之？又如最近由陈果夫先生倡导交由中正校医务所研究之常山治疟成功，常山植物药也，数千年前之中医即称其治疟也，此次研究成功，亦为各医药专门学者，并未闻自某名植物学家之手，此吾人对于傅氏之质问者一。

二、中医的医疗方法不是科学化的吗？

科学化者，由种种事物经验而求得一般真理（法则或定律），又由一般真理推之于各事物，皆无不符合之谓也。中医的医疗方法，是否值得博此科学化之美名，吾人不尚意气之争，敢举例以明之。中医的治疗方药医法始于神农氏之《本草经》、黄帝之《内经》，神农氏便可称为由种种药物实验而求得一般真理之归纳科学家，黄帝氏便可称为由一般真理推论及各事物皆无不符合之演绎科学家。试观神农尝百草一日而遇七十毒，以疗民病，结果得到甘治何疾、苦愈何病之经验方法，开创世界上未敢或先之医疗法则。黄帝与岐伯君臣问答做成《灵枢》《素问》发明人体生理、病理、医理，纯先述一般真理，而再推及各个事实，无不符合至今应用之，以治疗疾病仍无不效。此种有组织、有系统、有效验之专门学者，欲谓之不科学可乎？《内经》曰："高者抑之，下者举之，温者清之，清者温之，散者收之，抑者散之，急者缓之，燥者润之，坚者软之，脆者坚之，衰者补之，强者泻之，佐以所利，和以所宜，各安其气，必清必静，则病气衰去，归其所宗。"凡此调节机能，勿因病的关系而亢进或减退之道，即以号称科学之西洋医学而论，亦不能脱此范围与原则，而言治疗，是种顺应自然、适合人体之治疗原理，合乎科学否乎？国父知难行易学说有曰："西人鄙中国人饮猪血以为粗恶野蛮者，而今经医学卫生家所研究而得者，则猪血含铁质独多，为补身无上品，凡病后产后及一切血薄症之人，往时多以化炼之铁剂治之者，今皆用猪血治之矣！盖猪血所含之铁，为有机之铁，较之无机体之炼化铁剂，尤为适宜于人之身体，故猪血之为食品，有病之人食之，固可以补身，而无病之人食之，亦可以益体，而中国人食之，不特不为粗恶野蛮，且极合于科学卫生也。"国父身为西医，当然不说外行话。然食猪血补血之学理，即发明于中国之医学家，唐·苏恭《本草》有记载，《千金方》有记载，明《日用本草》有记载，时珍《纲目》有记载，匪特合乎科学化，且先西洋科学而发明，是种古人由归纳法得来之实地经验，合乎科学否乎？蒋主席说："以言科学的智识，则不独采取西洋的科学方法与原理，亦将一扫百年来倚赖盲从的积习，以恢复我民族固有的创造力。"以言固有之创造力，中医向不后人，如西洋医学之用钙剂以镇静神经者，而中国在数千年前已发明用龙骨、牡蛎、龟板、石决明等之有机钙以镇静神经（旧称静肝宁神）也；西洋医学之脏器制剂，用胎盘制成丸药，或注射药，以催乳调经，促进子宫发育者，而中医在数千年前已经发明紫河车（即胎盘）丸，治疗上述病症也；西洋医学，在尿中发现刺激素，及用人工合成尿素，而生碳酸铔，以为祛痰兴奋剂者，而中医在数千年前，已用回轮酒（即童便），为止血催胎镇静之用也。凡此先西洋科学而制造之科学治疗，合乎科学否乎？陈果夫先生有云："要知西医西药，因为得到现代其他科学家的帮助，所以得有长足的进步，中医中药，得不到现代其他科学家的帮助，所以暗淡无生气。其实医学本身，原是科学之一，我从前所说要科学化者，就是要中国的其他科学家，帮助中国医药的进步，也就是国父所说'发扬我固有文化，并吸收世界文化而光大之'之意；并不是当西医是科学医，而以中国固有的医药，完全不当它是科学之一；并且事实上，医学也不能撇在科学之外的。"至理名言，值得钦佩，特附此献给傅氏作参考，此吾人对于傅氏之质问者二。

抑尤有言者，参政会审查委员会之报告，原着重在充实设备，利于研究，力求国医国药之科学化。是参政审查委员会本身已谦逊至再，因为中国医药还需要科学化，所以才提出请求，请政府给予科学化之可能，乃不幸竟遭傅氏"不科学"三字之侮辱。吾人即退一万步言，凡一事一物纵有不科学者，有请求给予科学化之余地否也？愿傅斯年氏有以教之。

三十三年双十节于江津通泰门三〇号

修正沫若　驳斥田舒

——关于中医科学化问题

（原载《中国医药月刊》1944 年第 1 卷第 5 期）

重庆新华日报副刊于十月二日，载有郭沫若先生"中医科学化的拟议"一文，十一日复有署名田舒者，发表"读了中医科学化的拟议以后想起的"一文，两文的渊源，据吾人所推测，郭沫若先生或系鉴于本届参政会"卫生署中医委员会，对于国产药品及医疗方法，应力求科学化，并充实其设备，以利研究"一案之提议而来，而田舒之文，不过向沫若先生捧场而已。两文比较，沫若先生虽对于中医认识太浅，未免外行，惟于字里行间，尚不失其学者风度，若田舒者，不独外行，而且幼稚，兹特分别修正与驳斥之。

一、郭沫若先生拟议之修正

沫若先生主张科学化须化得彻底，与夫医学根本不应有中、西之分，这两点，与我们最近之努力，均属一致，今沫若先生以其文学家之立场出而鼓吹，吾人亦极端爱戴。不过，沫若先生所谓“中国药多半是些草根、树皮、果仁、果壳之类，这些东西比较安全，而且这些东西也正富于维他命的，医不好的病，谁也医不好（例如肺痨，癞病），医得好的病，不医也会好，在这儿于是便有国医的生命了，国医所能医好的病，反正是自己可以好的病”“固有的医学呢，可以作为历史的研究，而加以整理……但这不能作为必修科目……那只是文献上的问题，而不是医药上的问题了”“关于国药，如云苓贝母橙皮广皮杏仁桃仁桂圆红枣之类，有人要高兴吃，就让他每天吃都不要紧，但带有克伐性的一些药剂，那是须绝对禁止的”一类的话，十足表示沫若先生是文学家，而不是医学家。正因为沫若先生不是医学家，也就有修正之必要。中国药物如隐花植物显花植物的一类草根、树皮固然多，但是动、矿两界的药物亦复不少（详拙著质问傅斯年文中），无论动、植、矿物界药物，均各赋有其特殊之药效成分，吾人即舍去古人辨药之形色气味（其实是古人研究药物之一种选辑方法）而不谈，即以药物化学之分析而得者，茯苓之主要成分为匹克圣，其医治效用为利水；贝母之主要成分为一种有机碱质，其医治效用为祛痰镇咳；橙皮橘皮之主要成分为挥发油及苦味越几斯等，其医治效用为健胃祛痰；杏仁桃仁之主要成分为亚密哥他林及爱谟尔圣之卵白性酰酵素，其医治效用为祛痰镇咳，及润燥通便；桂圆之主要成分为糖体及垤几斯笃林酸类等，其医治效用，能治神经衰弱与贫血；红枣之主要成分为糖质及黏液质等，其医治效用为缓和强壮药。凡是数者，其中未必无维他命，但其所含之成分极少，而药效成分特多，故均不以富含维他命见称，而各以其特有之药效成分见著，正如沫若先生之以文学见称，而不以医学见长也。更据药物学家之报告，药用植物中菊科植物之 Artemisia 属，有 150 种以上之植物种类含有 Santonin 者，其应用于医疗上为驱虫药；桔梗科植物之山梗菜科所属之植物，大约 400 种左右，含有最有效之 Lobelia inflata，其应用于医疗上为兴奋呼吸药等，皆未能如沫若先生所谓“高兴吃便每天吃”之简单。如果中国药物如此其单纯而无用，仅仅靠一点维他命的含量，则沫若先生可以

说“良药苦口利于病”“药不瞑眩，厥疾不瘳”，是用之得当，克伐可代补品，用之不当，即如前面所举沫若先生所举桂圆红枣之类，亦足克伐，就是沫若先生所谓“它有一定的分剂，一定的使用法，使用错了是毒，超过了分剂也是毒”。世面上流行有两句俗话：“大黄救人无功，人参杀人无过。”这就说明大黄虽是克伐药，用之当确能救人！人参虽是补益品，用之不当确能杀人。所以医生用药，是当与不当之技术问题，而非药物本位克伐与不克伐的问题。

二、斥责田舒

田舒对于中医的认识，更幼稚得可怜，他开宗明义第一句便说：“中医科学化五个字连在一起，是非常不科学的事。”又说：“那不基于解剖和生理等科学的系统知识，而基于阴阳五行谬说的中国旧式医术，哪里谈得上科学化的问题呢！要是说他们也有一套对于疾病的观察和药物的应用的传统经验，那么在现代医事科学非常发达的现在，已经有不少精密的器械，和检验的技术，可以帮助对于疾病的诊断，药物方面也已有分析的和临床的实验研究，我们要是想科学地来和侵损人类健康的疾病奋斗，那样除了赶上这一近代医学的科学水准而外，哪里会还有第二条科学化的路径呢？……现代卫生政策上，居然也列上中医二字了，这就不仅是医学上认识问题，而是孕育着民族的文化方面的严重的隐忧了。”田舒真是如梦如呓，如混如沌，说得莫名其妙。试问科学究竟是谁家的私产？仅许那些人所独有？任鸿隽先生说：“科学是根据事实，研究自然现象，以发现其关系规则的学问。其创始不过是哲学的一种，所以又称为自然哲学。在创始的时候，没有人能预料它有什么实际应用，但是近代的生产、制造、交通、武备，一切一切所谓文明的工具，无不从科学引导出来。若照我们古来的说法，把形而上的称之为‘道’，形而下的称之为‘器’，那么，科学是应该属于道而非器的范畴。设如照《庄子·疱丁解牛》的说法，‘技也而进于道’，那么由科学发生的应用，应该说道也而进于技。总而言之，科学既是一种学问，一种道理，那么，我们要科学，只有从研究中求之，由困学中得来，而非宣传运动，所能为功。”（见十月二十一日大公报论文）科学既是一种学问，一种道理，中医当然跑不出科学的范畴，因为中医有中医的学问，有中医的道理，中医之学问源远流长，中医之道理博大精深，吾人欲从而研究之，困学之，自然就要提出中医科学化的目标来，以期与近代科学水准相配合，今田舒不假思索地遽说出“中医科学化五个字连在一起，是非常不科学的事”，是田舒自己不了解科学，竟将科学当作一件什么东西，或竟当作儿媳妇的内寝，是不许翁舅闯进去的，这岂不是笑天下之大话！

田舒对中医之认识既如此其幼稚，何以知中医不基于解剖生理，而但言阴阳五行？吾人今特告知田舒一点，中医在最早的时代，已经奠定了一些很精确的解剖学和生理学的常识。《灵枢》载咽门至胃（食道）之长度为16尺，小肠（十二指肠与空肠）33尺，回肠（回肠与大肠）21尺，广肠2.8尺，合计肠道为56.8尺。Spalteholz食道为25cm，小肠750cm，大肠175cm，合计肠道为925cm。食道比肠道，《灵枢》为1656.8 ：136。Spalteholz为25925 ：137。阅此食道与肠道之长度比较，《灵枢》为一比三十六，Spalteholz为一比三十七，盖肠道恒有多少长短之差，亦为习见之事。田舒谓中医没有解剖基础，《灵枢》上如此精审之计度，从何得来？《内经》云：“经脉流行不止，环周不休”，与今生理学之所谓“血液周流全身，循环不息”是否一理？《内经》云“心主脉”“诸血者，皆属于心”，与Harvey氏费十七寒暑之研究，而知心与静脉瓣之功用者，孰为高下？《灵枢》黄帝问岐伯曰：“血射出者何也？血少黑而浊者何也？”岐伯答曰：“阴气（指氧气）多者，其血滑，刺之则射，阳气（指二氧化碳）蓄积，久留而不泻者，其血黑以浊，故不能射。”与今生理学所谓“动脉之血色赤而急流，静脉之血色紫而行缓”，有以异乎？田舒谓中医不基于生理，其谁信？至于阴阳五行，乃前人用以解释疾病，及指示治疗方法之一种“揆度”原理，即等于爱因斯坦之相对论，此乃限于古代之文化之环境使然，不可非以今说。田舒虽迷信西人有精密器械和检验的技术，可以帮助对于疾病的诊断，但中国人使用不灵，奈之何哉！试读陈果夫先生之医政漫谈，便知分晓：“我因为患肺病，曾照过好几次X光线，而结果不一样。有一次在上海照出来很不好，医生警告我要特别小心，我自己呢，亦郑重其事，以后生活随时加以注意。相隔不到一年，又照了一次，确比以前好得多，而此时病象并不比以前好。因此，上一次很坏的照片是否准确，便成为我的疑问。在镇江时，有一次医院里新买到一架X光镜，要我去照，印出来以后，看到我的肺部绝无病状，与健全的人一样，连一些旧创的瘢痕也没有。因为技术非专家，我的心里当然怀疑，即使我的病好得快，亦不能瘢痕全消，何况我正在生病呢？因此到南京就把照片送给一位德国医师研究。他知道我的病历，也认为照的不可靠，于是就请他再照。照出来的结果，肺部的瘢痕显然仍在，与前所照，完全不同。”X光镜总可称为西方医学上的最新式武器，然而中国西医使用起来，却不可靠如此，那不是与谈阴阳五行的一样的没有根据么？这真是亦出乎田舒迷信“精密器械”与“检验技术”之外。田舒见到中国卫生政策上，居然列入中医字样，便吃惊不少，此人一定心脏衰弱，神经麻痹，认识点也不清楚。老祖宗的遗产，留给后代子孙享用，并垂诸家训，嘱其子孙努力耕耘，以衣以食，田舒却以为替子孙蒙上了耻辱，未必要承他人鼻息，靠他人作生计，为他人作推销员，典卖祖业，丧土失地，斯引以为荣乎？呜呼田舒！可以休矣。

与俞松筠商论中医科学化

（原载《医学导报》1945年第1卷第3、4期合刊）

读三月号《社会卫生》月刊，俞松筠氏于首页即发表一篇“论中医科学化”巨著，细读之后，我对俞氏对中医之关切，不禁首肯，然亦有彼此意见出入者，颇有商论之必要，特草此篇，愿承教焉。

一

中医之需要科学化，仍循一切事物进化之正轨，历代推进如是，非自今日始也。试以中国医学之进化史观之，史前时期，医巫不分，笼罩于神权迷信之下，如俞跗之搦木为脑，芒草为躯，吹窍定脑，死者复生是也，继则神农尝草识药，岐伯阴阳调神，而为医药科学之萌芽；上古时期，伊尹广药物为汤液，扁鹊论脉经流注始终而定诊断，则医药科学已逐渐进步；中古时期，在两汉则有张机著《伤寒》以论病议方，华佗著《中藏经》以明解剖，在两晋及南北朝葛洪论病，已有虫菌之记载，徐之才分药为宣、通、补、泻、濇、滑、燥、湿、轻、重十剂，而创调剂学之系统，在隋唐则有巢元方之病理学专著，在宋代则有陈自明《妇人大全良方》开妇科独立之先河，在金元则有四大家之地方病专研，而为医学科学之成熟时期；洎乎近世，明代则有李时珍著《本草纲目》，而为中药之药典，清代则有王清任著《医林改错》，而详生理解剖之性能，及至丁福保、唐容川倡导中西汇通为止，是中医数千年于兹，无时不在科学化中求推进。故科学化之名虽始见于今日，而科学进化之巨轮，早随人类以俱来。俞氏所谓“中医从业自身，亦多奋然欲凭科学为指针而改弦更张”者，吾人实未敢接受。盖科学实为人类进化，求取真知之旧路，焉得谓为吾人之新目标，而曰改弦更张乎？

气、血、阴阳，为中西医书籍共同易见之名词，如气尿、气胸、气肿疽杆菌、气湿、血尿、血胸、血肿、血管翳、阴性、阳性、阴性成绩、阳性成绩等，屡见于西医病理学、诊断学及各专科书中。俞氏独谓中医之气血阴阳，为难以捉摸之术语，不知何所谓而云然。再如阳性阴性等名词，据西医病理学之解释：“病原及非病原的细菌培养液，不问其杀菌与否，证明其有牵引作用者，名阳性，反是有拒绝白血球作用者，名阴性。”“血球不溶解者为阳性成绩，溶解者为阴性成绩。”规阴阳二字，在西医书上亦为二者间相对之代名词，中医书籍所述者，正亦如之，例如“气厚者为阳，味厚者为阴”“阴味出下窍，阳气出上窍”“气味酸苦，涌泄为阴；气味辛甘，发散为阳”等，亦何尝非二者间相对之代名词也，乌得偏实以“难为捉摸”乎！至于中医之使用听诊器、体温表以助诊断者，虽属借助他山，但与中医本身科学化无关宏旨，盖科学化与非科学化之分野，尚不在此，正俞氏所谓“我们不能承认这样的做法，便是科学化”。

二

中国医学之整个体系，极为庞大精湛，并非以“不科学”三字所可以唾弃者。俞氏固引丁福保“二十世纪新内经序”以证中医之不科学也，但中医之合乎科学者尚多。《灵枢·经水》篇曰：“夫八尺之士，皮肉在此，外可度量切循而得之，其死可解剖而视之。”张杲《医说》曰：“无为军张济善用针，得诀于异人，能观解人而视其经络，则无不精，因岁饥疫，人相食，凡视一百七十人，以行针，无不立验。”一是中医解剖学之独立精神，尤在西方科学之前。《素问·五藏生成论》曰：“诸血者，皆属于心。”《素问·脉要精微论》曰：“脉者，血之府也。”《素问·六节藏象论》曰：“心者，生之本，神之变也，其华在面，其充在血脉。”《素问·痿论》曰：“心主身之血脉。”《灵枢·经脉》曰：“经脉者，常不可见……脉之见者，皆络脉也。”《灵枢·营卫生会》篇曰：“其清者为营，浊者为卫，营在脉中，卫在脉外，营周不休，如环无端。”《灵枢·海论》曰：“脑为髓海……髓海有余，则轻劲多力，自适其度，髓海不足，则脑转耳鸣，胫酸眩冒，目无所见，懈怠安卧。”《医林改错·脑髓》曰：“两耳通脑，所听之声归于脑……两目系如线，长于脑，所见之物归于脑……鼻通于脑，所闻香臭归于脑。”又《口眼歪斜篇》曰：“人左半身经络上头面从右行，右半身经络上头面从左行，有左右交互之义。”则中医对于心脏之功用，血液之循环，神经之生理，无一不与近世生理学相合，似此而不名之曰科学，则科学将何属也。虽然，中医书籍中诚有不少之错误，但错误即正确之过程，未先知其错误，即无从考知其正确，宇宙间一切事物均同之。即以号称科学之新医而论，昔希腊大哲学家亚利士多德，以为人脑功用，乃消心脏上冲之热气，各国学者，亦皆以心主知觉，直到 19 世纪傅路伦氏试验野鸽克，脑之作用始得以明。又如赫拉颉利图斯主张水火振动，与人类之睡眠、觉醒、生死有密切关系，埃姆培多脑利斯主张人身由火、气、土、水四项要素而成，皆不科学之甚矣，但吾人不必据此而论西医之不科学也。故凡批判一事一物，应从其全面而观察之，不可据其局部之一点而牵涉全部，斯乃不失其批判之准则焉。

三

故中国医学之值得吾人夸口者，非在其有数千年之历史也，乃因自有其独立不移之科学精神也。若以年代久远而自豪，则中国有数千年之专制政体，胡竟摧毁于革命也？唯其有科学独立之精神，乃欧风东渐而不之动也，政府摧残而不之毁也，西医抨击而不之屈也，有如中国之酷爱和平，在任何暴力侵略之下，而不能为之撼也。俞氏谓中医有数千年之历史，是为得用理由之一，则不啻此中国专制政体有数千年之历史，亦可以有保存之理由也。俞氏既知现有之西医仅万余人，中医则有八十万之众，事实上一般民众医药之所赖者，惟中医耳！是以推知中医之不能毁灭者，四万万五千万人健康之所系也，中医之所以能维系偌大民众之健康者，当有其科学原理之独到也。西哲有言曰：优胜劣败，适者生存，即此之谓。乃俞氏反强词谓："中医行业，除了（一）医药需要广大，有胜于无，（二）在业人数众多，淘汰不易两点以外，没的别的可说。"中医靠自己之学理药物医病，犹谓为有胜于无，则西医靠他人之技术药品医病，直有等于无耳！从业人数众多，是偌大民众健康需要所致，彼民众培植之犹恐不及，何致自轻生命，而淘汰中医乎？计西医之传入中国，自 1842 年（清道光二十一年）美医派克氏夫妇来华，在广东设立医院始，凡历百余年，即得为中国之骄子，国内公私立西医学校，达三十余处，每年毕业学生，当在千人以上，百年来之最低额，亦当在十万人以上，乃今登记者，不过万余人，此即所谓"优胜劣败"之天演公式。俞氏竞竞中医在现代学术上之地位，而忽略自己身份。（一）西医经政府之提倡培养，凡百有余年，其人才何尚如此其缺乏，而民众之信赖，亦何如此其不深。（二）中国之西医，耻西字而不为，更名曰新医，但事业上应用之学理、药品、器械，无一不仰给于西人，并不能自新创造，即如目前之海口封闭，外源断绝，则举国西医均无用武之地。但此对外不能自主独立，对内不能取得信赖之西医，其于学术上之地位又将如何也。然而吾人非反对西方医学者，似愿中国之西医，同时以责难中医之精神，反而责难自己，使其成为真正独立自主之中国新医，而不为仰给于人之奴隶式西医也。

四

俞氏谓："中医从历史上看来原是在进步的，但是进步得太慢了，说得更确切一点，最近数十年来，人家在那里突飞猛进，而我们翻来覆去，还是千百年来那一篇老口诀，和玄妙含糊的那一套旧理论。"中医在近数十年，确未曾进步，但其不能进步之原因，其责任不在中医之自身，而在政府与西医界之相互摧残。例如不准中医设学讲授也，不准中医陈市买卖也，不准中国医药登载报张杂志也，不准中医师开业也，痛定思痛，恨犹未舒，更何言及进步哉。

然有心人士，埋头苦干，从事中医书籍之整理，亦卓功绩，如陈邦贤氏之《素灵新义》，阎德润之《伤寒评释》，张之鹤之《中国医学讨论集》，陆渊雷之《伤寒今释》《金匮今释》等，均系用科学方法而演述之，已不复存其五运六气之本来面目。此类书籍，俞氏或不能再加以“老口诀”“旧理论”诸罪名也。又如最近常山治疟之试验成功，鸦胆子治赤痢在药物化学上已获成效，桔梗治支气管炎之收得效果，是皆中医在进步之表现。反之，中国西医之进步将何如乎，姑不言其他，即以最普遍应用之发表药——阿斯匹林而论，亦非德国出品，不奏捷效。俞氏但责中医抱残守缺，敝帚自珍，而为落伍者，胡西人之血库神经库成立矣，盘尼西林出现矣，国内西医仍无一成就，反因药性不熟，手术不精，消毒不严，诸问题而致讼争者，在在皆是也。若此而亦以科学化自负，则无异中国军队，目前得美国机枪械弹之资助，固俨然一机械化部队矣，一旦失去他人之供应，本身不能造作，则仍为落伍之部卒，科学化云乎哉，科学化云乎哉！

五

中学为体，西学为用之说，已成过去口禅，殊不足校，为今之计，惟遵循科学化之程序，俾中国医学日渐进步，臻于至善之境而已！改吾人对俞氏“祛除封闭自己之态度”一语，极为接受；惟俞氏又谓“学术无国界，不必标榜中国医学名称”似觉又嫌过隘。盖国际界限，根本未能打破，蒋主席有云：“德国之教育并不坏，大多我们也很可取法，但德国自有德国之历史，德国之民族性，及德国各种特殊之环境与国情，故德国之教育在德国可以成功，整个搬到东方，则很危险，因为东方自有东方文化之基础，自有东方之伦理哲学和民族精神，日本不明此理，专学德国教育，无论如何均不适宜生存于东方，结果只有失败与灭亡……一切教育之方针与方法，均须依据中国之历史、文化、民族性，尤其中国民族现实环境与需要来决定，无论任何好之方针与方法，若不适合此条件，决行不通，即或勉强行之，亦必归于失败。”故中医之科学化，虽必接收一部分西方医药之新知识，删去一部分固有理论之玄幻处，亦必依据中国之历史、民族性，及现实环境之需要，而循科学进化之原轨道推进，以期成为中国自有之新医学，绝非纯全脱去中国衣服，另披上时髦之西装也。不图今日中国之西医，竟以学术无国界一语，而作整个奴化医学之掩护，惜哉！俞氏主张学术交流，吾人亦主张学术要交流，但今日国中之西医，只见他人之药品技术流来，不见自己之学术技艺流去，所交者，西人以大量成品，换得吾人之金钱而已。俞氏谓“学术上应当没有中国医学单独成立的一个门类，正如没有英国生物学，德国化学，或美国物理一样。”此说不独与蒋主席所指示有所悖判，即揆诸学术原则，亦大谬不然。盖生物学者，研究动物学之生活现象、构造、发达，及统系远近、产生多寡等之学术也；化学者，研究物质组成之变化之专门智识也；物理学者，研究物体状态变化之学科也。是三者，均是宇宙中之原理学，无民族性，更不能与民族发生直接关系，故可无国界，若与民族能发生直接关系者，则不可无严格之国界存焉！如文字学之有英文、德文是也，即以西医而论，亦固有德医、日医，英、美医之分。中国人之业西医者，亦有德日派、英美派之别，一般自由职业西师，多为德日派，而卫生行政及公立医院，则操于英美派之手，而且两派不同，并不完全由于私利之争，即在教育制度，教育方法及处方习惯上，均有其差异。例如英美派医学院，大半七年毕业，德日派则为六年；英美派在教育方法上，理论讲授与临床实习同时，而德日派至少须有三年之理论基础，再谈及临床；英美派医生处方，多以盎斯为单位，而德日派则用克为单位。西医中之如此分歧，俞氏岂不知之。苟吾人真正为国家民族打算，首先即当健全中国医学之独立单位。健全之道，即中医要科学化，西医要中国化，都成为中国医学之科学医师；医学教育，成为中国之医学教育。能如此，方不有失于国格，方有利于福国利民之大计，方可谓中西医学之交流，方得以企于真正科学化之域。

三十四年六月二十五日于江津医室

如何促进中医参与政治

（原载《华西医药杂志》1946 年第 1 卷第 1 期）

国父中山先生有云：“政是众人之事，治是管理众人之事。”治权属于政府，政权属于人民，故凡为国民者，无论男女，不分职业，皆得参与政事，以便授权与政府，而期乎治。及我全国中医界从业人员，计有百万之众，自民国改元以来，竟无一人以中医之身份而参与政治，从事真正之中医行政工作，所有中医界之团体，亦无一提高中医参与政治兴趣之提倡。致上焉者，视政治为仕途，望望然不相浼；下焉者，除开业而外，绝不知政治为何物，为何事。其结果所致，中医不认识政治，政治亦漠视中医，中医与政治划为异域，政治有所惠者，众人皆可得之而不及中医，中医有所请者，众人皆得谅之，而独不见许于政治，愈离愈远，愈远愈疏，愈疏而永不相洽。试以民国癸亥，广东内政部长徐绍祯取缔中医师之痛史录观之，中国之政治，究容与中医多少地步？究见助于中医者几何？即可知中医与政治距离之尺度也。前陈立夫先生长教育部时，于中医独垂青眼，部中特设中医教育委员会，所有委员，似皆为中医界之先进也，然卒与政治无缘，与中医之教育行政，并未奠定半点基础。卫生署经党国诸公之力争，得设立中医委员会矣！其命运亦与中医教育委员会同，徒备一格耳！于中医行政，毫无建树也。今朱家骅氏长教部，美其名曰整理医学教育，而中医教育委员会，竟从此与教育惜别，别矣！别矣！将从此无相见之日矣！“相见既晚，相违又速”，吾不知教育委员诸公，将何以为情？

往者不可谏矣！来者其犹可追。中国今后之民主政治，又将大启吾人参与之机会矣，如此次政治协商会议通过之“施政纲领案中”，第三项“政治”之第一款曰：“当前国家设施，应顾及全国各地方，各阶层，各职业人民之正常利益，保持其平衡发展。”第七项“文化及教育”之第一款曰：“保障学术自由，不以宗教、信仰、政治思想干涉学校行政。”第二款曰：“积极奖进科学研究，鼓励艺术创作，以提高国家文化之水准”。第三款曰：“扩充职业教育，以增进人民职业能力……”第六款曰：“奖励儿童保育事业，普及公共卫生设备，并积极倡导国民体育，以增进国民健康。”宪法草案中，第十一项第四款曰：“文化教育，应以发展国民之民族精神、民主精神与科学智能为基本原则，普及并提高一般人民之文化水准，实行教育机会均等，保障学术自由，致力科学发展。”凡此者，于中医从业人员皆各有其一份之责任。例如所谓“各职业人民之正当利益，保持其平衡发展”也，当前我从业中医之人民，得其平衡发展之保持乎？“保障学术自由，不以宗教信仰政治思想干涉学校行政也”，我中医学校，何以始终不得向政府立案？中华民国之教育行政系统，何以始终不承认中医学校乎？“积极奖进科学研究，鼓励艺术创作，以提高国家文化之水准”也，中医学术何以不惟不得政府之积极奖进，而反被其积极之摧残乎？“扩充职业教育，以增进人民之职业能力”也，我中医教育，何以始终听其自生自灭，而不得扩充乎？“普及公共卫生设备”也，我中医从业人员，究有几何能负此公共卫生之责任乎？“文化教育，应以发展国民之民族精神、民主精神与科学智能为基本原则”也，今日中医之民主精神究何在？何以尚沉迷玄学之中，未能确定其科学之基本原则乎？我国之基础政治，既如此其确定矣，我全国之中医从业人员，皆各有其一份之权利与义务在其中矣！若失此良机，而不急思图参与政治之道，吾不知中医将再沉溺于若干万世也。

然则，参与之道为何？曰：首当认识医学与政治之关系也，昔国父少寓檀香山时，往访教会司铎杜南山君，见其架上有医科书籍，问何以需此。杜答，范文正公有云：不为良相，当为良医，窃采此意耳！公颔云，异日再往见杜君曰：君为我奉范氏之言，窃以为未当，吾国人读书，非骤能从政，即从政矣，未必骤秉国钧，倘殚心力以求作相，久不可期，然后为医，无论良医不易为，即努力为之晚矣；吾意一方致力政治，一方致力医术，悬其鹄以求之，庶有获也。（见广州孙逸仙博士医院筹备委员会所编之《总理开始学医与革命运动五十周年纪念史略》）一面致力政治，一面努力医学，先总理已足以为吾人之好榜样，故总理倡“知难行易”学说时，其第一强有力之证明，即以饮食证，其间所言之生理学、医药学、卫生学、物理学与化学等，无一不由其学医时所得之研究。又总理尝以社会病理学家取譬马克斯氏，而特重视社会生理，盖以生理学之观点，分析社会问题，发见社会生理，而即依社会生理以解释社会问题，其所创发之所以高于一般社会学，而为中外社会学家所景仰者，即以其能于贯通一般社会学者所论外而更为生理学之取资与分析也。非特此也，即总理之“生元”学，亦何莫非由生理学所创发乎！我中医界之泥古者，辄谓中国医学发源于《周易》，于是大谈其五运八卦，而不知《周易》一书即为古代之政治巨著，其间所言者，统为社会政治学，故吾人曰：学医读易可也，读易而大谈生克则不可也，若读易而反为玄学倡者，是知二五而不知一十也，此犹就医学与政治学性质上之关系而言也。再以目前医界之形势言，因西医取得政治地位，则举国之卫生行政，与医药教育系统，纯为西医所霸有矣！在此形势之下，非独我中医不能与之抗衡，反而将其应有之一份，亦被剥落，我中医从业人员乎！不知医学与政治学之学理联系，犹可说也，岂此表面上之绝殊形势，且身受之数十年矣！亦甘自堕落而不急起图之乎！若欲急起而图之，则惟有下列两途之可从。

（一）积极之参政，中医界不可放弃也。所谓积极者即当前各省县市之参议员，及参政会之参政员，国民大会之出席代表是也，凡此数者参政之机会，中医界皆各有其一分，尤以县参议员，我从业同人，更能做普遍之参与，稍为注意，即不难而获，诚以我中医界从业人员，在任何角落，均比任何职业团体为多，若大家均有此参与政治之浓厚兴趣，从事竞选，吾知其无往而不利也。目前之所以未能做普遍之参与者，即吾人政治兴趣尚未臻于浓厚之境也。然于此吾人尤不得不注意者，即参与者之“质”的问题也，试以国民参政会而论，中医界虽曾备一员，但若而人者并未能代表我整个之中医界也，每逢参议会，关于中医稍有提案，辄被媚于外者所反对，尽其花言巧语之能事，从而做有力之阻挠，而负有责任之中医出席者，终噤若寒蝉而不知所对，时或有爱护中医之党国先进，从旁辩争，又苦于外行而不能为中医说明理由，其结果一哄而散，无如之何。若得其人，彼攻击我不合科学者，吾必以合乎科学之理答之，彼自诩其为科学医者，吾必举其不合科学之处反斥之，能如此详尽驳斥，理既得而情即安。盖吾人之所有提案者，皆合乎情理者也，彼与会诸公，亦无一不谙于情理者也，情安理得之事，乌有不获其通过者乎。故今后吾人既欲做整个之参与政治工作也，即当从质的方面，多加考虑；能胜其任者，则当仁不让，不能胜其任者，则自行引退，斯乃不失为政治家之风度也。

（二）中医界应有政党之组织也。政党者，即有主义、政纲、组织之政治党派也。仅以中医而组织政党，骤视之似为不经然，目前由黄炎培先生领导之职业教育派，亦仅限志于职业教育者耳！由梁漱溟先生领导之乡村建设派，亦仅限从事于乡村建设者耳！我国内从业中医人员有百万之众，再计以全国之中药药商及药农等，最少当有三百万人以上，以此自身职业即拥有数百万众之同志，从而组织之，经之以主义，纬之以政纲，俾成为中华民国之一有力政党，实较国中任何新政党为优势也。然则吾人之主义为何？保健是也。保健为何？大而言之，强健我民族，保存我国家也；小而言之，健全我医药从业人员，保存我中国学术之真理也。循此主义，再于政治上、经济上、哲学上之要求，而拟其一般的具体的政治纲领或政策，步趋于先总理学医救国之遗志，宏医人之旨而医国，以完成医学上之最终目标，此岂非真正之活人济世乎！

要之，政治之于医学，具有深切之关系也，尤关于我中医密且巨也。学医而不明政治，非特不足以为救国，抑且未足以救人；若能如先总理之从医从政，兼而有之，则其所医者，非限于局部之千百人也，而为整个之社会与国家也。抗战胜利，建国伊始，党派融洽，宪章待订，时乎！时乎！我全国中医界之从业人员乎！盍急起而共图之乎？

所希望于我们的几位国大代表

（原载《华西医药杂志》1946年第1卷第2期）

国民大会，业将如期召开，这一个大会，是中华民国抗战后最富于生命的唯一会议，换言之，今后中华民国的好与坏，都要看这个会议开得圆满与否来决定。我们是中华民国国民的一部分，我们这一部分的人民约有八十万至一百万之众（包括中西医）；在这个大会中，我们亦整整的占了八席，我们的直接出席代表是丁仲英、茅子明、施今墨、刘仲迈四先生，间接的出席代表（西医）是王金石、尹志伊、杨和庆、胡定安四先生，我们的候补代表是郭受天、陈爱棠、谢利恒、包识生、隋翰英、张丹樵、徐乃礼、汪企张八先生（徐汪二先生为西医）。诸位先生都是在我们这一群中是负相当的资望的，这一次诸位先生不辞跋涉，贲驾首都，代表我们出席大会，这是我们首应向诸位先生谨致慰问之忱的。不过，诸位先生既不辞我们所付托之重，我们所希望于诸位先生者亦实殷，特此在大会召开之前夕，再以片言相赠。

（一）国民大会就是国父孙中山先生要造成全民政治的遗产物，使全国人民都有权控制政府，因此诸位先生和我们的关系，无疑的是委托式的，即我们把“政权”委托诸位，代为行使，代为监督政府，而最后的决定力仍旧操在我们手里；这个意思即是说，诸位代表的意思表示，应以我们的动向为转移，不能以一己的见解来判断的。五五宪草里关于这一点规定得相当完备，宪草第三十条第二项称："国民代表违法或失职时，原选举区依然罢免之。"就是为人民保留最后监督的意思。这是依据国父遗教来的，他说："民治则不然，政治主权在于人民，其在间接行使之时，为人民之代表者，或受人民之委任者，只尽其能，不窃其权，争夺之自由，仍在人民。"宪草第三三条称："国民代表在会议时所为之言论及表决，对外不负责任。"所谓外，是指政府的治权机关而言，因为诸位受我们的付托，代表我们在大会中做意思代示时，为保障诸位的职权，使诸位无所顾虑而自由表示其意见而规定的，这项规定，直接使我们充分运用政权，间接使诸位克尽代表的能事。

（二）美国前副总统华莱士，曾经在 1943 年 9 月 12 日讲演战后和平的时候，对于"免于匮乏的自由"阐明得很详细，其九点中的三点，就是要"免于不必需之忧虑疾病与饥馑之自由"。美国的资源设计局所发表的新人权宣言，其中第三点亦是有"获得适当的衣食住及医药之权"，其第四点是"获得安全而免除对于衰老饥馑倚赖疾病失业及伤害的恐怖之权"。前总统罗斯福于 1943 年致国会咨文里，提出确定人民的第二权利八点，其中第六点为"有获得适当医药并享受健康之权"，第七点为"对于年老、疾病、灾难及失业的经济困难的摆脱，有获得适当保障之权"。英国俾维理奇爵士起草之社会安全制度，略谓："英国作战努力目的是打倒独裁，其和平努力的目的，则在打倒英国人民之公敌……匮乏、疾病、失业、愚陋、汗秽……对抗疾病的办法，是公医与粮食政策……"在办法中，则是每一个公民均得享受免费医药治疗的权利。最近国际劳工会议的"费城宪章"，其中重要声明有："一切人类不论其种族信仰，及其性别为何，均有权在自由与尊严，经济安全及机会平等诸条件之下，获得物质幸福及精神发展，所谓物质幸福和精神发展，自应包括基本的健康权利。"宪法是国家人民的基本法，而医药卫生，业经成为近代全世界人民普遍共同的需要，也就是成为人民的基本权利之一。这次大会，其主要的任务，就是制定宪法。我们宪法完成既晚，我们在进步的时代中，不能让"五五宪草"中没有医药卫生的规定，而失掉了我们基本权利之一。而况瑞士联邦宪法、德意志宪法、苏联宪法等，都有防止疾病、公共卫生、健康保卫之规定呢!

（三）西班牙宪法有"僧寺不得从事实业、商业或教育"之颁订，英国大宪章有"寡妇于本夫亡后，寡妇得留住夫宅四十日"之规定，瑞士联邦宪法有“肉店对于牲畜，非先行麻醉，不得宰杀”之条文。这些琐碎的事情，在吾人之目光中，何曾值得列入宪法呢？但是他们有他们的生活实况，有他们的国情习惯，在他们看来是很切要的，所以列入宪法。我国的固有医药文化，亦是我们所特有的。自从民元以来，即因为政府没有明白的规定，时而又好像在提倡，时而又好像在排斥，有些时候感觉他陈旧了，要把他置之高阁，有些时候感觉他亦还有用，又有意无意地把他开放出来，以至弄到现在，中医始终在不生不死的当中打滚，眼睁睁地看到人家在飞跑，自己还是坐在帆船里面观山望水，所以我不但希望宪法要有医药卫生的明白规定，而且还希望对于中医也要有一点明文记载。因为这个问题，并不是枝枝节节的小问题，而是有关于民生经济的，如说像这样大的问题，宪法中犹以为小，那么，西班牙的和尚，英国的寡妇，瑞士的牲畜，为什么他们看得那样子的大呢？

诸位先生是受了我们百万之众的付托的，我们第一所付托于诸位的，就是要诸位在会场中无所顾虑的代表我们作意思的表示，我们主要的意思有二：（一）这次大会的制定宪法时，无论如何要有医药卫生的规定；（二）医药卫生的规定当中，要明文指定今后关于中医中药之动向。

从领照谈到现行县卫生行政的制度

（原载《华西医药杂志》1946年第1卷第4期）

根据医师法（第二章第七条）的规定：“医师开业，应向所在地县市政府呈验医师证书，请求登录，发给开业执照。”无论中、西医的开业都要向县市政府登录领照，这是毫无问题的。假如是由市政府发给，市里面有主管的卫生局，由卫生局来主办发给医师执照事宜，这亦不成问题，假如是由县政府发给，那么，就会发生制度上的问题了。因为现行的县制度里面，关于卫生行政，有的是由民政科职掌，有的是由警察局职掌，有的卫生院竟取得办理全县卫生行政之权，所以目前县属医师发照的情形，有的警察局在管，有的民政科也在管，也有的完全由县长在执照上署名，并不附署主管科局的名字，现在卫生院也要来管了，反正都是县政府的范围，所以竟闹出如此支离的事情来。这既然是个制度问题，我们不能不把民国来的卫生行政制度，画出一个明晰的轮廓。

民国成立，内务部内设卫生司，总理全国卫生行政，民国八年中央防疫处成立，及民国十七年政府奠都南京，裁撤卫生司，改设卫生部，并设中央卫生委员会及中央卫生试验所，二十年卫生部裁并于内政部内成立卫生署，二十四年改隶于行政院，二十七年复改属内政部，二十九年又改隶行政院以迄于现在，今后谁也不能担保卫生署的隶属再没有改变。这就证明县卫生院之母——卫生署的地位，依然大成问题。至于省卫生处的成立，是近十年来的事，他的隶属问题，有属省政府的，如四川、江、浙、两湖等省便是。有属民政厅的，如广西、云南等省便是。亦有初属民厅，后改隶省政府的，二三年来，并有仍属民厅之决定。再谈到县的卫生设施，民国十六年前概由县警察局办理，二十一年第二次全国内政会议通过“依照地方经济情形，设立卫生机关，以为办理医药救济及县卫生事业之中心案”，规定各县设立县医院，办理医疗救济及县卫生事业，本案经由内政部通令各省民政厅，分令各县遵照筹办。江浙两省就首先遵办，同时各县之成立县立医院的，有十数县之多。二十三年四月第一次卫生行政技术会议通过“县卫生行政方案”县设卫生院，区设卫生所，村设卫生分所及卫生员或卫生警。二十八年九月国民政府公布“县各级组织纲要”附图上就居然有了县卫生院，二十九年行政院公布之“县各级卫生组织大纲”明白规定“县卫生院……办理全县卫生行政及技术事宜”（第四条）。“县卫生院之职掌如下：一、拟具全县卫生事业计划。二、承办全县卫生行政事务……”（第七条）。但是一直到了今天的县卫生院，在县组织法的条文上，仍是没有他的地位。在“县各级组织纲要”上，县卫生行政，属于民政科之职掌，在这一个很离奇的制度之下，中央的卫生主管部分，仍认定县卫生院是行政与技术打成一片的机构，换言之，也就是说县卫生行政是县卫生院的职掌，至于如何可以负起这个责任，却是没有明确的办法！而行政院的解释，认定卫生院是技术机构，也就是事业机构，卫生行政是县政府民政科的职权。（根据卫生署视察陈万里先生之记载）

据此，我们明白了现有的卫生行政制度，自卫生署而下的一切卫生机构都成问题，而尤以县卫生院为甚。因为卫生署不属于内政部，便属于行政院，卫生处不属于民政厅，便属于省政府，这仅是行政所属的问题，而于法制上是有根据的。至于县卫生院虽是“县各级卫生组织大纲”上面有了单方面的规定，但是在县组织法上终无依据，不但县组织之上无所依据，即行政院的解释，亦认定是事业机关，而不是行政机关。不但行政院否认他是行政机关，即蒋主席于三十三年兼长行政院时，亦有将各县卫生院自三十四年起，一律改成为县医院之命令，此尤足为县卫生院不足为行政机关之一有力反证。因为卫生院不足为卫生行政机关，所以县卫生组织虽自三十三年业已开始，而关于县卫生行政事宜，无不由县政府的民政科承办，即卫生署卫生处对县卫生行政有所指示时，亦是电咨县府办理，而不出于县卫生院，是又为县卫生院不足以职掌县卫生行政的明证。在县属的医师开业时向县政府依法声请登记领取开业执照，他是业已取得医师证书的，将医师证书呈请县政府登记领照，这是属于行政的范围，而不是技术或学术的范围。依据医师法的规定，明白记载着：“向所在地县市政府呈验医师证书，请求登录，发给开业执照。”卫生院，是不是所在地的卫生政府呢？是不是县政府直辖的科属呢？如果卫生院成了县政府的直辖科属，为什么县组织法上没有他？为什么县组织法民政科执掌卫生行政的规定没有公布废止？为什么几乎全国各县的卫生院都另立门户，不如各科室的同样在县政府内办公？为什么由上而下的一切卫生行政命令都不出于卫生院？为什么行政院竟有“卫生院是技术机构，也就是事业机构，卫生行政是县政府民政科的职权”的解释？为什么蒋主席明令改县卫生院为县医院？卫生院既答复不了这许多问题，则县属医师的开业执照，绝无由其办理发给的理由！而县政府民政科尤无推卸责任的道理。

陈万里氏说：“以技术人员同时而富有行政经验的，在此时确实是凤毛麟角，难能可贵的了。”依照蒋主席的经济建设计划，大卫生院二百所，县卫生院二千所，乡镇卫生院十六万所，然而现在经县政府登记合格的医师（西医）才一万一千二百五十人，和甄别合格之医师一千零六十六人，亦不过一万二千九百余人（当然我们中医没有份），所以主持县卫生院的，我们姑不求其有技术与行政经验兼长的人才，即叫他们拿出一十六万二千二百个摆样的人来，亦甚不可能，所以目前县卫生院人事的情形，约有下列数种：（一）良于技术而拙于办事；（二）优于干材而短于学养；（三）既无学术又不能干事；（四）才学兼优。所谓才学兼优者，即是有了优良的技术，又有行政的干材，即是办事也有能力的人，像这类人，求之现有的卫生院长，真如陈氏所谓凤毛麟角，难能可贵，我们实在也没有与这样的卫生院长见过面，还有出乎上列四种之外的，就是他不惟无学无能，还要做“择肥而嗜”的卫生官，以图大发其卫生财，如侵蚀缺额，亏吞器材，贿庇烟毒等，我们姑且不谈，即如发给医师执照，工本费手续亦有明暗盘之分，譬如某个医生本是不合格的，不能发给执照许其开业不成问题，就怕你是合格的医师，如说你的言语拿不顺，不给黑市的工本价，要想领张执照，那是相当烦难而费手的，这就是卫生行政，在含含糊糊里面生长的赐予。

因此，我们谨向政府做一个郑重的建议：县卫生院仍须依照行政院的解释，认定他是技术机构，从医药卫生技术及设置方面去发展他的能力，或者干脆如蒋主席指示，一律改变为县立医院，使他全部力量去维护地方医药卫生事宜，卫生行政纯全由县政府民政科职掌，把行政与技术截然分开，决不可再事因循敷衍，只是背着“行政与技术打成一片”的僵尸。

中医与宪法

（原载《国医砥柱月刊》1946年第5卷第2期）

法律常识之不普及人民，举国皆然，中医界为尤甚，本文除述宪法之应列入中国医药教育外，特于宪法二字之含义，首加释云，著者谨识。

宪法者，国家之根本大法也，故前年十一中全会，即宣布：“抗战结束后一年内，召集国民大会，制定宪法而颁布之，并由国民大会决定施行日期。”去年元旦宪政协进会，亦发表告国人书，促进全国人民，从事宪法之研讨，以期宪法之健全而付诸实施，或者更疑宪法二字，为民元以来之新名词，而置之漠然，今特于未述本文以前，先将宪法二字，作一番稽古之考察，以昭昧昧者之重视。《周礼·天官·小宰》曰：“宪禁于王宫。”《注》曰：“宪谓表现之，若今新有法令也。”《诗·大雅》曰：“文武是宪。”《笺》曰：“宪表也，言为文武之表示也，因宪为表示之义，故人之取法，亦谓之宪。”《书·说命》曰：“惟圣时宪。”《传》曰：“宪法也，言圣王法天以立教于下也。”《国语》曰：“赏善罚奸，国之宪法也。”故凡立宪政体，必有宪法，所以规定统治权之所在，及其行动之形式，有最高之效力，非其他法律所能变更者。先总理曰："宪法者，国家之构成法，亦即人民权利之保障书也。"可知宪法与人民关系之密切，实无间然之余地，岂"名词"之徒云乎哉。乃自宪政协进会，唤起全国民众研究宪法以来，据报张所见，各机关各团体及各大学术家，均各有座谈会或研究会之组织，而从事宪法之研究，不失其为法治人民之一员。惟中医界竟屏息不闻，余实百思而不得解者也，在医言医，今敢就中医地位之一员，而对于宪法的商兑者如次：

吾人今日所研究之宪法，即二十五年五月二日经立法院通过，于同年同月五日经国民政府宣布之"五五宪草"是也，宪草即宪法草案之简单，不直称之曰"宪法"，而名之曰"宪法草案"者，即初创草稿，犹未为定案也，惟其未为定案，吾人始有研究之余地。"五五宪草"凡分总纲、人民之权利义务、国民大会、中央政府、地方制度、国民经济、教育、宪法之施行及修正等八章，共一百四十七条。其国民经济与教育二章，虽或可谓中国医药即包含其中之某某条，但究失之笼统，而有滋生流弊之可能，盖宪法既为国家之根本大法，则不能离开当前之事实及现实之需要，俾之成为一纸具文，务必顾及人民生活实况，及人民文化水准，而使其成为整个民族生活胚胎发展之结晶品，方不负于宪法二字之含义，今试以他国宪法举例明之：

英国大宪章第七条曰："寡妇于本夫亡故后，应即取得其嫁资格及遗产，不受留难，并无须以任何物价报偿之，寡妇于本夫亡故后，得留住夫宅四十日，在四十日内，寡妇所有财产应交与之。"

瑞士联邦宪法第二十五条曰："肉店对于牲畜，非先行麻醉，不得宰杀，此项规定于各种屠宰方法及各种家畜均适用之。"

上举英、瑞两宪法条文，于吾人视之，颇不足关重要，但于英、瑞两国竟重视之而死诸宪法，无他，各有其人民之生活实况，及文化水准故耳！吾国之固有医药文化，为吾国所独有，并凭此以蕃衍数千年独特之中华民族及民生。民族也，民生也，皆宪法所以必依据之主要根据也，乃"五五宪草"竟遗弃而不载，以致过去政府一再漠视之，而不加以提倡或整理，堕废至于今日。抑且整个之公共卫生医药行政，亦未提及只字，尝读建国大纲第十一条曰："土地之岁收，地价之增益，公地之生产，山林川泽之息，矿产水力之利，皆为地方政府之所有，而用以经营地方人民之事业，及育幼养老，济贫救灾，医病，与夫种种公共之需。"若"五五宪草"是根据建国大纲而产生，则于此条不无遗漏，故民国二年三月王宠惠氏拟之中华民国宪法草案第七章第九十条第四款有“卫生：但海关卫生及瘟疫之防止，不在此例。”第六款而“医院，但海关陆军医院不在此例”之记载，民国十二年十月十日公布之曹锟宪法，第五章第二十四条第十一款有“公共卫生”之记载，民国十九年十月二十七日宣布之中国国民党中央党部约法草案第三章第五十六条第十三款亦有“公共卫生”之记载，吴经熊氏之宪法初稿第五章第一百五十五条第九款有“卫生，防疫及医药”之记载。国民政府立法院公表之宪法草案初稿第六章及六十一条第十二款亦有“卫生防疫及医药”之记载，即以外国宪法而论，瑞士联邦宪法第六十九条曰：“联邦得以法律规定限止遗传病，传染病及对于人类与牲畜有特别危险病症之该置。”德意志宪法第七条第七款曰：“人口政策，孕妇婴儿幼童及青年之保护。”第八款曰：“公众卫生制度，兽医制度暨对于植物之被病及摧残之保护。”苏联新宪法亦载有“健康保卫人民委员会”。准此，“五五宪草”舍卫生医药而不载，实大有补充之必要。若以总裁心理建设之“自主自立”为依据，尤不能不于公共卫生之外，特别注意于中国实际需要之固有医药文化，而制定适应于现实之中国医药，兹敢拟具补充于“五五宪草”第七章之条文一则，附录于后，以殿吾文，然挂一漏万之处，尚有待于全国中医界同人之继起而研究之：

中华民国之医药卫生教育，应以中国固有之医药卫生学术为根据，而参以新的科学方法，设立研究机关，以期完成中国现实需要之医药卫生学术为最高原则。

“医师”与“中医”辩

（原载《华西医药杂志》1947年第1卷第5期）

自六月九日卫生署发表：“中医今后不得混称医师，应依法称为中医，以使病家易鉴于别”之令见诸报端后，致引起中医界之抨击，而举国哗然矣！本社既为医界舆论之一员，一本大公至正之旨，对此问题，略陈意见，绝不存中西奴主之主观，而偏执一是也，敬愿卫生当局幸而纳之！

（一）夫学术无国界，举世人类所公认者也。曾记二十二年六月七日中央政治会议拟定国医条例，焦易堂先生发表告国人书，略谓："自西洋医学传入中国，为避免国学之混同起见，用特提出国医名辞以为之区别。"竟引起西医之抨击，一时讥讽谩骂之文，腾于报端，而谓医学为自然医学，以依据真理为归。非同文字之为人标记，是跟随习惯而来，惟其真理所在，世界同之，根本无可以立异之地方，惟其依据习惯，为其记号，仅可以各国之不同而异其称谓。故英文德文日文国文，可以分其标帜，英医德医日医国医，在学术上则根本不能成立。（见二十八年医药周刊余岩撰"对于焦易堂为采行国医条例告国人书之商榷"，大意如此，并非原文。）吾人为服从真理计，此语虽出自西医余氏之口，亦必信从之。今日之卫生署，依旧为西医掌握下之机构也，胡竟出此如许矛盾之理想，而竟见之公令乎？以言易于鉴别，其鉴别中医西医业务之不同乎？抑鉴别中医西医学术之优劣乎？鉴别业务，早经病人了然胸中，非但中医西医先具成竹，即其某中医良某中医劣，某西医良某西医劣，亦必有其自我之认定未可勉强，岂世之皆，"认贼作父""指鹿为马"而不别其鱼鲁豕亥者乎？鉴别学术，更系乎学术自身之价值，非以"医师"名西医，则西医学术随之而良，以"中医"确号中医，而去其"师"，则中医学术即由之而劣，若皆非也，惟闻世之人有"拜错年"或"上错坟"者，则卫生署此举，其偲偲为此辈虑乎。

（二）医师之名，早见于周秦，《周礼·天官》曰："医师，上士二人，下士二人，府二人，史二人，徒二十人，掌医之政令，聚毒药以供医事。"郑康成注曰："医师，众医之长"；《资治通鉴》曰："齐明帝建武元年，海陵恭王有疾，遣御师瞻视"，胡三省注曰"御师，医师也，以其供御，故谓之御师"；则南朝时医师之名仍在，《隋书·百宫志》："高祖受命置门下者，统尚药局，典御二人，侍御医直长各四人，医师四十人太常统太医署令二人，丞二人，太医署有主药二人，医师二百人"；《新唐书·百官志》："医师二十人，药工一百人，医生四十人，典学二人"；《旧唐书·职官志》："太医令掌医疗之法，丞为之二，其属有四：曰医师，针师，按摩师，咒禁师"，又曰："凡医师，医正，医工，医人疾病，以其痊多少而书之，以为考课"；《宋史·职官志》："殿中省总六局，掌药局，掌和剂诊候之事，有典御，有奉御，有医师"；《宋史·选举志》："绍兴复置医学，以医师主之"。然则，"医师"之名，国之土产也，举凡合乎医师法规定之医人，均可以承其世袭，而名之曰医师也，师之为义，艺事之擅长者也，有工作之技能者也，前者如琴师画师，后者如饼师。医师之称，合乎前者也，即称其医事之擅长也，固无寓褒贬之义也。今卫生署必以“医师”之名，加诸西医，而以中医称“医师”为“混”，其有自尊而抑人之意乎？则师又通狮，实为兽类，《汉书》“有桃拔、师子、犀牛”，是师字不但无绝对自尊之义，反有其自损之义存焉，卫生署竟斤斤而较之若此，实为高明者所哂也。

（三）医师之名，既为国产，则非为西洋医学所输入者。医生也，无师字之义，当西洋医学在上古社会时，美洲红人有称为“医人”者（medicineman），西伯利土人称之为“沙门”，仅为人鬼间之译使，除邪医病，与中国之巫殊无二致。在古代希腊文化中，医术为一种技艺，医生是一类工匠，与其他技艺同之，及至医术稍有进步，乃得受与谈哲理及美术家同一尊重之待遇，而高于平常工人，至罗马之医生，最初起于奴隶，嗣因其有一技能，始增其值与太监等，主人感其治疗服务之效果，又从而渐复其自由，降及晚季，医学教育发达，与自然科学以俱进，医生始变而为博学之士。然则，卫生署之必欲以“医师”名西医，于西洋医学之医生变迁史中亦无据也。

（四）以法律之根据言，西医条例与中医条例均经废止，无庸引用，惟三十一年十月三日行政院以顺六字第一九六一三号措令社会部：“中医业已确定为中医师在案，所有各省市以前所组中医公会，自应一律改称‘中医师公会’”，是行政院之规定，尤必以中医称师也，此时犹未公布医师法也。及至三十二年九月二十二日国民政府明令公布之医师法出，该法第一章第一条曰：“中华民国人民经医师考试及格者，得充医师，”业中医者，孰非中华民国之人民也，中医之考试，业经同受医师考试之规定也，凡受考试及格之中医，均领考试院之“医师考试及格证书”也，似此考试及格之中医，名之曰“医师”，尤有不合于法者乎？行政院中医师之令颁于前，国民政府医师法公布于后，援法律通例，令不得为定法，医师法既明明规定中西医共称医师，过去行政院之令，当失时效，退一万步言之，医师也，中医也，均先后见于政府之命令与法律也，乃卫生署竟谓：“中医今后不得混称医师，应依法称为中医，”所谓混，行政院之命令与国民政府之法律混乎？抑卫生署之模糊法令而混乎？所谓依法，依行政院之命令乎？抑依国民政府之法律乎？若果依法，“中医师”与“医师”必有一于是也，中医不得称医师，卫生署胡不指出其所依之法，以晤示于吾人乎？

总而言之，令执行中医业务者而简称“中医”，绝无法令之根据也，中医与西医同称“医师”者，良以医学为世界之共同自然科学，不比于文字之标记习惯，可以各自立异也，若夫狭义言之，中医称医师本为数千年历史之世袭，非冒取西洋之牌也，西洋医学亦根本无“医师”之义也，师与不师，同为一艺事之专长者也，并无褒贬荣辱之义存乎其间也，今卫生署竟滥夺字义，于吾人固无伤，其将置法律于何地，而甘食其“混”果乎？

质台高同学会中医问题研究委员会

（原载《华西医药杂志》1947年第1卷第9期）

台湾的同胞，在异族统治下过了半个世纪的被奴役的生活，近十年来又在“皇民化运动”的狂澜前，几濒被同化的危险，故我们对于台胞此次的重归祖国怀抱，确是寄予无限的温暖心情。我们亦曾在报上读到过许多新闻记者访问台湾的文字，他们说：“‘祖国’一词，在今日的台湾是具有神秘魔力的用语，提到它，须发雪白的老者会淌泪，中年人喜形于色，少年人会微笑。”台胞们为什么对祖国有这样的怀恋呢？据说：第一，他们像卖掉的孩子，寄人篱下，受够了虐待和歧视，今日一旦由父母把他们领回，他们的欢喜可想而知。同时也希望和他的面生的胞兄弟协和友悌，不以他曾离家为人奴而遭受白眼。第二、台湾在日人苦心经营下，虽然高度的工业化，富源充分开发，但是台湾的同胞并没有享受到他们劳力的成果。第三、在台湾的日本人给台胞的印象太坏了，他们彼此成了深仇的冤家。记者们的文章写得如此其纯挚，我们满信以为真，不料于十一月二十六日读到上海大公报第三张第十版“医药与健康”周刊的第二十一期，载有台高同学会“论中医问题”的巨文，其句里行间，不但对祖国无一点好感，反而于祖国的中医，尽其唾骂之能事，我们不禁的说一声：都受了新闻记者的欺骗。

“论中医问题”的引言中说：“最近各种传染病相继而发，只叫人家深觉得昔时的卫生黑暗时代的重临，尤其是当迷信、妄想、恶习惯都想着光复的机会，企图死灰再燃，而迫使本省的近代文化将一落千丈的时候，忽然地增加了一大批的所谓‘中医生’的事实。”复据该文的第三段说：“日人向来是采取压迫中医而专靠着西医，完成了卫生建设的。”所谓卫生黑暗时代的重临，我们真是不解，若谓为是指你们当亡国奴时代，则明明说你们这时候的主人，是压迫中医专靠西医的，专靠西医完成之卫生建设，都叫作黑暗吗？若谓这个黑暗时代是指半世纪前未亡国时候而言，则当为光绪甲午以前，即西历1894年以前，但我们知道梅毒迄至19世纪之末，仍未发现其病原体，治疗方法亦付缺如，至1905年Fritz Schandin（1871 — 1906德国人）始发明其病原体，1906年Augustvon Wassermann（1866 — 1925）始发明乏色曼氏反应（Wassermann Peaction）以试验梅毒，同年Metchinkoff始发明梅毒之特殊预防法，1910年Panl Enrlich氏始发明用六〇六、九一四等砒素剂以治梅毒，至社会医学（Socalizaticncf Meaicine）之提倡，亦为20世纪以后的事。在第一次大战后始显明进步，前于此者，虽有霍乱菌、肠热菌、白喉菌、破伤风菌、脑膜炎菌之发现，亦仅有牛乳斯巴德之消毒法，下水道之改良等而已。若再追溯你们为荷兰人所据的时候（明代），世界上的整个医学，都还没有脱离迷信神权，直至郑成功把你们夺回来的时候，伦敦之著名医生，还在利用美国的电磁说，制一大床，称之为“天上的床”，谓可以治病，每睡一夜，需一磅之多，又发明长生之药，每服需一千磅，服之至少可活一百五十岁，维也纳有树木催眠之说，可致健康之神，结果皆以骗局而终。我们实不相信，你们那时的医学光明期在哪里？今日增加一大批中医生，你们遽引为惊讶，这批中医生是随台湾而光复，是随祖国而抬头的，而你们竟甘永远寄人篱下，作十二万世的亡国奴，真是如入“鲍鱼之肆，久而不闻其臭”，反偲偲有一落千丈之虑，是诸君之本性，已被“皇民化运动”所吞噬也，然而“皇民”都做了亡国奴，未必诸君尚欲做双重之亡国奴乎？

世界医学的趋势，由治疗医学渐渐的转向预防医学，在你们只见到善哪的创立种痘法，铣梅尔外斯的发现产褥热预防法，拍司搭哥的发现细菌和病原菌，李司托的创制外科消毒法，儿立喜的化学疗法，白令的血清疗法等等，我们亦何尝不知道，我们亦何尝不是对这一般发明者，致其钦敬之忱。可是这种医学的趋势，并不是外国人独具的聪明，你们祖国的先贤又何不是具有这一般的智慧，晋代葛稚川说，马鼻疽乃因人体上先有疮面而乘马，马汗及毛入疮中；又说：急性奔马痨，死复传之旁人，乃至灭门；沙虱病乃因沙虱钻入皮里。《素问·刺法论》曰："余闻五疫之至，皆相染易，无问大小，病状相似。"这些传染病的发明，沙虱的发现，预防传染的疫室设置，都在纪元100年至300年之间，这时西方的医学，亦无非在四液四质四元素说里面打圈子，然而我们的医学，张仲景先生已早倡"上工治未病"之预防医学，"人能慎养，不令邪风干忤经络，房室勿令竭乏，服食竭其冷热苦甘辛酸，不遣形体有衰，病则无由入其腠理"诸卫生之道。据此则知前辈人的医学，都是务趋平实，崇尚经验，有着唯物的实验的精神。其所以汉唐而后，中国医学反而退化的原因，这不是中国医学本身的责任，而是赵宋王朝一方面受着辽金的压迫，一方面内部又随时有爆发农民战争的危险，所以致统治阶级就尽量利用儒释合一的性理之学，来强化它的统治，什么"无极""太极""五行""六气"，成了当时意识领域的主要形态，所以中国医学退化的责任，是应由整个中国社会政治来负的。你们少小就出养于人，哪里还会顾及祖国这许许多多，复复杂杂的问题，今日一旦得志归来，反而叫我们把眼光放到那些头等的文明国家去看看。其实我们看到那些头等文明国家医学的进步，并不单纯是医学家所促成的，而是其他的生物学家、化学家、物理学家，及其他科学家相辅而成的。例如1822年至1895年，一名Lozzis Pastezzr之法国化学家，在学校读书，成绩平常，毕业文凭上且特别注明化学成绩欠佳等字，其后从一名师受伊鼓励，首先发明酒石酸之左旋右旋原理（在酒中之酒石酸左旋者与右旋者之分量相等，所以不起左旋右旋作用），因被聘为Strassburg化学教授。当法国酒业失败，即专门研究发酵作用，又继续研究蚕病、鸡霍乱、炭疽病、狂犬病等，证明腐败之原因由于细菌，而倡用巴斯德消毒法，其后又证明传染性疾病系细菌，以此例传至彼例之个体传染，发明预防疫苗及狂犬病预防法等。你们既都是高等毕业生的集团，又在你们自述的那样好呼吸里，何以毫无所发明，毫无所建树做了几十年的亡国奴，就只认得洋人，而抹煞祖国的一切了。英人康德黎氏说："中国药材市场之植物，为科学家所未知，亦未被科学分类，若提交植物学、化学、生理学、治疗学诸专家，及执业之医生为之鉴定，则树叶树根之轻易与可厌之煎汁，将被充分解析。"陈果夫先生说："中医中药，得不到现代其他科学家的帮助，所以黯淡无生气，其实医学本身原是科学之一，我从前所说要科学化者，就是要中国的其他科学家帮助中国医药的进步。"你们不满意中国医药的现实，何以既不效法外国科学家的努力帮助医药的进步，又不如康陈二氏所说的力图进取，但以气愤的怒骂了之，这岂是你们作高等毕业生应有的态度吗？

人口生产率的降低，便是死亡率的增高，这是正确的理论，我们并不否认。你们在做亡国奴这段时间，生产率得到速度的增加，据你认为是专靠西医之赐。近百年来，中国人口的生产率入于停顿不动状态中，这也是事实，我们也绝对承认。在你们认为中国人口死亡率高的原因有二：一是国内卫生行政仍彷徨在治疗工作，一是中医无力参加长期建设，这两者或许也是事实。不过仍然不是死亡率增加的绝大原因，真正致中国人口死亡率增加的原因，还在兵荒与饥饿；流行性传染病都是间接的。试举中外古今的史实以明之。“赤壁之役，曹操治水军八十万众，周瑜部将黄盖以火攻之，人马烧溺，死者甚众，时操军兼以饿疫死者大半。”“晋明帝八年，蜀中久雨，百姓饿疫。”“台城之围，初闭城之日，男女十余万，环甲者二万余人。被围既久，人多身肿气急，死者十八九，乘城者不满四千人，率皆羸喘，横尸满路，不可瘗埋，烂汁满沟，众心犹望外援。”“元成宗大德五年夏四月，调云南军二万人，征八百媳妇，五月，云南士官宋隆济叛，时刘深等取道顺元，远冒烟瘴，未战士卒死者十七八，驱民传饷溪谷之间，一夫负粟八斗，率数人佐之，数十日乃达，死者亦数十万人，中外骚然。”余如崇祯辛巳之疫，乾隆九年之疫，道光元年之疫等，无一次不有巨大之死亡。不独中国如是，外国亦何尝不如是。例如1812年拿破仑专以50万大军，朝莫斯科进攻，其后一败涂地，即为全军患斑疹伤寒，生还无几。1853年至1856年，英法奥沙丁利亚联军，对俄克里米亚之役，死于战争伤寒者，英军16000人，法军60000人，俄军800000人，当时所谓战争伤寒者，实包括三种传染病，即斑疹伤寒、肠热症与回归热是也。1861至1865年，北美合众国分离之战，美军患肠热症者755368人，死者27056人。1870至1871年普法之战，普军在法罹伤寒而死者8789人，法俘虏之死，尤多。1899年至1902年英人南非北仑之战，死者又达42741人。1519至1522年，西班牙科德士侵占墨西哥，军民在短短期间染疫天花死者百余万人。不独古时如此，于今尤烈，远的不谈，这次抗战的死亡也不谈，现在进行未已内乱的死亡也不谈，即以本年各地的灾情而论，零陵在本年三月间饿死了1171人，长沙衡阳一带全家饿毙者，时有所闻。据本年四月联合国救济善后总署的发表：“湖南饿荒估计该省2700万的人口中约有700万人濒临饥饿。正在饥饿线上遭遇危险的，安徽有100万，江西200万，江苏300万，湖北200万，河南400万，广西100万，广东150万，山东250万，浙东福建共150万，河北热河共200万，山西哈尔滨共150万，东北100万。”纽约前锋论坛报记者史蒂尔称：“在广州主要街衢的欢乐表面下，中国人民正因霍乱而死去可惊的数目，联总迄未能阻止逐渐增高的霍乱死亡率：每日死45人。”今年广西的灾害，六月间饥民达9万余，而其中因吃野生植物过久而致病，或手足浮肿者，即达45000人，其死率之可惊，即以“全县一县而论，三月份病死72人，饿死108人，四月份病死64人，饿死171人，五月份病死500人，饿死248人，六月份病死997人，饿死329人，七月份病死2398人，饿死159人，是由三月至七月，一般病死和饿死的人数，都是递增。可见死亡率是随灾荒的加重而增大。其中仅七月份饿死的人数较六月份稍减为例外，病死的人比饿死的人多，而病之多，亦可说是间接死于饥饿。（见本年九月四日渝版大公报）一部中国灾荒史，由殷商到民国二十六年，统计灾荒52580次，这个惊人数目的灾荒，试问影响于中国人口的死亡率将何如？你们毫不顾及这些死亡率的根本问题，硬要加重中医的责任，你们哪知道中国自甲午而后，可说是没有一年没有兵灾和荒灾，一直到现在还没有停止。老子说：“大兵之后，必有凶年；凶年之后，必有瘟疫。”战争、饥饿、瘟疫三者，是不可分的东西；你们试凭良心说一句，中国的死亡率焉得不增高，生产率焉得不停滞，这个战争、饥饿、瘟疫的恶性循环，岂是区区的卫生行政和我们这八十万渺小的中医可能胜任吗？即使善哪、铣梅尔外斯、拍司搭哥霍、李司托、儿立喜、白令等生在中国，恐亦对这由战争饥饿而制造的瘟疫无如之何。

告诉你们，中国今日的卫生行政，也和你们的日本主人一样，仍然是专靠西医的，我们恕不负责。不过我们须得向你们声明，“五运”“六气”本不是中医的本来面目，我们今日所凭据的，在解剖、生理、病理各方面，都和你们没有二样，惟临床治疗的处方，是绝对要用国产药物的；我们对于国产药物的认识，仍是以药物化学为根据，有时虽于古人的“阴阳”“气味”等名词，也在运用，这也不过是用以互证，绝没有含“生克”的意味。我们要这样做的意思，就是想把中国过去的医学拿来现代化，把现代化的医学，拿来中国化就是了，绝不像你们死要专靠西医的“奴化”。蒋主席说：

“德国教育并不坏，有许多地方我们也很可以取法，不过德国自有德国的历史，德国的民族性，和德国种种特殊的环境和国情，德国的教育在德国可以成功，整个的搬到东方来，就那很危险。因为东方自有东方文化的基础，自有东方的伦理哲学和民族精神，现在日本把这些概念忘掉，专去学德国的教育，无论如何是不适宜生存于东方的，结果恐怕只有失败，只有灭亡。”蒋主席这话是在二十二年三月三日在江西教育讨论会议席上说的，到现在整整有了十四年，而日本在去年就随德国而归于灭亡了，这就是你们日本主人“专靠西医”而致人口总灭亡的结果。你们还好意思说：“这里可发现一个真理，就是说，因国内缺乏西医，致使卫生建设，迟迟不进，以及中医无力参加长期卫生建设。确确实实的，若要改善我国卫生，唯一的办法，唯有养成大批西医，才能达到目标。”然而抗战八年来的事实告诉我们，陪都的西医林立，而且都是西国产的博士们多，国府的卫生署在陪都，如中央医院等各大医院在陪都，陪都的本身有卫生局，与陪都合而为一的巴县亦有卫生院，这八年中的陪都卫生设置，恐亦不逊于你们的台湾，可是，痢疾流行如故，霍乱流行如故，疟疾流行如故，西医既不缺乏，又是卫生行政直辖所在，而“确确实实”的陪都的卫生结果如此；你们的“真理”，固如是乎！固如是乎！

近人王任之先生他主张中医现代化，西医中国化，这是中国医学今后必由的道路，所以我们最佩服他这种卓识，拥护他这种主张。兹特录其理论的一段如下，请你们三思之。

“今后中国医学发展的途径是怎样的呢？这和当前整个中国文化运动的途径不可分的，曰：现代化，中国化而已。

医学的对象是人，而人的生存能力，是受着生活条件的影响的。人体的构造，生理的机能，疾病的原因，不容否认，他们有着一般的共同性。然而，在一定的长期的环境影响下，身体对于致病刺激，所起的反应作用，却自有其特殊的性质在。现代医学已经试尝以内分泌素做标准来实施体质的研究了，可是，把一个中国人当作中国的人来研究，在中国的新医学者中，却还没有尽过什么力量。所以，我们在接受了西方的新学理与见解之后，还需要运用一切新的仪器和方法，化学的显微镜的检查方法，来探索在中国环境之内的中国人体的机能，他的常态动作与变态反应力，例如痊愈步骤、自卫力量、抗毒素质等等，它们一定会因长期生活在一个固定的环境之内，受着生活方面的影响，而与西方不同的。鲁迅先生病时就请一位美国医师施行检查过，检查的结果是说他在五年前就应该亡了，而居然没有死，所以也就没有了可靠的疗法，结果多活了五年转成心脏性喘息才辞世的。假如我们对于国人在生理范围之内抵抗刺激所具的应付能力多理解一点，然后应用着科学的病原的知识，来做正确的诊断，那么，在治疗效果上，该有着更良好的功验吧。

所以我们要求中国化。

至于现代化呢？这是以中国固有医学为对象而说的。中国对日抗战胜利以后，社会发展的历史动向已极明显。中国医学要想抱残守缺已不可能，迷恋于骸骨，必为骸骨所掩埋。因此，我们现在应该毫不反顾的去接受新学理与见解。这在中国医学史上，如汉唐之际，就是常见的事情，而且我们要用新学理新见解来扬弃中国医学，使它在新的基础之上发出光和热来。”

附录：论中医问题（台高同学会撰）

台高同学会为本省前高等学校毕业生所组织之人民团体，会员均曾毕业各地大学之学士。该会即等于省人学士会，其目的专在对于各种问题加以学问研究。兹为研究本省中医问题特组中医问题研究委员会，而将研究结果，于日前呈奉各关系机关长官以资参考。其全文如次。

（一）引　言

因八年的抗战，几重归祖国怀抱里的本省，其在光复前后的卫生情形，确确实实，是可令人叹气的。直到最近各种传染病相继而发，只叫人家深觉得昔日的卫生黑暗时代的重临，尤其是当迷信、妄想、恶习惯，都想着光复的机会，企图死灰再燃，而迫使本省的近代文化将一落千丈的时候，忽然的增加了一大批的所谓“中医生”的事实，已不容许我们再装沉默的态度了。因此我们同学会，兹决议将这个问题来加以检讨而把这个工作委嘱我们。所以我们不顾自己浅学菲才，尽量搜集中外文献，以及参酌各界的意见，在这里敢略提出几个意见。

（二）世界医学的趋势

近代医学，初以治疗疾病为目标，然后随着近代科学的伟大的进步，终于发展到病原菌的发现，病理的阐明，治疗法的确立；可是人类的理想，竟不能够提前防止疾病。因此治疗医学不得不渐渐的转向到预防医学的方面去了。所以诸种的预防医学，善哪的创立种痘法，铣梅尔外斯发现产褥热预防法，拍司搭哥霍的发现细菌和病原菌，李司托创制外科消毒法，儿立喜的化学疗法，白令的血清疗法等等，这些以提前防止人类的病苦的预防医学，也就藉了这个基础，得了长大的进步了。不只如此，他是更进步，进到提高人类的医学——即保健医学的圈子里去的。假使我们把眼光放到那些头等的文明国家去看看，他们已经消灭了急性传染病的事实，或慢性传染病的锐减，乃至国民体力的大有改善，又再看保健所网和疗养所完备，保健母子设施的产院、婴儿院或近于理想的勤劳管理等等的话，那么我们就明明白白地了解医学，是由治疗进到预防，而由预防更进到增强健康的方向发达的。

（三）台湾卫生情形的回顾

日人向来是采取压迫中医而专靠西医，完成了卫生建设的。譬如，设在台湾民前七年的死亡率，是每一千人中占 34.0，而民国十六年却减少到 16.32；鼠疫自民国六年以后，就告断绝；霍乱除民国三十二年发生 340 名的患者以外，可说自民国九年迄今，已绝其踪迹。天花自民国十年以后，未尝污染，又在这里壮丁的体力被管理着，大批的“砂眼”疟疾、性病都彻底地被消清。而青年结核的保护工作在这里都以集团检诊的方式展开，得多大的成功。诸种的预防医学，因各地方设立了保健所的关系，也渐开始活动；整齐而且强力的，海港检疫也已见实施；地方的卫生行政也见得立。由这几个现实，我们可说，在台湾卫生的黑暗时代全被征服，而由确立了治疗医学更进一步，到了预防医学的路线进化着了。

（四）光复后台湾与国内的现状

台湾光复，不出几个月之内，到处散发了不胜数的天花患者，毙命了好几百个霍乱患者，十数年来未尝侵入的鼠疫，连速侵入七次，而保健设备早已被抛掉在荒废的世界，整个的预防医学工作，通盘地停顿着，一切的卫生状态，几乎面临着坏灭的危机。

如果我们在这里认真地研究一下，我们可容易发现其原因在乎对于传染病缺乏知识的中医的阴蔽患者，和原始的治疗的罪过所致。好比台南县湾里的中医义诊队的行动，就是今年霍乱大流行的最初而且最大的原因。又因中医缺乏消毒观念，滥用青草药所致，今年的破伤风症特别大批地发生了；由这个例子，足见窥中医弊害的一端的。

次之，请让我们继续研究我们国内的人口增加曲线——因为我们能由这个曲线，管窥国内的卫生状态的。

据陈长蘅氏的考证，中国人口于道光十五年超过四万万人，即（西纪 1835 年 401,767,053 人），道光二十五年超过四万万二千万人（西纪 1849 年 421,343,730 人），民国十二年超过四万万四千万人（西纪 1933 年 443,373,680 人），可见在这八十八年间人口增加率仅达 10% 而已。一方面在台湾沦陷的五十年间于光绪三十一年（西纪 1905 年）台湾沦陷头一次的有组织的户查则 3,055,471 人，民国十五年（西纪 1926 年）4,010,485 人，民国二十二年（西纪 1933 年）5,060,607 人，民国三十一年（西纪 1941 年）6,249,468 人，则在这五十年间增加一倍（增加率达 106% 倍）；其增加曲线的变化，确是值得令人注目的。

在世界上国内和台湾的产生率，同时占在头一位的。可是为什么这两者中，一方的增加率会近于停顿不动，而另一方面则见得多大的增加，不消说这就是表示着后者的死亡率比前者大有改善的，同时又可证明着国内卫生状态如何的落后，以及以现代医学所建设的效果，是多么显著的。此外我们倘使看到国内各地方卫生行政中枢机关的各县卫生院的工作，还只注重治疗病院的事实，依然不知预防保健工作。和自西纪 224 年侵入中国的鼠疫，西纪 1817 年由印度入国的霍乱，迄今仍不见绝迹的事实。以及天花患者，通年在到处捣乱，而海岸线的检疫所，除大港口以外，简直是形式上存在而已的事实，由此我们可以做一个结论，就是国内所蒙受医疗的恩惠，若要提高到与那些进化了的文明国家同程度的话，那是等于坐待万年的河清的。在国内卫生行政仍彷徨在治疗工作，未尝进入预防工作的境内的根本原因，不消说是除了单独由卫生方面而解决以外，其他还有不少的综合条件牵累着的。

因此我们在这里可发现一个真理，就是说，因国内缺乏西医，致使卫生建设迟迟不进，以及中医无力参加长期卫生建设；确确实实的，若要改善我国卫生唯一的办法，唯有养成大批西医，才能达到目标；这同时意味着；中医对于我们的卫生建设，是一个毫无用处的存在。

（五）中医在台湾的地位

台湾曾受过近代教育的聪明，而且有能的西医医师约有三千人（据本省卫生局调查今年八月已登记者二千八百余人），则对于人口每三千人中有一个西医师的比率，与第一级的文明国家比率同。由此可见本省不更须要中医生的存在了。日本已于民前十一年，废止中医的登记迄今，因为日人当时已感觉着只靠原始的治疗法，不单卫生建设的困难不能排除，恐反遭遇阻害的。设使我们若只看了“复兴国粹”之招牌，而轻轻地容许中医的登记，终于必会促进中医的簇出。甚至因原始的治疗势力摇摆的结果，科学的治疗医学，恐会因此破坏。这么来，今后待人解决的预防医学、保健医学，就谈不到了。

总而言之，为独立国家百年之大计起见，我们认为中医的存在，除了阻挡医学的进步，扶助传染病的蔓延，破坏保健卫生的确立以外，对于新台湾的建设，只有大害而毫无用处。所以我们主张废止中医。如幸得赞同，则引为无上之光荣。

附言：“汉药”与我们在这里检讨的中医问题是另外的一个问题，关于“汉药”问题谅改日倘有机会再论。

（附表省略）

（转载九月十四日台北新生报）

（转载十一月二十六日上海大公报医药与健康第二一期）

所望于复员以后的中央国医馆

（原载《华西医药杂志》1947年第1卷第10期）

报载中央国医馆早经复员，又闻馆长焦易堂先生曾在上海做巨额之募捐，藉以恢复中央国医馆艰巨之工作，及其伟大之使命。然而时间又有了相当的距离，国医馆依旧没有好音报告给我们，不禁使我们的心坎中，又蒙上了薄薄的一层隐忧。

中央国医馆的成立，的确是经过相当的努力而来的。自从民国十八年南京卫生部提出废止中医议案计附办法三项：（一）停止中医登记；（二）禁止中医学校；（三）禁止中医宣传。于是上海中医协会发起否认通电，召集全国代表大会。到会者十七行省，一百三十二团体，二百七十二代表；于是年三月十七日，成立全国医药团体总联合会，以与卫生部对抗。至十二月十三日，始奉蒋主席谕，将卫生部之议案撤销。二十年四月十七日，中央国医馆章程始奉准国府备案，于此中央国医馆始告成立，由陈立夫氏任理事长，焦易堂氏任馆长。照中央国医馆内部的组织，除了医学处、药学处、省设分馆、县设支馆外，其中尚有国防中药研究会、学术整理委员会、医药改进会等组织。照表面看起来，这个中央国医馆是全国最高最庞大的一个中医学术研究机关，好像是有相当于中央研究院的模样。可是国医馆到现在是整整的成立了十六个年头，所谓医学处也，药学处也，国防中药研究会也，学术整理委员会也，医学改进会也，不过是有了这项名目，有一块牌子，有几条组织章则而已，说到改进、整理、研究，那真是天明白。未曾改进、整理、研究，都还作罢，反而普遍的养成了不少的省分馆、市分馆、县支馆的国医衙门，有的争馆长的职位，争得打架，告官。争到了中央国医馆的一纸委状，便印出名片，发出代电，拾出官衔，摆起他那国医馆的官架子，求其实，他还不知医药为何物，只不过是滥竽充数而已。所以中央国医馆的最不如人意处，还不在他未做到学术的整理，药物的研究，和整个中国医药的改进，而尤在无形中产生了一大批国医官；这一大批国医官，就在其中为殃弄祸，作威作福，依然可以贪污，例如前四川省分馆馆长蔡幹卿之流，那就是一个好例子。

照中央国医馆组织章程第一条的规定："本馆以采用科学方式，整理中国医药，改善疗病及制药方法为宗旨。"又附设之国防中药研究会简章第四条载："本会之研究范围如左：（一）凡以科学方法制造中药，有供国防价值者，由会研究后，连同药房及成药呈请中央国医馆审定及试验。（二）对于药物从事新的化验或配制。（三）搜集秘方及民间单方制成方案，加以说明。（四）搜集本草所载以外之草药及其他药品，从事化验及研究并加说明。（五）本条二、三两项研究之结果应呈中央国医馆审定，交由中国制药厂化验或制造，其第四项研究之结果，得呈中央国医馆编入本草。"又学术整理委员会分期工作计划载："整理国医学术，事属创举，必征集全国学者之公意，始可尽善尽美。"这些规定，在外表看来好似冠冕堂皇的，若仔细看来，真是有许多都讲不过去。堂堂皇皇一个全国性的学术机构中央国医馆，论理在组织章程第一条，就应该有个伟大的目标，与乎字斟句酌规定出来的一首条文，乃不过仅仅指出改善疗病及制药方法这一些需儿，既不能包括一个全国性学术机构宗旨之全，亦复塞以“采用”“方式”等牵强词意，文既不纯，意亦不属，无怪中央国医馆成立了这么多年来，仍是没有半点成就。国防中药研究会规定，一再曰试验、新的化验，不曰交由中央国医馆试验，便曰交由中国制药厂化验。我们试问交由中央国医馆如何试验？中央国医馆，并不是个临床实习的医院，何不如交与一般医师试验，听取报告呢？至云化验，是要有种种的化验器械设备，又要有专司药物化验的专门人才，然后从而实施化分一物质中之若干异性物质，而验其中某某成分之有无多寡优劣，这才叫作化验，试问中央国医馆有这个本领，还是有这项设备呢？中国制药厂有是本领，抑有这项设置呢？尤其是所谓曾经化验研究配制成功的药物，还是要交由中央国医馆编入本草；“本草”二字，真是不通之至，本草无非是中国研究物的原始名称，现在经过了新的化验而成功的药物，依旧名之曰本草，这还成话吗？至于学术整理委员会，尤近滑稽。该整理计划中，明言事属创举，必征集全国学者之公意，乃整理大纲；不但是未得到公意，即陆渊雷与郭受天两个起草委员都没有得到同意，而依然通过颁行了。中央国医馆像这个样子，将何以希其有所成就？

目前的中医已经走到零落散漫的境地，尤其是经过了这八九年的战乱时期，中医不但丝毫没有进步，反而不知倒退了几千里。这也就十足证明中央国医馆无论在战前战后，都没有发挥其采用科学方式整理的力量。现在中央国医馆既在首都复了原，我们甚希望复员以后的中央国医馆，不要再徒摆官架子，或者像一个营业性质的商店一样，只要分支店布满了全国，那便是欣欣向荣的现象；硬要拿出研究学术的机构风度来，硬要凭着科学原理，从事整个中国医药学术的整理，硬要整出一个像样的样子来，从此国医馆当局硬要拿出真正整理医药学术的决心来。那些冒牌充数，滥竽乞食之徒，硬要剔他出去；学识深宏，修养有素，头脑清楚的学者们，硬要罗致他进来。让这批有学有识的学者进来，首先便痛痛快快地把国医馆所有的章则，严格地彻底修正一番，以正其名；继续本着章则，循序渐进，从事整理的实施。这是我们一点竭诚的愿望。

“三一七”感言

（原载《华西医药杂志》1947年第1卷第11、12期合刊）

“中医以三一七受攻击，以三一七结团体，以三一七募捐开医院，以三一七出特刊，于是乎三一七成为中医生成竞争上之惟一焦点，三一七诚大有造于中医哉！”这是二十六年“三一七”陆渊雷先生写的几句话，不管陆先生写的是正面或反面，我们总觉得这几句话，大可玩味。“三一七”将近有二十年的历史了，究竟“大有造”于中医界者怎样？四川有句土话“管他三七二十一”，就是不可为的事情，不管他的意思。

这不是我们的悲观，看看目前中医界的事情，真是太不可为了。拿中医的政治处境来说，你说政府不要中医吗？行政院直辖之下，早有了中央国医馆，卫生署里面有个中医委员会，考选委员会中也有中医委员的议席，医师法亦承认了中医的合法地位。你说他要中医吗？教育部里面的中医教育委员会被取消了，在整个国家的教育行政中，中医教育仍是抬不起头来；全国卫生行政会议决议，中医使用新药仍属有干法纪的事。就中医的学术途程来说，不怕“科学化”的呼声响透了半天云，依旧是存在一些牵强附会的论调，转来转去，还是在五运六气里面打圈子，不惟科学化改进不了中医，科学化的招牌，反而掩护了许多不科学化的在里面继续滋长。就中医的团体事业来说，全国看不到有几个纯粹以研究学术为目标的团体；小之如各县的中医师公会，不是通于政令的勉强成立，便是一些激进的分子占据吨位，想尝试县参议员的那一席头衔。本来参政是每个人民应有的权利，只是见到一些由中医团体出去参政的，并没有为中医前途做个打算；大之如全国中医师公会联合会，竞选的时候，非常热烈，一经到手，便把团体置之脑后了，全联会成立将届两年，试问有一点什么事迹出来表现？其他有些学术团体，问名者有之，举国瞩目的中国制药厂，没有一种像样的药品出产，便弄得内部一团糟，股东赔了钱，经手人成了富家翁。焦易堂先生还遭一个不白的名誉，官司打了半年，好的机器不翼而飞，剩下一些废铁（机械锈坏了），一堆废纸（没有用的商标），数不清的废玻璃瓶子，煊赫一时的中国制药厂，便从此断送于陪都。就一般的中医智识水准来说，十九中医师认不了多少字，依然“开单拿脉”，要钱吃饭，犹自豪曰有八十万之众，中医弄到这个情形，还有什么可为？“三一七”对于中医究有些什么改造？

要批评人家，首先得认识自己，检讨自己。诚然我们不能妄自菲薄，但是我们亦绝不能妄自夸大。如上面所举那些例子，都是一些很现实的摆在我们面前的，绝不是我们自己的菲薄。我们敢断言，这就是我们的自我认识，我们既认清楚了自己还没有健全，缺点还很多，就得做一番自我的检讨，检讨出我们为什么会有这些弱点？怎样才能健全起来？

中医的存亡问题，根本操之在我，我们有存在的价值，政府虽欲亡我，我们依旧能存，如果我们没有存在的价值，政府虽欲存我，我们依旧会亡，这是天演的公例；但是我们本来有存在的价值，而我们自己偏要走向灭亡之路，那也是会灭亡的，子舆氏说“自作孽不可活”，就是这个道理。我们之所以有存在的价值，并不是说我们有五千年的历史那一套废话，便可以保存下来的，是凭着我们的祖先与我们遗留下来务趋平实，崇尚经验，那一种唯物实验的精神，是凭着我们有博大的药物，能够治愈疾病，回复健康的事实保证。譬如葛稚川那种深刻认识病理的精神，即是近代的病理学专家，也不过是如斯而已。他说：马鼻疽乃因人体上先有疮而乘马，马汗及毛入疮中；他说：急性奔马痨，死复传之傍人，乃至灭门；他说：沙虱病乃沙虱攒入皮里，都与今日的病理学相符，切确不磨。又如巢太医之刻骨描写癞病及赤痢；孙真人之看透脚气来历，谓东晋南渡，士人均患脚气；王司马（《外台》）把虚劳、虚损、骨蒸、尸注等急慢性结核病，联贯统一起来，无一不是崇实精神的唯一表现。以言药物，常山在历代的本草书中都说治诸疟，截疟如神，经现在药物化学做初步的研究，已经得到常山的有效成分“常山 C”。“常山 C”在临床实验上的报告，于某一工厂内已得到一千一百八十七人的完全治愈，其效果确优于“奎宁”与“阿的平”。鹿茸在历代的本草中，亦无不说是能补虚损、坚筋骨等，经药物化学的研究结果，知其所含的成分有普通燐 13 公丝，无机性燐 8.0 公丝，脂肪性燐 2.5 公丝，普通氧 100.24 公丝，矫基淡轻基质 28.0 公丝，阿摩尼亚 3.6 公丝，固质 1.66 公丝，确有振奋性机能、生活力、滋养神经的伟大功用。这虽是随便举几例子，然而中医之能够在风雨飘摇中立定脚跟，一直到现在还能延续其生存的生命，也就是在这些地方。

假如我们今天反其道而行之，把古人那种趋务平实，崇尚经验，唯物实验的精神，弄得来玄乎其玄，渺冥莫测，反大吹其“哲学之牛”，那便是自己要走向灭亡的路，罪莫伊何了。例如肺结核病，《千金方》说：“肺虫如蚕。”又说：“肺虫为最急，居肺叶之内，食人肺系，故成瘵矣。”《证治石镜录》曰：“虫蚀肺脏则咳，久咳成痨。”这些病理学说，与今日藉尸体解剖与显微镜检查而得者，并没有两样。但我们今天偏要说他是由“外伤酒色，内伤七情，饮食劳倦，嗜欲无节所致。盖酒伤肺，则湿热熏蒸，而肺阴销烁；色伤肾，则精室空虚，而相火无制……”（《中国医学大辞典》）。不说常山是因其含有常山C的成分，能够扑灭疟疾原虫，偏要说是“苦泄辛散，故善逐饮，除寒祛热，故善破瘴疠”；不说鹿茸是含有燐质及阿摩尼亚等的强壮作用，偏要说是“气味纯阳，故入右肾补其精髓不足，又属阴中之阳，故入左肾，补其血液不足”。愈说愈虚幌，愈论愈迷离，愈是和医药本身的意义取了远距离，这不是自处绝境，自寻灭亡之路吗？

不错，中医以“三一七”受了攻击。我们被攻击之点是什么？就是上面略举那些凭空无据的理论。今后我们要想立定脚跟，就非摒挡那些凭空无据的理论不可，就非大家都痛下一番踏实的功夫，把古人的唯物实验精神，多多的阐扬出来不可。我们要从今年的“三一七”起，把全国研究学术的风气提高，把研究学术的目标悬正，要用科学的头脑和科学的方法去创造中医的前途；不要侈谈科学化，不要戴上科学化的假面具，来掩护着“阴阳消长，五行生克”等虚玄之论。只要我们大家一致的以科学精神迎头赶上，造出事业来，摆出成绩来，不管政府要我们也罢，不要我们也罢，自有我们独立不移易的价值在，因为科学只有一个“是”，决不会随政治的良窳而移转的。现在我们尤其知道单凭着一个空架子的中央国医馆，或中医委员会，都是无补于实际的，想他们那两个悬空空的机构，于中医有个什么提倡，能发生多大个力量，那完全是梦想。所以我们在这个受攻击的“三一七”纪念日子，只好痛定思痛，彻底地检讨一番，认识一番，向全国同人说几句最沉痛的话，希望每个同人都能够直接地做作自我的努力，间接地促成中医自身迈步的前进。要救中医，先从自身的学术救起，要争生存，也先要中医自身的学术有生存的价值，然后才得延续生命下去。健全中医学术，是推进中医的不二法门，舍此而他，则所谓争生存者，即自速其死亡也，区区之意，愿与全国同人共勉之。

今后之华西医药杂志

（原载《华西医药杂志》1947年第2卷第1期）

本社华西医药杂志，于三十五年四月十五日创刊，忽忽已周一年，幸承全国各地读者赞助，得植其事业基础，谨乘此机会缕述本社今后经营之旨趣，以奉告全国爱读诸君，而乞其鞭策与呵护焉。

吾人所首愿诉诸全国各地读者并信为诸君所同感者，在政局现阶段之中国，一切私人事业原不能期待永久之规划，即规划矣，亦不能保障其实行。倘成覆巢，安求完卵，藉曰只求耕耘，不问收获，实际也绝未有如此之简单。是以首愿我爱读诸君谅解者，同人但求尽心力为之而已矣，其所得之后果如何，并不在吾人预计之中。惟觉今日中医界必需有此言论之事业而已矣，其成就如何，尤不在吾人必期之中。

本社同人认为目前中医之危机异常重大，忧伤在抱，刻不容纾。回忆十年前中医虽曾在惊涛中度其生存，然因卫生部废止命之激刺，而有中央国医馆之诞生，因余岩等之再度促命，而有中医条例之颁布，良所谓生于忧患者。惟自三十四年十月二十五日中医师公会全国联合会成立以来，具形式而乏组织，设机构而无力量，今日滔滔，明日望望，甚或秉会者若有权，执事者甚为官，决议案凡数十起，包罗万象，煞有介事，闭幕之后，竟无一人问及会事；卫生署中医不得使用西药之案通过矣，无人觉察以为侮；中央国医馆复员矣，不闻其有些须之呼息声。此而放任焉，中医之生存已矣。本社同人自惭谫陋，徒切悲悚，惟于萦心焦虑之余，以为挽回危局之道，仍在吾全国各地同道之智慧与决心。因而痛感有沟通中医界思想感情责任之言论界，此时更须善尽其使命。同人等自本杂志发行周年之日始，更随全国同业之后，本下列诸义以与各地同道相见。

其一：本社将继续贯彻其一年前发刊声明之主旨，使其事业永为吾国中医界之独立言论机关，忠于医学，尽其职分，同人尊重中华民国开国者孙中山先生之教训，要建设现代化国家，必须在科学方面迎头赶上，除服从法律，尊崇学人道德外，精神上不受任何拘束。本社纯系私人营业，专赖合法营业之收入，不接受任何人之津贴或补助。同人等纯以学人立场，不兼任政治上有给之职。本杂志除阐扬医药学术之研究外，关于国家卫生行政，医药教育等，尤应常发言论，予以建议或批评。惟不做交易，不挟成见，在法令所许范围，力期公正，苟有错误，愿随时纠正之。以上为本社自立之本。

其二：本社对整个中国学术之主张，正确适当之学术须具有创造性。所谓创造者，即对依样画葫芦之抄袭与不加选择之盲目接受而言，此方式之学术，不是弃其本体，自己被旁人所吞并所替代，即是饥不择食，大嚼大咽，以致疾病百出。日本之学术即有是弊，惟创造，并非拒绝模仿与吸收，伟大之创造尤离不开吸收，但吸收绝非盲目之抄袭，而创造性之吸收，须有其确立不拔之中心与目的。以此为吸收与取舍之标准，必须所吸收来者适合于本体之需要与应用，再经过一番制造使之成为新产物，正如植物之能吸取土壤中养料与水分，而转变为自己所生长之花和果实。同人并以为每一时代之学术努力对于文化总体实有新的成份之增加，是种新成份之增加，即是当时代之学术创造，若学术失去创造性，即根本失去其所谓学术之意义矣。中国之学术精神，本为具有创造性与发明性者，惟以近百年来于中西文化交流之洪流中所表现之创造性发明性，实不如吸收性模仿性之显明，故不得不认为是一个应当注意中之缺点。今后应积极发挥我国学术上之创造性，以收“迎头赶上”之效果。能寻取创造性之途径矣，尤须具有民族性，以言纯粹学术思想与科学技术，本无国家种族界限之分。但将学术思想与科学技术应用于实际问题上，遂不能不顾及客观之环境与事实，否则，闭门造车，削足适履，奚能望其有成？盖中国自有特殊之环境与问题，故需要自己来做特殊之研究和方案，求得最适宜之解答方案。惟近年来中国学术界所有之弊端，皆好研究外国问题，而忽视自己之事，大学校之课堂教材，外国多而本国少，教授人选能讲外国问题者多，而能担任讲授中国问题者少。如此长久继续，中国之学术不但不能独立建树起来，即国家急待解决之问题，亦将无从应付。故我国今后学术建设之努力方向，必须以中国之环境需要为前提为本位。中国学术地位始能独立，中国之学术水准始能提高。此吾人对目前中国学术一般之展望，若医药学术固其中之一员耳。

其三：中医本身之整个问题。所谓医学者，即生物学广汛之应用而已。人类如何生？如何老？如何病？皆与医学有密切关系之问题。故研究医药学术者应负之使命，即为保障人类健康，增进人类精力，解除人类疾病痛苦，继续不断研求日新月异之医学，以谋延长人类之寿命。医学之范围如此也，则世界人类同之，殊无二义。其范围既同，其所取之途径，亦无绝殊，概括言之，即基础医学与应用医学是也。前者如解剖、生理学、细菌学、生物学、药理学、寄生虫学、病理学等；后者又可分为治疗医学（如诊断学、内科学、外科学、妇产科学，眼、耳、鼻、喉学，放射学等）及预防医学（如公共卫生学）、法医学等。上述之各种医学，均由理论与实验集合起来，整理成为系统之学科，各课程皆具有重要性，自互为联系，不可或缺。中国医学对于上列各科智识，非无有也，惟具体而微，致清儒所谓“儒有定理，而医无定法”，此即含混纷乱，未能成为系统所致。故吾人生当今日科学世纪，首先即应将周秦以降，有书可稽之古人遗产彻底救起，所谓救起者，即彻底整理之，而使其成为有系统之科学之谓，非欲依据画葫芦之抄袭也，惟整理便须要彻底，不彻底吾宁不整理。如有辈抄袭之士，固谓电学始于《周易》，化学出《洪范》，此种穿凿附会，即不彻底之抄袭，为今日学术界所不取。如《素问》曰：“疠风者，荣卫热，其气不清，故使鼻柱坏而色败，皮肤疡溃。”写尽结节癞之病症，毫无差忒，应整理之而入传染病学。《肘后方》曰：“山水间多有沙虱，其虫甚细不可见。人入水浴及汲水澡浴，此虫在水中著人。及阴雨日行草中，即著人，便钻入皮里。”发现沙虱病之病原体，尤为宝贵，应整理之而入病理学。如有抄袭之士谓吾国之吃豆腐乳，与用霉糨糊敷创口，即与“般尼西林”之道理同，此亦为不尽人情之附会，非同人所敢苟同。如常山于中国药典中数千年来均为治疟，今日施之临床，亦甚有效，中央政校医务所，以之付化验，竟得其成分，制成常山药片、药液、针剂，均得著其明显之例证，此益为彻底救起之功绩，亦为从头赶上之明效，于学术地位上，有其创作性，有其民族性，此为同人之所主张，而正黾勉为之者也。

以上三者，为本社旨趣之大端，亦过去爱读诸君所共谅。虽然，今日者，就报业论，障碍太多，就学术论，风气不振，在今后中医自决运命之严重期间，同人等对于中医言论界究能否有所贡献，其贡献究能否于学术有万一之裨益，则殊非同人等所忍言。惟望全国各同道鉴其愚诚，与以鞭挞，使同人等若干自信为真挚之感情，与其粗浅之见识，在全国同道团结救亡之途中，得略收鼓励及参证之效焉，则幸矣。至于今后本杂志内容之更求充实，研钻之更期深刻，销行之更望遍及四隅，所志固然，殊无自信。今日先特刊考据专号数稿，以为发行周年之纪念，将求全国同道刻刻不忘“华西”！此后对于学术上之专门问题，愿加意介绍之，对于行政上之争取言论，愿竭力主张之，惟乞各地贤达之赞助而已。

请先做到“躬自厚而薄责于人”的“远怨”方法

（原载《华西医药杂志》1947年第2卷第2、3期合刊）

凡一件事的不顺利或有障碍，一定是有其“怨”的对象存在，那么，我们要想这件事的顺利成功，势非“远怨”不可。如何才能“远怨”呢？那就要实行孔老先生“躬自厚而薄责于人”的教条了。今日媾怨于中国医学者，第一为整个的科学时代，其次才是中国西医界，又其次才是政府。科学时代为什么要媾怨于中国医学？这就值得我们要彻底地做一番自我检讨，仔细地对科学有一个认识。自我检讨就要责躬自厚，认识科学就要薄责于人，能如此，中国医学才可以“远怨”于科学时代，西医和政府诸问题，也就至此迎刃而解。

自原子弹铲平了广岛和长崎，新闻标题为“原子时代到了”，轻金属（铝、镁、钨）的使用一天广一天，有些人就说钢铁时代已过，轻金属时代来了。化学工业日渐进步，从空气、煤、水浆、大豆等原料造成种种炸药、药品、染料、人造纤维、范型物等等物品，比一些天然产物，生产费低，而还更适用，有的作家就叫现代为化学时代；采取稍为比这更广阔一点的眼光的人，看到了物理学和化学的进步达到一种程度，使工程师们，按他们的需要来制造要用的材料（如各种性质不同的合金，不潮湿的绝缘品等），又有“人造材料”时代的名字。总而言之，现在的确真正是一个科学时代，因为到了现在，科学方法才使在人的各方面，科学方法才影响了各种人的思想。这次大战，在美国和英国，不但数学家、物理学家、化学家，被国家征用，即生物学家、心理学家也须为国家服务，这正是因为战时必须使用各项的科学知识，并且发生许多问题，必须经过各种专家的研究才能解决。例如英国在战时食物输入减少，必须采按口授粮的办法，经过营养专家的设计，才有良好的办法，在战时英国不但避免了粮食的恐慌，而且保持了一般人民的健康。再看美国有名的TVA，这是利用科学改善人民生活的一个最好的例子，这个机关所用的不仅只是水利工程师、气象学家、农业专家、化学家，也有生物学家和医生，如管理疟疾部分，除了疟蚊的研究之外，还注意到河流之中各种生物怎样保持他们的平衡，并且这一部分的人，更须努力使防疟的各种方法适合当地的人民生活程度，以求能得实效。这都可以见出科学知识的应用不限于物理学和化学的知识，而且也包含生物学的知识。更重要的一点，是应用科学知识的人处处采实验的态度，根据已知的事实和已得的知识，定出计划，计划能得效果与否，全靠实行后所得的结果来断定，如能得预期的结果，则计划成功，如得不到预期的结果，就按所得结果来改正计划，再去试办，这种态度表现了科学方法，实际影响了解决人生问题的方法。在美国或在英国，和青年人谈话，往往使人觉到，他们对于各种问题都采这个科学实验的态度，由关于苏联的报告看来，苏联也是采这个态度，为了这个缘故，所以我们说，现在人类才真正是进入了科学时代。

科学时代中的医学，就是探究一般生物学的原则是否适合人类生活，并且是完成人类生物学的系统化，换言之，也就是生物学广泛的应用，也就是科学时代医学的真谛。人类为什么生？为什么老？为什么病？为什么死？这些都是和医学有密切关系的问题，概括言之，可分为基础医学与应用医学二大类，前者如解剖学、生理学、细菌学、生物学、药理学、寄生虫学、病理学等；后者又有分为治疗医学（如诊断学、内科学、外科学、妇产科学，眼、耳、鼻、喉学，放射学等）及预防医学（如公共卫生学）、法医学等。上述之各种医学，都是由理论和实验集合起来，整理成为系统的学科，各课程都具有重要性，且互有联系，不可或缺。例如读解剖学（包括组织、胚胎）而洞悉人体整个组织及各部系统的详细状况，然后才能学生理学（尚须有数学、理化等有关之基础学识）。因此明了人体各细胞、组织，与各器官、各系统之生理机能（如眼之所以能视，耳之能听，胃肠之能消化等），以及人体整个之发育与各系统或各器官互相联系的生活机能，和人类种族盛衰的生理现象。于此对于人体结构的精密，各种机能的巧妙，乃完全明白，更研究生物化学，而了解人体（或生物）之生理化学作用，以及营养物之化学成分，消化吸收与排泄等各种现象。此后再学习病理学，使明白病因之种类，及身体各部受病后所起之变化，初对于一般之病理现象得一概念，进而对于各器官系统之疾病变化具其深切之认识，而与临症各科（即治疗医学）得收一贯联系之效。最后才得研习治疗医学，如此有条不紊，逐步学习，始能造就成一完善的医学人才。这是世界上任何一种医学学习必经的程序。

本来世界上的医学，都是由经验而入于科学之途的，例如十八世纪英国伦敦一老妇，善治水肿，后由一医生费塞龄氏窥其秘方只是洋地黄一味，经许多学者的努力，提出洋地黄中有效成分，分析其化学构造，更推就其药理，才知洋地黄治水肿，只由于心脏病所引起的有效。又如颈间的甲状腺，医学在经验时期，因见妇女们于发育期或怀孕期，往往涨大，于是推想为造成颈部圆美的要具，或以为滋润声带之用，或调节头部血液的器官，后来内分泌学说发明，1914年经肯达尔提出甲状腺素，为碘的化合物，1926年哈林顿更发明其分子构造式，生理作用便渐渐明了，方知为人体新陈代谢必需的器官，同时可推知发育及怀孕期涨大的原因了。还有因身体内碘的缺少，常引起临床上一种病变名单纯性甲状腺肿，在经验时代，欧西民间已知用海绵治疗，在我们中国亦知道用昆布海藻一类的药物治疗了，海绵也，昆布也，海藻也，都含有大量的碘质，与近代所用的碘疗法相吻合。但这些都不过是偶然发现所得之经验，沿用民间，初无任何学理上的根据，即以我们的《神农本草经》而论，亦只说到某样药治某些病，凡上下中三品，都是些药物治疗报告的记载，惟不能贯串其知识，正如甲等于乙，乙等于丙，而不知丙亦即等于甲的错误，现在科学时代的医学所以异于过去经验的医学的地方即在于此。

说到基础医学的解剖学、生理学、细菌学、生物学、药理学、寄生虫学、病理学等，在过去的经验医学时代，何尝亦没有一些一鳞半爪的知识，这些知识，与现代学理相吻合的也有，而荒谬绝伦的尤其多。譬如食道与肠道之长度比较，《灵枢》为一比三十六，西医为一比三十七的解剖知识是也，肝左脾右肺六叶之说则非；《内经》说经脉流行不止环周不休的生理知识是也，而心藏神、肾藏精之说则非；《千金方》说肺虫如蚕，《肘后方》有沙虱等记载的细菌知识是也，而人形虫能语言之说则非；《内经》说温和舒启物化生荣的生物知识是也，不及太过，上应五星之说则非；《金匮》说静复时烦，蛕上入膈，蛕虫之为病，令人吐涎心痛的寄生虫知识是也，而腹蛇尿蕴之说则非；《证治石镜录》曰虫蚀肺脏则咳，久咳成痨的病理知识是也，丑未之岁，少阳升天等谶讳之说则非。是其所是，非其所非，这才是我们应用科学知识，保持实验态度的所在。若我们一味食古不化，把阴阳五行、三部九候、六淫七情、十二经脉、五脏六腑、五运六气等学说，一成不变地高唱入云，反而还拿出欧西古代文化时期及交替时期的医理，如“地水火风”四素，“燥湿寒热”四质等来比美互证，藉以保守其劣性，而岂知他们的四素质说，已经早抛进垃圾堆里去了，我们的五运六气还在敝帚自珍，所谓代表东方文化的特色，无非是些夸大、玄谈、盲从、迷信、保守的自堕心理，绝无近代科学上创造、彻底、求真、革命的精神。这种医学，是否适合现代的应用？是否能担任中华民族保健的工作？黄帝神农时代已有了高深的理想和经验，这是值得我们骄傲，堪足赞扬的，不幸其子孙不知上进，墨学成规，留恋枯骨，数千年来，一贯黄帝神农的学说而不稍改移。要知数千年前的中国已有巧妙理想的医学，为民族的光荣，数千年以后还是如是，是民族的耻辱，是民族的不长进。例如开三钱或四钱常山治疟疾，數千年前的祖先早已如是，今日我们还是如此，寻于常山的应用并没有多大的发明，这就是我们的不长进；经由陈果夫先生的提倡，竟提出常山 C 的治疟特效成分来了，于是常山的药效价值，在目前这个科学时代的医学中便宜有了立脚地，这就是中国医学在进步，在配合着科学时代进步的一个现实的好例证。

政府确是在轻视我们，科学时代的巨轮确是在遗弃我们，中国的西医也确是在打击我们，这些都是我们本身结的“怨”，现在我们要想“远怨”，不“远怨”，我们将没有立脚之地了。“远怨”的唯一好方法，只有实行孔老先生“躬自厚而薄责于人”的教条了，责躬自厚，才能认识自己的不是处，薄责于人，才能认识人家的是处，责躬自厚，才不会有夸大、玄谈、盲从、迷信、保守的劣性，薄责于人，才能树立起创造、求真、彻底、革命的真精神。

任应秋改选国民大会代表选举宣言

（原载《华西医药杂志》1947 年第 2 卷第 4、5 期合刊）

敬请爱护诸君，一致予以国民大会代表之投票选举权。

应秋欲中国医药积极取得法律上之崇高地位起见，曾有志于立法院委员之竞选，且经印发竞选讲辞，早得寓自于海内诸公也。惟经全国中医师公会联合会及西南诸省同人，坚属改作国民大会代表候选人，并已由蓉方诸同志予以筹备完善。应秋义无反顾，爰决定改竞国民大会代表，自矢以下列数事，示我竞选之最高目的：（一）宪法所谓“国民受教育之机会一律平等，国家应保障教育、科学、艺术工作者之生活”，中国医药学术务必尽量运用本条之规定，而取得教育法规上之基础，树立中国医药学术之均等教育。（二）中国医药学术之于世界，确具有其特异性，亦即适合中华民族环境国情最理想之医药，宪法中务必固植其根基，而为任何法律所不能动摇。（三）宪法中关于人民之医药卫生及健康保障等权利之规定太略，有仿效欧美宪法详为订定之必要。此次大选之作代表者，其唯一任务在行宪，上述第一项，中医界代表首应以最大毅力，期其实行于中国医药学术中，俾教部不致再有不准中医学校立案之不平等事件发生。第二、第三两项，亦必次第善为运用其创造权，作法律上之有效创造。区区此志，敢以自信，敢以自许，敬希海内同人惠予国民大会代表选举投票权，俾应秋得以为全国八十余万中医师效命驰驱，幸甚！幸甚！

任应秋选举事务所谨启

地址：四川江津通泰门街三〇号

告国大代表竞选者

（原载《华西医药杂志》1947 年第 2 卷第 4、5 期合刊）

近代民权的学说自卢梭民约论倡导以来，首先在一七八七年美国宪法中成文的规定出来的，成为“权利宣言”，法国大革命后更揭出有名的“人权宣言”，保障人民各项的自由权利，如居住、信仰、结会、集社、言论、身体等自由权利。这些基本人权，均在宪法中占有专有的地位，而且成为宪法构成的重要部分。经过一个半世纪以来，因思潮的前进，环境的更易，原有的基本人权已不能满足近代的需要，所以自第一次大战后许多国家将“工作权”“休息权”“教育权”等，均列为基本人权，订于宪法之内，如苏联等国的新宪法是。第二次世界大战终了以后，全世界人们渴望有一个永久的和平在战后建设起来，为了达成此项要求，对于人权更揭示出前进的，新的实际需要。就是人们不仅享有“政治的民主”，并且还享有“经济的民主”，所以“大西洋宪章”“新人权宣言”“费城宪章”等，均皆提示出人们今后的愿望，和作战的目的。

“健康是人生最大的财富”“国民的健康是国家最宝贵的资源”，所以无论是个人健康也罢，民族健康也罢，健康总是经济上一个重要因素，增进健康也就是发展经济。近数十年来因科学的发达，医学的进步，卫生设施日渐完全，人们对于健康，已经获得合理的维护与促进的方法，对于许多疾病，已经能控制和扑灭，减少死亡，延长寿命，增加健康，扑灭疾患，这不但是可能，而且有若干实证科学，赐予人们健康，增进人们福利。但是因现行制度的不良，群众的福利往往成为少数的独占品。当前情形，医事是一件商品，必须用金钱才可购买到，在财富歧形分配下，一方面是医事的重复，浪费与奢侈，一方面则是荒弃和匮乏，富庶如美国的人民，平均每百人中尚有38.2人不能享受到近代医事福利，我国都市如南京、北平等地卫生设施比较完善，但每百死亡数中，未经任何治疗者，南京城区达40%，乡区达70%，北平市第一区达24.7%，其他各地可以想见，以致许多人不应死亡而死亡，许多人不应残废而残废，许多人浪费生命在病榻之中，许多人失去防病的机会。这许多不幸的事实，在个人，在国家，经济上、文化上的损失，将不知是若干若干。每个人都有权利生存，每个人都有权利健康愉快的生存，当前这健康上的不平等，是一件最不公平的事情。要求建立起世界永久的和平，人民应有权要求取得公平的健康权利，首先就是要将医药卫生事业，解脱开金钱的枷锁，医药卫生设施，全都免费的供给群众；根本前提，就是要确认健康是基本的人权之一。然而去年十二月经国民大会三读通过之中华民国宪法中，仅有“人民权利义务章”第十五条之“人民之生存权……应予保障”，及“社会安全”章第一百五十七条之“国家为增进民族健康，应普遍推行卫生保健事业及公医制度”这一点点，较之罗斯福总统致国会咨文里，提出确定人民的第二种权利，其中第六点“有获得适当医疗并享受健康之权”，第七点“对于年老、疾病、灾难及失业的经济困难的摆脱，有获得适当保障之权”，副总统华莱士讲演大西洋宪章四项自由，其中第三项的“免于不必要之忧虑疾病与饥馑之自由”，新人权宣言中第四项“获得安全免除对于衰老、饥饿、倚赖、疾病、失业及伤害的恐怖之权”，第三项“获得适当衣食住及医疗之权”，英国俾维里奇爵士草拟战后树立安全制度所谓“英国和平努力的目标，则在打倒英国人民之公敌——匮乏、疾病、失业、愚陋、污秽……对抗疾病的办法，是公医与粮食政策”等之硬性规定，真足令人叹息不置！照这样对比起来一看，上次出席国民大会制定宪法的中西医药两界代表，是已克尽厥职吗？

据重庆大公报三十五年十二月二十五日第二版消息载：“郑曼青为医药呼吁，他建议在一百四十五条修正案，国家应加奖励之项目中，加上“从事医药成绩优良者”一项，话还未完，嘘声大起，结果有丁仲英大夫打抱不平，大声喊“全是中国人，不吃中国药”，喊毕拂袖而去。郑曼青先生是由社会贤达提名出去的代表，但是他是现任全国中医师公会联合会的理事长，他对于医药的关心，这是他的职责所在。丁仲英先生，不用说是二十六年自由职业团体中医界选出去的旧代表，所以他在会场上也竟有如此的卖力。不过郑、丁二先生固然是为中医界卖了力，可惜这力白卖了，丝毫没有发生作用。换言之，那次制宪的国民大会，中医界尽管是有人作了代表，出了席，然而于中医界是丝毫没有益处的，不但于中医界，即于整个的中国人民健康权利，亦没有什么帮助。他们的失败在什么地方，就是于事前没有仔细研究宪法，没有注意到人民健康权利在宪法中是什么一回事，没有于审查宪法各章的时候，提出具体的意见书，没有先得到审查意见的通过，一直到国会闭幕的当儿，才出来咆哮两声，这有什么用处？徒供给了新闻记者的描写资料而已。

这次行宪的国民大会，仍将如期召开，以致国民大会代表的选举，都在酝酿中。中医界当然亦不能放弃职业团体的单位，所以宋大仁先生已于本志上发表了公开竞选的言论，竞选是当仁不让的事，不过有一点意见须得说明的，竞选本不择人，只要是合格的现行业务中医师，都可以出来竞选；惟竞选言论，绝不是仅仅发出一篇申述履历的文章，便算完事的。因为过去的履历尽管煊赫，然而他对目前的政治没有认识，对现在的科学时代没有辨清，对现阶段的人民健康没有彻底的明白，对目前卫生行政的得失先存了过分的主观条件，对将来的医药卫生没有精细的计划，对这过渡时代的中国医学没有放开门户之私见，这样如何作得了中医界的代表呢？因为生在这个真正的科学时代，“神农尝草，五千年的历史”那一套老调，已经不能再欺骗人了，生在这个民主政治高潮的时代，不能对四亿五千万主人翁的心理体贴入微，不能做到“民之所好好之，民之所恶恶之”的程度，绝不能负荷全国父老的委托之重，尤其不幸生在中西医学两大壁垒的中国，更不幸又作了对抗世界性的欧西医学的中医师，如果没有现代的科学观，怎能与人抗衡而争取生存，怎能策进固有的医药学术而使之进步？怎能在神圣的会场中提出具体的意见，侃侃而谈，以理智屈服他人，而争得一线保护中国医学改进的法律根据？所以我们甚盼这次中医师的竞选国大代表者，多做进一步的竞选工夫，多发表对当前人民健康、卫生行政、中国医学等的具体策进计划和意见书，谁发表的计划和意见是正确的，我们就相率选谁。

“选举年”中医界应有的觉悟

（原载《华西医药杂志》1947年第2卷第6、7期合刊）

今年是“选举年”，举凡各县的县参议员，各省的省参议员，大都本年十二月内要改选。至全国的大选，国民大会代表选举，已定于十月二十一日至十月二十三日，立法委员选举，已定于十二月二十一日至二十三日，尤其是国民大会代表和立法委员的大选，颇为全国中医界一般人士的关心，吾人为提高全国中医界的选举情绪起见，特提出“选举年中医界应有的觉悟”一口号，为全国中医界人士倡。

一、县参议会的职权

“县参议会组织暂行条例”第一、二两条明定其为“全县人民代表机关”。其职权有如下述：（一）议决完成地方自治事项。（二）议决县预算审核县决算事项。（三）议决县单行规章事项。（四、议决县税县公债及其他增加县库负担事项。（五）议决县有财产之经营及处分事项。（六）议决县长交议事项。（七）建议县政兴革事项。（八）听取县政府施政报告及向县政府提出询问事项。（九）接受人民请愿事项。（十）其他法律赋予之职权。可见县参议会的职权颇为广泛，有属于议决权者。有属于建议权者，有属于听取报告权及询问权者，县参议员的选举，除区域选举而外，便是农会、工会、商会，及自由职业团体的职业选举；自由职业团体，包括了医师、中医师、牙医师、药剂师、助产士、护士、新闻记者、律师、技师、会计师等单位。而在目前中国县环境之下，除了中医师绝对有个单位而外，其余的单位，都难于达到两个以上，只要全国各县的中医师，都不肯放弃其选举权，则全国各县的参议会，一定有一个或两个以上的中医师当选县参议员，而负担其参议会法定赋予的职权（县参议员选举条例第十三条第六项，自由职业团体之选举，采复选制，每一团体选出三人为初选人，会同复选之，但一县仅有一自由职业团体时，由会员直接选举之）。例如县参议会所述第一项完成地方自治事项，便包括有县卫生行政、医药设施事宜等，都是与中医师本身息息相关的，中医师乌可放弃之而不问？反之，全国各县的参议会中，都有了中医师一个单位，则该县的医药卫生应兴应革事项，便可以直接发挥其力量而主张之，这不是中医师在全国各地一个最普遍的力量吗？在必要时鸣不平，合全国之力而倡之，这不是一个最有力量的表现吗？

二、省参议会的职权

据“省参议会组织条例”第三条之规定，约有下述七项：（一）建议省政兴革事项。（二）议决有关人民权利义务之省单行规章事项。（三）审议省经费支出之分配事项。（四）议决省政府交议事项。（五）听取省政府施政报告及向省政府提出询问事项。（六）接受人民请愿事项。（七）其他法律赋予之职权。这见得省参议会的职权，是与县参议会同样广泛的，如言及省政，医药卫生设施，亦为重要省政之一，省经费支出中，中医院和中医教育，应该分得一份，但是，如省参议员没有中医师一席，其直接影响，全国各省的省卫生行政，都是在西医把握中的，万一省卫生行政于中医师有所不利，省议会席上，便甘为人鱼肉而已。其间接影响，省参议会中既没有中医师一席议员，在今日整个卫生行政重西轻中的情况下，省经费的支出分配，关于中医设施、中医教育等，永将不得列入其预算圈。是以吾人甚盼于全国各县选举省参议员时，各县的中医师应各尽其努力，尽其能事，从事省参议员的争取。省参议员之产生，因较县参议员为艰难，盖省参议员之选举，仅限于省辖各市县参议会之选出一人任之，并无单独之职业团体选举；然全省若干县市中，岂无一个市县之有产出中医师之适合环境者，故吾人仍极盼全国各县之中医师于努力竞选取得县参议员之后，更各自努力，从事省参议员之取得，于是每一省全省各县的中医师县参议员一致联合起来，与该省参议员联成一气，坚定其各该省区的中医力量，全国各省皆能如是，再联系而为全国整个的中医师参政力量，共同从事中医的改进和建树，固无患事之不成矣。

三、国民大会的职权

（一）选举总统副总统；（二）罢免总统副总统；（三）修改立法；（四）复决立法院所提宪法之修正案。关于一、二两项，自然无须多费解释；三、四两项，于中医师本身确具有密切的关系。以修改宪法言，去年国民大会三读通过之中华民国宪法，关于医药卫生方面，确是太轻松了，确是有再度修改的必要。世界上任何一国的宪法，总没有这样轻松的，所以瑞士联邦宪法，有“联邦得以法律规定限止遗传病、传染病，及对于人类与牲畜有特别危险病症之处置”之规定；德意志宪法，有“人口政策孕妇婴儿幼童及青年之保护”，“公共卫生制度，兽医制度，暨对于植物之疾病及摧残之保护”之记载；苏联新宪法尤有“健康保卫委员”之设置。这些宪法中于医药卫生行政都有硬性的规定，施行的结果，他们的民族都比我们健康，他们的死亡率都比我们减少，推之于美国、法国、英国，莫不皆然，独我们的宪法中，于一百五十七条，仅有“国家为增进民族健康，应普遍推行卫生保健事业及公医制度”这一点点，比之其他国家的宪法都“具体而微”，不足以说明中华民国整个的医药卫生政策。何况摆在目前的事实，医药界中西两大洪流的争执，依旧是那样剧烈，而事实上，中华民族十之八九的健康维护，仍然操诸普遍的中医师手里，尽管中国医学有极大部分缺乏科学的根据，而因为有了事实上的说明，以致“不科学”三个字并不能打击他，这是中国医药特殊的现象，为任何国家所没有的，照理说来，我们的宪法中，便应针对着这个矛盾现象，予以合理的指示，使今后的中西医学两大洪流，如何混合起来，使实验者得以科学的根据，使科学者得以事实上的推行，要使其两个合而为一，不要使他“并行不悖”，这才是中华民国医药政策最高的方针。现在中医界中，竞选国民大会代表者，大有人在，吾人对于竞选者都寄予莫大的同情，可是，这一个认识宪法的前提，吾人尤不得不先为提出，藉以提高竞选者的警觉性，免致误会做国大代表为做官。

四、立法院的职权

据“立法院组织法”第二条记载：“立法院行使宪法所赋予之职权。”而宪法第六章第六十三条的规定：“立法院有议决法律案、预算案、戒严案、大赦案、宣战案、媾和案、条约案，及国家其他重要事项之权。”预算案、戒严案、宣战案、媾和案、条约案等，我们纵然可以不必去管他，而现在是法治时代，中医师一直到现在都没有取得法律上的平等地位，难道我们仍是“法律案”的议决都不管吗？吾人要深切觉悟到，中医师在今日之所以失掉了均衡之教育机会者，无法律为之保障也；在行政上之所以失掉了一切地位者，无法律为之依据也。立法院是国家一切法律的制造所，现在立法委员既有了我们的一份，便应全国一致把握住适当的人选，根据立法院八月三日通过职业团体选出之立法委员名额，自由职业团体十五名（内妇女二名），而医药团体（医师、牙医师、中医师、药剂师、护士、助产士）只得四名（内妇女一名）。若吾人不集中全国中医界的选票，势将坐失立法委员的名额，而为向与中医师仇谋的医药界苟获以去，则今后失掉了立法院里的人位，中医师将永不能获得基本法上之一切改正矣！其次，吾人既能已知道了全国中医师要集中立委选举票的重要性，则吾人于未能集中选票之先，势必先有一番人事上的选择。所谓选择人事，就是要充分的先予候选人一个认识，看这个候选人，是否具有现代民主法治的认识，是否懂得了当前立法的最高原则，他是否认清了目前中医师失掉了平等地位的主要原因，他将来胜任立法委员的时候，是否拿得出来正确的主张，这些这些，都是吾人选择立法委员候选人最起码的条件。只要认识清楚了，便应举国一致拿出纯洁的正义感出来，一致拥戴他，一致选举他，既不可各闹私见，丧失了中医师出席立法院的地位，更不可稍徇私见，应付人事，选出一个草包来，为中医界丢脸失德。

今年是选举年，吾人甚盼全国中医界要认识清楚各级选举的意义。任何一种选举，都不能马虎，都要发挥他的作用，都要揭出他的真实意义。民主国之所以为民主国，就是这一点民治的精神要表现得充分，愿大家觉悟吧！

中华民国全国中医师公会联合会常务理事中医师任应秋竞选立法委员讲辞全文

（原载《华西医药杂志》1947年第2卷第6、7期合刊）

一、我对于民主法治的概念

国父孙中山先生于五权宪法讲演中有云："政治里头有两个力量，一个是自由的力量，一个是维持秩序的力量。政治中有这两个力量，正如物理学有离心力和向心力一样，向心力是要把物件里头的分子吸引向内的，如果离心力过大，物体便到处飞散，没有归宿，向心力过大，物体便愈缩愈小，拥挤不堪，总要两力平衡，物体才能够保持平常的状态。政治里头的自由过大，便成了无政府，束缚太过，便成了专制。"其中所谓维持秩序的力量，便是法治，所谓自由的力量，便是民主，所以一定要在法治之前，才有真正的民主。国家的立法，必以全民为对象，并不是为少数特殊人民或其阶级的利益。为少数人利益制定的法律，即是反民主的法律。蒋主席所诏示："民主政治之精髓，乃在全国人人守法，就是法律之内，人人自由，亦即法律之前人人平等。"这真是民主法治不磨之论。

实施宪政，即建立民主政治的基本方法，而宪政乃施行宪法之治，根本即属一种法治。梁任公说："今世立宪国家，学者称为法治国，谓以法为治之国也。夫世界将来之政治，其有能更微于今日之立宪政治者与否，吾不敢知，藉曰有之，而要不得舍法以为治，即吾所敢断言也，故法治，治之极轨也。"我国三民主义的宪政，尤不能或离法治，仅就人民直接实行选举、罢免、创制、复决四种公权而论，其属于选举罢免者，为监督官吏之权，已非有良好的法治社会和法治观念明确的人民，不克为正当的行使，至创制权为人民直接制造法律之权，复决权为人民直接修改或废止法律之权，行使权力的对象，纯为国家法律，自尤需人民有深厚的法制素养，才可获致裕如的运用，社会有深厚的法治精神，才能求取彻底的实现。

抑民主政治不可无政党的斗争，惟从事这项政争，必先基于法治的精神，每个政党均须运用合法的方式，以谋取政权的获得，举凡宣传竞选等，无论激烈至任何程度，均必须在法律的范围以内进行，而不可踰越常轨，否则宣传恣肆漫骂、相互攻讦，选举可出于利诱势迫，违反民意，把民主拖进自我意见和阶级利益高于一切的歧途中，国家主权必为之支解，社会秩序必因之破坏，还有民主可言吗？中国今日纷乱的局面，恰为一有力的实例。

以上所举，皆民主政治的重心与起点所在，皆于法治有其不可分性，推而至于其他的有关政治、经济、社会、国际的民主，实亦无一可以离开法治。而民主法治的精神，尤在人民有权立法，官民共同守法，使国家的法律，确能保障人民的利益，使任何人不能立于法律之上，或超越法律范围以外，所谓法律之前，人人平等，法律之下，别无例外，此为吾人都应深切明辨者。

二、我对于立法阶段的主张

我们厉行法治，必其法律本体可以继续实施，这实为立法阶段第一个先决条件。无疑的，国家法律，无论狭义的法律或命令，均系由国家机关制定之人为法，并非若古代法学者所称尽善尽美之自然法。其间当然有是非、善恶、宽严，及适合现时社会与否之别。如本非良法，而强勉公布施行，则其结果或使国家社会发生重大危害及种种不良的现象，否则因过于烦苛，不能实行，日久废弛，便成具文，大概不外出此两途。现当厉行法治的时候，似应由立法之责者，对于国家一切现行法律，详查其施行以来的经过，已否实施。如未能实施，其症结何在，如发现有不应实施，或不能实施的条项，应即分别加以纠正或迳予废止。今后由宪法实施而组成的立法院，务使国家有一种法律，均能逐条逐项实行，而且宽严得中，毫无偏颇，足应时代社会之需要，方可谓尽立法的能事。

大概一国法治的来源不外沿袭古法，采用外国法制，应时势需要随时制定三者。前二者往往有不合现代国情之弊，后者则又有朝令夕改之嫌。欲求其合乎现代事情，不作装饰或宣传之用，行之可久，而不背于“善”及“公正”的本义，则立法亦诚非易事。有人以立法属于政治而主张“立法万能”

者，其实，立法在国家根本法及法学学理上，自有其原则与限制，兹提出数项，加以讨论，以供商榷。

其一，现行约法第八十四条规定“凡法律与本约法抵触者无效”，又现行法制规定标准法第五条“规程规则细则办法，不得违反变更或抵触法律”。同第六条“应以法律规定之事项，不得以命令定之”，略与三十五年十一月国民大会三读通过之中华民国宪法第一百七十一条及一百七十二条规定相同。设以实质言之，我们既为民主国，且现正厉行法治，即将实施宪政，则凡与“民主”“法治”及“宪政”之精神原则相违反者，立法均应受其限制。

其二，分权为宪政的精神，划清官吏权限，俾其于权限内负责，尤为厉行法治的要着，立法似亦不应违反这项原则。

其三，人民的自由权利，现行约法第二章是采法律限制主义的，其理由因为保护国家公益，不得不对于人民之自由加以限制，所以五五宪草的第二章也是这样规定的。去年召开国民大会制宪，各代表们知道过度伸张国权，限制人民自由权利，便等于零。人民因受不必要之干涉，不能自由发展，固为直接受害者，其实因全国人民如此，则间接蒙受其大害者，实为国家。继于三读通过之宪法上，略为有点列举式的规定，这不能不说是我国法治上的一大进步。今后立法者亦得斟酌损益皆于国权及人权二者之间，定一适当的界限，自亦不应违反民主宪法之精神。

其四，中华民国宪法第九条“人民除现役军人外，不受军事审判”（五五宪草同），实较约法第九条之规定为优。徒以约法条文为“人民除现役军人外，非依法律不受军事审判”致过去有多数特种刑事诉讼，均归军法机关管辖，且刑事诉讼法施行已久，刑事审判制度早经确立，自不宜多设例外，危及根本。所幸现在军法制度已经取消了，刑事诉讼已经实施了。

以上四端，不过举其荦荦大者，总之，欲厉行法治，必先使国家所有法令可以厉行，并应该厉行。这恐怕是厉行法治第一步最重要的工作。

三、我对于中医师地位在法律上不平等的指责

“厉行法治”，就政治上说，尤其在今日，是我们应该称赞和重视的；可是就法律上说，因为每一种法律自其施行生效之日起，未依法废止以前，

本应由国家机关严厉执行，政府既不得制定与根本法抵触之法律，官吏亦不得视法律具文。再严格的讲起来，国家意思，是用法律来表现的，即国家机关，在其法定权限以内，复用一定之方式、程序，其行为方可视为国家之行为。否则违法之决定和处分，及其非国家之意思，根本不能发生效力。是厉行法治，在有法律之国，本国政府之义务，实为当然之事，乃我辈中医师于国家法律上所取得的地位，才大谬不然。

中医于法律上取得地位，是始于民国二十五年一月二十一日国民政府公布的《中医条例》，民国三十一年九月二十二日又公布了《医师法》。中医条例第一条第三款规定中医之资格“在中医学校毕业得有证书者”，医师法第三条规定中医师资格之第二项亦曰：“在中医学校修习医学并经实习，成绩优良，得有毕业证书者。”中医条例未经废止以前，该条例即为中医之根本法；医师法公布以后，医师法即是今日医师的根本法。根本法上，皆先后规定中医学校毕业，得为中医师资格之一，是不啻根本法已承认中医的设立学校。当中医条例公布后，卫生署对于该条例第一条第三项的解释“所称中医学校，系指已经教育部备案，或地方教育主管机关立案之中医学院学校学社等而言”，三十五年七月公布之《中医考试声请检核须知》：（甲）应检核资格第二款之规定，仍与医师法的第三条第二项之规定同；（乙）其资格之证明第二款亦称“应提出公立成经主管官署立案之中医学校毕业证书”。是又不啻说明中医学校是可以由“公立”的，是可以由主管官署立案的。然而今日的教育主管机关，是绝对拒中医学校于千里之外，不能立案和备案的。当局如此立法的矛盾抵触，且不问置中国医学于何地，亦绝对有危害于法治的厉行，和违反国家立法的意旨。中国既没有设立学校而施行医学教育，当然大多数的中医师都缺乏了传染病和预防卫生等知识，而医师法第二十三条有“医师关于传染病预防等事项，有遵从该管行政官署指挥之义务”，及十四条“医师如诊断传染病人，或检验传染病之尸体时，应指示消毒方法”，第二十七条“医师违反本法第十条至二十三条之规定者，由卫生主管官署科以三百元以下之罚锾，其触犯刑法者，除应送司法机关依法办理外，并得由卫生署撤销其医师资格。把这一贯串矛盾的法律归纳起来看，医师法承认中医有公立或主管官署立案的学院学校学社等，而国家绝没有公立的打算，而教育主管当局更不许其立案，中医师既没有得到均等的教育机会可言，政府置之不管可以，而考试院的法律规定，要他有学校毕业的证书，才得为投考资格之一；卫生署要他有学校毕业的证书，才能为领取医师资格之一，国家的法治如此，政府的立法如此，法律等于具文，国家的意思何在？法律的效用何在？直言之，这不仅是中医的失去法律地位，而是国家的法治失了效用，我不能不予以公开的指责。

四、我代表中医团体做立法委员的目的

中医师于目前既是处不平等地位，而管理中医师的法律又失掉效用，是今后代表中医团体出而做立法委员者，唯一的目的，就要使全国的中医师得到平等的地位，要使管理中医的法律不要失去效力。中医师地位之所以不平等，就是与西医同一在“医师法”管理下的，一个能够得到教育机会，一个不能够得到教育机会。教育是一切科学、文化、艺术及生活技能的基础，因为中医师失掉了这一个教育基础，以致整个中国医药学术得不到进展甚或还有大开倒车的可能。古人说：“不教而杀谓之虐。”当前的政府之于中医，便大大的犯了这个毛病。中医维持了中华民族的生命健康数千年于兹，今日不用教育的方法去培养他，扶持他，使他随着世界科学的进步而与时俱进，反而责他如何不科学，如何不理解，“龟玉腐于匣，虎豹出于椟中，是谁之咎与”？陈果夫先生说：“西医西药，因为得到现代其他科学家的协助，所以得有长足的进步，中医中药，得不到现代其他科学家的协助，所以黯淡无生气。其实医学本身原是科学之一，我从前所说要科学化者，就是要中国的其他科学家协助中国医药的进步，也就是国父所说‘发扬我固有文化，并吸收世界文化而光大之’之意，并不是当西医是科学医，而以中国固有医药完全不当他是科学之一。”

根据中华民国宪法第一百五十九条：“国民受教育之机会一律平等。”第一百六十二条：“全国公私立之教育文化机关依法律受国家之监督。”第一百六十二条：“……其重要之教育文化事业，得由中央办理或补助之。”第一百六十五条：“国家应保障教育、科学、艺术工作者之生活，并依国民经济之进展，随时提高其待遇。”第一百六十六条：“国家应奖励科学之发明与创造。”第一百六十七条：“国家对于左列事业或个人，予以奖励或补助。

（一）国内私人经营之教育事业成绩优良者……（三）于学术或技术有发明者……”这些国家皇皇大宪的条文中，难道没有中国医学的一份吗？今后的立法院中，代表中医团体做立法委员的，便要根据这些宪法条文，立定中医教育的基础法令，使整个的中国医学列入教育系统。几千年来的中国医学就要从这个教育系统中发扬光大起来。只要是中医在教育系统中立定了脚跟，断不致于说没有进步的。整个的中国医学有了进步，走上了教育轨道，随着世界科学以俱进，那关于卫生行政的管理，也无问题了；绝不能有两个绝对不同的医学，长久在其间互为倾轧了。

应秋从事中医地位的争取工作曾写过不少的文章，载诸海内各报张杂志，也曾向各有关当道诸公上过万言长书，都没有稍为移易我的中心立论，就是首先要把中国医学打入国家的教育圈，从教育圈中再图其进步，图其发展，图其长久的立足地。若舍此不图，但欲政府如何单为中医来设立几个管理的机构，那于情于理都是不适合的，抑且绝对是政府不能承认的。所以应秋十数年来于这种不尽情理的争执，绝没有所主张，虽不敢说“夫人不言，言必有中”，而我是绝对要保持我的客观态度的。如海内同人赞成我的主张，能对我有所认识，有所信赖，请即首先惠予签名，使我得以提出为候选人（根据立法委员选举罢免法第十二条之规定：职业团体候选人，得以选举人五百名以上之签名提出之），并推其信赖心，劝告其他同人，一致惠我以投票选举。我决誓以至诚，顾为全国八十余万众同人的鞭策驰驱，达到中医得享受平等法律地位而后已。掬此微诚，公开布臆，幸垂察之。

附录一：选举立法委员注意事项

九月二十三日至十月十六日各主管选举机关造具选举人名册

十月十七日至二十一日办理选举人名册之公告更正及呈报

十月二十二日至十一月二十日办理候选人登记及造具选举权证

十二月二十一日至二十三日为各种选举投票日期

立法委员之选举，以普遍平等直接及无记名投票法行之。

每一选举人，只有一个选举权，有二个以上选举权者，限参加一种，由选举人于登记选举人名册时，自行声明。

立法委员选举，系由全国西医师、中医师、牙医师、助产士、护士、药剂师混合选举，共为四人，内中包括女性一人。中医师界若不努力集中选举，恐全部为西医师所得，甚盼全国各地中医师公会集中选票于一二人，以便争取当选，最为切要。

附录二：任应秋略历

任应秋，四川江津县人，现年三十三岁。江津国学专修馆，医学研究社，上海中国医学院，湖南国医专科学校毕业。曾任培英学校校长，江津县立男中、女中、职业各两级中学教职员，民言日报社长兼主笔，现任全国中医师公会常务理事，中央国医馆江津支馆馆长，江津县参议员，成都医声通讯社编辑顾问，上海市中医友声社名誉理事，新中华医药学会结核病研究委员会委员，杭州中国医药研究月报社特约撰述，西安平民医药周报社编辑顾问，北平中国医报社编辑委员，重庆新中华医药学会理事，健康青年社特约撰述，苏州和平医社特约撰述，贵阳现代医药杂志社特约撰述，杭州健康医报社特约撰述，中国骨伤学研究社委员，新中华医药学会教材编纂委员会副主任委员，北平国医砥柱社编辑委员，医药导报社特约编辑，马来亚医药之声社名誉撰述，重庆市中医训练所教授，昆明市中医师公会名誉顾问，云南国医周刊社特约撰述，中国医药月刊社名誉主笔。曾主编民族医药、中医周刊各期刊，现主编华西医药杂志。著作已印行者有《任氏传染病学》《仲景脉法学案》，待刊者有《中国医史学讲话》《仲景病理学案》《诗经药用植物研究》《诗经药用动物研究》。领有考试院医师考试及格一五八八号证书，卫生署中医师五一九号证书，省县公布候选人考试及格川甲公检字三六〇五号证书。

由中医今日所处之法律地位，谈到今天我们要选举出来的立法委员

（《华西医药杂志》1948年第2卷第9、10期合刊）

中医取得国家法律上之地位，约始于民国二十五年一月二十一日国民政府公布之《中医条例》，前于此者，由未之闻也。《中医条例》公布之后，三十二年九月二十二日又公布《医师法》，以正名而论，《医师法》固较《条例》为优，揆其实际，固不相上下者也。《中医条例》第一条第三款规定中医之资格，有“在中医学校毕业得有证书者。”《医师法》第三条规定中医师资格之第二项，亦曰“在中医学校修习医学，并经实习成绩优良，得有毕业证书者。”是无论《中医条例》与《医师法》，皆先后规定中医学校毕业者，得为中医师资格之一也。当《中医条例》公布后，卫生署对于《条例》

第一条第三项之解释曰："所谓中医学校系已指经教育部备案，或地方教育主管机关立案之中医学院学校学社等而言。"三十五年七月考试院公布之《中医考试申请检核须知》，其甲项，应检核资格第二款之规定，仍与《医师法》第三条第二项之规定同，其乙项，资格之证明第二款，亦称"应提出公立或经主管官署立案之中医学校毕业证书。"是中医得设立学校，中医学校得由公立或私立，私立者得呈由教育主管机关立案或备案也。乃今之教育主管机关，仍绝对拒中医学校于千里之外，不能立案或备案，则今日中医于法律上所处之地位，仅立于拮抗矛盾之间，可近而不可接者也。今之教育当局，既未开放中医学校立案与备案之门，中医教育则无从而生存矣。有医学而无教育，中医师之缺乏传染病及预防卫生等知识，固不待言而可知也。而《医师法》第二十三条之规定有曰："医师关于传染病预防等事项，有遵从该管行政官署指挥之义务。"十四条有曰："医师如诊断传染病人，或检验传染病人之尸体时，应指示消毒方法。"第二十七条有曰："医师违反本法第十条至二十三条之规定者，由卫生主管官署科以三百元以下之罚金，其触犯刑法者，除应送司法机关依法办理外，并得由卫生署撤销其医师资格。"是何异"不教而杀"之虐例乎！综上所述，《医师法》明载中医有公立或私立之学院学校学社等，乃国家既无公立之打算，各级主管教育当局，仍于中医学校固闭其立案与备案之门，中医既未经学校施以各种近代专门知识之教育，而考试院检核之规定，必须有立案或备案之学校证书，卫生机关尤必强其有传染病预防消毒等知识及技术，立法如彼，治法如此，中国医药学术将于此夹缝中窒息而死矣！奚足以言取得国家之法律地位乎！幸吾人猛思之！

今者立法委员之普选在即，中医师团体应得之名额，虽仅有二人，而从事候选之竞选登记者，则大有人在。夫竞选固人人应有之自由也，故吾人于竞选者之批评，决不敢有所轻重。惟于候选人之选择，在此互争雄长，炫已召号，各标新异，澎湃选潮中，势不能不对数十之选众，予以坦白之指示，贤者能者出而当选。积极方面，藉以纠正目前中医所处之矛盾法律夹道，消极方面，尤应根据宪法之指示，健全中医今后进展之程序，请申言之！关于积极方面者，中医目前所处之矛盾法律夹道，已知前述，则代表中医而作立法委员者，于教卫两委员会中，首应痛陈中医所受矛盾法律之毒杀，不可再听其一成不变，而长此下去，当由教卫两部切实会商，务俾所颁之法与所行之法完全吻合，不可稍存拮抗作用，如《医师法》既有“在中医学校修习医学，并经实习，成绩优良，得有毕业证书者”之规定，则教育部中必有中医学校立案与备案之地位。《医师法》既有“医师如诊断传染病人，或检验传染病人之尸体时，应指示消毒方法”之规定，则政府即有加强或扩充中医教育之责任。不达此目的，中医决无合法地位之可言，不达此目的，中医有何选出立法委员之必要？无合法之地位，则任其自生自灭可也，无立法之作用，是故放弃选举而不足惜也。关于消极方面者，中华民国宪法第一百五十九条曰：“国民受教育之机会一律平等。”第一百六十二条曰：“全国公私立之教育文化机关，依法律受国家之监督。”第一百六十三条曰：“其重要之教育文化事业，得由中央办理或补助之。”第一百六十五条曰：“国家应保障教育、科学、艺术工作者之生活。”第一百六十六条曰：“国家应奖励科学之发明与创造。”第一百六十七条曰：“国家对于左例事业或个人，予以奖励或补助，一、国内私人经营之教育事业，成绩优良者，二、于学术或技术有发明者。”凡此宪法条文之规定，实为改进中医之绝大启示，如根据一百五十五条，中医之教科标准，教育部应有条文以规定之；根据一百六十二条，中医学校之立案备案程序，教育部应有细则以专司之；根据一百六十五条国家应有扶助从事中医教育者之律例；根据一百六十六条，政府应有奖励中医学术发明者之条文；根据一百六十三条，教育部应有补助私立中医学校之条例。是以条文例律，代表中医而做立法委员者，即应循序渐进，分别拟为草案，经过立法程序，制成法律而公布之，须俾今后之中国医学得有种种法律之根据，按次进展，而臻于至善之境。如代表中医而当选之立法委员，无一事于此，仅凭藉为其头衔上之草标，吾人不有此也，吾人亦不欲必选是辈而加之以草标也。

本志言责是司，向不敢谀人之行，今立法委员之选期逼近矣！我数十万之选众，必当身体目前中医自身之处境，展望立法委员选出之将来，时弊已深，岂容一误再误。名器至重，慎勿轻易假人，一票之徇情，千载之失误，把握良知，慎重权宜；国典之尊，民权之重，愿勿勿焉，好自为之！

行宪以后的中医师

（原载《华西医药杂志》1948年第2卷第11、12期合刊）

国民政府已明令宣布行宪，蒋主席元旦的播讲，郑重说明今年是行宪之年，三十七年的一月一日，已经是行宪年开始之日。

这一部宪法，由前年十二月二十五日宣告闭幕的国民大会正式通过，经国民政府于去年一月一日公布，并确定于去年十二月二十五日施行。所以这一部共包括十四章、一百七十五条、八千四百三十四字的新宪法，他的条文将不再是白纸黑字，而应该成了政府施政的最高准绳。

一般苦难中的人民大众，在行宪以后，他们迫切的希望是什么？这只有他们自己心里最明白。老百姓的真正意见，由于其无从表达或不善表达的缘故，往往被忽视或遭曲解。然而在今天，有一点却非常明白：人民迫切的希望，当然是解除切身的苦难。具体的一点说就是：他们的生存权和工作权应予保障，他们的一切基本权利不容侵害。而这些也就是宪法的根本精神所在。主席在去年耶诞节广播，阐明新宪法的特点，就是他保证“要把个人的尊严与自由，普遍的给予我全国的同胞”，因为“新宪法确定了全国人民的各种自由权利”。这真是提纲挈领简单扼要的说明。准此意义说来，则宪法的实施，正符合了人民迫切的希望和真正的需要。另一方面说，也必须能符合了人民迫切的希望和真正的需要，然后才可以显示宪法的尊严，实现行宪的真谛。

行宪的真义既说明了，从广义方面说，中医师是国民的一份子，所切盼于行宪者，也不过如上所述。但从狭义方面说，即是从中医师本身的职业方面而说，对于行宪的迫切需要，尤有甚于一般人民或其他职业界者，我们不得不于此行宪年之始，作一种剀切而至诚的说明。

宪法的未能尽如人意，固为不可讳言的事实，现在这不如人意的宪法，已经开始实行了，于不如意之中，仍有若干可如人意之处，换言之，比未行宪以前，自然要强得多了，所可虑者，恐今年行宪之后，还有多数的中医师未能得到宪法的全文来看看，或许看了，还不知到宪法中于我们中医师直接的间接的发生作用是哪些条款？如何去运用？兹据我们所知道的特提出来谈：

宪法与我们有直接作用的条文如下：（一）第一百零八条十八项曰：公共卫生。（二）第一百五十七条曰：国家为增进民族健康，应普遍推行卫生保健事业及公医制度。公共卫生，即依卫生学之学理，定为法律，使人民遵守，以谋公共的健康，如清洁防疫之类便是。为中医师者，若于此行宪的年头，还不懂得如何叫公共卫生，这还有生存的余地吗？卫生保健事业，尤为广泛，凡医务结构的基本原则，卫生公务的发展，房屋的卫生，食品的卫生，体育健康休息所，孕妇及婴孩的保障，儿童及少年健康的保障，反抗花柳病的工作，扑灭娼妓的工作，抵抗醉酒病的工作，公共及国家农场的保健，社会保险，劳动保障，医药的科学研究和医药的实际，医务工人的训练，社会的建设等，皆为工作的必需。公医制度，如医德的培养，待遇的平等，人事的保障，训练的统一，素质的提高，督导的周密，药品的专卖，医育的充实等，工作繁杂，决非空言可以办到。吾人为中医师，且不敢求普遍的均有这等专门知识的修养，而常识应该备具，否则，决不能配做行宪时期的中医师。

宪法与我们有间接作用的条文如下：（一）第一百五十九条曰："国民受教育之机会一律平等。"（二）第一百六十二条曰："全国公私立之教育文化机关，依法受国家之监督。"（三）第一百六十三条曰："其重要之教育文化事业得由中央办里或补助之。"（四）第一百六十五条曰："国家应保障教育科学，艺术工作者之生活。"（五）第一百六十六条曰："国家应奖励科学之发明与创造。"（六）第一百六十七条曰："国家对于左例事业或个人，予以奖励或补助。一、国内私人经营之教育事业成绩优良者……三、于学术或技术有发明者。"关于"国民受教育之机会一律平等"，可有三个意义。第一，今日之中医师何以竟有一部分在国家未给以平等教育之下，他们仍然得到了教育的培养？第二，尤有一大部分的中医师，何以自甘与今日之医学教育隔绝，不发生关系？第三，我们应如何努力争取国家的平等教育，使中国医药学术，很均等地从教育门径去寻取进步？以言"全国公私立之教育文化机关，依法受国家之监督"，今天公立的中医教育文化机关，可说是没有，国家于盲哑教育，戏剧教育，都有公立的机关，何以独没有中医的一份？这颇值得我们举国一致地反省。私立的中医教育文化机关倒有少数，何以竟遭国家的遗弃，而不予以监督，好像视为是不值一个钱的东西？"重要之教育文化事业，得由中央办理或补助"，中国医学，关系中华民族的健康保健问题，亦即是中国人民生命之所系，这还不配做重要么？中央何以不来办理，何以不给我们的补助？“国家应保障教育，科学艺术工作者之生活”，为什么今天政府一任其中医师的自生自灭呢？“国家应奖励科学之发明与创造”，中国医学，是现代科学世纪最重要科学之一，国家何以不制定奖励研究和发明的制度出来？现在国家办的中央研究院，何以没有中国医学的一份？在这种不生不死的情况下，中国医学可望有发明与创造吗？“国内私人经营之教育事业或成绩优良者，或于学术技术有发明者，应予奖励或补助”，现在私人经营的中医学校要被查封，在整个的国家教育系统中，中医还没有立足的余地，任你于中国医学有何种发明与创造，政府仍是等闲视之，不闻不问，更不能轻易谈及奖励与补助。

所以我们仔细地把宪法翻开读过一遍，便知中医与宪法，实在隔得相当的遥远。但是，今年是行宪之年了，就是说这部宪法所规定的，都要逐一逐二的拿来施行了，不是充饥的画饼，不是得口头禅，是要拿来见诸事实的，是要拿来行得通的。我们在这个大好机会的年头，不让大家来和宪法见一见面，彼此由认识而联系而发生情感和作用，那便不是宪法“见拒”我们，而是我们自己在与宪法取远距离，这样下去，我们对不起宪法，我们不配做行宪政府下的自由职业者——中医师。机会来了，不容放过，我们无论从宪法的直接和间接的哪一方面说，都要很亲切地发生起关系和作用。老实说，中医师中要首先认识宪法，运用宪法的，便是此次大吹大擂，旗风浩浩挺身出而竞选而当选的国大代表和立法委员们，这才是你们当选的最终目的，我们立在这言责的地位，既毫不客气为此发凡，并愿于此拭目静待你们的事实表现，和履行你们竞选中的诺言。

“三一七”纪念日演讲

——民国三十七年三月十七日在江津县中医师公会纪念会上的演讲

（原载《华西医药杂志》1948 年第 3 卷第 1、2、3 期合刊）

今日为三一七纪念日，这纪念日子，关系中医药前途，至深且巨，许多未能明白今日纪念之过程，便不能明白今日纪念之意义，故得向同仁略为一述。民国十八年中央卫生部余岩先生，凿于当时中医的颓废，更无振兴中医之人出，余先生便力为主张废弃中国医药，他谓《内经》犹孔明之羽扇，拳匪之符咒，玉虚宫之杏黄旗，他谓中医犹非洲之土人，台湾之生番，不能调和其智识，随即同汪精卫、褚民谊诸氏向卫生会议提出废止国医案。其中废止之办法，约分三点:（一）停止登记，所谓中医一律限至十九年登记截止;（二）禁止中医设立学校；（三）禁止宣传，取缔新闻杂志介绍中医中药。本案经大会决议通过后，复会同教育部，通令全国中医学校改称传习所，全国中医院改称医室。于是上海中医协会发起否认通电，召集全国代表大会，到会者十七行省，一百三十二团体，二百七十二代表，于三月十七日，即二十年前的今日于上海成立全国医药团体总联合会，便与前案做长期之抵抗。是时同情吾人之反抗者，有上海八区党部，有全国总商会，有中华国货维持会，有幸福报馆，有南洋群岛八百万代表，一时全国震动，舆论骚然。中央政府亦俯顺国情，采纳民意，卫生部之议案予以撤销，教育部之命令亦予收回，并准联合会的请求，准设立中央国医馆于首都，这就是今日纪念的大收获。假使没有十八年前今日的团体行动，博得“得道多助”的舆论，则断无吾人之今日生存，于此可知吾人之所以有今日，甚至学术方面有国医馆之提倡，卫生行政方面有卫生部中医委员会之协助，教育方面有国立专科学校条例之颁布，社会行政方面，有各级中级中医师之组织，仍为人民法定团体中自由职业团体之一，足见团体行动是吾人不可少的。不独中医界为然，即一个社会，一个国家，一个世界，都是由若干团体组合而成的。因此吾人不得不有团体，尤不得不爱护团体，要有团体，才能谋整个的生存，要爱护团体，才能谋团体的发展。所以个人在今日大会席上，除了约略将“三一七”纪念日之历史简单说明而外，便强调地提出今日举行纪念之意义，便是大家要团体行动，大家要爱护团体，处于今日竞争的社会，无团体绝不能谋取个人的生存，不爱护，更不能谋取团体的发展。至于如何争取中医的政治问题？如何策划中医的改进问题？这些都属于专门课题，另择机会来与诸位同仁再谈，敬祝诸位健康，本会前途光明。

我们对国民大会中医药提案进一解

（原载《华西医药杂志》1948年第3卷第4、5、6期合刊）

中国医学在今日政治中，实无多大立场，这是不容否定的事实，故国民大会中的八位代表席次，和立法院中的两位委员席次，我们都必选出才学兼优的人来，代中国医学争取政治中的立场。在首届行宪国民大会，及新立法院的会议席上，我们的八位代表和两位立法委员，都曾各尽其职守，从事政治争取的努力，本期陈存仁代表“国医提案之争执经过”文中，即可知其梗概。

八位代表于国民大会中所提之案，为“发扬我国固有医药，以保民族健康并塞漏卮，而固国本。”本案之内容，包括下列三项：（一）撤销卫生部下之中医委员会，另在行政院下设中医药委员会，管理全国中医药行政事宜。（二）依据宪法国民教育机会均等之原则，由教育部在各省市设立中医药研究院，及专科学校，并奖励私立中医药专校之设立及自由发展。（三）各省市县一律由国家依中央与地方之性质，普设中医院，中药厂对于中药制药人员，并应明定为药剂师。此案已由四月二十一日第十四次大会通过，送政府办理，并闻于五月十九日国府结束之最后一次国务会议通过，交新行政院实施。两位立法委员在立法院中，亦针对着本案努力争取，复由全国中医师公会联合会通电全国医团，一致声援，虽截至本杂志发稿时止，尚未得立法院之结果报导，而举国中医师于本案之热烈期望，当为普遍的现象。

根据中医界目前现实情形，本案可谓切中时弊，第一项办到了，今后中医行政，将完全操诸自己，对外可免西医当局之歧视，对内则系统一贯，运用自如，不会再像现在卫生部门下的中医委员会，仅仅案置几个食客，一切力量都没有。第二项办到了，中医有了研究学术的机构，学子有了进取的门径，过去的私门授受，可以逐渐减少，秘密的恶习，可以逐渐除去，后起之士，均得从教育基础出发，顺序循取高深的学术。第三项办到了，中医的临床应用，可以得到实际的观察，和做有系统的比观，公医制度的推行，理论告诉的实践，于人民健康，于学术发皇，都可收到直接的效用。所以本杂志对于本案是绝对支持的，而且愿为最大力量的援助，促其实现。

或者以为这是我们向政府要的价，而政府是否能照价还钱，实大为隐忧，可是，我们于本案的隐忧，还不在此。假使本案得以顺利付诸实施，行政院下成立了中医药委员会，管理全国中医药行政。然而医药行政，亦至广泛，绝不仅是如何办检核？如何领证书？那样简单的一点手续，单是庞大的卫生行政部门，也就够费劲。试问目前大多数中医师，有多少人懂得卫生教育和防疫技能？既不能执行卫生行政的工作，除了办检核，领执照小有方便而外，就把中医药委员会设在行政院之上，也是全无用处。中医药研究院和专科学校，国家承认设立了，私立的中医药学校，也获得国家教育当局的承认了，试问整个中医药的教材在哪里？老师在哪里？一边讲五行生克，一边讲细胞血球，这是绝大的讽刺，不但国家的神圣教育，不容有这种讽刺，即中医药的学术本身，也得不到什么益处，徒增科学界人士的轻视而已。各市县的中医院成立了，但不能具备医院应有的设备和技能，则与私人的诊疗所何异？中药厂已设立了，但仍不外乎膏丹丸散，咀片炮制的依样画葫芦，其药物之科属、成分、反应等完全不能认识，于事终无所济，谈到药剂师，便要有药剂师的专门知识，而不是仅认识两样甘草陈皮便可以的。

所以我们委实隐忧对于本案自己履践的能力不够，亦古人所谓：“不思无位，患所以立；不患莫己知，求为可知”的道德。本案的提案已通过了国民大会，通过了国务会议，苟得立法院顺利的通过，我们便无“无位”之患，更无“莫己知”之患了。但是，人家深知我们了，我们取得地位了，我们将何以“自立”于位？是否已有“可知”的能力？所以，吾人愿在这政治地位将取得而未实现之前夕，提出目前急应迎头赶上的三项努力，愿与同人共勉。

（一）积极取得卫生知识和技能。例如气候与健康的影响，是相当密切的，仅凭旧有的“五运六气”说法，还不够用，如气压、日光、地带气候等，无一不直接间接影响于疾病，这是适应大自然的卫生。水之种类、饮料的取用、井的设备、天然水的清洁等，这是水的卫生。其次还有土地卫生、房屋卫生、衣服卫生、食物卫生、细菌学的认识，这些都是平时或临床上随时应该注意的。到了传染病流行的时候，于医师的威袭，益发严重，更不得不要懂得热力、日光、干燥、低温等理学的消毒法，和消毒瓦斯、消毒液等化学的消毒法。尤其是在法定传染病的处理中，凡厨房、厕所、垃圾桶、病房、与病人接触之人，以至于饮用的器具、衣服、被褥、屎尿吐泻物等，无一不有其适当的消毒法，这些都是属于横的方面的。还有纵的方面如个人卫生、公共卫生、家庭卫生、学校卫生、军队卫生、工厂卫生、乡村卫生等，都各有其系统和措施，如这些卫生知识与技能，做中医师的都不懂得，则中医师不仅将永无行政上的立脚地位，即于医师法之第十四条，及第二十三条之规定，亦无从应付，更何能谈及在行政院下有中医委员会的单独行政机构呢？因此，积极取得卫生知识和技能，这是我们争取中医行政地位的唯一武器，也是唯一的先决条件。

（二）集中人力，编订教材，培养师资。吾人曾一再强调地说，教材是学校的骨干，没有教材，就根本谈不上学校，世界上绝没有无教材的学校，所以也没有任何学校没有教材。历年来政府不以中国医学列入教育系统，便是指斥中医没有教材，没有师资，政府对中医这个指责，吾人是应该接受的，因为中医截至目前止，还是拿不出教材来，聘不出教师来，如何办得好学校呢？本志曾一再说明，中医教材是有方法编订的，几部《内经》《本草》《金匮》《伤寒》《巢源》《千金》《肘后》，都是编订教材很好的资料书。只要借着目前西医所用各科的蓝本，用其方法，重新编次，无论解剖、生理、病理、内科、外科、妇产、卫生、法医各科，都可以编成完好的教材，只是国中没有这个编辑的机构，中央国医馆，中医委员会，都没有这个打算，现在我们既是要争取均等的教育，要求政府要在各省市设立中医研究院及专科学校，并奖励私立中医由专校之设立及自己发展，试问没有教材来充实学校的内容，将何以成为学校？政府纵有假以均等教育之心，而自己不争气，仍属徒然的，难道政府在这千疮百孔之下，还有余力给我们编订教材的工作吗？所以我盼有识之士，赶紧警觉起来，负担起这个责任，完成教材编订工作藉作奠定中医教育的张本。

（三）改良方剂的修制，努力特效成品药的制造。国药有效验，即西医亦是承认的。但是中国药物自宋元以后，医药殊途，医师即大半不识药，药物既入商人手中，牟利是图，真伪不择，炮制不精，假冒代替，不一而足，医师识病识方而不识药，遂不能得如意之指挥。苟能将各类著名方剂，训练专门人才，从事修制，分别用途之方便，或为酊，或为水，或为片，或为粉，或为丸，或为流膏，均炼取其有效成分而为之，亦如欧美之成品药然，只待医师的临时调剂配合，便可以达到病人，使医师与药，仍然要直接发生关系，则事半功倍，其效必宏。但是，这也不是马虎可以做到的，要达到这个目的，必须要有经过科学训练的药剂师，要懂得药用植物学、药用化学、生药学等各种的科学知识才行。我们既是提出了设立中医院和制药厂的要求，那么，我们便首先要有充实的准备，我们既要称治药人员为药剂师，那他们便少不得有关于药剂师的科学知识，若泛泛地称一般中药店里的学徒门，都叫药剂师，那么免失之“滥”了，抑且是法律与人情所不容许的。

医师公会以国父诞辰为医师节感言

（原载《华西医药杂志》1948 年第 3 卷第 7、8、9 期合刊）

渝版大公报九月八日载：“医师公会全国联合会，前经第二届会员大会公决，拟定十一月十二日国父诞辰为医师节，佥以国父曾习医学，其大仁大勇，深值医师效法也。”知国内西医，将以国父诞辰为医师节，其意至深，其义至溥，如果得呈准施行，吾人固愿为之贺也。然吾人亦有所感焉！医师应法国父大仁大勇，固不待言，匪特医师应如此，举国之人亦应法之也。惟国父所受西方医学之熏陶，与夫既得医学后之主张，尤颇值得吾人之效法，斯不负以其诞辰为医师节之本来意义，而图建设中西合流之未来医学也。

国父之学医，本为志于救国之假道，广州孙逸仙博士医院筹备委员会所编《总理开始学医与革命运动五十周年纪念史略》云：

“先生少寓檀香山时，日往访教会司铎杜南山君，见其架上有医科书籍，问何以需此？杜答范文正公有云：不为良相，当为良医，窃采此意耳。公颔之。异日再往见杜君曰：君为我奉范氏之言，窃以为未当，国人读书，非骤能从政，即从政矣，未必骤秉国钧，倘殚心力以求作相，久不可期，然后为医，无论良医不易为，即努力为之晚矣！吾意一方致力政治，一方致力医术，悬其鹄以求之，庶有获。……先生于救国学医并行之志，已肇于此时矣。”

可知国父之学医，初非欲得其职业者，乃并悬医国医人之鹄，藉医人以医国耳。国父于光绪十三年即西历一八八七年正月，自广州博济医院转学于西医书院，其专心致志于学业，勤恳异常，故能得以第一名毕业，由书院特开会议奖给博士学位。当日之西医书院，其所讲授者虽为西方医学，而何启氏（粤人，英伦医学博士，因其娶英贵胄雅丽氏 Alice 为妻，早死，乃捐其妻遗产兴办雅丽医院，后于医院内添设西医书院）倡办之旨，意在使中国入于医术与现代科学之境，谓推进医术，所以增进中国人民之健康，发展科学，所以建现代化之中国也。（罗香林著《国父之大学时代》语）换言之即欲使中国医学有所进步，故其学校名称，仍以中国唐宋旧制之书院为名，而非欲使中国之医学完全废弃。观其第一届毕业典礼时教务长康德黎氏 Dames Cantlie 所发表演说，即可洞悉其创立意义与夫大有改良中国医学之志，其词中有云：

"医药科学其工作范围至为广阔，由北部满州 Amoor 河所在之冰天雪地，至南方 Trranaddy 与 Brah Mapootra 河岸，由黄海至越过四川肥沃省分之雪山更至西藏高原（Tibet），诞育勇敢之蒙古民族，再进而抵兴都库什山，其地面积广阔，有百万土著，蒙古人与高加索人对峙其间，此乃正待各位青年前往参加工作之所也。（鼓掌）于此当前地域，有植物学努力所未及之路，即在四川沿河，各位将发现贵国人士由耕植而输出以供给中国药材市场之植物。此类植物，为科学家所未知，亦未被科学分类，其性质仅为流俗所信仰，其效能亦多涉怪诞。各位若探访其地，归为新知识之主人，而将所携大量资料，提交植物学、化学、生理学、治疗学诸专家，及执业之医生，为之鉴定，则树叶树根轻易与可压之煎汁，向引为可以神怪邪术治疗未经诊断的疾病者，将被充分解析，植物学家可以将此树叶树根在植物界之地位，为之确定；化学家还原其成分，而得其化学程式；生理学则证实其效能及影响；此效能及影响，固不仅及于身体，如华人所未知者，且各项器官之受其刺激，神经系统或脉管之受其影响，虽仅由物质一克千分之一处理，其结果亦至显著，由是此项物质之价值将为世人所确知，其声名遂乃远播，此为黑暗与光明区别之特征，亦今日之中国知识状态与吾人所期望此后一百年之中国不同之所在也。……"（载华南邮报 China Mail）

观康氏演说，一则曰：中国自有价值之医药土地与药用植物，而不须外求。再则曰：流俗所信仰之中国药材市场植物，当以科学方法争取之。然则，科学医学，决非由西方整个搬来中国之谓，而将自用科学方法以整理之也，国父所受之西方医学教育固如此。

国父所受之医学教育固如此，故其用于世也。首倡"知难易行"之说，凡举科学十证，其第一证，以饮食为证，即无异以所学之医学知识为证。例如日常动口动手以饮以食之行动，以至烹调技术，则行之甚易，而关于饮食所以然之理，如食物化学，及生理学、卫生学，以至烹调原理，则知之甚难。夫中国医学之所以不发达者，皆误于“知之非艰，行之维艰”之说也。例如《上古天真论》曰：“食饮有节，起居有常……故能形与神俱，而尽终其天年，度百岁乃去……夫上古圣人之教下也……美其食，任其服……”《生气通天论》曰：“阴之所生，本在五味；阴之五官，伤在五味……是故谨和五味，骨正筋柔……”《灵兰秘典》曰：“脾胃者，仓廪之官，五味出焉。”《六气藏象论》曰：“天食人以五气，地食人以五味，五气入鼻，藏于心肺，上使五色修明，音声能彰；五味入口，藏于肠胃，味有所藏，以养五气，气和而生，津液相成，神乃自生。”是等学说，古人但能行之，而不能知之，或关生理，或关病理，或关卫生，或关食物化学诸知识，古人悉含混于“阴”“阳”“神”“气”“味”“生”“藏”“化”诸字之中，在往古科学未发达，便以是等字义为知，其实仅含混而知其然也，尚未分门别类，知其所以然也。国父富修科学，故能以科学证例，力倡“知难行易”学说，故一再主张，中国固有的文化，要彻底救起；西方的科学，要迎头赶上，推而广其三民主义，五权宪法等治国大计，无一而非衷中参西，宏中济外之成功。乃今日国人之习西方医学者，论及中国原有医药，恒以“非科学”一词难之，而不知中国医学者，行之而未及知之者也，正特行而知之，或行后即知之科学方法从而整理之，未可以“非科学”三字而唾弃之也。国父曰：

“西人之倡素食者，本于科学卫生之知识，以求延年益寿之功夫，然其素食之品，无中国之美备，其调味之方，无中国之精巧，故其热心素食家，多有太过于蔬菜之食，而致滋养之不足，反致伤身者，如此则素食之风，断难普遍全国也。中国素食者必食豆腐，夫豆腐者，实植物中之肉料也，此物有肉料之功，而无肉料之毒，故中国全国皆素食，已习惯为常，而不待学生之提倡也。欧美之人，所饮者浊酒，所食者腥膻，亦相习成风，故虽在前有科学之提倡，在后有重法之厉禁，如近时俄美等国之厉行酒禁，而一时亦不能转移之也。单就饮食一道论之，中国之习尚，当超乎各国之上，此人生最重之事，而中国人已无待于利诱势迫，而能习之成自然，实为一大幸事。吾人当保守之而勿失，以为人类之师导也可。古人有言，人为一小天地，良有以也，而然以为一小天地，无宁谓之为一小国家也。盖体内各脏腑分司全体

之功用，无异于国家各职司分理全国之政事。……”（《国父学说》第一章）

中国之医药服食卫生，为适应中华民族人民之生活而产生，有其独特之精义在，有其超越之条件存，惟国父早已知之，而且知之最为彻底。“人为一小天地”，《内经》早立其说，国父既得西方医学之博士学位且承认之，复进而喻之为一小国家，然则，《内经》所谓：

“心者，君主之官也，神明出焉。肺者，相傅之官，治节出焉。肝者，将军之官，谋虑出焉。胆者，中正之官，决断出焉。膻中者，臣使之官，喜乐出焉。脾胃者，仓廪之官，五味出焉。大肠者，传道之官，变化出焉。小肠者，受盛之官，化物出焉。肾者，作强之官，伎巧出焉。三焦者，决渎之官，水道出焉。膀胱者，州都之官，津液藏焉，气化则能出矣。凡此十二官者，不得相失也。故主明则下安，以此养生则寿，殁世不殆，以为天下则大昌。主不明，则十二官危，使道闭塞而不通，形乃大伤，以此养身则殃，以为天下者，其宗大危，戒之戒之！”（《素问·灵兰秘典论》）

则是等学说，已先国父将人体脏腑机构，喻为国家之政治组织，是等说法，望文生义解之，固多不可通，若能平心静气，就其全书所释各脏腑之病理及作用证之，又何尝无其精义存在？如其称君主之“心”，指大脑而言也，故曰“神明出焉”，故曰“神之变也”；其称将军之“肝”，指神经系统而言也，故曰“谋虑出焉”，故曰“令人善怒”，盖谋与怒，皆脑神经之事也。以此改良中国医学，正如康德黎氏谓将中国药材市场之植物，归为新知识之主人也，正如国父所谓“天下事惟患于不能知耳，倘能由科学之理则，以求得其真知，则行之决无难。”（《国父学说》第五章）今日中国医学，行之而未知之点固多，吾人于未知之前，仍固行之，且行且求知之，亦国父“不知固行之，而知之更乐行之。”（《国父学说》第五章）之谓也。

西医界以国父诞辰为医师节也，吾人甚愿国人之学习西方医学者，视今日中国之采用西方医学教育，亦如何启氏设立西医书院，使中国入于医术与现代科学之境则可，若必欲尽弃已之医药文化，而甘奴化于西方，则不可也。如康德黎氏之主张，将原有药用植物，归于新知识之主人则可，完全弃已有之药物不用，而坐待仰给于西人，则不可也。如国父治学，采西力科学之长，参酌中国之情势，而建适合国情之一切文化则可，纯贵人贱己，自暴自弃，则不可也。文化为人类所公有，医学尤人类所公有，吾人纯以谋学术之整个进步为立场，不意气，无门户，心至衷而言迺静，国父复起，当肯吾言。

自力更生

（原载《华西医药杂志》1949年第3卷第10、11、12期合刊）

据确息：首届行宪国民代表大会，中医师公会出席代表向大会提出之“发扬我国固有医药案”，业以行政院函复国民政府文官处做下列之决定：（一）原提案请撤销卫生部中医委员会另作行政院下设立中医药委员会一节，除将卫生部中医委员会充实外（按其充实办法，系将卫生部组织法二十一条修正为“卫生部设中医委员会，掌理关于中医药事项，前项委员会置主任委员一人，委员十人，顾问六人至十人，均聘任，下分二组，置组主任二人，荐任或聘任，专员四人，编审四人，均荐任或聘任，技士四人，科员四人至八人，均委任，并得酌用雇员六人至十八人”），行政院下不予另设机构；（二）原提案由教育部在各省市设立中医药研究院及专科学校一节，经教部决议无再筹设之必要；（三）原提案普设中医院、中药厂明定中药人员为药剂师一节，决定再拨款补助，现在之陪都中医院、中药厂，以民营为宜，中药调剂人员管理办法另行研拟待核。举国中医界瞩目之一个大提案，也就如此结束。固然吾人于行政当局不无遗憾，但势已至此，遗憾徒深尤无所补，吾人愿本作中医界报人之立场，趁大家于本案希望沮丧之际，敢进一言为同人勖。

“自由”“独立”，为现代人类最崇高之理想，亦为今日各民族最低之要求。国父从事于革命斗争四十余年，争取自由独立也；我国对日艰苦抗战八年，争取自由独立也；印度之甘地，一再以生命抵抗暴力而不馁，争取自由独立也。此西人有“不自由毋宁死”之谚。国父临危时，尚谆谆以平等自由昭示于吾人也。《医师法》未颁行以前，或再溯《中医条例》未颁行以前，中国医学于法律、于政治，均无地位可言，是时之中医，实无异胡清统制下之子民，英国殖民下之印度，殊无自由可言。故当时中医界之先知先觉者，一再奋起，大声疾呼，争取自由。义旗之下，四海景从，每次所集之团体，亦至坚强，正所谓“理直气壮，义正词严”者。先后中央国医馆之得以成立，《中医条例》之得以公布，《医师法》之得以中西同享，不能不谓为非我中医争取自由之结果。《医师法》固不能令人十分满意，但根据《医师法》中医即得享行政、教育、学术、保障种种之自由。即如此行政院之敷衍国大提案，虽未能如原案切实办理，而仍必曰充实中医委员会也，曰："凡有研究价值者，无分中外，胥为探研对象也。"（按：行政院复国民政府文官处函中，据教育部复称，有此数语）曰："补助陪都中医院也。"揆行政当局之意，无非目前无暇顾及中医，让中医自生自灭，决不敢稍有妨碍中医自由之行动，以中国一般民主政治进度之缓慢，其于今日对中医持此态度，吾人了不以为异。此绝非吾人稍有私意迴护当局，或讥讽当局，事实如此，由衷之言也。

然则，国大提案，事已至此，又将何以处之？曰：惟自力更生耳！盖政府已给予吾人自力更生之自由，吾人即当本其自由，寻求自力更生之道，若既得自由，不能自力，尚欲完全倚赖于人，处此国家多故之际，则中医将永无更生之望，而既得之自由，恐亦将从而失之也。自力之道为何？兹依据国大原提案分行政、教育、技术三者述之。

（一）行　　政

卫生部组织法第二十一条曰："卫生部设中医委员会，掌理关于中医药事项"，则知卫生部之所以要设中医委员会，是为掌理中医药事项而设，并非花瓶之徒供人玩赏者，其中亦必稍具有"权"与"能"之成分。则目前吾人应密切注意与争取者，为有关于卫生部组织法二十一条之施行细则中应明切制定中医委员会之"能"在哪里？"权"在何处？是否有"能"？是否有"权"？如果"权""能"俱备，即以此委员会为全国中医药行政之最高机关，亦何尝不可，亦实无必于行政院下另组机构之必要。

中医委员会之权能既备，吾人即当注意会中之人选，如主任也、委员也、组主任也、专员也、编审也，务必求称其人、称其才、称其力、称其德也，于此四者外，切不可以为其他关系涉及之。过去中医委员会之没有建树，毫未发生任何作用，即于机构之权能，与乎人事之良否，均未能彻底注意而认真建立，以至有若无、实若虚。不独此也，即中央国医馆，与陈立夫长教部时之中医教育委员会，亦何尝不是蹈此覆辙？

曾记国府未还都时，陈立夫部长曾召集中医教育委员及有关人士谈话，意在趁其任内，树立中医教育之良好基础，乃教材之编订卒无人着手，施教之计划迄无人拟议，教师之培养终无人谈及，遂使短命之中医教育委员会遽尔夭折，万劫不能超生，此非人谋之不臧乎？此非机构之不健乎？夫如此，不但无自力更生之望，抑且人既假以力而亦不能更生。惩前毖后，吾人不能不有此自力更生之警觉，而为健全目前中医行政机构之要图，不必枉费千钧，徒劳而自殂也。

（二）教　育

一切文化之发展无不出于教育，举国中医同人自争取自由以来，即以争取中医学校得列入教育行政系统为首要目标，亦即国大提案（第二办法）各省市设立中医药研究院及专科学校之议。乃国家之环境至此，此时而欲政府全力推行之，实殊非易事，若更加以阻力（反对者）之横生必大成问题，与其吁于政府而徒劳，毋宁于法律自由之内自力为之。

旷观中外各著名学校，无一而非先由私立而成就者也。驰名世界之牛津、剑桥、耶鲁、稻田诸学府，初皆非国立也，成绩著而政府助以成者也。驰名国内之清华、北大、复旦、南开诸大学，亦初非国立也，成绩著而政府助之以成者也。国父住之香港西医书院，早创于1887年，为何启氏私出其亡妻之遗金设立者也，竟开西医教育扩大东渐之先河。1881年，李鸿章亦曾私立天津医学馆，意在“使西方科学之利益，沾惠于中国医学之应用”（李氏语见《南华邮报》）。凡此皆足以说明自力更生之有为也。

中医学亦应由教育出发，尤应力求中医教育之积极猛进，固为当前整理中医之急务，惟不可食天之功而欲以幸致之。去年南京代表之绝食请愿，今日国大提案之被抹煞，俱足以说明政府之不可以倚，天功之不可贪，侥幸之不可得！此时此际，而犹不自力更生之是图，则二十年或三十年后，欲求中医有今日之环境，亦不可得也。

惟自力之道，首当从事中医教材之编辑工作，务使自能订定编辑之步骤、编辑之方法、编辑之时限种种计划，期其有成，教材既具矣，师资之修养亦当短期培成之。夫如是而筹备经费，成立学校，政府绝再无理由不容纳中医教育。如去年上海三学院之被追封闭，政府非谓中医不当有此教育之机构也，而仅谓设备之不完也、学校条件之不备也。要皆中医教育“后天”之事，亦即人谋之未臧，而断非“先天”之不容许也。

抑又言之，中医教育固由自力更生较为得计，而目前之应与政府争取者，厥为中央研究院中应容许中医积学之士有几个位置，藉与各姊妹科学研究家互为攻错，俾收相得益彰之效，盖此举既不有费于政府，而于中医进展之俾益则更大。乃国人多忽此而不言，弃此而不问，殊出人意料之外，若能争取于此，吾人敢信事半功倍，政府必能首肯。

（三）技　　术

吾人所谓技术者，即国大原提案之办理医院、精制中药、确定从事中药师之地位也。以言中医院组织，汉代即已有之，《汉书·平帝本纪》中云：“元始二年（2），郡国大旱，蝗……民疾疫者，舍空邸第，为置医药”，此实为我国公立临时时疫医院之先声。此后之“冥室”“宴室”“荫室”“病坊”“安养院”“菴庐”等，无一而非医院之组织也。但此乃当时政府信赖医药，复无西医之夺爱，故政府得以国力为之。今则有西医专美于前，吾人落伍于后，而仍欲政府力为倡之，岂不曳曳乎难？即或国力为之，亦佯为装饰而已，今日之陪都中医院即其先例。该医院成立近十年，仍仅为一门诊部，执脉处方毫无医院之规模在。是以为今之计，仍应从“自力”以求“更生”，亦惟自力始可以永恒，始可以言进展。国中唯一之北平协合医院，私立也，虽国立之中央医院亦为之逊色，尤足为现实之比照。

以言中药制造，绝非改订装潢便算完事，过去之中国制药厂即属此例。吾人今日言设厂制造中药，必如英人康德黎之所言：“植物学家可将此树叶树根在植物界之地位，为之确定；化学家还原其成分，而得其化学程式；生物学家则证实其效能及影响。”能如此，始足以言中药之彻底制造。故今日吾人不言制造中药则已，如必制造，首先即必须坚定科学之信心，与生物、化学、植物各专门科学家协力合作，固非但徒欲向政府讨得一笔经费而已。

吾人欲达到中医界行政、教育、技术三者之自力更生，则必须努力于下列两事：一是集中人力；二是集中经济。人力能集中，则举国有识之士，朝夕相处于一堂，通力谋取中医学术整体之进步，与乎教材之编辑；集中经费之道，现全国同人约有八十余万之众，由舆论界一二机构发起，倡导每人十元运动，则立可集中数百万元，筹办学校及一切研究之费，皆有所措。

自力更生，此其时也，愿我同人，急起图之。

“中医科学化西医中国化”方案的草案

（原载《现代医药杂志》1950 年 1、2 期合刊，总号第 42 期）

中央人民政府卫生部对于中西医的政策，业已表示用“中医科学化，西医中国化”的方法，来达到中西医的团结与改造，更好为人民服务。这不但是政府对当前中西医药问题的正确措施，而且象征着新的医药将从这中西医的团结和改造中蓬勃发展起来。我们切望政府这一正确的措施能够迅速着手，并彻底地进行，为能早日实现这一目标，特拟就如下方案。

一、关于中医科学化

所谓“科学化”，毛主席在《新民主主义论》中说：“反对一切封建思想与迷信思想，主张实事求是，主张客观真理，主张理论与实践一致的。在这点上，中国无产阶级的科学思想，能够与中国还有进步性的资产阶级的唯物论与自然科学思想，建立反帝反封建反迷信的统一战线。”这是中国一切文化科学的正鹄，根据这样的认识，中医科学化要做到下面几件事。

（一）治标的办法

这是纠正和改造现在执行中医业务的医生的办法。现在执行业务的中医，约计有 80 万之众，百分之百的广大劳苦群众，都靠他们在治疗疾病。取缔它吗？不仅事实是有他们治疗的效能存在，而且在短时期内万不能得到这样多的科学医生来替代他们的工作。任他自生自灭吗？这些中医十之八九都不备具科学知识，更有些迷信、欺骗在其中，要达到利用他们的长处（即是所有治疗效能）取消他们的短处（即迷信、欺骗等行为）的目的，只好拟具纠正和改造的办法来健全他们。

采用办训练班的办法。让各地中医轮流进入班训练学习，时间暂定三个月至五个月，除授以有关科学医药的浅近知识外，并授以政治常识，毕业后许其继续执行业务。受训期间的费用全部由政府供给，免得这些医生有“一时失业”或“增加负担”的后顾之忧，而致拒绝受训，若有毫无理由的拒绝受训者，予以勒令停业处分。取消私人传受门徒，免得再继续造成些不具科学知识的中医师。

（二）治本的办法

这是使中医科学化的根本办法。中医学之所以有价值，所以能够保存到现在，完全是因为其治疗的效能，决不是在其理论的玄妙。因为中医学的经验方，是历数千百年数万万人的实验而得，效用极著，方法极简，到了东汉时期已烂然大备。从《伤寒论》《金匮要略》以至宋之《太平惠民和剂局方》都是凭证候用药，不作空泛的理论。至于《素问》《灵枢》《八十一难》等，多半是古人的悬揣，多是不合今之生理、解剖、病理的，有些悠谬空虚之理，一般不察，尊而奉之，中医学之所以不能随着科学发展而进步，便是在这些地方。于此，要使中医学科学化的办法，便只好从根本做起。

在使中医要科学化的过程中，仍有由政府设置中医学校之必要，中医学校的课程，除以一般的医科学校课程（如基础科学的理化、生物、有机化学、国文、俄文、英文，基础医学的解剖、生理、组胚、细菌、病理，应用医学的药物、内科、妇儿、诊断、卫生、防疫等）为基础外，并当研习《伤寒论》《金匮要略》《肘后备急方》《千金要方》《外台秘要》《本草经》《名医别录》等方书、药书，处处与科学印证，即是处处根据科学解释医理、药理、病理。这是办科学化的中医学校的基本观点。

例如《伤寒论》中说：“头痛、发热、汗出恶风，桂枝汤主之。”桂枝汤中有桂枝、芍药、大枣、生姜、甘草等药，以之治这样的病型，确是千试千应、万试万验。学习过上面那些基础科学和基础医学，便解得浅层动脉充血，就会“头痛、脉浮、发热”；由充血发热而汗腺分泌过度，就会“汗出”；皮肤上的汗液遇风而蒸发，必吸收热量，就会“恶风”。桂枝汤的主药是桂枝、芍药，桂枝的主要成分为挥发油，能刺激血管神经，调整血液的流行；芍药的主要成分为安息香酸，能刺激痉挛中枢，收敛血管；桂枝气厚而外达，芍药气薄而内行。人体上的常理，出现了部分血管弛缓而充血，他部份的血管必收缩而贫血，“桂枝证”的浅层血管既弛缓，便可推知深层的血管必收缩，所以便用桂枝去调整浅层血管，用芍药去舒放深层血管，于是肌表的充血自平，发热自止，头痛自愈，汗液亦不再发泄了。于此便证明“桂枝汤”治“头痛、发热、汗出、恶风”，不但是有效验的临床事实，而且有其科学的根据，这样便站得住脚了。假如没有科学的知识去理解，死死抱住那些虚玄的说法，如“风伤卫，营弱卫强”“桂枝汤调和营卫”“桂枝祛风”等，徒见其愈解愈糊涂罢了。

在办中医学校的过程中，一定要整理中医旧有的书籍，将含有科学成分的重要书籍，如《伤寒论》《金匮要略》《肘后备急方》《诸病源候论》《备急千金要方》《千金翼方》《外台秘要》《神农本草经》《圣济总录》《太平惠民和剂局方》《名医别录》等，都含有相当的科学成分，亦是中医治疗的精华所在，应由政府选聘能胜任之人才，将其用科学方法整理出来，使全国的中医都从此走上科学的道路。

由政府号召科学家，科学的医学家、药学家，和中医中富有科学知识的人才联合起来，切实地研究中药的性效、治疗技术，求得新的发现和发明。

二、关于西医中国化

毛主席说：“新民主主义的文化是民族的。它是反对帝国主义压迫，主张中华民族的尊严与独立的。它是我们这个民族的，带有我们民族的特性。它同一切别的民族的社会主义文化与新民主主义文化相联合，建立互相吸收与互相发展的关系，互相作为世界新文化的一部分。”在国民党统治时期的西医，最遗憾的便是缺少了“民族的尊严与独立”的观念，走上了“全盘西化”的歧途，虽是自命为“科学医学”，却是形式主义地吸收外国的经验，以致于无论医和药都是百分之百的舶来品，例如德日派、英美派、法比派等，不管哪一派，都是少数贵族阶级的享用品，广大的工农劳苦民众那里看不到他们的痕迹，这个很大的错误观念，一定要及时纠正过来。纠正的方法便是要“西医中国化”，即是毛主席所说的“要取得民族形式，才有用处。”为此，试提出几个方案如下。

目前，科学医学的人数太少（估计约仅一万余人），为大众服务的医生更少得可怜，应由政府普遍设立医药学校，大量培养科学医学的人才。例如1930年，单在苏联共和国一区，据医务调查报告，计有医师46127人，而毕业即为医师的医药学生为2588人；在1931年即为5478人；在1933年，整个苏联医学院学生，计有46000人，而中级医校学生计有59700人。若要真的学习苏联，这就是我们的榜样。

培养医生，绝对要树立为人民服务的观念。医学本来就是服务于人民的科学，可是在旧社会里，人民是绝对不能享受到这一服务的，而一般的西医多以高贵自居，都居住在大都市里，这是绝大的错误。现在，要从旧中国走向新中国，人民已经当家作主，医生便应当以为人民服务为已任。

重视研究中医学的治疗方法。凡经方、本草一类的书属方法，方法这一部分内容，是历数千百年，经数万万人的实验而来，所以十之八九都有效验的价值，万不能忽视之。毛主席说：“排泄其糟粕，吸收其精华，才能作为自己的营养分。”中医学中的糟粕，排泄之可也；中医学中的精华，便应该吸收，使其成为自己的养分。毛主席曾更明白地说过：“清理古代文化的发展过程，剔除其封建性的糟粕，吸收其民主性的精华，是发展民族新文化提高民族自信心的必要条件。”例如“小柴胡汤，治少阳病，邪在半表半里，胸胁苦满，往来寒热，心烦喜呕，脉弦细者。”其中，“胸胁苦满”乃至“脉弦细”等证候，这是可以通过诊断而得，据此证候投以“小柴胡汤”，病即良已，此亦为历试不爽的事实。对这种有根据的事实，便不能不吸收，用科学的方法去研究其所以然，研究而有得，临床上便多了一种治疗的方法，人民的健康便多得一分保障。1950年1月25日，西南区卫生部召集重庆市医务人员座谈，会上刘伯承将军说：“中西医的团结过去不好，主要是大家没有用科学方法来批判接受，以后要互相取长补短，这样才能团结一致，为人民服务。”用科学方法来批判接受中医的治疗方法，这是“西医中国化”途径之一。

建立大规模制药厂，炮制中国药物。中国药物有特效，这是全世界任何科学家都承认的，更为过去各帝国主义所垂涎的。例如大黄、麻黄，德国的立德尔药厂不知在中国搜去了多少；英国的自然科学者布拉忒，在 1890 年来中国搬去了许多药物；1887 年莱茵教士费贝尔更深入到四川峨眉山，居山十四日，得到新奇药物 70 余种而归；日本更把中医的《本草纲目》一书视若珍宝，拚命地向中国掠取原料，炼制新药；美国人亦常向我国搬去了巨大量的黄芪。在旧中国，西医反而没有这个直觉，好像一切药物非用舶来品不为妙，这个错误认识再不及时纠正，自力更生，使中国的药物自给自足，万谈不到“西医中国化”的目标。事实上，近年来经过科学研究的中药，如膺碱类、糖类、皂类、挥发油、松脂类等，都不下百数十种，只要继续精研细炼，是不难成功的。

总之，“中医科学化，西医中国化”，是新民主主义社会必经的过程，该“科学化”的硬要化得正确，该“中国化”的硬要化得彻底。该“科学化”的化得不正确，就违背了毛主席“反对一切封建思想与迷信思想，主张实事救是，主张客观真理，主张理论与实践一致”的精神；该“中国化”的化得不彻底，就违背了毛主席“反对帝国主义压迫，主张中华民族的尊严与独立”的指示。这都是不适合新民主主义文化的进步的。

以上方案的拟具，便是要把“中医”和“西医”互相搞通，使它成为民族的、科学化、大众的新民主主义的医药文化。

怎样正确对待祖国医学遗产

（原载《江苏中医》1957 年第 6 期）

祖国的医学遗产是丰富而伟大的。我们应该怎样对待呢？根据列宁同志“在每个民族里有两种民族文化”的学说（周扬《马克思主义与文艺》），以及“在每种民族文化里面都有，哪怕不是发展的、民主的和社会主义的成分，因为在每个民族里有劳动的和被剥削的群众，他们的生活条件必不能免地要产生着民主的和社会主义的意识形态”的理论（周扬《马克思主义与文艺》），我们是有充分理由来肯定中国古代文化（包括医学在内）的优良部分的。同时，列宁在这里也业已给我们树立了取舍的尺度。

关于如何对待中国古代文化，毛泽东同志有过明确的指示：“对于中国古代文化，既不是一概排斥，也不是盲目搬用，而是批判地接收它，以利于推进中国的新文化。”（《毛泽东选集·第三卷·论联合政府》）又：“中国的长期封建社会中，创造了灿烂的古代文化。因此清理古代文化的发展过程，剔除其封建性的糟粕，吸收其民主性的精华，是发展民族新文化，提高民族自信心的必要条件，但是决不能无批判的兼收并蓄。必须将古代封建统治阶级的一切腐朽的东西和古代优秀的民族文化即多少带有民主性与革命性的东西区别开来，中国现时的新政治、新经济，是从古代的旧政治、旧经济发展而来的，中国现时的新文化也是从古代的旧文化发展而来。因此，我们必须尊重自己的历史，决不能割断历史。但是这种尊重，是给历史以一定的科学的地位，是尊重历史的辩证法的发展，而不是颂古非今，不是赞扬一切封建的毒素。对于人民群众和青年学生，主要地不是要引导他们向后看，而是要引导他们向前看。”（《毛泽东选集·第二卷·新民主主义论》）

这些原则，对于我们学习和研究中国医学史，特别是中国古典医学史，是有着深刻指导意义的。采取“一概排斥”的态度，那就是民族虚无主义。一些西医说我们这也不科学、那也不科学，甚而极歪曲的说“中药有效，中医没用”，这是我们要坚决反对的。采取“盲目搬用”的态度，那就是狭隘民族主义或国粹主义，我们同样是要坚决反对的。现在，在一部分医务卫生人员，对祖国优秀的医药文化遗产或无知、或抹杀，已经产生了有害的结果，这是应该及时纠正并不容再继续下去的。反之，有部分中医，旧书是能看下去了，但钻进去却出不来。这两个极端的现象，多少受到了民族虚无主义者或狭隘民族主义思想的影响。虚无主义思想所以产生，其重要原因之一，是某些人由于长期受帝国主义的压迫，在精神上一时还不能完全站立起来，又加上受到歪曲宣传的影响。保守主义思想所以产生，则大部分原因是由于封建主义的余毒造成的。因此，在正确对待祖国医学文化遗产问题上，也就有继续反帝、反封建必要。采取“批判地接收”的态度，目的是为“以利于推进中国的新文化”，“向前看”而不是“向后看”，“尊重自己的历史，决不能割断历史”，但“不是颂古非今”，尤其“不是赞扬任何封建的毒素”，至于吸取的标准，那就是“民主性”和“革命性”的。

上面列宁关于文化遗产的理论是一般性的，毛泽东同志所指示的，也是指一般的关于吸收中国古代文化而言，如果专就中国医学来说，那就需要在一般的指导原则之外要更具体些。在这方面，人民日报“贯彻对待中医的正确政策”的社论（1954年10月20日人民日报），以及雷海宗同志的“我对祖国医学遗产的认识”（1954年11月21日光明日报），都有很好的提示。

人民日报社论中说：“我国医学有数千年的历史，有丰富的内容和宝贵的临床经验，在我国历代人民对疾病的斗争中发挥了巨大的作用。继承和发扬这份文化遗产，认真学习和研究它的学理和实践经验，用科学方法加以整理和总结，逐步提高它的学术水平和医疗水平，使它更有效地为人民服务，这是我国医学界的一项十分光荣的艰巨任务。做好这一工作，不仅大大有助于我国人民的保健医疗事业的发展和提高，而且能使世界医学的内容，更加丰富起来。……他们不懂得继承和发展祖国的文化遗产对建设新文化的重要性，不懂得发扬祖国医学遗产对提高现代医学和医疗水平、发展人民保健医疗事业的重要性，因此，也不懂得团结和提高中医，使它充分发挥作用的重要性。他们忽视广大人民对中医中药的实际需要，忽视中医的丰富经验和显著疗效，不去认真学习研究，不加仔细分析总结，就笼统地说中医‘落后’、‘不科学’，全盘加以否定。这种不承认事实，不重视实践经验的态度，是极端‘不科学’的武断。中医中药的不可否认的疗效，证明了中医学有合理的和有用的实际内容，而它的最大弱点，就是缺乏系统的科学理论，还没有掌握化验和科学检查的可靠方法，这就大大限制了它的发展和提高。所以发扬祖国医学遗产的基本问题，就是如何通过认真的学习、研究和实践，逐渐使它和现代科学理论相结合的问题，就是要根据现代的科学理论，用科学方法来整理中医学的学理和总结它的临床经验，吸取它的精华，去掉它的糟粕，使它逐渐和现代医学科学合流，成为现代医学科学的重要组成部分。我们应该逐渐创立这样的现代化医学，它应该反映出中国的地理、气候的特点，反映出中国特产的药材的应用特点，反映出中国各族人民的生活和劳动的特点。这便是我们发扬祖国医学遗产的远大目标。”

雷海宗同志说：“医学是自然科学，虽也反映一定的民族特点，但是没有阶级性和民族性的。我们把医学分别为中、西，并不等于说医学是有民族性的。今日的中医学，还没有完全摆脱过去历史时代限制所加予它的许多糟粕及不科学的因素。我们研究中医学，最后的目的，应当是消灭‘中医学’与‘西医学’之间的一切界限，那也就是说，将来只有吸取了今日中医学全部精华的高级的科学医学，根本不再有所谓中西。到那一天，全世界都可认识到五千年的中国经验对于医药科学的丰富贡献。……今日苏联的医学，其根本不同于资本主义国家的医学，主要的不在于它的个别经验（这当然也很重要的），而在于它的辩证唯物主义哲学指导下新哲学观点。我们学习苏联，主要的要学习这个观点及基于此观点所必然建立的方法。如我们近年来时常谈到也经常用到的‘封闭’疗法，它的理论是根据巴甫洛夫的功能统一学说和神经论的基础所发展出来的符合‘优势法则’和‘阻断病理性冲动影响大脑皮质功能’的‘病因治疗’。这种疗法，很早就在资本主义国家医学上使用。可是，由于他们的医学受机械唯物论思想的指导，仅认为是消极的对症治疗（止痛），而不能认识它的伟大的作用，所以得不到发展。由此可见，这不是技术问题，而是根本的哲学问题。中国旧有的医学，尽管它有很大的局限性，但在这整体观念一点上，和巴甫洛夫学说相通，确是高过资本主义社会的医学的。我们只有深切认识此理，方能一面虚心诚恳地研究中国旧医学，一面又创造性地而不是机械地去学习苏联，也只有这样的研究和学习，才能保证我们在学习苏联的过程中，能够吸收中医学的全部精华！”

我们把上面列宁、毛泽东和人民日报社论、雷海宗同志的话结合起来思考，就会得出这样的结论：具有悠久历史、丰富内容和宝贵临床经验的中医学，不仅在我国历代人民同疾病的斗争中发挥过巨大的作用，而且至今仍为我国广大劳动人民所迫切需要，是祖国优秀文化遗产之一，是我们应该继承和发扬的，而这也就是中国医学史学习和研究的重点所在。

这样去做，是为了发展民族的新医药文化，提高其学术水平和医疗水平，是为了获得创造新的科学医学必不可缺的有益营养，这也就是为了“向前看”。就一个卫生工作者来说，通过中国医学史的学习，提高爱国主义思想，也是我们的目的之一。在西医学发达的国家，对于处理古典医学遗产已充分表现出毫不关心并毫无能力的今天，在我们的国家恰表现出对过去一切对人类健康有贡献的医学财富的极大重视。因此，在正确对待祖国医学遗产问题上，是有极大的政治意义的。

建院六年致毕业生发言

（此文大约写于1962年，据手稿整理）

首长、同志们、全体同学们：

今天是北京中医学院建立六年来，最富有历史意义、最值得祝贺的一天！五六级的同学们，通过六年来的辛勤学习、刻苦钻研，获得优良的成绩毕业了，同时第二届西医学习中医班的同志们亦光荣的毕业了，这是一件大喜事！

同学们，你们的毕业是史无前例的，你们是由国家创办的正规大学培养出来的高级中医师，你们永远是“大哥”“大姐”，我受全院教师的委托，衷心地向你们致以热烈的祝贺！

同学们，六年来，你们在中央卫生部的直接领导下，在院党委的具体领导下，按照教学计划，系统地学完了中医学的十八门基础理论和临床基础课程，还重点地学完了现代医学基础课程，又通过一年多中医临床实习，最后通过毕业论文的写作和答辩，院评审委员会认为你们的成绩是优秀的，基本上达到了国家原定的培养目标，并均将愉快地接受国家的分配走上工作岗位。你们是建设社会主义卫生战线上的一支生力军，你们的毕业是党的中医政策的光荣胜利。

中医学教育在国民党统治的几十年中，一直被压迫着，不能列入当时的国家教育系统，仅由少数私人力量在那里朝不保夕地惨淡经营，国内仅有的几所私立中医学校，终于无法逃脱次第关闭的命运。一直到人民革命胜利了，党的中医政策一再地贯彻了，中医教育事业才得以崭新的姿态逐渐地壮大起来。尽管中医学教育毫无成规可循，我们对中医教学亦毫无经验，但经过我们师生的共同努力，在党的正确领导下，今天终于能够拿出优秀的成绩来向党汇报，这些成绩是在旧社会私立的中医学校所不曾有过的。

首先，同学们树立了医药为劳动生产服务的人生观。你们通过六年来的政治学习、劳动锻炼和实际工作，在思想政治方面都具有社会主义觉悟，拥护共产党的领导、拥护社会主义，树立了阶级观点、劳动观点，热情洋溢地从事于社会主义建设。你们虽然还没有走出学院大门，但从历年来的政治运动中，尤其是反右派斗争和整风运动中，你们绝大多数人的政治方向是明确的。你们在矿区和农村实习时，边学习，边为工人、农民治病，遇着疑难大症，千方百计地钻研技术，运用方药、针灸、捏脊等种种治疗方法，治愈了不少较为难治的疾病，工人、农民都称赞你们是“红色小医生”。有的同学曾和我一起实习，不少病人专要请你们来医治，说明你们在群众中的威望已经开始树立起来了。在这次毕业分配工作中，你们大多数人都志愿要到边疆去、到军队去、到工矿去，这是你们能“面向工农兵”的具体表现，在学生时代就基本上树立起革命人道主义精神的世界观、人生观。

其次，同学们初具辩证唯物主义的思想方法和世界观。祖国医学文化遗产是非常丰富的，我们的任务是要努力地继承与发扬，这是一致公认的。但从目前的实际情况来说，应该侧重于继承，应该多做一些继承工作，从这个意义上讲，继承、发扬是有阶段性的，因而你们几年来的刻苦钻研完全是必要的。钻研有得，并能用辩证唯物主义的思想方法来加以发扬，这就难能可贵了。如有的同学，以阴阳对立统一的概念和五行生制的规律，以解释《伤寒论》的辨证论治理论体系；有的同学提出，灵活性和原则性的辩证统一，是祖国医学治疗法则的特点。这些见解，都是非常可贵的，未可忽视的。说明你们在六年的学习中，于祖国医学既继承了不少，也没有走到“尽信书”那条死路上去，而是能用联系和发展的科学方法，提出了对中医学新的认识。而我在过去，虽也知道做学问，但毫无辩证法观点来分析所学得的东西，以致往往不失之于泥古不化、固步自封，便失之于皮相的科学化，陷于虚无主义而不能自拔，因此我要向同学们学习。

第三，同学们获得了较有系统的理论知识和多方面的医疗技能。在以往的中医队伍中，最大的缺憾是，多半都是通晓于某一方面，而没有经过系统学习。你们从中医学最基本的《内经》学起，继而《诊断》《本草》《方剂》，掌握了中医学的基本理论；又进而学习《伤寒论》《金匮要略》《温病》《针灸》《按摩》《气功》等，掌握了多方面辨证论治和医疗技术；又进而学习了《内科》《妇科》《儿科》《外科》《伤科》《眼科》《喉科》等临床基础，初步具备了辨治各科疾病的治疗技能。古代分科最完备的莫如宋元时代的“十三科”，但也远不如你们今天所学的这样系统和完整，相信你们走到工作岗位上去后，完全能够独当一面，负担起光荣的保障劳动人民健康的神圣职责。过去的中医学校，“医经”不是主要课，有的就没有设置医经课，因此中医学的基础理论不如你们学得好；至各科的涉及也不如你们学得广，如《伤科》《喉科》《眼科》《推拿》《气功》等，过去一般中医学校都没有设置；而各科的讲义，绝没有像今天你们所学的讲义这样，是通过有领导的、有计划的、全面安排、分工合作、充分讨论、统一认识后才编写出来的。

第四，同学们继承老中医的经验很有成就。祖国医学的丰富多彩，不仅有浩如烟海的历代文献，同时流传在民间的大量单方、秘方和一些特色疗法，以及许多老中医的宝贵经验，同样是很珍贵的遗产。你们曾不只一次地开展过采风访贤活动，向各地老中医和民间医生学习，很有收获。如治脾肾虚损的捏脊疗法，就是你们从吸收老中医的小儿捏积疗法发展起来的；治慢性哮喘很好的割刺疗法，也是你们从民间割治法不断地改良开展起来的；尤其是通过最后一年的毕业实习，你们在各个医疗单位的老大夫们热情的指导下，成功地吸收了许多很好的治疗经验，如“化斑紫草汤”之治热痹，“温胆汤”之治失眠，“少腹逐瘀汤”之治不孕症等，不仅把老大夫的经验用得很活、用得很准，而且还能从实践中总结出更好的运用规律，并能用中医学的理论阐发其疗效，说明其所以有效的道理，这样就把许多老大夫的经验提高了一步。你们让我们认识到，不能读了几本书后，就忽略老大夫的临床经验，忽略民间疗法，不能在继承方面留下缺憾。

第五，同学们已经成为整理与发扬祖国医药文化遗产的生力军。尽管你们的论文我只看过三分之一，但我从你们毕业论中看到了琳瑯满目美不胜收的成果，我可以举两个例子来说明。有篇论文的题目为“试论胃气”，题目虽小，却是中医学中很重要的问题，文章从生理、病变、论治、养生、预防几个方面很有条理地做了系统的论述，骤视之文章很平常，但这位同学能用理论结合实际的方法，系统而具体地进行了阐述，即使是李东垣的《脾胃论》，也不如这篇文章完整，《脾胃论》的内容只是这篇文章的一部分而已。这篇论文尽管在结构方面还存在某些缺陷，但其不仅充实了《脾胃论》，且把《内经》中有关胃气的内容，进行了系统的整理，因此这是一篇优秀的论文。中医学里有很多内容都等待着像这样一次二次地提炼、整理、发扬光大。还有好几篇讨论“命门”的文章，也搜集了中医学典籍中应有尽有的资料，并做了较精细的分析，尽管还没有什么新的见解，但从文献方面下这样的一番整理工夫，我们也是非常欢迎的，说明同学们确实是具有了整理与发扬祖国医学的能力。回顾我在读书时代，也不曾写出这样的大块文章来，我的文章能与读者见面，是离开学校开业五年以后的事，今之视昔，真是后来居上呀！

同学们，饮水不忘掘井人，你们今天的成绩是从哪里来的呢？当然，起决定性作用的，要归功于党的正确领导，因为没有党的中医政策，不可能有这样新型的中医高等学府，没有我们党正确的教育方针，不可能培养出你们这批欣欣向荣的新生力量。我自问，我们的聪明智慧并不是不如你们，教我们的老师，比我们这些教师的本领要高明得多，为什么我们当时的学业成绩会远不如你们呢？这充分说明，中医政策的英明，中国教育方针的正确。因此，我们师生只有听党的话，服从党的领导，拥护党的政策，才是学习好祖国医学的保证，也是建设社会主义搞好一切工作的保证。

同学们，六年来，你们辛苦了！你们的学习成绩来之不易。但是，从做学问来讲，大学毕业只是独立治学的开始，你们当中还有不少人的古汉语水平较差，学习的深度还不够，中医学理论虽有了基础但还不够巩固，经验也不是太多，这些是你们尚所存在的主要缺点，应该严肃认真地加以重视，要在今后的工作中不断地得到弥补和克服，才能巩固已获得的成绩，才能不断地有所提高。我们师生快要分别了，谨做以下两点临别赠言，提供给同学们参考。

一是要不断地提高政治水平。要努力学习历史唯物主义、辩证唯物主义的理论，深入学习毛主席的《矛盾论》《实践论》。这两篇经典著作，是对马列主义有所创造的典型之作，文中对唯物辩证法的法则，做出了非常深刻的研究与分析，如果掌握了其中的精髓，对于我们研究祖国医学的思想方法是大有帮助的。

二是要不断地加强中医学基本功的训炼。如对《素问》《灵枢》《难经》《伤寒论》《金匮要略》这五部经典要精读，必须反复地钻研，终生不要放弃；《中藏经》《脉经》《脉诀》（高阳生）《备急千金要方》《温病条辨》这五部书，是必读的，应该随时批阅；《本草经疏》《景岳全书》《张氏医通》《丹溪心法》《杂病证治六种》等，是我们推荐的泛读书，应该摆在手边，随时浏览参考。如能够这样坚持下去，你们在学术上、在临床上的发展速度，将要远远超过现在。

同学们，拿出雄心壮志来，继续努力，攀登高峰。几千年悠久的祖国医药文化遗产，期待着你们来继承与发扬；伟大的社会主义建设者们的健康，需要你们的医疗技术来保护。同学们，努力吧！让我们携起手来，肩负着这两大光荣任务而不懈的奋斗！

我的十年规划

（此文写于1977年12月2日，据手稿整理）

自从英明领袖华国锋主席领导全国人民一举粉碎“四人帮”，并发出“抓纲治国”的伟大号召以来，人人精神焕发、斗志昂扬，全国人民一条心、一股劲地朝着四个现代化的伟大目标迈进。尤其是学习了华主席关于科学工作的重要指示、邓副主席在科教工作座谈会结束时的讲话、中共中央关于召开全国科学大会的通知以后，心更明，眼更亮，感到一场向科学技术现代化进军的伟大的群众运动正在迅猛兴起。我是奋斗在医学科学战线，研究祖国医学的普通一兵，随着我院“三大讲”运动日益开展，揭、批、清工作正推向高潮的同时，新的院党委确定了新的学院体制，倍觉得精神振奋、壮心未艾，举身的精力都期待着党的召唤，大有坐不住之感。特为侭先订制个人的十年规划如下。

一、研究生培养

我计划在十年中，培养中医学研究生20名，使他们成为我院科研、教学的“母机”。在人员的选择选拔上，希望能是中医学院六八年以前毕业生，或相当于中医学院毕业而对研究中医学感兴趣者，或通过西学中并从事中医工作的西医同志。研究生以三年为一期，每期5人，十年内分四期完成20人之数。

重要的是培养的方法。①选定中医的主要典籍《内经》《伤寒论》《金匮要略》三部，做为重点研究的内容。在我定期的指导下，以自学为主，培养其独立思考能力，适当安排有重点的讲授时间；②指定100部有关内、外、妇、儿、五官以及各家学说的书籍（具体书目另拟），做为一般性的阅读，阅读每一部书之后，须写出提要或心得；③必须阅读5至10种中西医学杂志，对其中的重点内容要做资料摘录；④安排一定的临床时间，要求独立处理，选择其中的典型病例，做出较完整的纪录，以备检查、以供讨论；⑤指导其钻研中医学文献整理的方法，以及积累资料、综述文献的方法；⑥安排一定的外语（英语、日语）学习时间，培养其阅读或翻译外文资料的能力。

培养期满，通过考核，并写出有学术价值的论文，批准毕业，发给毕业证书，安排新的科研或教学工作。关于政治学习内容，由学院统一安排。

已毕业三名研究生，今年又毕业了四名，均取得硕士学位。

二、编写十部医著

我研究中医学整有五十年了。在旧中国二十年写了4本书，论文19篇，约共64万余字，平均每年仅写3.2万字。“文化大革命”前的十七年间，我写了14本书，论文24篇，共约164万余字，平均每年接近10万字。粉碎“四人帮”以来的四年，已写成6本书，共约120万字，发表论文21篇，约15万字，平均每年为34万余字。正在进行中的有4本书，预计1983年完成，约有140万字，平均每年将接近50万字。这4部书是：《中医各家学说》60万字，这是前所未有的创新之作；《内经十讲》10万字；《中医基础理论》六讲，12万字，受到日本医学界的赞赏；《十大医经类编》预计500万字；《医学百科全书·中医基础理论分卷》100万字（这是钱信忠的国家题目）定于1978年第一季度完成。

十年规划的具体内容如下。

1. 点校《医学启源》　这是一部已经绝版，近四百年不曾流行的医书，是金元四大家重要文献之一，是李东垣学术思想的来源，有较大的学术价值。上海图书馆仅有元刻残本，北京图书馆有较完整的明刻本，我院仅有摄影本，经过校勘标点出版。

2.《中医书籍提要》　选择500部左右的重要古典医籍，一一做简明扼要的提要，目的是为中西医的阅读作向导，预定1979年完成。

3.《中医各家学说讲义》　这是全国统一教材之一，必须于1978年上半年完成。

4.《中医学派十讲》　介绍中医学各个学派发展的概况及其主要内容，

提供研究中医学术思想及其历史的重要资料，拟于1978年完成。

5.《中医书籍阅读指导》　按中医理论体系和临床各科的古典医籍及近代著作，选书1000种左右，分门别类的介绍，从内容到作者、出版社、所在馆藏、均分别注明，便于阅读者的选择与购置，拟于1980年完成。

6.《内经学》　将《内经》中所有具有学术价值和实践意义的资料，加以全面系统地整理，并按照中医理论体系分类，分别加以注解和分析，阐发其主要学术内容，其中带有封建迷信色彩的内容一概扬弃，而为初步整理古典医籍的范式。拟于1983年完成。

7.《内经章句索引》　将《内经》中所有大小辞句，按笔画多少依次编列，便于《内经》研究或《内经》教学时的检阅。1984年完成。

8.《金匮引得》　体例与《内经章句索引》同。

9.《医论选集》　将我在中华人民共和国成立以来所发表的论文，以及学术报告讲稿，经修改后，汇集而成，1986年完成。

10.《临证治验分析》　将我在五十岁以后所有临床纪录，加以整理分析，在旧的医案方式基础上提高一步，即根据多次治疗的变化及其效果，多做理论上的分析，这就不是局限于经验的层面，而且还有学术的层面。1987年出第一集。

以上第2、5、7、8四种，属于工具书，在我指导下可由研究生来做；其他六种，均须由我自己动手。如研究生的成绩好，在第二期毕业以后，便可在我的指导下，由研究生来进行《十部医经类编》的修订工作。

以上这个规划，我是有一定思想准备的，在院党委的领导下，能以百倍信心来完成。到了1987年，如健康条件许可，再安排第二个十年规划。

谨此答呈北京中医学院院党委。

培养高水平的中医理论骨干

（原载1978年11月15日《光明日报》）

谁都承认中医的经验是丰富的，中医的临床疗效是相当高的。几千年来，中医学负担起全国亿万人民的医疗和保健责任，保证了中华民族的不断繁衍昌盛，因而在广大人民中间享有很高的威信。但是却还有人说“中医不科学”“中医没有理论”，我很难理解的是：经得起几千年亿万人医疗实践检验的一门学科，竟是建筑在“不科学”的基础上的，竟是没有理论的经验医学。我看，说这种话的人，不是唯理论者，就是属于虚无主义者。

正由于中医学的实践特别丰富，所以中医学必然会从丰富的感性知识中不断获得而上升为理性的知识。现在中医学还保存着数以万计的医学文献，其中既有经验的总结，也有自成体系的丰富理论，这是祖国医学宝库中最主要的部分。其他的且不说，即以《黄帝内经》这部古典著作为例。《黄帝内经》，一般都公认是战国时期的著作，距离现在已经有两千多年了，书中记载：“八尺之士，皮肉在此，外可度量切循而得之，其死可解剖而视之，其脉之坚脆，腑之大小，谷之多少，脉之长短，血之清浊，气之多少……皆有大数。”（《灵枢·经水》）古人解剖的结果怎样呢？据梁伯强将《黄帝内经》所载消化道之长度，和近代Spalteholz所著《人体图谱》作一比较：《黄帝内经》云“食道”为1.6尺，《图谱》为25厘米；《黄帝内经》云肠道为56.8尺，《图谱》为925厘米；食道和肠道的比例，《内经》为1.6 ：56.8 = 1 ：36，《图谱》为25：925 = 1 ：37。结论是：两者基本是很接近的。

《内经》在生理上的发现更为突出。《素问·痿论》中云：“心主身之血脉。”《素问·举痛论》中云：“经脉流行不止，环周不休。”《灵枢·本脏》中云：“经脉者，所以行血气而营阴阳。”《灵枢·脉度》中云：“内溉脏腑，外濡腠理。”这些论述，把心脏与全身血脉的联系，血液在经脉中呈循环式的运行，内及于脏腑外布于肌肉，并为无休止的运行等，这些关于血液循环的几个主要环节都讲述得很明确。与希腊医学相比较，公元前4世纪还不知道血液是流动的，公元2世纪罗马医学只认识血液像潮水并不知循环，公元13世纪阿拉伯医学才开始认识到小循环，直到公元17世纪英国的哈维才证明了血液的循环，但比《内经》已经推迟了将近两千年了。

以上说明，中医学在两千年前，在关于对人体形态学方面的认识已经达到相当高的水平。

在中医学理论中，尤其杰出的是其对统一整体观的运用。中医学认为，各个脏器存在于体内，既各自是个整体，而于各个脏腑之间又具有相互依存、相互制约、不可分割的整体联系，并且每一“脏”或“腑”对于全身各个局部的组织或器官又是互为联系、休戚相关的；假使某一器官发生了病变，必然会影响到其他器官。例如，如果肝脏发生了气血失调的病变，就会影响到眼睛的视力，还会影响到消化系统的不正常，甚至影响到情绪异常而易于激动等；所以中医在临床治疗时，通过诊察辨证，知其所患视力、情志、消化不良各方面的病症，都是由“肝”所引起，便都可以通过治“肝”而获得疗效。其他脏器亦往往如此。不仅人体本身是个整体，人和自然界亦具有密切的联系，所以人类必须要认识自然，掌握自然，进而改造自然，这一思想在《内经》有关篇章里亦是反映得比较突出的。如《素问·上古天真论》中云：“提挈天地，把握阴阳。”《灵枢·玉版》篇中云：“人者，天地之镇也。”都具有这样的含义。

中医学对疾病和治疗的关系，尤具有唯物观和辩证法因素。《灵枢·玉版》中说：“夫痈疽之生，脓血之成也，不从天下，不从地出，积微之所生也。”疾病的因子往往微细到人所不易觉察的程度，但仍当肯定病因的客观存在。如“六淫”“七情”“饮食劳倦”等都属于致病的因素，在治疗时必须求因而治，不能头痛医头、脚痛医脚。中医学认为，病因总是可以认识的，因而疾病总是可以治疗的。如《灵枢·九针十二原》中云：“五脏之有疾也，譬犹刺也，犹污也，犹结也，犹闭也。刺虽久，犹可拔也；污虽久，犹可雪也；结虽久，犹可解也；闭虽久，犹可决也。或言久疾之不可取者，非其说也。夫善用针者，取其疾也，犹拔刺也，犹雪污也，犹解结也，犹决闭也。疾虽久，犹可毕也。言不可治者，未得其术也。”这是多么积极的唯物主义思想，亦充分体现出中医学对待疾病的辩证法，对于疾病总是可以逐渐认识和征服它的，也就是说没有不可认识和征服的疾病。目前尽管有许多疾病还没有被认识，也没有有效的治疗方法，这是“未得其术”的问题，通过实践，认识，再实践，再认识，终归有“得其术”的一天。

中医学在临床上之所以能取得较好的疗效，都是在其理论的指导之下而取得的。中医学运用其理论于临床，往往能取得预期的效果，说明中医学是科学的，这就是真理。难道能指导实践和经受实践检验的理论还不足以称其为理论吗？当然，中医学的理论应该被肯定的是其能取得临床案例验证的部分，而不是兼收并蓄。

目前，当务之急不是辩论中医“有无理论”的问题，而是如何发掘中医宝库中的理论并加以整理提高的问题。要做好这一工作，首先在于培养一支精通中医理论的、高水平的中医理论骨干队伍，这可从两个方面进行。首先，先要办好重点中医学院，对学生加强基础功的训练，认真学透几部古典著作，同时亦要把中医学基础理论搞扎实，给他们创造好精通中医理论的条件。其次，是集中力量办好几个重点西医学习中医班，选拔年富力强、精力充沛的高等医学院校的毕业的学生，并有若干年的临床经验，相当于主治医师一级的西医同志来学习中医学，邀请富有理论和经验的高年资的中医教授讲课，尽先弄通几部古典医著，并广泛浏览一些著名医家的著作。这两种人员都要具备发掘中医理论的能力，先进行文献整理，再通过临床实践来验证，进而充分运用先进科学技术加以研究。这样，经过科学实验手段得出来的新的理论，比中医学原有的水平和现代医学都有所提高。有了这样崭新的医学科学理论，才能符合四个现代化的要求，才能为中西医结合创新出成果，才能超过国际医学水平。所以我们必须加快培养一支精通中医理论的、高水平的中医理论骨干队伍。

中医文献亟待整理

（原载 1979 年 5 月 26 日《人民日报》）

丰富的中医学文献，是构成中国医药学这个伟大宝库的主要内容之一。据 1961 年由全国 59 个图书馆及两位藏书家汇编“目录”时的统计，共有 7661 种医药书；1978 年再度统计，已超出 10000 余种。中医学文献数量之大，门类之广，实非其他国家医药文化之可比拟的。其中如闻名于世界的《黄帝内经》，包括《灵枢》和《素问》两个 81 篇，早在 2000 年以前，便分别从脏腑、经络、病机、病症、诊法、辨证、治则、针灸、方药、养生等方面，对人体生理功能、病理变化以及诊断治疗的方法，结合当时自然科学的成就，进行了客观的认识和叙述，做出了比较系统、全面的综合分析。《黄帝内经》的价值不仅在于总结了秦汉以前的医疗经验，并将其提高整理成为理性知识，而且还在于它把医疗和保健的原则提高到古代唯物主义哲学原则的高度，并以当时的辩证法观点向形而上学的医疗观点进行了斗争，从而为祖国医学奠定了比较坚实可靠的理论基础。现在广大中医运用的传统的基础理论，仍以《黄帝内经》为主要依据，并以之指导临床实践而如应斯响，通过实践检验证明这些基础理论基本是正确的。约成书于公元196 ~ 204年间的《伤寒杂病论》，也是久已闻名于世界的著作，这一名著通过对多种热性病的治疗，总结出“六经辨证”的一整套辨证论治方法，不仅揭示了热性病的发病规律，还大大提高了中医临床的医疗效率，而成为一部理论结合实际的不朽著作。约成书于610年的《诸病源候论》，共50卷，将疾病分做67门，叙述了1726种证候。其中记述对许多病源的认识，如指出“寸白虫病”（绦虫病）是因吃了不熟的牛肉所致，过敏性皮肤病“漆疮”的形成认为与人的体质有关，这些都是符合临床实际的。约成书于1578年的《本草纲目》，共计52卷，在宋代《经史证类备用本草》的基础上共载药1892种，分做水、火、土、金石、草，谷、菜、果、木、服器、虫、鳞、介、畜、禽、人等16部，每部又分若干类，如“草部”分山草、芳草、湿草等11类，“木部”分香木、乔木、灌木等6类，共计62类。《本草纲目》被译成朝、日、拉丁、英、法、德等多种外文，流行于全世界。约成书于1406年的《普济方》，共计168卷，分作2175类、778法、1960论、61739方、239图，可谓洋洋大观，为空前巨作。从以上这几部具有代表性的文献来看，中医学文献内容的丰富多采，可以概见。

在中医学文献中，记载了前人从各个方面总结出来的经验和理论，不仅一直指导着广大中医的医疗实践，就从当前医学科学的发展来看，其中有相当一部分的“宝藏”，实有进一步发掘的必要，试举几个例子来说明。

苏联的医学气候学，正在研究自然环境中各种物理因素对人类健康的影响，这一研究对当前保健事业是非常现实的。研究发现，在天气和气候变化时，有百分之六七十的人会产生不好的感觉，特别是患有心血管病、神经系统病、支撑运动器官和呼吸器官病的人更为明显。而中医学文献里很早就有这一类的记载。如《素问·至真要大论》中说：“夫百病之生也，皆生于风、寒、暑、湿、燥、火，以之化、之变也。”《灵枢·百病始生》中说：“风雨寒热，不得虚邪，不能独伤人。……其中于虚邪也，因于天时，与其身形，参以虚实，大病乃成。”风、寒、暑、湿、燥、火，都属于自然环境的物理因素，它们的正常与否，会直接影响人类的健康。特别是“虚邪”，也就是极不正常的气候变化，对人体的危害性更大。所以《灵枢·九宫八风》又说："避虚邪之道，如避矢石然。"《素问·八正神明论》还说："天温日明，则人血淖液而卫气浮，故血易泻，气易行；天寒日阴，则人血凝泣而卫气沉。月始生，则气血始精，卫气始行；月郭满，则血气实，肌肉坚，月郭空，则肌肉减，经络虚，卫气去，形独居。是以因天时而调血气也。"这些文献提出"太阳""月亮"对人体的照射，将影响到气血在生理、病理方面的变化。而现在的医学气候学家们，在1976年日食时，对100名不同年龄的病人进行观察后，认为"日食"会使许多人的健康恶化，而"日食"一结束，这一现象很快就消失了；并决定在1980年即将到来的太阳黑子活动最频繁的一年里，将进行医学生物学、太阳地球物理学和气象学的同步观察。但科学家们的这些研究还没提到"月亮"对人体的影响问题，据中医用针灸治疗的经验，掌握太阳、月亮的变化规律来对某些疾病进行治疗，如运动器疾病、泌尿系疾病等，其对疗效的影响有非常密切的关系。

现代生物时钟学研究发现，由微小的单细胞草履虫以至于人，每一种生物都是由一复杂的天生的生理调节功能所控制着，使生物有像时钟般地保持其特别的节奏。现代医学已证明，人体内的细胞分裂、血液成分、直肠温度、尿量及尿的成分等等，都有着昼夜、月、年等不同的节律。即是说，人体里确实存在着生物钟般的运动节律。中医学文献很早就记载了人体中"营气"和"卫气"的运行节律，而且是可以用客观指标来测定的。《灵枢·五十营》中说："愿闻五十营奈何？岐伯答曰：天周二十八宿，宿三十六分，人气行一周，千八分。"即是说"营气"在人身运行，一昼夜共行50周，用天周28宿说计，每一宿的等距为36分，加起来共得1008分，这就是营气运行的度数。又《灵枢·卫气行》中说："卫气之行，一日一夜五十周于身，昼日行于阳（手足三阳经脉）二十五周，夜行于阴（手足三阴经脉）二十五周……终而复始，一日一夜，水下百刻而尽矣。"这是用"漏刻"来测定"卫气"运行于人身的节律。后世针灸家依据营气、卫气运行的这一节律，便测定出"肺寅、大肠卯、胃辰、脾巳、心午、小肠未、膀胱申、肾酉、心包戌、三焦亥、胆子、肝丑"等五脏六腑相应的时辰，即为手足十二经脉运行营卫气一昼夜十二时辰的规律，也就是一般所说的"十二经旺时"，这一认识用于临床，往往能取得较满意的疗效。

美国《科学》杂志报道：头发中恒量元素的异常浓度，可以帮助诊断纤维性囊肿、营养不良、缺锌、幼年性糖尿病、学习低能病和先天性精神异常等。加拿大麦吉尔大学的罗伯特·皮尔博士报告，他的小组通过分析14种恒量元素的浓度，能够区分正常儿童与学习低能儿童，准确率达98%。据头发的生长情况，以判断人体发育的盛衰，以及观察疾病的变化，在中医文献中亦数见不鲜。《素问·上古天真论》中说："女子七岁，肾气盛，齿更发长；……四七，筋骨坚，发长极，身体盛壮；五七，阳明脉衰，面始焦，发始堕；六七，三阳脉衰于上，面皆焦，发始白；……丈夫八岁，肾气实，发长齿更；……五八，肾气衰，发堕齿槁；六八，阳气衰竭于上，面焦，发鬓颁白；……八八，则齿发去。"这一论述说明，肾气的盛衰直接影响着头发的生长。而儿童的学习低能、先天性精神异常、糖尿病等，从中医学看来，都关系乎肾脏生理。《灵枢·热病》篇中说："癫疾，毛发去，索血于心。"《医学入门》中说：血盛则发润，血衰则发衰，血热则发黄，血败则发白矣。血液的变化，可以通过头发的生长情况反映出来，这是中医学的传统概念，亦最有临床意义。《中藏经》中说："发眉如冲起者死……发直者十五日死……发如麻，喜怒不调者死。"这是从头发的变化来对疾病做预后，可以说是经过长期临床实践总结出来的经验。特别是中医儿科，对患儿头发的枯、润、刚、柔、粗、细等种种情况进行观察，借以辅助分析病情、辨别病证具有一定的现实意义。

中医学丰富的文献，无论从传统的运用，还是从医学的发展来说，都是很有价值的，应努力发掘，整理提高，需安排适当的人力进行整理。究竟应该怎样整理呢？我认为以下一些方法是必不可少的。

一、诂　训

由于中医学文献有些是汉魏以前的，如《素问》《灵枢》《伤寒论》《金匮要略》《中藏经》之类，往往存在词理秘奥、碎文错简、篇目坠缺等问题，不经过一番训诂的工夫，是不易使一般人阅读的。所谓"训诂"，是我国传统的研究古代文字词义的学科，综合分析古书中的语法、修辞等语文现象。包括故训（解释古书中的词义）、校勘（同一书籍，用不同版本和有关资料，与原文相互核对，比勘其文字篇章的异同）、章句（分章析句来解说古书意义）、疏证（会通古书的义理，加以补充校订考证阐释等）、读破（改变某一字的原来读音，以表示意义的转变）种种方法。特别是《素问》《灵枢》两大经典著作，更为需要这样的加工。

二、语　　译

毛泽东同志在1956年对中医工作的指示中就说过，“应该把一些古典的经典性医学著作，由专人翻译成白话文，印成对照本，以便于西医阅读学习。”像《黄帝内经》这样的经典著作，多数中医阅读亦非翻译不可。新中国成立以来，虽有两三种语译本《黄帝内经》，但是，都不曾通过较细致的训诂这一道工序，因此几个语译本都存在一些问题，还未能达到定本的水平。为了保证翻译的质量，必须先训诂而后语译，才可能少出差错。

三、类　　分

中医学文献，从经典著作到历代各医家的著述，多半都是用综合叙述的方式来表达的，不便于运用。1963至1966年，我曾先后组织数十人，将《灵枢》《素问》《神农本草经》《难经》《伤寒论》《金匮要略方论》《脉经》《中藏经》《甲乙经》《太素》等10部经典著作的整个内容，按照“阴阳五行”“五运六气”“人与自然”“藏象”“经络”“病机”“病症”“诊法”“辨证”“治则”“针灸”“药物”“方剂”“养生”等14部门进行分类，将每部书同一类性质的内容各以“部”居，这样运用起来就比较方便了。各个医家的著作，有的也应该按照这一理论体系分类。惟临床各科的文献，可以病症为单位，就各家的论述和方药、医案等都依次汇集在一起，便于临床和教学时参考应用。

四、辑　　佚

浩瀚的中医学文献，有的原书久已佚逸，其内容散存于其他典籍中，须下一番搜辑的工夫把原书恢复出来，此即“辑佚”。如《神农本草经》早已散失，现在的通行本乃先后经孙星衍据《大观经史证类本草》的黑白文和《太平御览》所引辑出来的，顾观光则据《本草纲目》所载搜辑而成。又《雷公炮炙论》亦亡失已久，经张骥从诸家《本草》中搜辑出，始成为现在的传本。特别是从六朝到赵宋这一段历史时期，有许多较好的方书都不复存在了，如陈延之的《小品方》，支法存的《申苏方》，谢士泰的《删繁方》，甄权的《古今录验方》，崔知悌的《崔氏纂要方》，张文仲的《疗风气方》，崔元亮的《海上集验方》，刘元宾的《神巧万全方》，初虞世的《古今录验方》等，但如果肯下一番功夫，从现存的《外台秘要》《医心方》《证类本草》《千金方》《太平御览》《永乐大典》诸书中，肯定可以辑出数十种方书来。因此，这一工作是大有可为的。

五、提　　要

凡是庞大的书籍，经过整理后，每一种书必须按其内容作出“提要”。如全书的学术思想渊源、学术成就、主要论点、重要篇章、作者行事、师承授受、得失所在、整理经过等，都能在简明扼要的文字中一一叙述清楚，使人读了“提要”便可以了解这部书的梗概。这一工作前辈人有做得很好的，如清乾隆朝纪昀主编的《四库全书总目提要》（1789），广泛流传于学术界，直到今天仍不失为治学入门的必读书。1935年，鄞县曹炳章编写《中国医学大成》时，曾仿《四库》编写了《总目提要》一册，但以与纪书相较，便逊色多了。周青云据丁仲祜《四部总录》辑成《四部总录医药编》，实为一部医籍序跋书评的汇编，虽具有参考价值，但还不能起到“提要”的作用。

六、索　　引

所谓“索引”又称“引得”，即将书籍中内容之要点或重要名词术语等逐一摘出，按部首或笔画顺序，依次排列，标明出处，这就是制作“索引”，以便检索。“索引”是一种比较科学的检查资料的工具。就中医学界来说，历代名医以万计，存在的图书亦以万计，中药六七千种，方剂以数十万计，如果不分别制成索引，真如大海捞针，很不利于中医学研究整理工作。编制出“索引”以后，则广大科研人员都能极便利地查到所需要的各种资料，这是事半功倍的工作。所谓“工欲善其事，必先利其器”，这句话是具有科学性的。

建国已30年了，中医研究机构已成立20多年了，上述这样的整理工作可以说是基本没有动起来，而具有上述整理工作能力的老专家却相继去世，现已所存无几。例如，本身是中医，而又具有训诂学知识者，目前殆成空白。卫生部领导当局若不重视，迫不及待地把这一工作抓起来，估计十年以后要想对中医文献进行整理，那时的难度将是不堪设想的。写到这里，我想起一件事，沈阳辽宁大学教授王庆菽（女），新中国成立后她从英国回来，带回大批在伦敦、巴黎所藏我国敦煌晋唐人所写卷子照片，其中也有医书部分，她先交给文化部，后转交到中医研究院，经多次查询，大概这些照片还在山西稷山仓库里“睡觉”。事情已经过去20多年了，这些照片是否还完好地保存着，谁也不过问。敦煌卷子可以说是国宝，所以当年帝国主义入侵时才劫掠去的。既经有心人拍摄照片回来，便应该好好地进行整理编印，广其流传，亡羊补牢犹未为晚。只是虽有献璞的楚人，竟没有能识璧玉的文王，怎不令人叹惜呢！

总之，全党全国的工作重点都转移到“四个现代化”的建设上来了，整理中医药文献，正是为提高中医药学文化的需要。最近，在召开“医学百科全书中医学分卷编委会”的会议上，为整理中医药文献问题，曾邀请全国有代表性的老中医和部分西学中人员座谈，大家一致要求中央卫生部应立即成立“中医学文献整理出版委员会”，并相应地筹组中医出版机构，专门从事整理出版中医药文献的领导和组织工作，订出近期和远期的规划，有步骤地把这项工作开展起来。我完全拥护这一倡议，时间至可贵，一失不可再，希望有关当局，勿以我言为河汉。

为加快中西医结合步伐贡献力量

（此文大约写于1979年上半年，据手稿整理）

今年五月，全国中医学会的成立和首届中医学术会议的召开，是我国中医界的空前盛举，特别是二十四日下午四时至六时半，华主席在西苑饭店十号楼会议厅，接见了出席全国中医学术会议部分代表，并做了重要讲话。座谈后，华主席和陈慕华副总理又接见全体代表和工作人员。中央领导同志的接见，充分显示了党中央、国务院对中医学事业和中西医结合事业的高度重视和关怀。我是受到接见的代表之一，听了华主席的讲话，使我心明眼亮，对中医学工作和中西医结合事业的前途充满了信心，同时也感到今后责任的十分重大。

华主席在讲话中不止一次的指出："怎样能创立中国的新医学、新药学，我们要多用点脑筋，想一想如何加快步伐，创造中国统一的新医学、新药学。"毛主席早在1956年就做了明确的指示，以后周总理一直关怀这一伟大的工作，并提出要搞几个五年规划来实现既定的目标。可是时间过去二十多年了，统一的新医学、新药学还只是露出一点苗头，距离真正的创立还十分遥远。由此看来，华主席要我们多用点脑筋来想一想，提出如何实现的方案，是具有现实而深远的意义的。

要创立中国的新医学、新药学，首先就是中西医如何结合的问题。华主席说：怎么叫创造了新医药学？中西医结合的标准含意是什么？把中医中药的知识和西医西药的知识结合起来，这样以后就有共同语言了，对疾病有了共同认识，有了共同办法，新医学、新药学就出来了。我认为，中西医要有共同语言，首先是要相互学习。党中央一直强调，关键在于西医学习中医，由于西医掌握了现代医学知识，在学习中医学的过程中，可以运用现代医学的知识和技术对中医学进行探讨性研究，这样易于出新成果。例如，用活血化瘀法之治急腹症，用小夹板之治骨折，都是西医学习中医以后，把两个医学的知识结合起来运用所取得的成果。实践证明了"关键在于西医学习中医"的正确性。

当然，有条件的中医也得学习现代医学知识，毛主席、周总理都曾做过这样的指示，这次华主席的讲话，又做了进一步的阐述。华主席说：中医也要吸收现代科学，不要止于望闻问切，要吸收现代科学的东西，也可以看X光片、看化验单；中医中药能治好病，用科学方法研究深入一些，其中含些什么成分、什么要素，分析研究了就好提高；所以中医要提高，就要学习科学先进的东西。这就是说，无论中医学还是西医学，都是多科性的学科，要整理提高中医学，单凭现代医学的知识还远远不够。例如研究中医的阴阳五行学说，必须具备古代哲学知识、唯物辩证法、新兴科学的控制论，以及物理、生化的实验手段等，运用总和的手段和方法才可能探索出“阴阳五行”的实质来。例如，上海第二医学院内分泌学专家邝安堃教授等，近年来他们运用具有分子水平的环磷酸腺苷（cAMP）和环磷酸鸟苷（cGMP）作为指标，研究阴虚和阳虚病人的变化。发现：阳虚患者可分为cAMP升高及降低两类，其共同特点是cAMP/cGMP比值降低；而多数阴虚患者其cAMP含量明显升高，但cAMP/cGMP比值却无明显升高。因此，调节控制细胞功能的cAMP和cGMP这一对矛盾的含量改变，是阴虚和阳虚本质的一项非常值得注意的特征，值得进一步研究。这种运用现代科学手段研究中医阴阳学说的做法，就是很好的例证。因此，我认为“中医也要吸收现代科学”的指示，是具有极大的科学意义的。

特别是我们年龄比较大的老中医，往往思想偏于保守，接受新事物不是那么灵敏。华主席针对这一点亦做了极其正确的指示：要看到中医中药有一段走了弯路，我小的时候看到药铺门口挂着“遵古炮制，祖传秘方”，所谓“秘方”只传儿子媳妇，不传女儿，怕失传了，这使中医学的发展受到了限制；又如，云南白药很好，能止痛止血，在国际上很有影响，但发明人就是不传，到他老婆手里把方子告诉我们了，据说还不一定全部传下来。

孔夫子在两千多年前就说：“力恶其不出于身也，不必为己。”我们生逢这样伟大的时代，特别是以华主席为首的党中央一举粉碎了“四人帮”以来，全国百废俱兴、欣欣向荣。尤其是在三中全会号召党的工作重点转移到社会主义四化建设上来的第一年，我们这些年老的中医必须在这有限的年月里，竭尽绵薄之力，与西医同志认真正携起手来，加快步伐，搞好中西医结合工作，务期早出成果、多出成果，为创造我国统一的新医学、新药学做出贡献。

创造统一的新医学、新药学是我国医学科学现代化的根本标志。我们必须认识到，只有发展中医中药，不断从这个伟大宝库中发掘精华，才能更加丰实和发展现代的医学科学；同时，努力掌握现代科学的最新成果，并用之来研究中医中药，才能发展和提高中国的医药学。只有做到这两个方面，中医和西医才能真正结合起来，创造出具有时代特点和民族持点的我国的新医药学，才能真正实现我国医学科学的现代化。

坚持“三干”精神，一干到底

——在中国农工民主党第八次全国代表大会上的发言

（此文写于1979年下半年，据手稿整理）

我是在“文化大革命中”受到“四人帮”迫害较严重的一个知识分子。在他们大搞阶级斗争扩大化的残酷迫害下，多次抄了我的家，毁了我上万册的图书，破坏了我用近四十年时间积累的约八万多张资料卡片。对我的人身更是百般侮辱和伤害，仅仅是得以从虎口里逃出一条性命而已。因此，我对“四人帮”蓄意制造并推行的极左路线，是深恶痛绝的，但又没有能力反抗，只能用“百事莫问，一声不哼，听天由命，保此残生”，以此作为对自己的警示进行消极抵制。那时，他们把我从“牛棚”里放出来以后，说我是资产阶级知识分子，不能给工农兵学员讲课，我就不讲；一会又要我去辅导，就去辅导；让我到农村去带学生实习或为社来社去学中医班讲课，我照他们的命令办事；让我搞学院公共场所和厕所的清洁卫生，我就一连搞了十年。1976年之前，我就是这样忍气吞声度过的。

以华国锋同志为首的党中央，一举粉碎了“四人帮”以后，开展了揭批林彪、四人帮的斗争，我逐渐明白了前些年国家那么多怪现象，原来都是他们搞的，我十年来沉郁的心情才逐渐轻松起来，心中好像搬掉一块大石头似的。后来学习了华主席、叶副主席、邓副主席在各种会议上的重要讲话，心更明了，眼更亮了，看到兴邦建国向四个现代化进军的伟大运动正在迅猛兴起。特别是邓小平同志在全国科学大会上的讲话，给了我很大教育和鼓舞，明确了自己也是社会主义的脑力劳动者，是工人阶级一部分，顿时精神焕发，觉得自己作为研究祖国医学科学的一名战士，既有一技之长，还有工作能力，应该勇敢地承担重担，为加快中西医结合步伐、创建我国统一的新医学、新药学贡献力量。

为此，我制订了个人的十年规划，交给了学院新的院党委。这个规划的主要内容是：从1978年起，十年中培养出研究生20名，这些研究生毕业后，要让他们成为中医学院在教学、医疗、科研三个方面的骨干；另一项任务是十年中要完成10部医著，平均每年写一本书。规划订出后不到两年来，尽管其他任务不断地增加，我对自己的规划也毫不动摇，坚持执行，而且工作量远远超过了这个规划。

以教学来说，截至目前为止，我已讲授了《内经》《各家学说》共计450学时的课程。在我讲授这些课程时，不仅为本院的研究生讲，同时也为西苑医院的研究生、北京市卫生局经典著作研究班的学员讲。在我讲课的时候，各兄弟院校、部队医疗单位全部录了音，还有些地方要求复制，这些单位拿了我的讲课录音去讲课，或者作为教师的备课材料，据有关单位反应，这些录音解决了部分《内经》《中医各家学说》课程师资缺乏的问题。

在科研方面，完成了《医学启源》的整理勘校工作，共计13万字，已由人民卫生出版社出版。《医学启源》是金代著名医学家张元素的著作。张氏是易水学派的开山，据《金史》载，张氏写此书，是为了教他的学生李东垣，而李东垣亦为金元时期的大医学家，因此这部书对研究李东垣的学术思想就很有价值。但是，该书已绝版近五百年之久，北京图书馆善本书库虽藏有一部明代刊本，惜多残缺。所以，我认为勘校整理该书，不仅是研究易水学派学术思想发展的重要典籍，也是研究“脏腑辨证”“引经报使用药”的原始文献。事实证明，该书经过勘校整理印行后，颇受广大读者的欢迎。此外，我还根据全国有关科研单位的迫切需要，将中医学关于“气血”文献的资料汇编成书，共25万字，已经付印，最近即可出书。近一年多来，我还根据自己研究的成果以及对目前中医学研究的意见，在报刊、杂志上发表了医学论文14篇，以今年五月在《人民日报》发表的《中医文献急待整理》、八月在《浙江中医》杂志发表的《内经的学术思想》两篇文章影响较大，截至目前已收到读者来信1100多件，信中不少人表示积极响应从事中医学的理论研究和文献整理，还有的人有所论述，使我们发现了几位有相当造诣的人才。

在编写教材方面，已写成《内经十讲》辅导教材一种，约9万字，这是对研究生讲授用的。我们中医学院是第一次招研究生，这类教材还处于从无到有阶段。这本《十讲》，已经在两个研究生班讲授过，并被云南、贵阳、天津等中医学院采用。我还写成《中医各家学说》讲义，约58万字，这是全国中医学院通用的教材之一，这次编写，完全刷新了第二版教材的内容，并第一次提出中医学的七大流派，对各个学派的学术思想、主要论据、重大成就及其发展和演变等，通过某些有代表性的医学家及其他们的论著，做了具体的分析和系统的论述。

在不到两年的时间里，我不仅完成了自己规划的目标，而且大大超过了原订规划的工作量。我在完成这些任务当中，还有许多社会活动串插进来，如到北京市、天津市、石家庄市做学术报告，又参加了全国医学规划、全国科学规划等会议，先后开会的时间近80天，其他三天两天的会已不计其数。在时间紧、任务重的情况下，我是怎样完成这样大工作量的呢？这个办法就是：抢在前面干、鼓足勇气干、挤出时间干。此即所谓“三干”。

我的规划中没有编写《医学百科全书·中医基础理论》的任务，分配给我后，为了完成这个新任务，就把原计划编写的书尽量提前定稿，抢在时间的前边，这就可以把这个新任务加进去，现在已经开始动笔编写了。此即所谓“抢在前面干”。所谓“鼓足勇气干”，就是要解放思想，大胆承担重担。如《中医各家学说》这门教材，原来规定由北京中医学院主编，湖南、辽宁、贵阳、成都四个中医学院为协编单位，但在工作进行当中，协编单位都认为组织人力来编写有困难，我便鼓足勇气，把这个担子一个人承担起来，同时自我要求质量一定要比二版教材有所提高，并大胆提出一些新的观点，提供新的材料，由于时间紧，又没有助手，资料也不够充足，因此编写的过程十分艰苦，我并没有让困难吓倒，而是想方设法鼓足勇气来克服种种困难。时间不够，我就拼命地挤时间，参加各种会议时，不管会议大小长短，我都是不在会里住宿，白天参加会议，晚上回家开夜车，星期天、寒暑假，更是我赶任务的好时光，有利于精神、时间的集中，我就利用这些时间编写出了这部教材。此即“挤出时间干”。

这样抢在前面干、鼓足勇气干、挤出时间干，觉得越干越有精神。这股干劲儿从哪里来的呢？是因为党中央拨乱反正，人民安定团结，越来越好的国家形势给我带来了精神上的鼓舞。党的正确路线和政策，给知识分子以莫大的光荣感和主人翁感，大大调动起我们的积极性。

国家“四化”的任务艰巨，我由衷地产生了不容稍懈的紧迫感。特别是在“文革”的破坏下，中医队伍后继乏人的情况十分严重，我作为一个中医教学人员，深深感到责任重大而不容旁贷，只能争挑重担。华国锋同志说：

“如果再不抓紧目前这个难得的宝贵时机，全力以赴地、千方百计地加快我国现代化建设，我们这一代人就对不起国家民族，对不起中国和世界社会主义事业，对不起革命先烈和子孙后代。”这是多么语重心长的话呀！我是坚决按照华国锋同志的号召，抓紧时间，全力以赴地、千方百计地发挥自己的专长，“但教发出光和热，不怕燃烧直到灰”，勇往直前，在自己的工作岗位上，继续抢在前面干，鼓足勇气干，挤出时间干，一干到底，决不后退，为实现我国四个现代化的宏伟蓝图，贡献我毕生的力量。

切实解决中医队伍后继乏人问题

（此文大约写于1980年，据手稿整理）

当前，中医队伍后继乏人问题十分严重。1978年党中央批转了卫生部党组《关于认真贯彻中医政策，解决中医队伍后继乏人问题的报告》，但是由于措施不力，安排不落实，问题至今没有解决。

据统计，新中国成立初，全国开业中医83万人，中央按卫生部掌握的数字承认有50万人，而目前却仅有20万人。由于十年动乱的破坏，各条战线普遍青黄不接，而在中医尤为突出。为什么在旧社会，中医是自生自灭，甚至受到压制，却还有50多万人；而解放三十年来，党和国家大力提倡，中医队伍却空前紧张起来？我认为主要原因是：新中国成立前，中医靠师傅带徒弟的方式授业、传宗，一个师傅带一个徒弟，全国就是几十万；新中国成立后，即使有的老中医想带徒弟，由于徒弟的工作出路没有保证，也不敢带；现在，中医师的来源只靠中医院校少数毕业生，中医院校由五所发展到二十多所，北京中医学院每年只招收120名学生（外地中医院校招生要多些），全国每年以2000名中医院校毕业生计，数量毕竟有限。如此下去，很难解决中医后继乏人的问题。

再从质量上看，“文化大革命”前，中医学院学制为六年，现改为五年，课程是中医、西医两套内容。毕业生的知识面比过去宽，但是在解决某些基本问题上，却赶不上过去老大夫带出的徒弟。过去中医大夫知识面较窄，但专擅一门、精通一路，如善治肠胃病的，就把肠胃病拿准了。现在中医院校毕业生对各科医术都略知一二，但对某些专科疾病，却过不了关，水平不比过去高。

还应引起重视的是：中医人数日减，主要是减少了水平较高和经验较多的老大夫。如北京中医研究院从四川调来10位老大夫，包括蒲辅周、王文鼎老大夫，我是其中最年龄小的一个，现在十人已去世七人，人老而逝这是自然规律，问题在于这些老大夫的医术经验是否都被留下来，都被继承下来了？这个问题并没有解决好。如蒲老在京工作二十年，领导上只是派人跟蒲老学习开开药方，而对蒲老几十年的行医经验，并未继承下来；又如王文鼎老大夫因癌症已经逝世，而对王老医术的继承问题，直到他逝世也未解决。1972年，卫生部也曾派人了解过相关的情况，结果仍无解决问题的措施。就是有时安排人去学习，也不是安排专人一心一意向老大夫学习，而是东调西调，到老大夫需要的时候，又不知调到哪里去了。这样怎能把老大夫的经验继承下来呢？

还有一种情况，即在农村中有许多老大夫，都没有受到重视，且没有被安排工作。特别是近年来，随着冤假错案的平反纠正，这种现象更为突出。一方面是中医医生奇缺，一方面是许多老中医未尽其能，这种现象不能再继续下去了。

为了切实解决中医队伍后继乏人问题，我建议：应由卫生部制定中医带徒弟的具体方案，包括带徒弟的资格、教学的内容、考核的方式、工作的安置等，都应一一明文规定，交由地方卫生局施行。

中华全国中医学会副会长 任应秋

注：此文

报：华主席，叶、邓、李、陈、汪副主席，政治局在京同志，人大常委副委员长，国务院副总理，中共中央办公厅、中央军委办公厅、人大常委办公厅、国务院办公室、中共中央组织部、中共中央宣传部、国家科委。

送：国家计委、国家经委、国家建委、中国科学院、国务院有关部委，有关省市自治区党委、科委、科协，全国性专门学会，新华社、中央人民广播电台、人民日报社、红旗杂志社、光明日报社。

关于中医有没有理论的问题

（原载《河南中医学院学报》1980年第4期）

究竟中医有没有理论？关于这个问题，解放前就不用说了，就是新中国成立后是不是真正解决了呢？包括部分领导在内，还很难说。“中医有没有理论”这个问题的提出，说穿了还是“中医科学不科学”的问题。问题既提出来了，究应如何对待呢？谨从三个方面谈谈我的看法。

第一，经受了几千年的历史实践检验，还说中医学没有理论，是很难说服人的。从科学发展的过程来看，凡是局限在经验范围内的自然科学，许多都被淘汰了，但是中医学却长时期经受住了亿万人的临床检验，不仅在我国扎下了根，而且在世界上也不断地开花结果了。去年在广州召开的“医学辩证法”会议上，有个别人提出中医是经验医学，我是持反对意见的，因为单纯经验的东西能长久存在吗？目前还举不出例子。我认为，中医学不仅有理论，而且有自成体系的理论，如脏腑学说、经络学说、病机学说、诊法学说、辨证学说、治则学说，甚至于本草的性味、制方的原理、针灸的治疗等，无一种学说不是有自成体系的理论存在。这些理论不仅有丰富的内容，还有其合乎科学的指导思想。

首先是“恒动”观念。中医学认为世界是物质世界，包括人体这一物质体在内，都是永恒运动的。《素问·六微旨大论》中说：“动而不已，则变作矣。”从自然界来看，有生、长、化、收、藏的规律；从人体来讲，有生、长、壮、老、已的运动规律。这一恒动观念，在中医学里面很突出，是具有丰富的唯物辩证法因素的。

其次是“整体”观念。中医学认为自然界是个整体，人身是个整体，人与自然界也是一个整体。以脏腑学说为例，每一脏或每一腑是个整体，而脏与脏之间，腑与腑之间，脏与腑之间，甚至脏腑与四肢七窍、皮肉筋骨、气血津液之间，无一不是整体，所以“脏”与“腑”在生理活动、病理变化的过程中，都不可能是孤立的，而是相互影响的，自然环境的变化，与人体的生理、病理变化，也是息息相关的。这个整体观念，贯穿在整个中医理论体系之中。

有人认为“恒动观念”和“整体观念”是中医学的两大特点，我认为这是中医学理论体系的两个指导思想。去年是爱因斯坦诞生一百周年，全国和全世界都曾举行纪念会，认为爱因斯坦发明的“相对论”能够在科学界维持73年之久，一直具有指导意义，很值得推崇。那么产生于数千年以前的中医学的理论体系，至今一直指导着广大中医的临床实践，而且不断得到一些外国医学专家的肯定，难道这不是科学上的奇迹吗？

为什么还有人对“中医理论”持怀疑态度呢？像这样具有丰富的唯物辩证法因素的理论体系，很值得有民族自尊感的每一个中国人引以自豪。现在世界卫生组织里有一个是传统医学组织，他们已把中医学划归在传统医学里面。世界各个民族，各个国家，都有不同的传统医学，但传统医学里面有两种状况，有的传统医学还保持在原始的状态，没有上升为理论，或者虽有一定的理论，但存在着较多缺陷，对医疗实践的指导意义不大，多已濒于灭亡。例如印度的传统医学也是有一定理论的，认为“地”“水”“风”“火”是构成自然界和人体的四大物质，我国孙思邈所著的《备急千金方》曾引用过这一理论，但与我国的五行学说相比较，尚未能形成体系，所以终于成为历史上的陈迹而不复存在了。

世界上传统医学，划分为亚洲系统、阿拉伯系统、欧美系统和南美系统，中医学属亚洲系统的一个分支，但世界上的传统医学都不能与中医学同日而语。为什么呢？首先可以从现实意义来看。我国属于多民族、多人口的国家，几千年来就是靠中医学维持其繁衍昌盛，这就客观地证明了中医学的现实意义。其次从我们保存的文献来看。在“文革”前，据全国59个国家级图书馆以及两家私人藏书统计，有7661种中医文献，去年全国图书馆会议统计，虽经“文革”灾难性的破坏，中医图书还存有10000多种。像这样丰富的文献，是任何国家的传统医学都没有的现象，其中还有像《灵枢》《素问》《伤寒论》《金匮要略》《难经》《脉经》等这些具有代表性的经典著作，怎能说中医学仅有经验而没有理论呢？实践是检验真理的唯一标准，客观的实践检验是如此，在真理面前，没有任何理由不承认中医学是有理论的了。

前次在马尼拉召开的世界传统医学会议，我国派代表参加了，会议提出要解决全人类每一个人都能享有医疗的问题，唯一的办法是大量提倡各民族、各国家的传统医学，还特别提出，希望中医学能走在最前面。这说明，与会的各国代表知道，中医学与其他传统医学不一样，远远居于领先地位，所以希望中医学能最先取得成绩。会议还指出，在当前提倡传统医学绝不是倒退，传统医学的许多方法，不是属于“二流”的医疗方法，特别是日本代表提出要为中医学国际化而努力。但在我们国内，却还有人提出“中医有没有理论”的问题，这就很值得我们反思了。

第二，我想谈谈中医学理论的科学性问题，换句话说中医学理论是不是有科学基础。谨从三个方面提出几点粗浅的意见。

一，从脏腑学说来看。中医学的“脏腑学说”是用来说明人体生理功能和病理变化的综合性知识，脏腑学说中的“五脏”“六腑”与现代医学的脏腑器官是不能对号入座的，中医学所谓的“脏”“腑”都有多种功能，而现代医学认为一个脏器基本只有一种功能。有人认为中医的一个脏腑多种功能只是中医的特点，并不是中医的优点，所以他们是不支持中医的脏腑学说的。但是近年来由于科学的不断发展，证明一个脏器仅有一种功能的观点是错误的，而一个脏器具有多种功能的认识是正确的。例如“心”，它既主血脉，又主神明，又主阳气，特别是心主阳气这一功能十分重要。《素问》说：“心者……阳中之太阳，通于夏气。”这不同于“六经”的太阳，而是说“心”必须具备盛大的阳气的意思。在广州全国冠心病辨证论治会议上，我很强调“心”以阳气为主的问题。心主血脉，假如没有阳气存在，心脉就无法推动，所以冠心病着重在“瘀血”一个方面来研究是不全面的，如果阳气不虚，血脉就不可能瘀。所以《素问》说：“太阳不长，心气内洞。”“洞”同“虚”义，心阳一虚，就要大大影响血液的循环，循环不利，血便凝滞而瘀。故“桂枝甘草汤”“桂枝加桂汤”“桂枝加乌头汤”，这些补心阳的方子在治疗冠心病的临床上是很有效用的。所以“心主阳气”的概念并不是抽象的，这一理论在临床上很有指导意义。再说说“心主神明”。《素问·本病论》说：“心为君主之官，神明出焉。”从现代医学看，“神明”好像是属于脑的范围，但中医学根据临床的实践，却以之属于“心”。例如“温邪上受，逆传心包”，临床上见到神识不清的症状，用“紫雪丹”“至宝丹”“安宫牛黄”一类清心安神的方子，症状很快就可以消失。这说明中医学的“脏腑”不单纯是解剖学的概念，而是包括某些生理、病理在内的综合概念。“心”是如此，其他脏腑也是如此。

近几年来现代医学也涉及了这个问题，目前已经知道“肺”并不是单纯的呼吸器官，“肾”也不是单纯的泌尿器官了。当然从科学的发展来看，我们不能安于现状，“心主阳气”“心主神明”这些功能，我们还要用现代科学方法来进行研究，进一步把它弄清楚。但是，我们亦不能因为目前说不清、道不明，就否定中医学的认识，如果这样做，未免太偏激、太武断了。

下面我再举个例子。“肾开窍于耳”，这是中医学脏腑学说的一个概念。“耳”是“肾”之窍，肾之“阴精”“阳气”都要分布到耳而发生濡养与温煦的作用，所以在临床上，耳的许多病变常要联系到“肾”来考虑。从现代医学看来，这也是个说不清、道不明的问题，但是1976年，美国医学会杂志报道明尼苏达大学有个教授叫奎克，提出肾病可能导致某种程度的听觉丧失，他在1968年7月到1975年12月间，发现602个经过透析和肾移植的病人中，有107个病人有听觉丧失，他认为肾脏有了病变，可以直接或间接影响到听觉，虽然他还没有完全从理论上弄清楚究竟是什么原因，但这一数据统计还是客观的，说明了部分问题，证明中医学“肾开窍于耳”的认识是可以有一定的实验基础的。

还有“肝开窍于目”的实验，在国外也有报道，就不一一列举了。中医学治疗眼病，往往要从“肝”治；脾胃病有时亦要治“肝”；另外，肝病还往往影响到思想情绪等等，这同样说明“肝”有多方面的功能。以上可以充分说明中医的“脏腑学说”是具有科学性的。

二，从系统论来看。“系统论”是一门新兴的学科，我是个门外汉，但我亦知道系统论核心的问题就是统一整体观。而中医学认为“五脏”“六腑”在人体之内是一个统一的整体，而各个脏腑的本身也是一个整体。

如“心主阳气”“主血脉”“主神志”，这三种不同的功能也是统一的整体。正因为心主阳气，心才能推动血脉的运行，“阳气”和“血脉”有着统一的整体关系；心所主的血脉，又是神志活动的物质基础，所以《灵枢·本神》说“心藏脉，脉舍神”，“血脉”和“神志”有着统一的整体关系。因此对“心”“气”“血”“神”中医学有着统一的整体认识：阳气可以推动血脉运行，但阳气又必须存在于血脉之中，故“气为血帅，血为气母”，气助血行，血载气行，没有血脉，阳气就不可能存在，没有阳气，血脉就不可能运行；只有气血运载正常，才能维持神志的清明，反过来，亦只有神志清明，才能统摄阳气和血脉。这就是关于“心”的统一整体观念。

心脏的阳气要下交于肾，肾脏的阴精要上交于心，心肾相交，水火既济，这又是“心”与“肾”之间的统一整体关系。其他脏腑和各个器官组织，都具有各自不同的统一整体关系，我在前面已经提到一些，就不必再细说了。所以本世纪出现的普通系统论，基本可用以阐明中医学的整体观理论，这一理论强调研究事物要从整体着眼。中医学把具有一定结构关系的整体叫作“系统”，而此系统本身又可成为其所从属的更大系统的一个组成部分。如中医学认为人体自身是个小天地，又认为天人是相应的，这些整体观念在普通系统论中都能获得证明。中医学既具备了这样的统一整体观，能说中医学不具有科学性吗？

三，再从控制论来看。我们知道，现代医学对人体的研究已经由人体的各个系统、各个器官、各个组织、各个细胞，深入到了亚细胞和分子细胞的水平，这无疑是科学的发展，对研究人的生命活动规律做出了巨大的贡献。但是我们也要承认，由于解剖学、生物化学、组织学的研究方法，对人体正常生命活动都有不同程度的干扰，甚至于割裂了人体局部和整体的紧密联系，因此单凭解剖学、生物化学、组织学，研究实践证明还不能完全地、正确地反映人体生命活动的客观规律，所以“控制论”认为不能单纯用分析的方法，提倡从整体和系统的角度来认识事物，所以提出“黑箱”研究的系统方法，从综合的角度为人们提供一条认识事物的重要途径。

中医学的“辨证论治”方法，可以说是不打开黑箱来调节控制人体机能的医学理论体系。由于辨证论治中受控量或被调查量，基本上只限于望、闻、问、切所获得的变量数据，这些数据在被调查过程中，可在不干扰人体正常生命活动的情况下进行。《素问·脉要精微论》说：“诊法常以平旦，阴气未动，阳气未散，饮食未进，经脉未盛，络脉调匀，气血未乱，故乃可诊有过之脉。”这就是在强调，要在不干扰人体正常生命活动的情况下进行调查诊断。我看中医学的诊断方法和“黑箱理论”在方法上有很大程度是相似的，只是中医学由于受历史条件的限制，还不够完善和精确就是了。

有人说中医单凭三个指头、一个枕头，不合科学，我看这个结论下得太武断了。就从上面几个例子来看，说明中医学的理论体系是有一定的科学基础的，并已不断得到新兴科学的证明。西德有个专家，名字叫满晰驳，他是慕尼黑大学的教授，他成立了一个中医学研究所，自己担任所长，去年来访问中国，我们在北京座谈过几次。满晰驳教授认为，中医学理论要用科学方法研究，但不必强调中西医结合。他著有《中医诊断学》《中医基础理论》两书，基本是按照中医学的理论来写的，他对用现代医学的方法来研究中医学不感兴趣。《黄帝内经·素问》近有美国人译成了英文，如果说中医学毫无理论，或者说中医学理论不科学，我不理解这些外国专家却为什么这样酷好中医学呢？

第三，如何正确对待中医学理论。看来中医学不仅有理论，而且还有一定的科学性，这一认识得到了统一后，还有个如何正确对待中医学理论的问题。我认为，对中医学理论还是应该实事求是，既不要夸大，也不要缩小，要把它摆到恰如其分的位子上。试就“阴阳五行”这个问题来说，有人提出“阴阳五行”是中医学的核心，这个提法应该慎重考虑。我认为阴阳五行学说是古代的认识论，或者说是方法论。在中国古代文化里，包括社会科学和自然科学，没有不讲“阴阳五行”的，儒家、道家、法家、墨家，都讲阳阴五行。儒家董仲舒在《春秋繁露》一书中讲得最多，他是搞社会科学的，人称为“汉代孔子”。董仲舒讲阴阳五行远比《内经》讲得要细致，但并没有人说儒家是以阴阳五行为核心的。河南的张衡是个天文学家，也讲阴阳五行，他也没有提出阴阳五行是天文学的核心这样的论点。在中国历史上，农学家、地理学家、历法学家，都讲阴阳五行，都不曾说阴阳五行是“核心”。所以，阴阳五行学说属于古代的哲学范畴，是古代哲学的认识论和方法论。中医学在那个历史时期，也和其他学科一样，在整理医学理论中充分运用了阴阳五行这一认识论方法，并将其贯穿于理论体系的各个方面，如“脏腑学说”“病机学说”等，都是通过阴阳五行这个认识论来阐述的，“阴阳五行学说”在中医学中所起的作用如斯而已。

“阴阳”是朴素的对立统一学说，在中医学理论中用之来说明了四个关键性的问题。

第一，说明各种事物之间存在着普遍的联系，由此引起事物变化的复杂性和多样性。比如：中医学基础理论说“阴中有阳，阳中有阴”，说明了事物诸方面的可分性；又说“阴阳者天地之道”，说明了事物具有普遍联系的规律；还有“五脏为阴，六腑为阳”“心肺在上为阳，肺为阳中之太阴，心为阳中之太阳”“肝肾在下为阴，肝为阴中之少阳，肾为阴中之少阴”，等等，则又说明了事物的复杂性和多样性。

第二，说明事物平衡与不平衡的辩证关系。如《素问·生气通天论》中说“阴平阳秘，精神乃治”，是强调事物的平衡性；“阴阳离决，精气乃绝”，是说事物的不平衡性。又《素问·调经论》说“阴阳匀平，以充其形，九候若一，名曰平人”，这是讲阴阳的平衡性；《素问·阴阳应象大论》说“阴胜则阳病，阳胜则阴病”，这是讲阴阳的不平衡性。所以，根据事物平衡与不平衡的辩证关系，医生治病的目标就是通过种种方法，以调治阴阳的不平衡，使其达到平衡状态，正如《素问·阴阳应象大论》所说：“审其阴阳，以别柔刚，阳病治阴，阴病治阳，定其血气，各守其乡。”

第三，说明事物之间是相互转化的。《灵枢·论疾诊尺》说：“重阴必阳，重阳必阴……寒甚则热，热甚则寒。”物极必反，阴可变为阳，阳可变为阴，事物之间的相互转化，往往如此。

第四，阴阳这一对矛盾是有主次之分的。阴阳平衡的概念，并不是一个“半斤”一个“八两”，矛盾双方，总有一方是主要的。所以《素问·生气通天论》说：“阴阳之要，阳密乃固。”正因为“阳”是主要的方面，故《素问·生气通天论》更形象地说：“阳气者，若天与日，失其所，则折寿而不彰，故天运当以日光明。”意思是说，要正确处理好人体阴阳对立统一的关系，首先要保护阳气，使其能够致密，起到护卫和调节机体的作用，这是使身体强健的关键，如果阳气不足，便会“折寿而不彰”，维持不了机体内各方面对立统一的正常状态。

从以上几个方面来看，“阴阳学说”在中医学的生理、病理各方面都是很重要的分析问题的方法，因此不能认为“阴阳学说”为中医理论体系的核心。又有人说，“阴阳学说”就是“矛盾论”，这种提法更不行。从研究的范畴来讲，阴阳所指的范畴有一定的局限性，有特殊的含义，而“矛盾论”所研究的范畴比“阴阳说”要宽泛得多，社会科学、自然科学，都可以包括，若把“阴阳学说”用于社会学、伦理学，必然会走到唯心主义的道路上去。“阴阳”有其特殊含义，局限性很大，所以不能和“矛盾论”相提并论，可以认为“阴阳学说”的原理包含在“矛盾论”中。中医学中的阴阳学说，对矛盾的相互依存、相互转化、相互斗争，有一定的认识，但只限于天才的想象、直观的感受范畴，不可能概括出矛盾统一性的相对性和斗争性的绝对性这一原理，不可能用来解释同一性和斗争性的辩证关系。所说的“阴阳转化”只局限在周期性的循环方面，也就是囿于直观的狭小天地，不曾明确提出事物由低级向高级发展的前进过程。

中医学运用“五行学说”来解释生理和病理状态，来理解人与自然的关系，颇具有系统论的概念，主要表现在以下两个方面。

第一，中医学中的“五行学说”是整体观的具体体现。“五行学说”从唯物主义的角度用“五行”解释宇宙的普遍规律，故《灵枢·阴阳二十五人》说：“天地之间，六合之内，不离于五，人亦应之。”“五”就是指“五行”。《素问·天元纪大论》中说：“五运阴阳者天地之道。”“五运”即指“五行”，五行以相生、相胜的固定关系来理解事物间的整体关系，这种整体关系是一种相对稳定的、有规律的结构联系。

第二，中医学用“五行学说”来说明事物之间的动态平衡。五行中的每一行，由于既“生他”，又“被生”，既“胜他”，又“被胜”，因此在整体上呈现出动态均势。可见五行所达到的平衡，不是绝对静止的，而是建立在运动的基础之上的，这种运动是周而复始的循环，这对于事物的正常生化是必不可少的条件。故张介宾在《类经图翼》中说：“造化之机，不可无生，亦不可无制，无生则发育无由，无制则亢而为害，必须生中有制，制中有生，才能运行不息，相反相成。”这虽然是几百年前提出的一种认识，却很能说明事物的动态平衡这一问题。

但我们也要承认，“五行学说”也有很大的缺点。首先，在把复杂的事物用简单的五种物质来概括时，在认识事物的本质方面限制了人们的思维。其次，“五行学说”本来表达的是特殊的功能属性和特殊的关系，当作是一般的东西加以使用时，就在认识过程中违反了特殊与一般的辩证法，因而在指导人们从系统整体观点观察问题的同时，势必发生限制和束缚人们思想的消极作用。

总之，“阴阳学说”“五行学说”在中医学中是一种认识和分析问题的方法，因此具有指导临床实践意义，这是无可非议的，但因其受到历史条件的限制，却有较大的局限性，甚至其中还有某些错误的论点，我们的任务是如何更科学地将其整理提高，必须反对民族虚无而一概否定，也反对原封不动一成不变的保守态度。

现在卫生部召开了中医和中西医结合工作会议，确定了“三支力量”同时发展的方针。当前搞好中医学的研究工作，中医自身是一支主要的力量，要很好地研究中医学，要不断地整理提高。中西医结合的工作可以搞，但不一定将其认为是创造新医学的唯一道路。中西医结合搞了20多年，只是在一方一药的结合方面有所进展，没有出太大的成果，我认为中西医结合应从理论上结合才能出成果。中医学的理论是客观存在，是毋庸置疑的，更不容否定的。但是中医学理论一定要整理提高，特别是基础理论，非加速整理提高的步伐不可，甚至还要吸纳多种学科来完善和提高中医学的理论，如系统论、控制论等新兴学科，才可能较快地做出新成绩来。

与开展中医学研究有最密切关系的就是如何搞好中医学教育的问题。必须要培养一批能系统掌握中医学理论和技能的人才，这个任务主要靠中医学院来承担。有条件的中医学院，可以考虑办个系统学习中医学的专业，从基础理论到临床各科，完全是系统学习中医学自身的内容，特别对有代表性的古典著作必须深入地学习，在校期间不学其他任何课程，还得延长学制到六年、八年，培养出一批道道地地的中医学人才，这样中医学就有了种子，才可能一代一代地薪传下去，不然中医学真要成“绝学”了。中共中央1978年56号文件说“后继乏人”，实际是“后继乏学”的问题。因为中医队伍的人少一点问题不是太大，虽有人而无学术，这却是个绝大的问题，人数多少只是代表了量变，学术有无却关系到质的变化。只有培养出系统掌握中医理论的高水平的中医人才，才算是解决了后继乏人的根本问题。现在中医学理论研究工作开展得不好，尽管有多方面的原因，其中最主要的就是缺乏对中医学术有比较高深修养的人才。总之，中医学后继乏人，不是数量的问题，更严重的是质量的问题，如果不注意这个问题，我们将出现一代不如一代的局面。历史证明，中医学是有坚实群众基础的，谁也消灭不了。但从学术的角度来看，中医学确是面临着严重的继承问题，能系统地掌握中医学理论的人太少了，希望青年教师和同学们要重视中医理论的研究工作，并必须从打好中医理论基础做起。

珍惜敝帚，爱惜桑榆

（此文写于 1981 年，据手稿整理）

1981 年，是粉碎“四人帮”以后的第五个年头。在这短短的几年里，千千万万冤假错案得到平反，多少重大的路线是非得以澄清，社会安定团结的局面已经巩固，国民经济的进一步调整、改革、整顿、提高，亦开始见到成效，人民生活特别是广大农民的生活有相当程度的改善，全国的形势确实发生了飞跃的质变。

当然，从“多难”转化为“兴邦”，确实不是一件轻而易举的事，转化不是无条件的，这需要我们扎扎实实地做艰苦的工作，积极地创造条件为矛盾的转化做准备，只有人人奋发图强，才能使“多难”向“兴邦”转化，才能有万丈高楼平地起的局面。我们的个人命运同国家命运是休戚相关的，不采取积极态度，不尽快使国家富强起来，国穷就会民遭殃。老一辈的革命者，用大无畏的革命精神推翻了三座大山，难道我们能被眼前的困难所压倒吗？作为一个知识分子来说，所有的知识都应该是拿来为人民服务的，为祖国献身的。一句话，当国家正在由“多难”转化为“兴邦”的时刻，我一定要把所有的知识毫无保留地贡献给国家，认真做好转化工作。下面谈一点我当前思想和工作情况。

一、珍惜敝帚

“家有敝帚，享之千金”，这本是《文选》里批评文人无自知之明的话，后来在报纸上见到一篇《扫帚赞》的散文诗，对我有所启发。全文是：“你没有高炉那庞大的身躯，也没有炼塔那耸入云端的威仪。然而，我却要赞美你！赞美你工作中脚踏实地，赞美你不怕脏累从平凡中做起。你从不贪图享受安逸，更不以工作条件的艰苦作为讨价还价的话题。哪里艰苦你就出现在哪里，你用辛勤的劳动，贡献出自己整个身体，扫去灰尘、清除垃圾。送给人们的是洁净，却从来没有想到过自己。你虽然默默无闻，但是人们却离不开你，因为人们绝不会忘记，是谁不怕脏累肯出气力。”

我可以算是"扫帚"的知己，最少也有六十三年没有离开过它，它的可贵之处，就是"不怕脏累，没想到自己"。雷锋精神之所以可贵，亦在于他主张："人生在世，只有勤劳，发奋图强，用自己的双手创造财富，为人类的解放事业——共产主义贡献自己的一切。"几年来，经过拨乱反正，国家总的形势是非常好的。但最可虑的是，许多人精神颓废，尽管调了工资，也升了级，又发了奖金，不仅没有打起精神、奋发勇为，反而出现了"向钱看"的不良倾向，所以目前非大抓精神文明的教育不可。只有很好地通过形势教育，讲清楚目前我国虽然是"严酷的现实当头"，但却是"胜利的前景在望"的道理。只要大家都精神焕发，专心致志地搞四化，"多难"就一定会促进"兴邦"。像扫帚那样，忘我的、不怕脏和累的精神，最是兴邦建国不可缺少的因素，所以我天天都不曾离开扫帚，扫帚不怕脏累这个崇高的境界，很值得我学习一辈子，因此，我就不能不珍惜扫帚了。

二、抢救绝学

"绝学"有两个含义，一是指造诣极其高深的学问，一是指行将中绝难以为继的知识，这两种含义在中医学中都是存在的，所以称中医学为绝学还是恰当的。我从事中医工作，整有五十年了，在旧中国的二十年，全是吃的苦头自不必说了，建国三十年来，我感觉亦是甘苦备尝。中医学受到党的中医政策的保护和提倡，这是甘；但二十多年来中医政策并没有完全得到贯彻，这其中有苦。中医有了专门的大学、研究机构、各级医院，这是甘；但是这些机构并没有培养出合乎理想的人才，亦没有取得较好的科研成果，这是苦。许多老中医受到党的重视，有一定能力的都安排了适当工作，这是甘；但是中医队伍越来越萎缩了，严重地后继乏人，特别是水平日益下降，严重地存在后继乏术的问题，这更是令人十分痛苦。两年来，我走遍二十多个省市，眼见这些问题的严重性，不能不令人忧心如焚。去年在昆明召开的"全国中医理论整理研究讨论会"的纪要中说："中医药理论中的不少内容还停留在好几百年前古人所整理的水平上，在近代，更是停滞不前。而在当前的历史条件下，中医药学正面临着兴废存亡的严峻关头。"因此，我总是到处宣讲呼吁，要大家团结一致，抢救中医学这一绝学，目前临床疗效高明的中医既不多，真能传授中医学的理论体系的人才，更是奇缺。所以我一而再地提出如下主张。

中医教育应该是系统地学习好中医学的理论体系，特别是要尽先学习好《内经》《伤寒论》《金匮要略》《温病》《本草》等古典著作，再从事临床的实际锻炼，使之培养成为既有理论知识，又有临床经验的高水平的中医师。因此，中医学院只有加强古汉语学习的必要，而不存在第一外语、第二外语的问题；只有加强理论结合临床的必要，而不存在中西医学科多少的比例问题。

中医医院一定要办成具有中医学特点的医院，而不是一般的综合医院。所谓中医学的特点，就是要运用中医的望闻问切，辨证论治，理法方药一整套手段，进行诊断、治疗、观察、总结，从而不断提高疗效。现代医学的检查化验方法，只能作为参考，不能作为检验中医疗效的唯一根据。这才叫作具有中医特点的，真正的中医院。

中医研究工作，可分作三个方面进行。首先要把中医学经过两千多年留传下来的文献进行系统的整理，分门别类，给研究部门提供原始资料；其次是临床总结，既可用中医传统的方法进行总结，也可用中西医结合的方法进行总结，有总结才有提高；第三是现代化的研究，这就要中医学与自然科学直接结合起来，就要有多学科的专家来共同进行。

以上是我对抢救中医学的看法，也是我目前从事中医工作的主张，换言之，我的工作就是在这样的思想指导下来进行的。

三、收之桑榆

《后汉书·冯异传》中说："失之东隅，收之桑榆。"东隅，指东方日出，谓时之早；桑榆，指西方日落，谓时之晚。我已六十有七，可说已进入晚年。按照中医学生、长、壮、老、已的传统概念，人生以一百岁为率，可以分作五个阶段。从出生到二十岁，为"生"的阶段；由二十到四十岁，为"长"的阶段；由四十到六十是"壮"的阶段；由六十到八十岁是"老"的阶段；八十岁以后为"已"的阶段。生，就是长知识；长，是学识的成熟；壮，是经历的丰富；老，是学术的老练；已，是智力的逐渐衰退，可以休息了。按照这一规律，我无疑已进入老境，也是我的一技之长，已进入老成练达的时期，这一时期是不会太长的，不仅要珍惜，而且被“四人帮”夺去的十个壮年，也一定要在这二十年中夺回来，所以我一直是无星期日、无假日的工作，每天三班，上午、下午、夜晚各四小时，计算每年能夺回半年以上的时间，不到1995年，就把十年灾难的岁月夺回来了。

1977年我曾订个十年规划，要写十本书，带二十名研究生。现在已正式出版的有两本，《点校医学启源》《中医各家学说》，共78万字；学院自印的有两本，《内经十讲》《中医基础理论六讲》，共16万字；已交出版社的有两本，《内经研究论丛》《运气学说》，共33万字（1981年可以出版）；正在编写中的有五本，《医学百科全书·中医基础理论分卷》《内经章句索引》《中医名著精华》《内经校雠学》《各家学说参考资料》，共约260万字，预计在五年时间内便可以完成十一种，并都可以出版。带的研究生已经毕业三名，今年又有四名毕业，计划再招收三名，也就是在五年时间内可以带出十名研究生。三年来我发表了20多篇论文，包括在国外发表的1篇。今年截至目前为止，已发表了4篇，预计今年上半年将有7篇至9篇论文发表，可算是我五十年来论文写作的高峰。打倒“四人帮”以来这几年，也是我写书的高峰。两年来，我到过了二十多个省市地区和去日本讲学，也算是我毕生中的一个高峰。

由于这几个高峰的出现得出一个结论：“莫叹时光少，不愁年龄老，精神能振奋，万难皆推倒。”当然，太阳还是挂在桑榆树梢的，因此我十分珍惜，必须继续振奋精神，将我所有的力量，毫无保留地完全贡献给伟大的社会主义四化建设。

爱国情倍切，报国争朝夕

（此文写于1981年4月，据手稿整理）

最近学习了《人民日报》评论员文章“爱国主义是建设社会主义的巨大精神力量”，心潮起伏、感慨万千。勤劳、勇敢、智慧的中华儿女，创造出光辉灿烂的中国文化，为人类做出了伟大的贡献。

我们的祖国有着一段令人难忘的历史，自帝国主义侵入，我国沦为半封建半殖民地的社会，广大劳动人民在“三座大山”的压迫下，过着朝不保夕的日子，我们这些中医人也同样处于政治上受压迫的地位，甚至连生存也岌岌可危。在中国共产党的领导下，经过二十八年浴血奋战，推翻了国民党的统治，建立了人民民主专政的社会主义国家，人民翻身做了主人，中医学才受到党和政府的重视，中医的地位空前提高。没有共产党就没有新中国，只有社会主义才能救中国，这是我们广大中医人从切身经验中体会到的真理。

我热爱祖国，更热爱共产党领导下的社会主义祖国。尽管由于历史道路的曲折，建国三十年来，曾经犯过这样那样的错误，以至于弄得国家现在仍然相当贫弱，文化科学也很落后。但是，儿不嫌母丑，祖国毕竟是生我养我的伟大母亲，我们只有盼望国家日益繁荣富强，而决不应对她有任何的嫌弃。这几年来，每当想到祖国多灾多难、百废待兴，而我个人又日就衰老的时候，一种朴素而真挚的爱国情感不禁油然而生。写下四句诗来表达内心的这一情感：“报国日已短，爱国情倍切，欲使百废兴，惟有争朝夕。”

去年我去东京讲学，给我印象较深的是，日本人一般都流露着奋发图强的精神，工作中普遍有一种紧张感。我认为这个精神面貌是可贵的，回国后我在办公室贴上了一副对联：“一息尚存，此志不容稍懈；四化艰巨，决心勇往向前”，横批“自强不息”。我以此作为座右铭，随时警示自己，争取在有生之年，为伟大祖国的社会主义建设竭尽自己的力量。

我们国家在当前是相当落后的，存在的问题亦不少，但联系祖国几千年的历史来看，从党中央三中全会拨乱反正、正本清源以后所取得的成就来看，我对祖国的光明前途是有充分信心的。我本着“自强不息”的精神，首先是争取时间，从打倒“四人帮”以来，我每天工作的时间基本上保持十二小时，即上午、下午、晚上各四小时，有时晚上可能延长到五至六小时，星期日和节假日也是一样。这样，我便把一年的时间延展成一年半了，我计算到 1995 年，就可以把被“四人帮”夺去的十年时光完全找回来了。

我的主要工作是教学和科研。在学院中我是年龄最长的教师，但我一直坚持在教学第一线，一般每天讲三小时课，间或也有一天讲六小时的时候；除本学院外，还要支持兄弟院校的教学，经常还有讲学的任务，如中医研究院、北京市中医学校等，全国二十二所中医学院，我去过了三分之二；还带了八名研究生，已经毕业三名；带了三位青年教师，现在他们都能接替我的教学任务了。

我研究工作的成果，主要反映在我的著作和论文中。打倒“四人帮”以来，截至目前为止，我已经写了21篇论文，载于国内各报刊杂志，约10.7万字，其中有几篇，日本的杂志翻译了。这些论文，主要是围绕关于中医理论的研究而撰写的，我认为发扬中医学，只有从理论上提高才是最根本的。已经出版的书有《点校医学启源》《中医各家学说》《内经十讲》《中医基础理论六讲》四本，共约88万字。已经脱稿交付出版社今年可以出版的有《运气学说》《内经研究论丛》这两本书，约30万字。还有《医学百科全书·中医基础理论分卷》《中医名著精华》《内经章句索引》《内经校雠学》四本书正在编写当中，都是我担任主编，共约160万字，将分别在今年、1982年、1983年完成。

其中《医学百科全书·中医基础理论分卷》是由卫生部钱信忠部长主持编写的，要求标准很高，要做到“全”“新”“精”。所谓“全”，就是要完整地把中医学的理论体系表达出来，不能挂一漏万；所谓“新”，是要求用新的方式、新的观点来进行阐述，而又不能背离中医学的内涵。所谓“精”，就是写进书里的都要是精华，不能瑕瑜互见。其中“新”难度最大，因为中医学本身是旧的、是古老的，例如“阴阳”，这是属于古代哲学的范畴，其中存在着辩证法的元素，就要从唯物辩证法的角度去进行分析和阐述，使“阴阳”这个旧的概念具有新的内容。这本书的编辑强调主编负责制，全书共有90个分卷，约4000多万字，是我们国家编的第一部医学百科全书，代表国家水平的。虽然中医学本身就具备了国际水平，因为只有我国才有，其他国家没有；亚洲一些国家如日本、朝鲜等虽然也有，但也是由我国传去的，其完整性仍不能和我国相比。但是，如何比较科学地讲清中医学的理论，对我们来说还是个比较新的问题。今年三月在北京开了第三次编委会，钱部长强调：“主编单位要切实地把编写《全书》当作一项建设社会主义高度文明的工作，当作我国医疗卫生事业的一项基本建设，是发掘创造我国资力财富，亦是智力投资，其重要意义是难以估量的。”因此，在我目前的科研工作中，《医学百科全书》是最大的压力，我每天投入到这里面的工作量最大。因为强调编辑责任制，就要严格把好关，而协编单位寄来的稿件，对“全”“新”“精”

的要求又有一定的距离，所以每篇稿件都要通过逐句逐字的审阅修改，初稿才能定型。我每天夜班主要是搞这个工作，因为白天行政事务、病人求诊的干扰特大，无法进行文字工作。

我从事中医学研究工作整整五十年了。我曾经作过粗略的统计：在旧中国的二十年中，写了四本书，即《仲景脉法学案》《任氏传染病学》《中医内科学》《内科问答》，共54万字；发表论文19篇，约12万字；“文革”前的十七年，写了12种，约为153.6万字；发表的论文24篇，约13万字；打倒“四人帮”后这三年多，已经写好的有6种，为118万字；正在编写中的有四种，约于本年完成的一种，1982年完成两种，最后一种1983年完成，共约160万字。也就是在短短的六年中，将完成270多万字的编写和著述，在旧中国平均每年仅写3.3万字，“文革”前平均每年约写10万字，打倒“四人帮”后每年平均写45万字，我在“文革”前写的《中医药理学》是由香港出版的；《中医脉学十讲》于“文革”中在香港被翻印，去年才有人寄来给我；去年出版的《中医各家学说》，日本先后有两家出版公司来商洽翻印，最近已同意由京都雄浑图书出版社翻印，来商谈的代表人是垣本刚一。之所以这样的勤奋地工作，是因为我决心用最大的努力从事中医学的教学和研究，决心发扬光大中医学，为改变国家的落后面貌贡献力量。

正因为我们国家现在仍居落后，我将越是努力为国家工作。王勃在《滕王阁序》中的几句话对我很有启发：“老当益壮，宁知白首之心；穷且益坚，不坠青云之志。”我现在固然老了，快到古稀之年了，但我的报国之心不但毫无减退，而且越来越坚定。我坚定地相信：在中国共产党的领导下，只要我们举国一致，同心同德，本着党的三中全会的路线、方针、政策，做长期的、不懈的努力，我们国家的落后面貌必能迅速得到改变，四化建设必将青云直上，赢得祖国光明灿烂的未来！

在中华全国中医学会医古文研究会成立暨首次学术讨论会闭幕式上的讲话

（1981 年 5 月 24 日）

同志们：

通过大家的共同努力，“中华全国中医学会医古文研究会”昨天正式宣告成立了，这是中医教育史上很有意义的一件事。我受大家的委托和信任，分配给我一点任务，虽然我年老体衰，精力有限，亦应勉为其难，跟大家一起把“研究会”的担子挑起来。好在有各位委员和广大会员做后盾，上面有学会和卫生部、中国科协的领导，我愿尽点绵薄之力，并在闭幕之前，谈几点意见与同志们商量。

第一，“研究会”的性质和意义。顾名思义，“研究会”是个学术性的群众团体，是有领导、有组织的，卫生部、中国科协、中医学会都是我们的上级领导。此次会议之所以能召开，“研究会”之所以能成立，这是和卫生部、中国科协、中医学会各级领导的关怀分不开的。去年，在中国科协的一个会议上，科协领导希望学术团体能成为政府的智囊团，为四化建设做出成绩。各条战线、各组织、各团体，特别是科学家、高级知识分子，要尽到我们的责任，发挥应有的作用。因此，群众学术团体是国家建设的有力助手，对此大家都有一致的认识。我们这个团体，要有到远大的目标，要尽我们所能，向国家提出更多有益的建议。说具体些，“研究会”要在今后中医教育工作、医古文的教学科研工作中发挥作用，真正起到“智囊团”的作用。大约在今年下半年，卫生部可能要召开全国中医教育工作会议，这个会议与医古文研究会有直接关系。我参加这几天的小组讨论，同志们对医古文教学的师资队伍问题、教学方法问题、教材问题、科研问题等，提了许多宝贵的建议，这些都可以提到马上要召开的中医教育工作会议上去，希望得到很好的解决。许多同志提到，在中医教学里究竟应怎样组织和安排医古文课程，医古文课程是重要还是不重要，应该是基础课程还是一般课程，医古文课程究竟应该是考查课还是考试课，应该是选修课还是必修课，课时应该安排多少，等等。只要把医古文课程的性质确定了，这些问题就好办了。今后要围绕这些问题，切实地、积极地向上反映。

我们除了尽量向上反映建设性的意见外，“研究会”所有兄弟院校的会员，更应该随时交流教学、科研方面的经验，通过“研究会”的组织及时地交流经验，这是学术团体较有意义的工作。许多同志为筹备今天这个会，花费了很大的力气，特别是安徽中医学院的同志们，付出的尤多，如果把“章程”一通过，“研究会”一成立，就什么事情都不做了，那就没有任何意义了。希望“研究会”的成立，是我们开展工作的起点，而不是终点。包括我本人在内，从这个起点出发，搞好今后的工作，过一段时间再向全体同志们汇报。

第二，医古文课程的性质。关于这个问题，大家谈了很多意见，我刚才提到，应提交到下半年将召开的“中医教育工作会议”上讨论。究竟应该怎样看待“医古文”？这涉及到中医学与文学的关系。

中医学是一门学科，要学好中医学总要有一定的文化知识做基础。中医学有很多“宝藏”都保存在古文献里面，是通过语言文字保留下来的，没有一定程度的医古文专业知识，要学好中医学是很困难的。我参加教育部召开的座谈会时，听到叶圣陶老先生提出的倡议，叶老要科学家学好“汉语”，他说：科学家作出了很好的成绩，但不能通过语言文字很好地表达出来，这是个缺憾。我也举两个例子来说明语言文字的重要性。晋代皇甫士安原是个文学家，不是医学家，但他能对中医学进行深入研究，做出了很大的成绩，这与他深厚的文学修养不无关系；清代王清任，钻研医学的精神是值得学习的，可惜他文化水平不高，不能反映出他的研究成果，从他的《医林改错》中就能看得出来。有的同志说：医古文这根“毛”，是附在医学这张“皮”上的；我说：从本质上看，是医学这根“毛”，附在文学这张“皮”上的，“文以载道”嘛！医学是门科学，没有文化能学得进去吗？所以我和上述同志的看法正相反。北京四大名医之一的肖龙友，他并不曾拜师，而是自己看书学出来的，就因为他文化底子好，是清朝最后的拔贡；上海名医恽铁樵也是自己看书学成的。因此我认为，医古文是中医学的基础，这是无可非议的，决不是可有可无。

大家知道，在1962年的“五老上书”的若干条建议中，其中一条就是强调中医教育要加强医古文课程，234个学时就是“五老上书”中提出来的，我现在继续坚持这个观点。至于大家曾对“医古文”“古文”“古汉语”等课程名称有争论，这次会上没花多大功夫意见就统一了，这是大家认识不断提高的表现。我同意统一叫“医古文”，这个名称体现了这门课程的特殊性。俗话说“秀才学医，笼里提鸡”，中医学院20多年的实践证明这话是有道理的，学中医，文化水平高的就学得进去、学得深入。在我带的研究生中，也证明了这一点，有的虽然很下功夫，由于文化底子差，学业却事倍功半。所以学中医必要先学好医古文。

第三，教师的培养问题。医古文的师资大部分是中文专业毕业的，他们经过了辛勤劳动，从不懂医学到懂一些医学，从教学有困难到取得了一定的成绩，是值得我们钦佩的。在这次会议上，各院校医古文教师所提交的论文水平之高，使我很满意，而且比我想象的要高很多，特别是钻研中医学的深度，有的论文比我们专研中医学的还高，知识面宽，分析深入。我赞扬这些同志是当代的王焘、王肯堂。医古文师资队伍逐渐成长起来了，比20几年前提高得多了，但是人数还不多，还需要扩大师资队伍。如许多学院只有一两个、两三个教师，新生力量还要尽快培养。

我认为培养医古文师资可分两级举行，上海中医学院准备办青年教师进修班，对青年教师进行培养，我同意上海的计划。不过，中年教师也需要培养提高，建议再搞个对中年教师提高的培养计划。是否可以搞六个讲座，包括“经学”“史学”“子学”“文学”“小学”“医学”等专题。找个有条件的地方，每一讲座，请老专家来做几次报告。如“经学”，听了专家讲座报告之后，让学员认真地把《十三经》翻阅一遍。“史学”“子学”“小学”等都采用这样方法。“古代哲学”可在“子学”里介绍，可以不另设置。并且我建议，每一讲座可用一个月的时间，“医学讲座”可以用两个月的时间，总共七八个月，搞得扎实一些。时间不宜长了，以免不好安排学员而影响到正常的教学。还要看到有些青年、中年的中医教师，其文学基础亦较薄弱，不学医古文不行，否则教学深入不下去。除此之外，还要培养新生力量，建议招收医古文研究生，是“办班”还是“个别带”，可根据实际条件来考虑，学制应以三年为宜，考虑成熟了向上面反映后，争取明年招生，因为1982年有五年制本科生毕业。对研究生的具体培养，应不低于我们前面所说的对中年教师的提高的要求。换句话说，我们新培养的医古文研究生，一定要是“医文合一”的教师，不能再是“医”“文”分家了。通过培养医学、文学都兼顾的研究生，有了这样的新生力量，承担医古文教学就会比现在要顺利得多，教学质量也会高一些，我们在向上面反映申请的同时积极地做准备工作。总之关于师资队伍的培养基本上可分三种方法进行：一是初级形式的进修；二是高级形式的培养提高；三是用招收研究生的方法培养新生力量。

第四，关于医古文的教材。我同意大家的看法，现有教材在医古文教学过程中发挥了很好的作用，成绩是主要的。据反映，不论是本科生还是研究生，都说与医古文老师的感情较深，经常和医古文老师接触交谈，这说明医古文这门课对学生的影响是很大的。但是，随着形势的发展，教材的质量还要不断地提高，我对此事提出几点看法。

首先应该进一步制订比较有指导性的教学大纲。以往20多年来，虽也有医古文的教学大纲，但没起到指导的作用，往往是先有“教材”后才有“大纲”，实际上只是教材的“说明书”而已。一个好的教学大纲，应是教材的先导，教师在“大纲”的指导下编写教材，并进行教学。中医教育是新中国成立后的新兴事业，那时大家的经验都不是很丰富，现在教材修改数次了，教学也进行多年了，具有了相当的基础，可以考虑制定一个比较适合中医院校的医古文的教学大纲，把医古文课的性质、课时、内容、教学方法等都明确地制订出来，使其具有指导性，就是没有教材，也可以根据“大纲”来编写。换句话说，如何组织教学、如何编写教材，要在教学大纲的指导下来进行。有了这样的教学大纲，以至教研室的编制等问题都会随之解决，因为教学要求明确了，事情就好办了。现在有的地方，特别是西医院校中医系或中医学教研室，人员编制卡得很死，有了教学大纲，就有了设置人员的依据了。

二是关于医古文教材。我同意华北组的看法，可以搞个通用的医古文教材，但不硬性规定非用此教材不可，如果个人能够编写教材或单位力量较雄厚的，可以不用，这也并不是说每个单位都自己来编些教材。我们鼓励各学院有力量的医古文教研室自己编写教材，这样就有了选择了，自己的不如人家的，就放弃自己的，总之我们主张百花齐放。或者编写一些活页文选，高高低低水平的文章都可以选，一般古文也好，医古文也好，秦汉、唐宋、明清都要选，这种活页文选使用便利，喜欢用什么就用什么。找几个人组织一下，征求各院校的意见，分头选，统一编印，事先登记，计划供应。这个任务不必让出版社来承担，好多院校自己就有印刷厂，这就更便于随时补充和更新了。

其三是医古文课程的教学内容。医古文的教学基本上包括“一般古文”“医古文”“古汉语基础”三部分；三者比例，是否可以考虑“一般古文”要多些，“医古文”略少一些，因为中医院校的《伤寒论》《金匮要略》《内经》等都具备医古文的性质。对一般古文选的选择有两种意见。有的主张先秦、两汉的文章宜多选些，以其学术思想性颇与医学接近，虽然学生初学会较吃力，但“文革”以后高中教学水平在逐步提高，学生入学时的语文水平有明显的提高了，这个矛盾就有希望解决了；另一种意见，主张明清以后的文章多选些，其内容浅近，学生易于理解。我同意先秦文多选一些，理由是要从高处看、远处看，如用活页文选，还可随时更换。过去商务印书馆、中华书局的文选，是从上而下，从难而易，有的则相反，没有统一，可根据各校条件来考虑。我看，先难后易要好一些，当然教学会要吃力些。鉴于医古文教师不接触临床，所选医学方面文章不要选与临床太接近的，以免教学困难，医古文是基础课，有关基础理论的可多选些。我们在“五老上书”中提出，一般古文选 100 篇，医古文选 60 篇，共计 200 多学时。

四是语文基础知识的教学。语文基础知识包括“文字”“语音”“校勘”“语法”“训诂”等知识，尤以“文字”“语音”“训诂”较为重要，“语法”尽量少讲些。我就不懂古文语法，从前的老师不教语法，只让我们熟读文章。从专业来看，还是“文字”“语音”“训诂”比较重要。

第五，有关医古文的科研工作。中医学许多的精华主要保存在庞大的文献堆里，要继承、学习就要进行挖掘。我们医古文的教师最能掌握挖掘方法也具备这方面的能力，应该当仁不让地承担起医古文的科研工作。我讲过王焘不是医生，他把唐以前的许多经典文献经过整理编辑，竟都保存在《外台秘要》里了，这是文学家搞医学文献整理研究很好的例子。我把此次会议送交的 63 篇论文都看了，初步统计来看，研究古文语法的 10 篇，讨论医古文教学问题 3 篇，关于教材问题 11 篇，关于医书音义注释 6 篇，古代文献的校勘 8 篇，考据的 12 篇，关于中医学史的 5 篇，讨论医学家学术思想 4 篇，研究《黄帝内经》的 3 篇，研究《伤寒论》的 1 篇，其他的 1 篇。除了关于医古文教材、教学的 13 篇外，其他都涉及到了中医学领域，说明我们搞中医学文献研究还是大有潜力的。

我们究竟可以做哪些科研呢？根据各组讨论的意见，基本可归纳为两个方面，一个是近期规划，三五年就能够完成的，另一个是远期规划。关于近期规划方面，同志们谈了几项研究工作。一是文献整理，包括三个内容：①辑佚，有很多文献散失了，把分散在古典文献中的不完整的片段收集起来，把其复原，如《外台秘要》《备急千金方》《证类本草》《太平御览》等书中存有不少古代方书，分别辑出加以整理，一部分是可以恢复的，此项工作日本人做得比我们早，我们还没有开始，已经落在人家后面了，这次会议提出由北京、黑龙江、贵阳几个院校合作，分期进行，直至全部完成；②辑存，也就是把比较完整地存于其他丛书中的医书提出来，稍微加工，就便于大家使用了，如《运气辩》存于《海陵丛书》中，《委宛别藏集》里有《华佗中藏经》，《说郛》里有《黄帝虾蟆针灸经》等，都有待我们去做辑存工作；③医书整理，天津郭（蔼春）老提出三年做好《难经》集注，辽宁提出搞《十四经发挥》，贵阳打算整理《景岳全书》，先整理《传忠录》，北京准备整理《医学汇海》，郭老还计划校《素问》王冰注，并已经有初稿。二是编纂中医工具书，浙江搞了《中医字典》，还编了《素问索引》，其他院、校、所也有了一些设想，科研确实需要大量的工具书，我国工具书本来就不多，中医学的工具书尤其缺乏，希望有力量的单位可以大搞一下，改变工具书少得可怜的这一尴尬局面。

远期规划方面，提出编写《新中国医籍考》，应该在《中国医籍考》《宋以前医籍考》的基础上提高一下，这工作不是一个单位所能胜任的，可落实几个邻近的单位通力合作。《新中国医籍考》要反映出我们的特色来，要从分类学、版本学多方面下功夫，内容除原书序跋而外，“凡例”“目录”亦不能缺，每书均应写出“内容提要”“作者小传”等，这样才能超过日本人所编的两种医籍考。这个工程浩大，“研究会”要组织很好的班子，统一领导，分工合作，花十年二十年工夫，一定要把这部书编写出来。

除此之外，还有大量科普工作要我们做，全国中医学会准备先办一个普及性刊物《学中医》半月刊，希望大家写些中医学科普的文章。

看来，通过这几天的讨论，仅仅有了草图，还说不上初步规划。建议“研究会”在不太长的时间内，根据此草图制定比较细致的计划出来，争取纳入卫生部科研规划中去，人力物力才有保证。总之，我们希望步伐一致，分工合作，避免重复，保证质量，争取较高的科研成果，能够通过国家科研成果鉴定委员会的鉴定。一句话，研究会成立，主要目的是为社会主义建设出成果，为国家做贡献。

卫生部在去年三月召开的中医、中西结合工作会议，中央已批准了中医、西医、中西医结合三支力量共同发展。也就是说，中医学也是要独立发展、大力发展的。医古文教学提高了质量，可以说是出人才、出成果就有了保障。中医学存在后继乏人的问题，更严重的是存在后继乏学、乏术的问题，医古文研究工作如果开展得好，可以把中医宝库中的很多文献整理提高并留传下去，这对保存中医学有重要的意义，我们不能轻视这一工作。

目前，国际上掀起了中医热，而且很重视中医学理论的研究。我们要下功夫整理出成果来，为中医学的发掘、整理、提高做出应有的贡献。我还有点余勇可贾，愿和大家一起工作，希望取得一些成绩。

中医古籍整理出版实为当务之急

（此文写于1981年5月，据手稿整理）

中国文化是悠久而璀璨的，其中医药文化尤为丰硕，对中华民族的繁衍昌盛做出了伟大的贡献，经历数千年的发展，前人给我们留下了万种以上的医药典籍。建国30多年以来，由于中医政策的贯彻，中医古籍的整理和出版工作是有成绩的。据初步统计，经过整理（包括标点、校勘、注解、今译、复印等）出版的古籍有数百种，其中经典著作有《素问》《灵枢》《难经》《伤寒论》《金匮要略》，名家著作有孙思邈的《千金要方》，朱肱的《南阳活人书》，张介宾的《类经》《景岳全书》，叶天士的《温热论》等。还整理出版了部头较大的类书、方书，如《图书集成医部全录》《圣惠方》《普济方》等。但在“文化大革命”十年内乱期间，不仅中医古籍整理出版工作完全停顿，而且原有线装古医书和铅印、影印的古医书亦损失惨重。就我个人而言，经40余年所收藏的数万册线装古医书，多半都被抄毁散失，现在不足一万册了。粉碎“四人帮”以后，此项工作开始恢复，如绝版数百年的名著《医学启源》，篇幅浩大的《医方类聚》，都已于近年整理出版。惟随着中医教育和医学研究工作的开展，以及学习中医的人越来越多，甚至在国际间亦逐渐掀起中医、中药、针灸的热潮，相比之下，显得中医古籍整理出版的规模和速度还远远不能满足当前的实际需要。去年九月，中央领导同志提出了整理古籍，把祖国宝贵的文化遗产继承下来的指示，这对中医药古籍整理出版工作者是巨大的鼓舞和鞭策，这对社会主义的四化建设，繁荣社会主义医药文化，解决当前中医乏人、乏术的严重问题，都具有极为重要的战略意义。

历代王朝和医家，对中医古籍的整理、出版，都曾做出过巨大的成绩。如王焘编的《外台秘要》，宋臣林亿等校刊的《素问》《伤寒论》，明代组织编纂的《普济方》，清人编纂的《医部全录》等，从当时的历史条件来看，在对待中医学文化遗产这个问题上，这些还是有所作为的。在今天，社会主义社会的种种条件比历史上任何时期都要优越得多，我们能遵照着中央领导同志的指示，在卫生部的直接领导下，竭尽我们的精力去做，必然会做出远远超过前代的成绩来的。

为了做好中医古籍整理出版工作，我认为首先应该制订一个切实可行的全面规划，这个规划应该是根据实际需要，按先后缓急来制订。如经典著作《黄帝内经》、仲景《伤寒论》等，是学习中医必须认真阅读和研究的，但此为汉代以前的文字，不具备相当的古汉语水平，是难以进行阅读的，必须作为整理出版的重点书籍。其次如必读书、参考书、临床应用书以及工具书等，依次排列，并按现有的人力物力，分期分批地整理，逐步定期出版。至于有实用价值的善本、珍本、孤本，亦当尽量选印，不能把它们当作古董，而任其毁于椟中。

整理中医古籍的目的，是要使学习和研究中医学的人都能看得懂。因此，应根据不同的古籍，采用不同的方法进行整理。如明代、清代以下的古医书，只要通体标点，就其个别难解之处，略加注释就可以了；宋元以上的古医书，文字较为艰涩，又历时较久，错简脱讹，势所难免，便得用校勘、训诂、注解、章句、语译等多种方法进行整理，这部分工作是相当艰巨的。国务院古籍整理出版规划小组组长李一氓同志说：“整理的最终目的，是要研究和总结出一个有关的科学概论，如没有两三部很精较详细的《中国哲学史》，那末，一大堆子书，又有什么意义呢？”我同意这一说法，在这次整理出版大量中医古籍的基础上，必须组织一支精干的力量，从事“中医学史”

或“中医学术思想史”的编写，来说明中医学在历史上发展的各个时期中，与哲学、史学以及自然科学之间的内在联系，及其对中华民族繁衍昌盛所做出的贡献。

中医学具有独特的理论体系，而这一理论体系主要是存在于经典著作之中的，所以必须组织具有较高水平的中医学骨干力量来从事这一工作。要通过对经典著作的研究，把中医学的理论体系能比较全面、完整、系统地揭示出来，可以说这是整理中医古籍的最高目标。为了要达到这个目标，不仅校勘、训诂、注解、语译等方法不可少，还要通过归类、分析、阐发等过程，方能完成。整理中医古籍若没有达到这个水平，我认为是没有完成最终目标的。

为了保证很好地进行中医古籍整理出版的工作，建议卫生部应切实加强这一工作的领导，认真组织一个强有力的班子，同时更要发动和组织各地区水平较高、医学文学修养有素的专业人员投入这一工作中来，能够使这一关系到子孙后代的伟大工程保质保量地进行下去。

同时我认为，整理出版中医古籍并不是一时的权宜之计，而是发展中医科学的百年大计。尽管通过了辛勤的整理工作，但出版部门的生产力和生产手段跟不上也还是不行的。特别是中医的经典著作，必须要用繁体字来排印，如没有这一设备，是完不成任务的。希望在卫生部中医局的直接领导下，成立中医图书出版社，设置繁体字车间，培养能认识繁体字的工人，专门从事中医古典著作的出版。“工欲善其事，必先利其器”，甚至还应该考虑适当引进印刷出版的先进技术，来提高我们的出版能力。

努力发扬中医学

（此文大约写于1981年，据手稿整理）

“中医学”属于自然科学，是我国优秀的文化遗产之一，为我国民族的繁衍昌盛做出了巨大的贡献。中医学是在长期的医疗实践中逐步形成并发展起来的，具有独特的理论体系。中医学的科学性，不仅在于其本身来源于医疗实践，更重要的是中医学经受了千百年长期医疗实践的反复验证，所以中医学能延续至今，一直在为人类的健康服务，并越来越引起了世界的重视。中医学之所以能生存并发展至今，是因为具有以下几个比较突出的世界观。

一、中医学的唯物观

中医学认为世界是物质的，人是组成物质世界之一，“气”是构成物质世界的基本元素。在经典著作《素问·天元纪大论》中明确提出：“在天为气，在地成形，形气相感，而化生万物。”这一论述把连续的“气”和不连续的“形”统一起来，奠定了中医学朴素的唯物论基础。英国著名学者李约瑟于《中国科学技术史》中曾提到一个传教士丁韪良（MaytinWap），他认为中国的“气化学说”曾传至欧洲，可能影响了笛卡儿提出的“以太学说”的形成，尽管仅为猜测，说明中国在这方面的认识早于西方。

二、中医学的恒动观

中医学认为一切事物，包括人体组织，都是处于永恒的运动之中的。如《素问·六微旨大论》中说：“成败倚伏生乎动，动而不已，则变作矣。”人体的生理功能，是正常运动的状态；人体的病理反应，是反常运动的征候。医学的目的，就在于保持和增进人体生理的正常运动，纠正或改善不正常的运动状态，并使之恢复正常。

三、中医学的辩证观

中医学运用阴阳学说以说明客观事物的对立统一。《素问·阴阳应象大论》提出：“阴阳者，天地之道也。”明代医学家张介宾解释说：“道者，阴阳之理也，阴阳者，一分为二也。”清楚地阐明了朴素的辩证观，指导着中医学的理论研究与实践。如《内经》说“阴平阳秘，精神乃治”，指出阴阳平衡是维持正常生理的根本；又说“阴胜则阳病，阳胜则阴病”，认为阴阳不平衡是产生疾病的原因；还说“阳病治阴，阴病治阳”，是说治病的主要目标在于恢复阴阳之间的相对平衡。所以可以说“一阴一阳谓之道，偏阴偏阳谓之疾”，这就是中医学疾病观中的辩证观。

四、中医学的整体观

中医学极其重视人体自身的统一性、完整性及其与自然界的联系，认为人体自身就是一个有机的整体，人体的各个组成部分之间在结构上是不可分割的；人体在自身的运动中，机体内部各个器官、组织之间，在功能上是相互作用的，从而进行着协调的整体活动；因此在病理上也会是彼此影响的；因此中医学在临床治疗上是强调整体调节的，而不是把病灶孤立起来对待。

因此，唯物观、恒动观、辩证观、整体观等，构成了中医学认识事物的世界观，并贯穿于中医学的整个理论体系之中，无论讲脏腑、经络、病因、病机、诊法、辨证、治则、方药、针灸等，都是以这样的世界观来做为指导思想的。于此说明，中医学这门学科，在认识观或是在方法论方面，都具有一定的科学性，也正因为如此，中医学已经在国际上引起了广泛的关注。如德意志的治疗学会，是世界最大的医学学会之一，他们发表了中医学关于临床治疗方面的研究论文；二战以后，美国从日本搜集到了大量中医古籍，在加利福尼亚大学设立了“东洋医学文献中心”，其中绝大部分是中医学文献；美国还创办了介绍中医学的英文杂志，原叫作《美洲中国医学杂志》，现又改名《东西方比较医学》，由九个国家和地区的专家组成编委会；日本著名的“北里医学研究所”里，设有“东洋医学综合研究所”；南朝鲜庆熙大学新建立了“东洋医科大学”，1976 年举行了有 18 个国家参加的“第一次东洋医学国际交流大会”。总而言之，中医学的国际化浪潮已经逐渐兴盛起来了。

国际上既如此重视中医学，我们更是责无旁贷，应该认真做好努力发扬中医学的工作。目前，当务之急是要急于培养两种人才。一是要培养出中医基础理论的骨干人才，这要是一支精通中医学理论的、高水平的人才，这一任务应该由重点中医院校承担起来，加强基本功的训练，认真学好几部经典著作，并广泛浏览各家名著，掌握治中医学方法，思路开阔、思维活跃，具备发掘整理中医学理论的能力。二是要培养出中医学临床研究的骨干人才，这要是一支既能精通中医学理论，又善于将其理论运用于临床，善于总结临床实践经验，并能充分运用先进科学技术进行研究的人才。

20世纪80年代，将为生物学突飞猛进的时代，我愿与大家共同努力，尽我有生之年，让中医学宝库在80年代为人类的生物科学，为我国四个现代化，特别是为中医学的现代化做出重要的贡献。

衡阳会议拨正了中医工作的方向

（此文写于1982年，据手稿整理）

今年四月，卫生部在衡阳召开了全国中医医院和高等中医教育工作会议。这个会，旗帜鲜明、措施得力，解决了一些带方向性、原则性的问题，对于落实党的中医政策、发展中医事业，具有重大意义。会开得好！如春风夏雨适当其时，中医事业振兴有望。作为一名中医工作者，我和广大同道一样，感到心情振奋，深受鼓舞。

衡阳会议根据三中全会的思想路线，检查和回顾了中医工作执行政策的情况，明确指出今后开展工作中可能出现的问题，左倾的影响是造成中医事业乏人、乏术的主要原因。今后应当以保持和发扬中医学的特点，作为指导我们工作的基本原则。这是十分深刻的结论，从根本上拨正了中医工作的方向，是一剂切中时弊的对证良方，坚持下去，中医工作必能有一个新局面。

新中国成立以来，在党的中医政策指引和扶植下，中医办了大学、开设医院，取得了很大的成绩。可是十年内乱，在卫生界中医工作首受其冲，拆庙搬神、犁庭扫穴，备受摧残。不少中医院被拆散，中医学院被合并，十多年惨淡经营的成果被搞得零乱不堪。以中医师数目而论，由20世纪50年代初的50万锐减至28万，在这个数字中，百分之七十还是没有系统学过中医学的人员，这样严重的现实是大家有目共睹的。“十年动乱”给中医带来的灾难性后果，不只表现在人与物的损失上，还把人们的思想严重地搞乱了，有些盛行一时的口号，比如“中西结合是唯一的途径”“加快实现中西医合流”“迅速创造新医学派”，于是数不清的“速成中医班”“中医扫盲班”等等喧闹一时。这类所谓学习班，不但丝毫无助于中医学的发展，而且恰恰相反，简直是对中医学理论的丑化，是没有一点科学性的极左表现，影响很坏。这样搞下去，让一些连中医皮毛都没有学会的人去代替中医师、冒充中医师，这只能降低中医的水平，对人力和时间来说都是一种浪费。

这是过去的情况，现在虽有进步，但是要把长期以来形成的“左”的错误在实际工作中改正过来，的确不容易，要花很大的气力。比如，至今有人不承认中医学理论的科学性，一听到谈及中医学的继承问题，就认为是复古、开倒车，等等。对于从如此丰富、如此悠久的医疗实践中概括出来并得到实践反复验证的中医学理论，持这种态度，对于继承这份珍贵的民族文化持这种态度，从意识形态的高度来分析，究竟是什么问题？有人对衡阳会议提出的肃清“左”的影响，根本听不进去。请问，对于具有世界影响的中医药学宝藏，对于直接关系到亿万人民生命健康的中医学事业，持这种轻率的、虚无主义的态度，这不是“左”又是什么？

如何保持和发扬中医学特色，是衡阳会议重点讨论的主题之一。中国医药学之所以生机蓬勃、万古常新，是因为中医学在医疗实践中形成了一套独特的、完整的理论体系，并密切地、有效地指导着中医的医疗实践。这是中医学不同于一般的单方、单药，也不同于现代医学的一个特点，是我国医学科学的一大优势。我们讲的中医学特色，主要包括“阴阳五行学说”“脏腑学说”“经络学说”“病因病机学说”“中医诊断学说”“辨证论治”和“治则治法”等基本理论。如果中医学丢掉了这些理论，只搞单方、单药，那还叫什么中医学？怎么能有效地治病？

遗憾的是，不论中医学院或是中医医院，在保持和发扬中医学特色上做得都很不够。拿中医学院来讲，无论是课程设置或临床实习，基本上是搞中西兼顾。在有限的时间里，既学中医，又学西医。结果是“扁担没扎，两头失搭”，一样也学不精，弄不好成了两个半瓶醋，这就失去了培养中医学专门人才的意义。在中医医院里，中医不管病房，只看门诊，中医病名不能开诊断，危重病人的抢救中医不能过问。这样下去，不但不能发展中医，连一些传统的医术，由于长期搁置，也会日趋萎缩，有的小科已濒于失传的境地。据说通晓传统医术和理论的喉科医生，全国不过十余人。长此以往，中医学确实存在着丧失自己特点，乃至被消灭的危险。日本明治维新以后汉医的处境，就是一个深刻的教训，殷鉴不远，我们应当引以为戒。

衡阳会议对加强中医学教育基地建设做了具体的规定，这是非常重要的关键问题，这个问题不解决，中医教育就无法办，中医学的特点也无法发扬。三十年来，没有搞好中医学教育基地的建设，这是一个很大的教训，我们吃尽了苦头，这个问题一定要抓紧解决。中医医院是中医学教育的重要基地，应当把保持和发扬中医学特色作为办院的指导思想。中医院就是中医院，不要搞成中西医结合医院，否则就丧失了中医学的特色了。全国医院病床百万张出头，中医只有五万张多一点，不到百分之六，是一个很小的小指头。就这么一点力量，应当精力专注，用来扶植中医学的发展，不要旁骛其他，避免分散力量。我们说中医医院不搞中西结合，就是为了保证中医学的特点能够得以发挥，并不是说中医医院里不要西医，不要西学中的医生。恰恰相反，我们欢迎这些同志利用自己的专长来从事中医的治疗和研究工作。热爱中医，愿意献身于祖国医药学的西医同志，我们是需要的，现在不是太多，而是太少了。

中医学也要不断提高发展，不然就会落后，就有被淘汰的危险，但是中医学的发展应当沿着它本身固有的规律前进。中医学要汲取现代科学有益的成果来充实自己，也可以借鉴西方医学好的经验，某些必要的技术手段也要加以利用。但是西方医学不应该是仲裁者，不能以西医的框框来评判中医的是非，因为这是两种不同的理论体系，简单的类比往往会得出错误的结论。

“继承”与“提高”是一个问题的两面。从目前的情况来看，中医继承是短线的短线，严重的乏人、乏术，因此应当更多地注意继承的问题，先把一些濒于失传的东西抢救下来，不然皮之不存毛将安附呢？

衡阳会议的精神能否贯彻到底，中医学事业能否阔步前进，领导班子的建设是一个重要的问题。中医学队伍由于历史的原因，对其管理干部的培养和锻炼不够，是短线中的又一个短线，建议部领导从现实情况出发，抓好领导班子的整顿、建设和人才的培养，把那些坚决执行党的中医政策，热爱中医学事业，熟悉中医业务，具有组织管理能力，年富力强的同志安置到领导岗位上来，从组织上保证政策的执行。希望卫生部能抓好北京，抓好直属单位的工作，率先做出榜样，以推动全国中医工作的开展。

认真落实党的中医政策、搞好保持和发扬中医学特色的工作，是一项非常艰巨的任务，存在着许多实际困难，也会遇到一些阻力，要前进就必须冲破阻力。过去那样艰苦的日子都过来了，现在有党的支持、政府的领导、政策的保障，难道还有什么克服不了的困难么？重要的是搞好我们队伍的团结，老年人要支持中年人出来工作，要培养青年人迅速成长，要克服无所作为、消极等待的思想，振奋精神，万众一心，拧成一股绳，那么我们的中医学事业必然会大步前进，计日程功的！

人勤春来早，年老志益坚

（原载《前进》杂志1982年第5期）

“人勤春来早，年老志益坚”，这是我在今年春节写的一副对联。上联是李先念副主席在中共中央国务院举行的迎春茶会上的讲话，我听了以后，很有感触，随即对以下句，竟成一联，春节之晨，书以悬之座右，借以自励。

“一年之计在于春，一生之计在于勤”，李副主席很巧妙地把“春”与“勤”联系在一起了，说明美丽的春光是从勤奋中得来，要想迎来祖国社会主义四化建设美好的春天，亦只有通过全国人民的辛勤劳动来创造。特别是在科学峰峦上攀登的科学家们，眼前展示的是那山巅绝顶的春光，科学家毕生的精力可以说都是在探求这春光，那永驻的春光召唤着科学家们向更加光辉灿烂的绝顶攀去，因此这个“勤”字是我们生命中每一时刻都不可缺少的要素。

但是，人衰老了怎么办？还能攀上笼罩着春光的科学顶峰吗？我肯定的答复是：能。《韩诗外传》里有这样一个故事：“楚丘”先生求见善于养士用人的孟尝君，孟尝君说：先生老了，年纪大了，记性坏了，来见我做什么呢？楚丘先生说：怎么能说我老呢？你让我投石超距吗？让我追赶马车吗？让我捕麋鹿、斗虎豹吗？要是那样，我简直就是已经死了，何止是老已！如果让我深谋远虑，让我帮助解决疑难，让我以恰当的言辞应对各国使臣，我还算壮年嘛，还没有那么老嘛！孟尝君听了惭愧得流汗，连忙向楚丘先生谢过。我虽然年近70，人是进入老境，体力亦渐衰退，这是自然规律，正如楚丘先生不能投石超距、逐鹿搏虎一样。但我有50多年的临床经验，有30多年的教学经验，中医现存的古典文献凡力所能及的，我都有所涉猎，从这些工作经历来看，正好运用我较成熟的经验，从医疗、教学、科研几个方面继续做出成绩来，为国家的四化建设添砖加瓦，所以我虽年老而志益坚。

自从去年九月，陈云同志提出“整理古籍，把祖国宝贵的文化遗产继承下来，是一项十分重要的、关系到子孙后代的工作”以后，我对中医界现尚存一万余种古典医籍，少人问津、少人整理的现状，心急如焚。偌大数量的医学宝典，是中医学这个宝库中最重要的组成部分，我们这一代不整理，下一代人就无法整理了，即或有个别的人能胜任整理工作，他们将来遇到的难度可能比我们要大得多。因此，我不管领导部门如何看待这个问题，如何理解陈云同志的号召，尽先就我的力量开始了以下几项工作。

一、完成《内经章句附索引》

也就是将《内经》162 篇文献，按篇划分章节，做到每篇、每章、每节均有扼要的提示，说明各篇章节的主要内容；然后将全书逐句、逐词编制成索引，要查找书中的任何一个句子或词汇，都可以按字头的编序检索出来，成为中医学最基本的工具书。《内经章句附索引》完成后，这对于教学、科研，都将带来极大的便利。全书约共 44600 余条，现已接近完成。这是中医界从来没人做过的工作，日本人仅做了《素问索引》缺乏七篇大论，远不如本书的完整。

二、完成《内经校雠学》

《内经》这部古典著作，基本是用战国迄两汉这一时期的文字记载下来的，许多字音和字义，都与后世有所不同；又因经受了 2000 多年来的变迁，文字经过辗转地传钞、翻刻，错简者有之，夺讹者有之。故要学习和研究《内经》，首先必须具备“校雠学”的知识，才可能有着手处。“校雠学”包括“训诂”“音韵”“文字”“考据”等知识，中医专业领域是少有人通晓的。只有清代乾嘉以后的汉学家们在这方面做了一些工作，但他们又都不是医生，所做工作都不太全面。我将这些材料一一收集起来，按《内经》原篇，分别植入，并略加评语。这样，或许可给学习和研究《内经》的人们一把钥匙。此书的工作尚在进行中。

三、编撰《中医名著精华》

这是上海科技出版社委托我主编的。计划按中医学的理论体系，分门别类，选择历代各医家的有关著述，以类相从，各归其类。所选的每篇文献均须按其内容进行分段、断句、标点、注释、提要、作者简介等加工。全书大致分做“阴阳五行”“五运六气”“脏腑”“经络”“病机”“病证”“诊法”“治则”“药物”“方剂”“养身”，以及“内科”“外科”“妇科”“儿科等20多个门类。这书是将采取全国大协作的方式进行，已有部分完成初稿，我正在逐篇审订过程中。《中医名著精华》完成以后，确实可以称作是中医学精华的代表作。

四、校订《金匮要略注》

《金匮要略注》，是清代钱塘大医学家张志聪的著作。张氏所注的《素问》《灵枢》《伤寒论》等，均已脍炙人口，惟这书迄未见有刊本。1959年，我偶然发现了此书的钞本，当即摄制成胶卷，所幸经过“文化大革命”，还是把它保存下来了。现我正在校读过程中，边读边校，一俟校订完毕，即可出版。所有古典医籍，都应该通过像这样的整理（当然还有语译、注解、复印等多种多样的整理方式），印制出版后，便于大家的阅读和研究，这是继承发扬中医学的基础性工作。所以我认为做医生的天职固然是在治病救人，但从目前中医界后继乏人、乏术的严重情况来看，我还应当担起整理文献、抢救中医学术的重任，尽先把古典医籍中最基本的、最有学术价值的，或最有现实意义的文献，赶紧进行整理，这一项关系到子孙后代的工作，尤重于治病救人。

最近我参加了北京市表彰先进的大会，焦若愚同志勉励我们要树雄心、立大志。我是把整理中医学的古典医籍，放在我晚年的首要工作中的，就算是我的“雄心”“大志”之举吧。我理解北京市表彰先进大会的召开，具有“率马以骥”的意义，我没有自许为马中之骥的想法，但在振兴中医学这一点上，我确具有千里之志和不已之壮心。

对当前中西医结合工作的几点紧急建议

（此文写于1982年6月23日，据手稿整理）

1982年4月，卫生部在湖南衡阳召开了“全国中医医院和高等中医教育工作会议”以后，全国搞中西医结合技术人员思想波动很大，感到很有压力，处境艰难，不能安心工作，担心党的中西医结合方针变了，担心今后不搞中西医结合了。各地西医学习中医的同志和多年矢志从事中西医结合事业的同志，纷纷向中西医结合研究会提出要求，希望为党的事业和中医及中西医结合前途着想，发挥研究会应有的参谋咨询作用，及时向领导反映意见并提出合理化建议。归纳起来，主要有以下几点。

一、中西医结合是继承中医药学遗产发扬中医药优势的重要措施

毛主席和周总理生前十分重视中西医结合，多次号召西医学习中医，提倡用现代科学方法研究中医学。1980年3月，卫生部在京召开的“全国中医和中西医结合工作会议”总结了三十年来的经验教训，提出了“团结依靠中医、西医和中西医结合三支力量，发展我国医药卫生事业”，并制定了“三支力量都要大力发展，长期并存”的方针，这是符合我国医学科学发展现阶段的实际情况的，是正确的。

近三十年来，全国中西医结合人员按照古为今用、洋为中用、推陈出新的方针，团结中医，学习中医学，勤勤恳恳地工作，在中西医结合治疗急腹症、骨折、烧伤、心血管病及肛肠病等方面，在针灸、针麻研究方面，都取得了接近或达到国际先进水平的成果，在国内外产生了很好的影响，为人类的保健事业做出了一定的贡献。这些成绩说明，中西医结合与发扬中医药优势、发挥中医药特色的要求是完全一致的，是毫无矛盾的，大多的患者也欢迎中西医结合的诊断和治疗。

中医药的优势和特点主要体现在运用中医学的理论，采用四诊八纲、理法方药、辨证施治能取得较好的疗效，而上述的这些中西医结合成果的实践，

恰恰说明了中西医结合能够很好地发扬这些优势，而不是限制或抹杀这些优势。所以，中西医结合对于发展中医学事业不仅不是消极因素，相反的是重要的积极因素，两者是相互促进、相辅相成的。我们要努力发挥中医药的优势，除了用传统方法去研究之外，还必须进一步加强中西医结合工作，同时用现代科学方法去研究。

建议在办好中医院、发挥中医药特色的同时，根据各地各单位的实际情况，灵活多样地进行安排，不要搞“一刀切”，应当允许在中医机构内也可以搞中西医结合的研究。

二、从全局出发调动一切积极因素 统筹安排使三支力量各得其所

为了更好地为我国四化建设和人民卫生事业的发展服务，中医、西医和中西医结合这三支力量都应当得到大力发展，特建议如下。

在学术方面要鼓励三支力量共同发展，尤其是中医和中西医结合这两支力量要加强团结、紧密合作、互相取长补短，因为二者都是为了更好地继承发扬中医学，目的是相同的，只是研究的方法有所不同而已。学术上有不同见解是正常的，通过交流、讨论来求同存异，按照党的“双百”方针去解决问题，不采用行政命令去解决分歧，避免出现“有你无我”的状况。全国中医学会、中华医学会和中西医结合研究会之间，要多合作、多交流。

在医教研基地的建设方面，建议统筹兼顾、合理安排，使大家各得其所。现在全国有 8000 多所综合医院（西医医院），有 800 多所中医医院，唯独缺少中西医结合医院，建议在中央及各省市各建立 1~2 所中西医结合医院或研究所，可由综合医院改办，并可在中医机构及综合医院中分设，使中西医结合这支很有生命力的队伍有基地所依，继续发挥他们的作用。在中西医结合基地没有解决以前，建议在全国中医机构工作的中西医结合人员不要变动工作岗位，继续从事中西医结合研究工作，以免造成混乱，使工作遭受损失。当然，在上述三种医院中，都要避免在领导班子成员上搞清一色，最好要有交叉，以利于学术上互相启发、交流，以促进发展。

现在全国有 80 多所培养西医的高等医药院校，有 24 所培养中医的高等

医药院校，中西医结合的医药院校则没有，形成了当前中西医结合队伍后继乏人的严重局面。为了尽快解决好中西医队伍建设这个问题，除了各省市继续办好西学中班外，建议在北京、上海，各试办一所中西医结合医学院，一些有条件的西医或中医学院，可以试办中西医结合系，这样就可以解决三支队伍后继人才的补充问题，而不至于顾此失彼。

三、强调安定团结合理解决各种矛盾

呼吁中医和中西医结合人员加强团结合作，有意见和建议心平气和地向组织上反映，在各自的工作岗位上继续努力，为继承发扬祖国医药学遗产的事业多作贡献、多出成果、多出人才。

以上建议，当否请批评。

在科协座谈会上的发言

（1982年7月12日）

科协领导同志关心中医学事业的发展，举行这样的座谈会，我作为从事中医学工作已五十多年的一员，是非常感激的。中医学事业是中华民族十亿人民的需要，甚至是关乎整个人类医学的发展，意义是十分重大的。中医学事业究竟应该怎样发展？就当前的现实情况来说，贯彻卫生部在湖南召开的衡阳会议精神，是最有效的途径，现在已经到这条道路非走不可的时候了。所以我对衡阳会议是由衷拥护的。

衡阳会议首先肯定了中医学是一门科学，而且是我国医学科学的一大优势；其次认为要发展中医学事业，在中医学教育中必须保持和发扬中医学的特色；同时还提出把全国的中医院建立起来成为中医学教育的基地，系统地观察病人，认真地总结经验，不断地提高医疗水平，有效地解决后继乏术的问题；中医学院一定要办成继承发扬中医药学、德智体全面发展、又红又专的高级中医药人才的基地。这些决定，真是春风夏雨适当其时，中医事业振兴有望。

当前，现实的情况是怎样的呢？中医师可以治病，但是没诊断权；西医的“低烧待查”“神经官能症”等都是科学的，而中医师的“阴虚发热”“肝胃不和”等，便认为不是诊断；只要是通过了动物实验或化验的都可以算是科研成果，而中医师的临床总结、理论探讨、古籍整理等，一概得不到科研的承认。这是为什么？一句话，就是认为“中医不科学”。

中医学的特色，从基础理论方面来讲，自有阴阳五行、脏腑经络、病因病机等一整套独自的理论体系；从临床方面来讲，亦有四诊八纲、辨证论治、治则治法等自成系统的方式方法。如果抛开了这些，一味要求简单化，也就是排除中医学的理论，只是简单地追求一方一药的疗效，目前某些所谓中医研究单位，已经发展到盲目地“以药试病”的程度，如果再不强调中医学之特色，不出十年，中医学必定会走到消灭的绝境。

谈到“基地”，尤其是中医学发展的薄弱环节，全国县以上的西医院有八千多所，病床有九十六万八千多张，县以上中医院只有七百多所，病床五万七千多张，实际这些中医院和病床绝大多数都是有名无实，与西医院的分别不是太大，真正能反应中医学特色的病床，全国不到两千张。北京中医学院的学生，在酒仙桥职工医院毕业实习了半年，没有开过一张中药方，成天做阑尾手术，主治大夫居然能放手让学生去做了，学的是中医却去实习西医，这难道不是误人子弟吗？

自从1956年建立中医学院以来，中西医的课程比例总是争论不休，有主张三七开的，有主张四六开的，有主中西医各一半的，二十多年来实际就是一半对一半。结果呢？毕业的学生中医既没学好，西医亦只懂点皮毛，所以医疗水平下降了，学生分配成了问题。其实，中医学院应该是培养中医师的学校，这是很简单的道理，为什么硬要开那么多西医课呢？既是号召西医学习中医，为什么西医学院就不存在中西医课程的比例问题呢？

衡阳会议对上面这几个重大的不合理的问题，都做了纠正，有了合理的安排，可以说旗帜鲜明、措施得力，解决了一些带方向性、原则性的问题，对于真正落实党的中医政策，发展中医学事业，具有拨乱反正的重大意义，所以全国中医叫好，一致拥护。

但是衡阳会议的精神能否得到贯彻，中医学事业能否阔步前进，中医机构领导班子的建设是一个重要的问题。中医队伍由于历史形成的原因，干部的培养和锻炼不够，是短线中的又一个短线。建议部领导从现实情况出发，抓好领导班子的整顿建设和人才的培养。把那些坚决执行党的中医政策、热爱中医事业、熟习中医业务、具有组织管理能力、年富力强的同志安置到领导岗位上来，从组织管理上保证政策的执行。首先要抓好北京、抓好部直属单位的工作，率先做出榜样，以推动全国中医工作的开展。

认真落实党的中医政策、搞好保持和发扬中医学特色的工作，是一项非常艰巨的任务，存在着许多实际困难，也会遇到一些阻力，要前进就必须冲破阻力。过去那样艰苦的日子都过来了，现在有党的支持、政府的领导、政策的保障，难道还有什么克服不了的困难么？重要的是搞好我们队伍的团结，老年人要支持中年人出来工作，要培养青年人迅速成长，要克服无所作为、消极等待的思想，振奋精神，万众一心，拧成一股绳，那么我们的中医学事业必然会大步前进，计日程功的！

最后我谈一点关于中西医结合研究会常务理事会发出的“紧急建议”的意见。衡阳会议和崔月犁部长的两次讲话中都肯定了中西医结合工作的成绩，现在和将来，中西医永远要团结，全国八千多所县以上的综合医院都是搞中西医结合的基地。今后中西医结合的工作，正在调查研究，准备专门召集会议来进一步安排。少数的中医院虽然不准备搞中西医结合了，但西学中的同志仍然可以照常工作，甚至还可以更好地学习和研究中医，如果自己不愿意工作下去，才可以考虑调整。衡阳会议主要是解决今后办中医院、办中医学院的方向问题，而不是研究中西医结合工作的问题，领导对于中西医结合的工作仍然是很重视的。但“紧急建议”却说衡阳会议以后，“全国中西医结合技术人员思想波动很大，感到很有压力，不能安心工作，担心党的中西医结合方针是否变了，是否今后不搞中西医结合了。”我认为这些提法是没有根据的，未必多数西学中的同志真有这种“不安心”和“担心”，即或少数人有，也是由于不了解衡阳会议的精神，我们作些解释就可以消除了。

我是中西医结合研究会在广州发起人之一，二十多年来，我对于西学中和中西医结合工作都出了力的，我对西学中的同志们是尊敬的。衡阳会议与中西医结合并无矛盾，衡阳会议精神得到贯彻，中医学的特色越能发扬出来，对于中西医结合工作越有利。西医同志通过学习，真正掌握了中医学的特色，进行研究实践才可能得出优越的成果来。力量是“三支”，目的是一个，都是为推进我国医学的发展，更好地为人类健康服务。中医西医，团结起来，相互学习，我们在不同的工作中，各自努力，共同为社会主义的四化建设做出贡献。

中医本身要团结，要有自尊心，要独树一帜，努力工作。

共同为发扬东方医学而努力

（此文写于1982年8月，据手稿整理）

“医学”是为整个人类服务的，应无畛域之分，共同研究共同进步，使之不断地提高和发展，人类的健康才借以越发得到保障。但“医学”又确实有畛域之分的，就当前的世界医学范畴来看，便有“东方医学”和“西方医学”之不同。西方医学发源于古希腊，以后渐有德日派、英美派的崛起；东方医学发源于中国，以后逐渐遍及亚洲各国，而以日本的汉方医学最有成就。因此，说“医学”无分畛域，是从其应有的作用来讲的；“医学”又确有畛域，是从其发展的历史来说的。各国的医学科学家，可以各自发挥其聪明才智，利用其所掌握的科学技术，各自不断地取得医学科学的进步，这是最有益于人类健康的工作。宋人许叔微氏曾说：“医之道大矣！可以养生，可以全身，可以尽年，可以利天下来世。”“医学”确是可以称作是一门“可以利天下来世”的科学，是人类赖以生存的科学，应该尽量发挥各国医学家的力量共同研究，特别是能够打破畛域的界限，互相交流经验，交换情报，这是搞医学科学研究最不可少的重要环节。

我是中国研究中医学的一员，对现今新的科学知识和技术可以说是甚为贫乏，而于中医学在历史上与世界各国交流的情况，尚可以述其粗略。

中医学文化的起源是相当早的，而中国历代的医学家亦具有乐于接受外来医药知识的优良传统。最迟在我国六朝时代（222 — 589），与释迦同时的印度著名外科学家的多种典籍，经过翻译后便在中国流行了，如公元3世纪，龙树菩萨的《龙树眼论》便在中国流传至今。陶弘景（452 — 536）和孙思邈（581 — 682）是两位具有浓厚道家思想的医学家。弘景接受佛经“人用四大成身，一大辄有一百一病”之说，故名其所著书为《肘后百一方》；

孙思邈在所著《千金要方》中，亦选用了佛家“四气合德，四神安和，一气不调，百一病生”之说，“四液”之说本出自希腊，而孙氏书中亦有记载。属于阿拉伯医学范畴的《回回药方》，在齐德之的《外科精义》（1335）和危亦林的《世医得效方》（1337）中均有所汲收。至于药物，在汉代元朔三年（公元前126年）到明代天顺三年（1459），由印度、波斯等地输入中国的药物，就有“苜蓿”“胡桃”“胡荽”“大蒜”“胡麻”“石榴”“郁金”等不下200余种。

同时，中医药向世界各地输出也是很早的。约在公元514年，中国医学家便访问了朝鲜，《素问》《伤寒论》《甲乙经》《神农本草经集注》《诸病源候论》《备急千金要方》《外台秘要》等医学名著，在朝鲜被用作教本；公元1103～1118年，中国医官牟介、杨宗立曾在朝鲜教医学，促成了朝鲜“东医”的发展。在唐代（618—907），医学家申光逊将中医学的书籍和药物带去越南，并用“胡椒”“干姜”等治愈越南人的“脑痛”病，很有名望。大约从东汉以后，中医学经过朝鲜逐渐传到日本；到了公元562年，吴人知聪将《明堂图》及其他医书160卷带到日本了；公元608年，推古天皇遣药师惠日、倭汉直福因等来中国学医，学成回国，日本从此见到了巢元方的《诸病源候论》；公元71年，日本采取唐制，设置了医药职令“大宝律令”，并规定医学生必修《黄帝素问》《针经》《明堂》《脉诀》《甲乙经》《新修本草》等书；过海大师鉴真和尚在日本亦传播了一定的医药知识。中国的药物和炼丹术，大约在8至9世纪便传入了阿拉伯，继又传到欧洲；约在10世纪，“脉学”亦传到阿拉伯了；美国人“拉瓦尔”（Lawa ll）写的《药学四千年》，认为阿拉伯人的麻醉法，亦是由中国传去的。唐代人义净，在印度住了20年，带去许多中国药物给印度人治病，如“人参”“茯苓”“当归”“远志”“乌头”“附子”“麻黄”“细辛”等，被称为“神洲上药”。

上述简略的历史事实足以说明医药文化向来是相互传播、相互影响、相互渗透的，因此可以说医学是不分畛域的。日本东洋医学研究机关连络协议会的成立，从日本国内来说，是将各个东洋医学的研究机构联合起来了，打破了各个研究组织小的畛域，汇合成为较大的研究机构和组织，这样既能交流，又能集中，对于医学科学的发展是非常有利的。凭此有利条件，进而打破国际的畛域，做更广泛的交流，这对于医学科学的进步将起到巨大的作用。

西方医学之所以获得迅速的发展，正是由于得到有关边缘学科的推动，以及各国医学家的共同研究而促就的。中医学是东方医学的主干，如前所述，中医学在几千年的历史长河里，很早就与欧亚各国有过多方面的接触，除医学本身外，与哲学、天文学、气象学、地质学、生物学、历算学等，都曾发生了联系，受其影响逐渐形成了一个具有丰富内容、独特理论体系的传统医学。中医学的这个经验是很可宝贵的，至今仍然是有可取之处。

中国的中医学会，一直是分别独立存在于各省市的，自从1979年5月，在北京成立了“中华全国中医学会”，原来各省市的中医学会都成为其分会，于是全国的中医学研究工作者更加团结了。就其性质来说，与“日本东洋医学研究机关连络协议会”颇有类似之处。中国与日本的医药文化交流是具有悠久历史的，发扬东方医学，在中国来说固然是职责所在而当仁不让，而日本对中医学的研究尤为令人敬佩无已。远的且不说，自田代三喜以后，历代不乏大家，特别是多纪一家治学的严谨和成就，最为我辈推崇。希望中日两国医学界携起手来，共同担负起振兴东方医学的艰巨任务，共同努力于发扬东方医学的伟大事业。当此“日本东洋医学研究机关连络协议会”举行第二次会议之际，承矢数道明先生不遗在远，属作一言，敢略陈鄙意，愿与协议会诸先生共勉。并祝大会胜利成功！

振奋精神，开拓前进，坚毅不拔，奋斗不息！

（此文写于1982年10月14日，据手稿整理）

中国共产党第十二次全国代表大会的胜利召开，全国欢腾，举世瞩目。这次大会，把我国建设社会主义新时期的方针、任务做了进一步的确定，特别是对物质文明建设与精神文明建设关系的认识达到了一个新的科学高度。如“社会的精神生产和精神生活得到发展，这方面的成果就是精神文明，它表现为教育、科学、文化知识的发达和人们思想、政治、道德水平的提高”“党中央下决心，要在今后五年内实现社会风气的根本好转”“从1981到本世纪末的二十年，我国经济建设总的奋斗目标是，在不断提高经济效益的前提下，力争使全国工农业的年总产值翻两番”。这些指标都是很具体的，世界上有这样一个社会主义大国的存在，必然要引起全世界的瞩目。我结合个人的工作来谈谈几点体会。

一、对知识分子的特别重视

这次大会，教育、科学、理论、工程技术、文学艺术、卫生体育等方面的代表占百分之十七，是党历次代表大会所没有过的。胡耀邦同志在报告中确认我国已经实现历史性伟大转变的七个标志中，把“党同知识分子的关系比以前有了很大改善”做为标志之一；还强调要全面开创社会主义现代化建设的新局面，必须特别重视充分发挥知识分子的作用；不仅明确提出知识分子同工人、农民一样，是建设社会主义的依靠力量，还要尽可能地创造条件，使广大知识分子能够心情舒畅、精神振奋地为人民贡献自己的力量；还要积极吸收具备入党条件的人入党。这些充分说明，党对知识分子的高度信任和殷切的希望；同时也说明，在新的历史时期知识分子应当承担的责任，而这个责任是极其重大的。

孔子曾说：“学而优则仕。”这句话应当有不同时代的概念，本来“仕”与“事”字通，《诗经·大雅·文王有声》云“武王岂不仕”，这个“仕”就不是做官，而是做事。特别是高级知识分子，一般都具备“学优”的条件，应当为建设社会主义而“仕”，我国学优而仕的不是太多而是太少。“学”就是知识，知识就是用来为人类谋幸福，为国家谋福利的，将学得的知识服务于人类，服务于祖国，这是天经地义的事。孔子还说：“力恶其不出于身也，不必为己。”这句话是具有崇高的道德观念的，所以我们仅具有的这一点知识，应该是毫无保留地贡献给伟大的祖国、伟大的党，直至“鞠躬尽瘁，死而后已”。

二、对科学文化的特别重视

建设高度的社会主义精神文明，基本上是包括文化建设和思想建设两个方面。文化建设主要是指教育、科学、文学艺术、新闻出版、广播电视、卫生体育等。胡耀邦同志在报告中强调四个现代化的关键是科学技术现代化的同时，还提出必须加强应用科学的研究，重视基础科学的研究。医学基本是属于应用科学的范畴，这是建设社会主义必不可少的一门学科。

邓小平同志在开幕词中说："我们的现代化建设，必须从中国的实际出发，走自己的道路，建设有中国特色的社会主义。"这对我的思想很有启发。中医学就是具有中国特色的医学科学，"衡阳会议"强调无论办中医学院也好，中医医院也好，都要保持和发扬中医特色，我是双手拥护这一主张的，最近也在报纸上发表了我的意见。现在美国洛杉矶办起了"中医科学大学"，德国慕尼黑大学有中医研究所，南朝鲜有东洋医科大学，日本千叶有中医学院、有北里东洋医学研究所、有几十所针灸学校。世界还公认，中国是植物药王国，希望中草药面向世界。所以研究发扬中医学是符合邓小平指示精神的。我认为，大力发扬和研究中医学，是全面开创现代化建设新局面的一个组成部分。因此，我们必须要开创研究中医学的新局面，这是符合中国国情，具有中国特色，完全可以由中国人自己来办的一门医学科学。

三、对民主党派的特别重视

各民主党派的领导同志列席了中共十二大，我作为一个农工民主党的成员，看到这种情况心情非常激动，特别是听到邓小平同志在开幕词中说："我国各民主党派，在民主革命时期同我们党共同奋斗，在社会主义时期同我们党一道前进、一道受考验。在今后的建设中，我们党还要同所有的爱国民主党派和爱国民主人士长期合作，在这里我代表我们党向各民主党派和无党派的朋友们表示衷心的感谢。"这样崇高的致谢词，使我由衷的振奋。民主革命时期，由于我的职业关系，所知不多。在社会主义时期，民主党派同共产党一道前进，一道受考验，这两句话是相当深刻的，回顾三十多年来的历程确是如此。

胡耀邦同志亦在报告中强调："我们党要继续坚持长期共存，互相监督，肝胆相照，荣辱与共的方针，加强同各民主党派、无党派民主人士、少数民族人士和宗教界爱国人士的合作。"我是坚决拥护党的这一正确方针的。我既为民主党派成员，又是一个从事中医工作的人。农工民主党是以团结医卫界为重点，而医卫界存在问题最多的，是中医、中药，可以说从政策的执行到工作的开展处处都是问题。关于今后农工民主党如何从中医政策、中医药工作方面，具体地协助党、协助政府多研究一些关于中医中药的问题，8月27日统战部李定副部长在农工中央作的指示，我看了记录，很有启发。他指出民主党派是很大的智力集团，成员有一定组织性和自觉性，应该考虑怎么来调动、组织这部分智力，为社会主义多做贡献，并提出考虑组织“顾问团”“讲师团”“医疗卫生中心”“咨询服务站”，也可以交流经验，议议问题。的确，这些都是可以办到的，办好了，肯定是有效益的。我们今后的工作，应该在这些方面多加考虑，逐渐把中央医委会的工作更好地开展起来。

总之，新时期的方针、任务已经制定，党中央新的领导班子在新老合作、新老交替的原则下已经建立，全面开创社会主义现代化建设新局面，在全国各条战线逐渐展开。知识分子既受到党的殊遇，应当承担的任务是很重的，也是责无旁贷的。我谨记着胡耀邦同志报告中“振奋精神，开拓前进，坚毅不拔，奋斗不息”四句话，作为我此生的座右铭。我一定能振奋起精神，为党的中医事业开拓新局面，并坚毅不拔地努力工作下去。

参加五届五次政协会议的体会

（此文写于1982年12月，据手稿整理）

这次中国人民政治协商会议第五届全国委员会第五次会议（也是五届的最后一次会），时间比较长，共三周（1982年11月22日—12月11日），但却开得空前的好，大家都能畅所欲言，对当前全面开创社会主义现代化建设的新局面提出很多建设性的意见。会议之所以开得这样好，主要是参加这次会议的1649名委员们的思想基础好（全体2054人，报到1649人，实到1557人）。

这次大会，是在中国共产党第十二次全国代表大会闭幕不久，全国各族人民满怀信心地为全面开创社会主义现代化建设新局面奋勇进军的时候召开的。各位委员虽年事偏高（八十岁以上的有二百多人），但仍壮心未已，对当前的四化建设信心百倍，只要是有关社会主义建设的问题，都能知无不言、各抒己见。我参加的第35组，多为北大、师大、钢院、农院、航院、北医以及文艺界的专家教授，所以在教育、文化事业方面讨论得最热烈，大家对六五期间文化教育经费仅占国家财政支出总额的15.9%，不太满意。从表面上看，这个数字虽有所增加（五五计划为11%），但学生人数却大大增加了。到1985年，全日制高等学校招生数将从1980年的28万人增加到40万人，增长了42.2%；在校学生将达到130万人，比1980年增长13.6%，五年内大学毕业年生共150万人；1985年招收研究生2万人，比1980年增长4.5倍，五年内毕业研究生4.5万人。因此，国家教育经费的实际支出只有9%左右，比印度还低，一般国家都在20%左右。

对于知识分子问题，我们这个组也很关心。首先大家对于宪法把知识分子同工人、农民并列，感到振奋。彭真同志的报告中说："以工农联盟为基础，这里就包括了广大的知识分子在内。"因为"在社会主义制度下，知识分子和工人农民的差别并不是阶级的差别。"小组中基本上都是老知识分子，大家都很关心中年知识分子的工作和生活，特别是大家看了蒋筑英、罗健夫的事迹后，对于中年知识分子尤为关怀。他们说，"青年茁壮成长，老年老当益壮，中年未老先衰""白发人送黑发人""工资五六十元，一家四五口人，寿命四五十岁""先生七八九，同志四五六"。所以便比较集中的提了两个案：一是请国家增加教育经费预算，一是积极有效的提高中年知识分子的待遇。

这次会议的主要任务是：通过新的《中国人民政治协商会议章程》，列席五届全国人民代表大会第五次会议，讨论《中华人民共和国宪法修改草案》和赵紫阳总理"关于第六个五年计划的报告"。

通过对政协新章程的讨论，比较明确了三点。一是政协的性质：人民政协是中国人民在中国共产党领导下的统一战线组织；统一战线是我国人民团结战斗、建设祖国的一个重要"法宝"。在国家的宪法中，第一次把人民政协的性质、地位、作用都得到明文规定，在这新的历史时期，统一战线的对象不是越来越少而是越来越多，统一战线的工作范围不是越来越小而是越来越宽广。二是政协的作用：人民政协的主要职能，是对国家的大政方针、地方重要事务、群众生活，以及统一战线内部关系等重要问题，进行政治协商，并通过提出建议和批评，发挥民主监督的作用。三是政协的任务：党的十二大明确指出，在建设高度的物质文明的同时，一定要建设高度的社会主义精神文明；在建设精神文明方面，人民政协应当充分认识和运用本身的有利条件，并以极大的积极性和主动性做好这方面的工作。就文化建设来说，政协委员中绝大多数是知识分子，人民政协可以通过各种方式发挥委员们的专长和作用；就思想建设来说，许多委员能够以自身的丰富经历，进行实际的示范教育工作；充分利用这些条件，人民政协就能够对社会主义精神文明的建设做出更多的贡献。

通过对新法修改草案的讨论，大家认为，这部宪法科学地总结了建国以来正反两方面的经验，完整地体现了中国共产党十一届三中全会以来所确定的路线、方针、政策，符合全国人民最大的利益，是新时期治国安邦的根本大法，合乎我国的国情，具有中国特色。即以中医学为例，宪法第二十一条规定："国家发展医药卫生事业，发展现代医药和我国传统医药"，把传统医药载入国家根本大法，是建国以来的第一次，这足以说明，只有在共产党领导下的社会主义中国才能办得到。由于我们是多民族的国家，历史又悠久，各个民族在他们不同的生活和生产斗争中，创立了各自不同的医学，如中医学、蒙医学、藏医学、回医学、维吾尔医学等，都各具特色，对其民族的繁衍昌盛都做出了伟大的贡献。但是多年来，在极左思潮的影响下，一谈到医药卫生，就只有现代医学的概念，包括中医学在内的传统医学都不是主流医学，甚至现在还有人在说"传统医学是迷信"，所以仅从医药卫生的角度来看，这个新宪法确是一部符合中国国情，具有中国特色的好宪法。我从事中医研究工作五十多年，竟能见到这样完善的新宪法，真是感慨万端，喜从中来。

新宪法的特点很多，我不能一一细说，总的感觉是，这部新宪法的通过，对建设高度的社会主义民主和社会主义法制具有十分重要的意义，为实现中国共产党第十二次全国代表大会确定的宏伟纲领提供了可靠的保证。因此，认真贯彻实施新宪法，必将进一步巩固我国安定团结的政治局面，有力地推动社会主义现代化建设的蓬勃发展。

听了赵总理"关于第六个五年计划的报告"，亦令人振奋。过去国务院总理在人大会上都是作"政府工作报告"，专题作"第六个五年计划报告"这是第一次，说明我国当前致力于国民经济和社会发展的决心是很大的。从计划安排的六个方面的基本任务看来，确实是一幅国家繁荣富强指日在望的蓝图，是实现四化社会主义建设宏伟目标的行动纲领。

我对这个计划是具有百倍信心的，我之所以这样信赖，有以下几点根据。

首先这个计划是在贯彻执行调整、改革、整顿、提高方针，并已经取得实现财政经济状况根本好转的决定性胜利（财政赤字已减少到三十亿左右）之后提出来的，说明计划有实实在在的科学根据，所以亦称为在调整中稳步发展的计划；其次，这个“六五”计划，已经实行了两年，1981年和1982年两年计划的指标都是完成得很好的(工农业总产值的增长速度,1981年为4.5%，1982年为5.7%,两年平均递增5.2%),说明今后的三年一定能更完满的实现，正如赵总理说的“一定会一年比一年兴旺发达”；第三，这个计划很明确地提出了四项保证全面实现的主要措施（一是切实管好用好计划安排的全部固定资产投资，二是坚决调整和整顿好现在企业，三是大力促进社会生产的技术进步，四是继续改革现行的经济体制），这样既有科学的安排，又有具体的措施，所以国际舆论界都认为，六五计划是一个极为坚实而又可能实行的计划。

这次中医界参加政协五届五次会议有：李聪甫（湖南）、盛国荣（福建）、顾伯华（上海）、潘澄濂（浙江）、叶橘泉（江苏）、尚德俊（山东）、王玉川、董建华、杨甲三、任应秋（北京）等分散在各个小组，对于中医后继乏人乏术、办中医医院、中医教学、发扬中医学特色、招收中医学研究生、中药缺乏、中西结合问题等做了发言，并提出了许多建设性意见。

在西医界的委员中，也有不少关心中医学工作的。武汉医学院基础部顾问杨述祖呼吁重视湖北中医学后继乏人的严重问题；吴阶平（医科院副院长）、钟惠澜（热带医学研究所）认为，西医院校的中医学课不能不讲，不赞成医学院学生不学中医；中华医学会会长白希清、福建医学院副院长陈国熙认为，中医学院必须以继承为主，在首先学好中医学理论和临床课的基础上，可在后期适当开设一些西医课程，至于西医课程的设置和具体时数问题，应当在总结经验和深入调查研究的基础上来确定；邝安堃认为，中医学院应开设纯中医学专业，学生毕业后可从事中医学教育和研究工作，这样有可能出现一批真正高明的中医学人才；民主建国促进会的钟复光说，目前中医后继乏人，建议大量举办各种类型的中医学校和培训班。

我提请了 “将中药材生产纳入国家计划案”。在“八三年国民经济和社会发展计划主要指标”的农业生产项目中没有中药材却有烤烟生产，也就是药材的生产没有纳入国家计划中，这是不合适的。我国中药材资源十分丰富，国际上称我国为中草药王国，中药材的生产本来是我国农业生产上多种经营的主要项目之一，“农业十二字”本来就有“药材”这一项。中药材不仅是国内需要，在国外的声誉亦越来越高，需求量增长很快。1981年的收购量从解放初的200万吨，增长到去年的1300多万吨，即为13亿斤，平均国人一人一斤多；中药销售27亿多元，比1957年增长五倍半；中药出口，已扩大到七十多个国家和地区，出口换汇从几百万美元增加到近三亿美元。这充分说明，发展中药材，对国民经济和国民健康都是必需的。但是，我们一定要把中药材的生产安排好。例如，一度曾说“甘草”来源很多，积压严重，一经国内销了2万多吨、出口3.5万多吨，现在内蒙便感到有些紧张了；过去“三七”只靠野生，以致货缺、价昂，现在能家种了，便大大缓和。赵总理说：“决不放松粮食生产，积极发展多种经营。”药材仅次于粮食，应当摆在多种经营的重要地位上。现在经常脱销的药材有140 ~ 180种之多，占常用药总数的三分之一，最普通的“木香”“苡仁”“芦根”“橘皮”“麦芽”“谷芽”“海螵蛸”都脱销，大大地影响了中医的疗效。中药材是一种特殊商品，是国家很重要的经济作物，国家必须要统筹安排好生产、经营管理和使用。目前中药材已经到了品种紧缺、脱销、质量下降、经营设施落后的地步，怎样保证扩大生产和发展经营等问题，都需要国家从政策、方针、机制、经营思想等方面予以明确的规定，这是一项很迫切的工作，是建设物质文明不能缺少的组成部分。

总之，我在这次会议中收获是很多的，国家把我们看作是依靠的力量，对我们寄以殷切的期望，我是个老知识分子、政协委员、人民教师、中医师，在建设物质文明和精神文明这样伟大的事业中，许多工作都需要去做，而且要带头去做。我谨以胡耀邦同志在中共十二大报告中讲的四句话作为座右铭，“振奋精神，开拓前进，坚毅不拔，奋斗不息”，本此精神，在我的工作岗位中做出应有的贡献。

医德刍议

（原载《四川中医》1983年第1卷第2期）

医德，即是做医生应具有的道德。道德，属于社会意识形态的范畴，是人们共同生活及其行为的准则、规范，这些准则和规范规定着人们的义务、人与人之间以及人与社会之间的应有的关系。医学道德，就规定着医生的义务、医生与病人之间以及医生与社会之间应有的关系。

“道德”并不是一个抽象的名词，随着社会结构形式的改变，随着经济基础的改变，道德也在改变。封建主义社会、资本主义社会、社会主义社会，都有不同的道德规范，这些不同的道德规范是有其本质上的差异的。即以医学而言，在封建社会认为是慈善事业，在资本主义社会则受到市场经济的驱动，在社会主义社会则是社会主义精神文明的重要组成部分。因此，目前讨论“医德”问题，也就是我国在建设高度的社会主义精神文明的时期，作医生的应该具有怎样的道德观念的问题。

胡耀邦同志在十二大报告中指出：“社会主义精神文明的建设，大体可以分为文化建设和思想建设两个方面。文化建设指的是教育、科学、文学艺术、体育卫生……思想建设决定着我们的精神文明的社会主义性质。它的主要内容，是工人阶级的、马克思主义的世界观和科学理论，是共产主义的理想、信念和道德，是同社会主义公有制相适应的主人翁思想和集体主义思想，是同社会主义政治制度相适应的权利义务观念和组织纪律观念，是为人民服务的献身精神和共产主义的劳动态度，是社会主义的爱国主义和国际主义等等。概括起来，最重要的就是革命的思想、道德和纪律。”据此，我们当前所需要的医德，应该是与社会主义制度相适应的医疗道德。

特别是医生在执行业务而面对病人时，这就不是人与人的一般关系，而是一个有痛苦的人寄希望于医生，欲求解救其痛苦的关系。这时，医生究竟怎样来对待病人，是否具备应有的医德，便有两种截然不同的态度。最近报载南京鼓楼医院一起严重的医疗事故，很能说明这个问题。

患者杨华，二十岁，待业青年，被流氓用三棱刀刺伤，刀折断于左臀内，逐渐进入腹腔。先后经过南京鼓楼医院28个医生的44次门诊治疗，时间长达一年零三个月，也没有把断刀残片取出。患者腹痛、腹泻、便血、创口流脓等症状愈来愈严重，甚至一位医生告诉他：要取你屁股里的东西就像大海捞针一样，永远没法取出来。患者不得已，转而求救于街道小医院——虹桥卫生院。医生问清了病情，马上透视，当即收住院，把留在肚子里 15 个月，11 厘米长的三棱断刀取出来了，4 天后，患者即能下床行走，8 天后就完全康复。在治疗过程中，医生亲切地陪他透视，成功地为他做了手术，在床边守护 20 多个小时，还不断地安慰患者及其家属。《光明日报》于 10 月 11 日登载了这个案例，标题是副对联，写得好！上联是："失职医生，任断刀存患者腹内，十五个月视而不见见而不取，南京鼓楼医院医生竟然如此不负责任，医德何在？"下联是："尽职医生，见刀在腹立即手术，八天之后患者康复感激不尽，南京虹桥卫生院医生认真负责医德高尚，值得赞扬。"

这个案例说明，南京鼓楼医院某些医生对病人的态度，是与社会主义制度格格不入的，甚至远远不如一千多年前封建社会的医学家。如唐代孙思邈在《千金要方·大医精诚》中说："有疾厄来求救者，不得问其贵贱贫富，长幼妍蚩，怨亲善友，华夷愚智，普同一等，皆如至亲之想，亦不得瞻前顾后，自虑吉凶，护惜生命。见彼苦恼，若己有之，深心凄怆，勿避险巇，昼夜寒暑，饥渴疲劳，一心赴救，无作功夫形迹之心，如此可为苍生大医，反此则是含灵巨贼。"我认为，孙思邈提出的医德是很值得我们学习的。南京鼓楼医院的某些医生对病人那样淡漠，缺乏"见彼苦恼，若己有之，深心凄怆，勿避险巇"这一作医生的道德观念。而南京虹桥医院的医生之所以受人赞扬，就是因为他们具有高尚的医德情操。

清嘉庆间，怀抱奇在《古今医彻》中亦云："医本仁术也，见人疾苦，则起悲悯，伊芳之属望既殷，非我救之而谁哉。臣董先生，恒谓余曰：凡疗疾，药救固迟，丹救亦缓，惟心救最灵。要非药与丹之缓也，苟中心不切，则视之易忽，而审之不精，安能得病之本末，握而擒之？使必从我算而无遁情，惟心之既挚，则危亡之际，痛痒攸关，彼父母妻子所不及忧者，而我代忧之；彼患人所不及计者，而我代计之。甚至睡思梦觉，莫非设身伊芳地，或垂亡而拯之，或虑变而防之，谋深思远，视一病而又虞一病之起，奏一效而更觉效之难凭。攻之时即为守地，守之时复为攻谋，一片婆心，无少宁息，天地可鉴，鬼神可通，而灵明生焉。"医生能具"一片婆心"来对待病人，把整个心思都放到病人身上去，家属想不到的我们都替他想到，取得病人的完全信任，这是在治疗过程中最能取得疗效的保证，“心救”的作用，从某种意义上说确是在药物救治之上。所谓“心救”，就是对病人认真负责的医疗道德而已。

因为我们是社会主义的国家，在我们国家里，医生与病人的关系是同志间的亲密关系，我们的医药卫生事业，是全心全意服务于人民的，其目的在于保证人们的健康幸福。在这个崇高的事业中，如果不具备社会主义的精神文明，不具备社会主义的医疗道德，像南京鼓楼医院某些医生那样，谁还敢来看病？这种现象，是与社会主义制度很不适应的。

至于医学科学研究中的道德问题，是伴随着医学科学研究而产生的一种必然的意识表现，也就是说，只要有科学研究，就必然有科学研究的道德意识和道德行为。崇高的科研道德，从来都是促进医学科学发展的重要力量，是保证科学研究获得预期目标的重要条件。许多著名的医学科学家，都给予科研道德、科研修养以很高的评价。如张仲景谓“留神医药，精究方术”的目的，是“上以疗君亲之疾，下以救贫贱之厄，中以保身长全，以养其生”，而不能借以“竟逐荣势，企踵权豪，孜孜汲汲，惟名利是务”。尽管由于时代不同，古人的提法与我们今天所提的不一样，但认为医学是保障人们的健康幸福，在这一点上可以说毫无二致。所以历史上的许多大医学家的成就，都是由于具有聪明才智、毅力和崇高的献身精神，以及高尚的医德而获得的。

如孙思邈在《千金要方》中叙述自己学习医学和著书立说的经过时说：“吾幼遭风冷，屡造医门，汤药之资，罄尽家产，所以青衿之岁，高尚兹典，白首之年，未尝积卷，至于切脉诊候，采药合和，服饵节度，将息慎避，一事长于己者，不远千里，服膺取决。至于弱冠，颇觉有悟，是以亲邻中外有疾厄者，多所济益，在身之患，断绝医门。故知方药本草，不可不学，吾见诸方，部秩浩博，忽遇仓卒，求检至难，比得方讫，疾已不救矣。呜呼！痛夭枉之幽厄，惜堕学之昏愚，乃博采群经，删裁繁重，务在简易，以为《备急千金要方》一部，凡三十卷。虽不能究尽病源，但使留意于斯者，亦思过半矣。以为人命至重，有贵千金，一方济之，德逾于此，故以为名也。”他又说：“凡欲为大医，必须谙《素问》《甲乙》《黄帝针经》《明堂》《流注》，十二经脉，三部九候，五脏六腑，表里孔穴、《本草》《药对》、张仲景、王叔和、阮河南、范东阳、张苗、靳邵等诸部经方。”他还说：“世有愚者，读方三年，便谓天下无病可治；及治病三年，乃知天下无方可用。故学者必须博极医源，精勤不倦，不得道听途说，而言医道已了。”

孙思邈所述有以下几点很值得我们思考。第一，搞医学研究，必须要有端正的目的和动机，要把人的生命看得比“千金”还重，因而著书以备急需之用，而不是为了别的什么目的；第二，搞医学研究，必须具备广博的知识，所以孙思邈提倡要从经典著作学起，直到可以博览古今医家的名著；第三，必须重视临床实践，甚至不惜以自身做试验，即如孙思邈所说的“在身之患，断绝医门”的精神；第四，治医学，必须切切实实地下功夫，且必持之以恒，不要半途而废，要具有孙思邈“青衿之岁高尚兹典，白首之年未尝积卷”的精神；第五，从事医学研究工作，必须实事求是，不能有轻率的态度，如“读方三年，便谓天下无病可治，及治病三年，乃知天下无方可用”，这就是轻率从事的必然结果。所以，应该指出的是，搞医学科研不符合以上几方面的要求，都是缺乏科研道德的原则问题。

以上说明，无论搞临床，还是搞医学科研，除必须具备高超的业务水平外，高尚的道德尤不可少。《易·乾文言》说“君子进德修业”，说明古代已经提出了道德与业务并重的标准，与我们今天的“又红又专”颇有相似之处。要做到培养出来的医生都能够像白求恩大夫那样，“毫无自私自利之心，对技术精益求精，对工作极端的负责任，对同志对人民极端的热忱”，全国各医学院校就非从认真抓好医德教育着手不可。要把医德教育看作是社会主义精神文明建设的一个重要组成部分，从学生思想教育开始，就着力培养他们具有高尚的觉悟，做一个有理想、有道德、有文化、守纪律的人。要使学生认识到，医生的一举一动、一言一行，都直接体现着党和政府对病人的关怀，体现出人道主义的崇高职责。只有既掌握了高超的医术，又有一颗美好的心灵，才能成为人民所欢迎的合格医生。

报载北京医学院口腔系张震康副教授提出了做人民医生必须具备的职业道德六项规范：一是要有理想和事业心；二是要有救死扶伤的人道主义精神，全心全意为人民服务；三是要有自我牺牲精神；四是要有崇高的道德情操；五是要有实事求是的谨严作风；六是要有对病人的同情心、责任心，要有涵养、有耐心，举止稳重，言行有分寸，给人以信任感。我认为，这是提得很好的，可以此为基础再完善一些，制定一个做人民医生必须遵守的道德规范是很有必要的。

在医药院校设置医德教育，使这些未来的医生在学校期间就牢牢地树立全心全意为病人服务的思想，打下职业道德的基础，走出校门以后才能成为具有崇高理想和道德的人，他们才能对病人认真负责，对工作一丝不苟，成为与社会主义社会相适应的合格的医务工作者。第四军医大学学生张华，就是我们新一代医科大学培养出来的毫不利己专门利人的新型的医科大学生。张华的成长，应该是和学校对他的教育分不开的。我们要培养造就千千万万个张华式的医务人员来，才能与当前建设社会主义精神文明相适应。

胡耀邦同志在十二大报告中，谈到社会主义精神文明的思想建设内容时，特别提到了为人民服务的献身精神，我认为这应该是医德教育的核心内容。作为一个医生，真正树立起了为人民服务的献身精神，他必然能够一切为病人着想，从而提高其服务质量。因此说，医德教育这门必修课，已经迫不及待地提到医药院校的日程上来了。本年10月13日《参考消息》上报导“中医在日本重新流行”的消息说：“北里研究所的东方医药研究中心副主任医学博士大冢说，人们不满意那种冷漠的医生与病人之间的关系，东方医学不仅给病人治病，还把病人的身体状况和精神状态联系起来。中医实行望闻问切，因此医生与病人间有一种良好的关系。”中医对待病人，确是具有传统的良好态度。如《素问・移精变气论》中说：“闭户塞牖，系之病者，数问其情，以从其意。”《灵枢・师传》中说：“临病人，问所便。”我们应该继承和发扬这一优良传统，把它提到社会主义道德所必需的高度来看待，把中医界的医学道德教育更好地开展起来，为建设社会主义的精神文明做出贡献。

教育学习

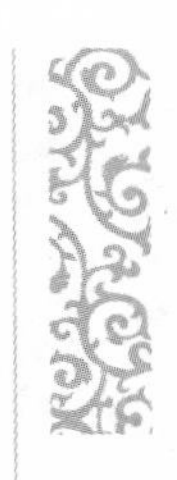

要采取实用的医学

（原载《华西医药杂志》1946年第1卷第2、3期）

医学是实用的，而不是想象的，故医学在实用的可能范围以内，完全可以拿出条理和证据来，所以医学称为科学。科学的定义，便是一种学术，经过千百回的实验，归纳起来，评定为有确效的。当然，源流探索的非常清楚，理论与崇高，互相连为一气的符合，无有虚泛，无有神秘，只有坦白而又真诚，丝毫不含奇与怪，怪与秘，秘与神，神与不可捉摸，不可捉摸与玄妙难测，绝不会由玄妙难测，而竟能成为理论，由理论成了事实，由事实拿出证据。所以无论中医也好，西医也好，总要是实用的，而不是想象的。吾人今为中医，即应本着实用的范围，去寻找中医的条理和证据，那前人之所谓怪的，我们要在怪的一堆里，寻出它的条理来，寻出它的证据来，我们得到它的条理和证据，那么，它不是真怪了，只不过是条理和证据的前身。譬如璞之中是玉，用方法攻出了玉，自然不成其璞了，而人们亦不以璞视之了。是以，学中医的人，便是攻玉的人。攻玉的人，必须具有能够认识璞的知识和眼光，万一误指石为璞，则虽穷其精力，而不能得玉，是非璞云无玉，而是攻璞的人不能认识璞，亦有赏鉴的能力强，而攻错的技能弱，虽得璞亦攻不出玉，这均非玉之罪，而是人的罪。不解此理者，不足以谈医，尤不足以谈中医。因为目前的中医尚在璞的时代，为什么并没有很多人把它攻出玉来呢？还听得着有人叫怪呢？若我们下了一番攻错的功夫，则璞去而玉存，即怪去而实用来，这才是中医的本来面目。笔者今试行一番攻错的功夫，看中医的璞在哪里，玉在哪里，究竟中医本身是不是一块玉？且看下文分解。

一、生理学

生理学，就是研究生物全体及各部作用的一种专门的学问。无论动物植物，都是有它的生理的，或谓中医不讲生理学，这就是只见到中医的璞而没有见到中医的玉，《灵枢》第十七篇曰："阳脉荣其腑，如环之无端，莫知其纪，终而复始。其流溢之气，内溉脏腑，外濡腠理。"所谓阳脉，便是轮回管，也就是血管，如果血液不装在轮回管里，是绝不会起循环作用，而"如环之无端，莫知其纪"的。血液的循环，以心脏为中心点，留分为两部，一为体循环或称大循环，就是由左心室自身体各部的组织，再由后者回归右心；二为肺循环，或称小循环，就是由右心至肺，再由肺入左心。体循环起于左心室，由左心室出主动脉，经过动脉，小动脉，而至身体各部的毛细管，再由毛细管至小静脉、静脉、腔静脉，而入右心耳，以至右心室。肺循环起于右心室，由右心室出肺动脉，而入肺泡的毛细血管，再由后者至肺静脉，以入左心耳，而至左心室，血液到了左心室，又再作体循环，是之谓"终而复始"，是之谓"如环无端"。"外濡腠理"，便是体循环，"内溉脏腑"，便是肺循环。《灵枢·血络论》曰："岐伯曰：……血气俱盛，而阴气多者，其血滑，刺之则射；阳气畜积，久留而不泻者，其血黑以浊，故不能射。……相之奈何？岐伯曰：血脉者盛，坚横以赤，上下无常处，小者如针，大者如筯。"此更明白的解释，动脉的血，色赤而流急，静脉的血，色紫而行缓。阴气即指氧素，阳气即二氧化碳，这就是动脉血富氧素而色鲜红，静脉血较动脉血少含氧素多含二氧化碳，色呈紫暗的道理，"小者如针"，即指毛细管，"大者如筯"，即指主动脉和静脉管。这些循环器官的生理学，都是绝对正确的，这都是中医学理上最宝贵的玉呀！

二、解剖学

解剖学者，研究生物体内部组织构造的专门学问。人体解剖学，尤为医学的基本科学，中医的解剖学，亦是具有相当的基础，兹持其解剖之脏器重量长短大小表列如下：

（一）五脏的重量

	心	肝	脾	肺	肾
《甲乙经》所载之重量	十二两	四斤四两	二斤三两	三斤三两	一斤一两（两枚计）
周尺合成公分	一七九	九六八	五〇一	七二九	二五八
新莽尺合成公分	一六七	九四六	四八六	七〇八	二五〇
魏晋尺合成公分	一六七	九四六	四八六	七〇八	二五〇
现代医学所得之公分数	男三一二 女二六〇	一五五〇至一八六〇	一七	男一三〇〇女一〇二三	一三〇至一五〇一枚之重

（二）胃及大小肠的长度

	甲乙经	黄帝尺合成公分	周尺合成公分	新莽合成公分	魏晋合成公分	现在确数以公分计
胃	二尺六寸	六四有〇	约五二	约六〇	约六四	大弯长四〇
小肠	三丈二尺	七九六	六三七	七三七	七七二	七〇〇、〇
大肠	二丈一尺	五二二	四八一	四八四	五〇六	二〇〇
	候宝璋氏改为一丈一尺	二七四	二一九	二五三	二六五	

（三）舌

	甲乙经	黄帝尺合成公分	周尺合成公分	新莽尺合成公分	魏晋尺合成公分
长	七寸	一七、四一六	一三、九三七	一六、一二八	一六、八八四
广	二寸半	六、二二〇	三、九八二	四、六〇八	四、八二四

（四）脾的大小

	甲乙经	黄帝尺合成公分	周尺合成公分	新莽合成公分	魏晋合成公分	现在确数以公分计
长	五寸	一二、四四〇	九、九五五	一一、五	一二、六	一二至一三
广	二寸	四、九七六	三、七	四、六	四、八	七至八
厚（扁）	二寸	四、九七六	三、七	四、六	四、八	三

照这样计算，舌的长短，并无大差，脾的长短，亦几相等，脾的广悬殊太甚，或为病理的解剖而非生理的解剖也，至咽至胃之度，《甲乙经》谓长一尺六寸，若以周尺计，约为三十二公分，计以新莽尺，约为三十七公分，比较魏晋尺，约为三十八公分，去现代的确数并不甚远。其余脏腑的重量，

和它的长短尺度，除脾而外，均较现代所见的确数为轻。据候宝璋氏的意见，想是当时所解剖的尸体，乃一未成年之幼童，或为一身体矮小之人，又或为一患消耗病内消瘦的人，脾约过厚，或为系一患疟疾者，小肠的长短，其数最近，大肠二丈一尺，候氏认为一丈一尺之误，计以新莽度等于二五三公分，亦与现代差不甚。又如王清任的发现，“幽门之左寸许，另有一门，名曰津门，上有管，名曰津管”，这简直是胰管的发现；王氏又称，“两目系如线，长于脑，所见之物归于脑”，这又像是视神经的发现。王氏又曰：“卫总管，体厚形粗，在脊骨之前，与脊骨相连，散布头目四肢，近筋骨长，荣总管，体薄形细，长于卫总管之前，与卫总管相连，散颁头面四肢，近皮肉长。”又《图解》云：“卫总管即气管，俗名腰管，有十一管，通脊骨，其下两管通肾，再下有左右两管，通两腿。”这说明静脉管动脉管的地位和分布，是何等的明晰，惜其认为总管即气管，未能发现其与心脏之关系，盖当犬食之余，刑杀之后，静脉的管壁薄而少弹力，故仍含血较少，不易辨认，故其误为气管，此即读中医书的要认识璞与玉的地方。

三、病理学

病理学，即是研究疾病原理的专门知识。中医的病理学，侧重在自然界的气候，即久负盛名的“六气”。气候为细菌生理的好环境，没有气候，就谈不上有细菌，但是谈气候，我们就只谈气候的本质，绝不可再去穿凿附会，走入玄妙之门。例如风，就是空气的动荡，低温便为寒，高温便为火，水蒸气饱和便为湿，水蒸气缺乏便为燥，暑为高温酿成的病象，这几种气候，无不有细菌生活其间，这就是中医谈病理的基础，亦即中医谈六气的本来面目。至于精神的病变，则分喜、怒、忧、思、惊、恐、悲数者，亦即前人之所谓七情，这种精神病变的七情，均为神经系统的受刺激，而影响于脏器的变故所致，前者属于外在性，故名之曰外因，后者属于内性，故名之曰内因，其余器械刺激、中毒等，又名之曰不内外因。余如寄生物的病原说，中医亦有相当的成就，葛稚川曰：“马鼻疽，乃因人体上先有疮而乘马，马汗及毛入疮中。”又曰：“沙虱病乃因沙虱攒入皮里。”《千金方》曰：“肺虫如蚕。”又曰：“惟肺虫为最急，居肺叶之内，食人肺系，故成痨矣！”《证治石镜录》曰："虫食肺脏则咳，久咳成痨。"像这些理论，都是极精确而极有价值的，不但是极有条理，而且是可以拿出证据来以示人的，中医之所以不亡，未必不在这些地方吗？

四、诊断学

诊断学，便是医者用某种方法决定病人疾病的原因及证候的学问。中医的诊断，虽偏重于望闻问切的探讨，而无器械的帮助，但它也是有相当的成功的。即以望诊言，"色见皮外，气含当中，内光外泽，气色相融，有色无气，不病命倾，有气无色，虽困不凶"，此是说人的面部有色泽没有色泽。当然色泽好的，病重也见他的营养尚佳；色泽不好的，不病亦是营养不足。"青色不欲如靛叶，赤色不欲如衃血，黑色不欲如黑土，白色不欲如枯骨，黄色不欲如黄土，如者死色也"。此点是形容色泽干枯不干枯，干枯的皆主死，当然人的脸色白如枯骨，至少贫血到极点了，而危险殊甚。总而言之，望色于诊断是有助的，例如贫血病面色皖白，脑充血症面色灼红，不过这种是它的症状，其中并无五行生克的存在。又如诊脉，排血量充实者则洪，排血量弱小者则濡、微、弱、濇，这是属于排血量的关系。脉管粗而排血量充实者则洪，脉管细而排血量充实者则弦，脉管紧张程度减低者则濡，脉管纤维萎缩及变硬者则紧、革，末梢动脉管收缩者则弦、迟，末梢动脉管扩张者则数、洪，这是属于脉管的关系。心动弛缓者则迟，心动亢进者则数，这是属于心动的关系。血压亢进者则牢，血压低降者则濡，这是属于血压的关系。僧帽瓣口狭窄心力衰弱者则濡、伏、细、大，动脉闭锁不全者则疾，大动脉闭口狭窄者则缓，瓣膜闭锁不全者则促、结、代，血管栓塞者亦如之，这是属于心脏组织机能障碍的关系。都无其他玄妙在其间。至南齐瘦黔娄因父病，尝粪不苦，知病剧的故事，他更知道由生理机能的衰弱，胆汁没有分泌到肠中，肠不能消化食物而吸收以营养身体，所以他知道病剧，这种诊断学，与今日以理化研究所获的检查大便以诊断肠病之吉凶者，更是一样的。

五、治疗学

治疗学，即是对准病症，用一种技术或药物，以消减病原而恢复其健康之谓。中医的治疗，有非常的精密的研究。《内经》曰："因其轻而扬之，因其重而减之，因其衰而彰之。"这简直是标出病的初期、病的中期、病的末期三个阶段，而定其各期的治略，再提出"和""取""从""折""属"五个治法。小凉的病，主以温药，小热的病，主以凉药，便叫作和。和之不愈，便要取而去之，法有上取、下取、内取、外取、旁取的不同。取之不愈，便用从法，如病的热势已重，宜用寒药攻之，并稍参以热药，使其与病性相近而易受，如姜制川连，以治胸中热结，这便叫作从。从之不已，再用折法，什么叫作折？就是病热极重，即以大寒之剂折其焰，以阻止其病机的进行，或用逆制，或用下夺。折之不已，转用属法，如病热深痼，无法可出，则属其类而渐衰之，这便叫作属。其余还要分对症疗法、原因疗法、外治法三种，临床时见患者的主要症和副症，而定其主方与副方，方剂与病症两得其宜，是谓之对症疗法。例如同一胃炎症，或者心窝疼痛，食欲增进，或者无痛，食欲不振，或者呕吐，或者下利，或者便秘，或者浮肿，或者发热，或者头痛，有种种不同之副症，吾人即当判其主症副症之不同，或用人参汤，或用柴胡汤，或用建中汤，或用理中汤，或用承气汤，或用泻心汤，选用其一，务求针对主症，并治副症，主症消退，副症即愈。用雄黄轻粉杀霉菌，用蜀椒、硫黄、鹧鸪菜治寄生虫病，用麻黄、桂枝、柴胡以发汗解热，用大黄、芒硝、枳实以通便秘，这便是原因疗法。又如《伤寒论》中的"火熏""水噀""赤豆纳鼻""猪胆汁、蜜煎导"等，这都是很有效验的外治法。又如针灸的调整神经与血行，利用生理上的反应作用，以达到治疗的目的，这些都是很实际而合用有效的，说得出看得见的，又有什么玄妙的意味呢？

六、药物学

药物更是治病的唯一工具。中医所用的药物，普遍了动、植、矿三界。动物界，原始动物门水母类有珊瑚等，棘皮动物门海胆类有海参等，蠕虫动物门水蛭类有地龙等，软体动物门螵蛸类有石决明等，节足动物门昆虫类有蚕砂等，多足类有马陆属百足虫等，蜘蛛类有蜘蛛属全蝎等，甲壳类有蟹属蟹甲等，脊椎动物门哺乳类猫犬属有熊胆等，鸟类燕雀属有鸭鹑等，爬虫类蛇属有蝮蛇等，两栖类蛙属有蟾蜍等，鱼类鲤属有鲤鳗等。植物界：隐花植物藻菌类藻属有昆布等，菌属有松萝等，地衣属有苔等，羊齿类有木贼等，显花植物，裸子类松柏属有麻黄等，被子类单子叶植物百合属有菖蒲等，双子叶植物离瓣类蓼属有大黄等，合瓣类朝颜属有苍术等。矿物界：自然铜类有硫黄，硫黄化合物的方铅矿类有雄黄等，铬铁矿钢玉类有石英等，卤石类有岩盐等，碳酸类有方解石等，硝酸类有硝石等，硫酸有明矾等，燐酸类有磷灰石等，珪酸类有滑石等，有机物石油石灰之类有琥珀等。它的成分，含着无机成分的，除了蛞石、乌贼骨、牡蛎之外，几乎全是从矿物界产生出来的。含着有机成分的药物，约计（一）糖类，有王瓜、葛根、山慈菇等，若蜂蜜纯为糖质。（二）苦味质有龙胆当归等，与西药健胃药相同。（三）酸类有枸橼、酸浆、干杏等，全可作为清凉用。（四）黏液质有昆布、马尾藻、黄蜀葵茶。（五）脂肪类有黄蜡、杏仁、巴豆、亚麻仁等。（六）挥发油类有肉桂、茴香、桂枝、紫苏等。（七）石碱素有桔梗、远志等。（八）科卡因类有黄连、马钱子、附子等。（九）配糖体有杏仁、桃仁等。（十）鞣质类有茶、五倍子等。（十一）胆汁质有熊胆等。（十二）树脂质有松香、乳香等。都是完全可用科学方法整理出来的，何必老要称如何气？如何味？如何通神明？如何杀鬼精呢？

上举六者，是医学的必修科，即是基础学，中医何尝弄不清楚呢？他如内科、妇科、儿科、外科等，更无不有精深的基础，不过这其中，就是有些是璞，有些是玉，有些是璞比玉多，有些是玉比璞多，有些是璞薄而玉易见，有些是璞厚而玉难见，璞厚者如何去攻，璞薄者如何去错？怎样认识厚璞？怎样选择薄璞？璞在哪些地方？玉在哪些地方？这就仁者见仁，智者见智了！现在一般人的对于中医，主张排斥者，以为非完全废除不可，主张崇拜者，以为非完全固守不可，主张折衷者，以为非以中医学为体，西学为用不可。这三种人，一种失之太过，一种失之不及，一种失之圆滑，正所谓新者太新，旧者太旧，模棱两可也，均未能得其所当。笔者则主张应从实际着手，是者还是，非者还非，纯以科学为准则，硬要说得出条理，拿得出实据，神话的司天在泉说，谶纬的五行生克说，骈枝的六气风火说，理想的十二经络说，前两者完全应废除，毫无犹豫之可言，后两者则璞玉互见，那就取其玉而弃其璞，在这存弃之间，就应该下一番攻错的功夫。和田启十朗曰：“理论之完备，莫若西医，方剂之周到，莫如中医，故予视病常征以西医之理论，而用中医之方药。”海内学者，都以他这话为知言，其实似是而实非，其弊病就是不彻底，因为他那种主张，仅是中医西医兼学，并没有改进到中医的本质，并且还失之偏激，因为西医又何尝没有周到的方剂呢？中医又何尝没有完备的理论呢？他就失之于没有在中国的各部门中痛下过攻错的功夫，所以他虽用了中医的方剂，西医的理论，毕竟中医还是中医，西医还是西医，中医的璞在哪里？玉在哪里？他还是茫然的，你看他舍去了中医那一大部的理论中，何尝不有很多而很可宝贵的玉呢？他采了中医那一大部的方剂中，又何尝没有很多而很不值的璞呢，璞玉之间，惟待攻错者之好自为之耳！

先办学校乎？先编教材乎？

（原载《华西医药杂志》1946年第1卷第3期）

四川省参议会于三十四年十二月十七日决议通过设立省立中医学院及中医院一案，并经送请四川省政府查核办理，中医设立学院经正式议会决意提交政府办理者，四川殊属创举。吾人狄听之下，当然为四川的中医前途贺，但吾人仍未敢遽然乐观者，四川在未经这次议会决议之前，何尝没有中医专校及医学院等之设，但他们办理的成绩怎么样？依旧是免不了“脱节”“顽固”“拖”“混”几种大毛病，于整个的中国医学毫无进步的影响。现在由政府出来办，假如依然是用“拖”和“混”的方式，那所得的结果，还是“顽固”与“脱节”消耗公帑来得到这样的结果，吾人实在不敢赞同。或谓过去私立，所以办不好，现在是公立（省立）经费有着，一定办得好。可是，这不是公私立的关系，而是有没有全盘的教材的问题！即如抗战前，政府自然是在阻止中医学校，然而各地私立的，全国亦不下数十所，老师如也，学生如也，若问到他们的教材，号称改进派者，则五行与解剖齐来，中西两不相洽，其流弊而为“脱节”，号称国粹派者，则食古不化，穿凿附会，其流弊而为“顽固”，于是他们在所谓的“学院”或“学校”里，一班一班的把学生“拖”过去，一年一年的把时光“混”过去，学院云乎哉！学校云乎哉！所以我们在今天特别提出办理中医学校最严重的教材问题来与同人一商。

教材是学校的骨干，没有教材就根本谈不上学校，世界上绝没有教材的学校，所以也绝没有任何学校没有教材。我们很奇怪一般热心中医的人，开口便谈学校，而不及教材，且不讲目前的中医毫无教材可言，办不了好的中医学校，即在我国一般的大学教育制度里，无论农、工、商、法、文各院校，都有相当的教材可授，但因大学以下的中学，未能办好，大学以上的研究院，尚未发达的关系，在四年大学短短的光阴中，还要兼顾上下两方的欠缺，以致中国的大学教育，无从进展，不独此也，他们各项的教材都很完备，而因课程的分配失掉重心，亦不会使教育有很大的进步。例如国联教育考察团，于民国三十年来我国考察大学课程后，便指出我国（一）学分制之未能彻底试验，得不到学生之真实程度；（二）学程驳杂不相连贯，致每一学科，时有分裂之危险；（三）对于外国材料的应用过度，民族文化必致堕落，这便知道中国现有大学教育失败原因的所在。若我们只是要办中医学校，而不谈如何编辑其教材，不是咄咄可怪的事吗？

现行医学院的教材课目表，是二十四年六月教育部以第七九八四号部令公布的，计普通科学类三民主义、外国文、国文、数学、生物学、分析化学、有机化学、物理学、体育等九种，这些科目在东西各大学医科课目表内，殊不多见，徒以吾国高中办理不甚完善，而此等科目，又为基础医学之基础科目，改列为第一学年之必修课目，以期基础充实而便深造，实则皆为高中之普通课目耳！假如中医真的要办学校，这些课目的教材亦是不可少的，因为中医学校收学生，事实上比其他院校还要马虎。基础医学类分三小类，即（一）解剖学类：解剖学、组织学、胚胎学、局部解剖学等；（二）生理学及药理学类：生理学、生物化学、药理学、处方学等；（三）病理学、细菌学、寄生虫学等。临床医学类亦分三小组：（一）内科学类：内科学、热带病学、神经病及精神病学、诊断学、儿科学、皮肤花柳科学、理学治疗等；（二）外科学类：外科学、泌尿科学、矫形外科学、眼科学、耳鼻喉科学、战时救护训练等；（三）妇产科学。其他医学各科类：则公共卫生学、法医学、医学史、医师伦理、医院管理法等属之。这些教材的规定，自然比中医学校要健全得多，可是，依然犯了一个绝大的毛病，就是国联教育考察团指责的“外国材料应用得过度”，所以外国人见了中国这种所谓“欧化”的大学教育制度，便不禁发生了两个最讽刺的疑问：“此种计划，究为‘研究中国’之西洋学生而设，抑为研究西洋之中国学生而设”？同时国联教育考察团，便向我们提出这样的警告：“任何教育制度，未有不根据生活之环境而能生存者，中国大学教育之计划，若不参照中国之实际生活，反参照外国大学教学（或仅假想其如此）之情况，则民族文化必致堕落，仅有模仿而无独创之研究与思想，则其所产生之后一代人才，亦必缺少适当之准备，不能各负其责，以解决中国当前之问题。”回思在奏定学堂章程时，医学大学科目表中，犹注重于中国医学之研究，其表中所列之第一科目，即为中国医学，并于说明内载明：“中国人饮食起居衣服，皆与外国不同，若内科、外科、妇科、儿科，皆宜参考中国至精之本；其余各科，当择译外国善本讲授。”当时一般号称欧化者见之，反以其为迂阔，其实颇具有民族文化独立的真义。惟奏定学堂章程科目表中，并无解剖学、组织学二科目，其说明曰：“在外国尚有解剖学组织学，中国风俗礼教不同，不能相强，但以模型解剖之可也。”此则真实近于迂阔，与目前之保守派殊无二致。

说然则，中医学校的教材究竟要如何编订呢？我们敢断的是一句，除了以现行各医学院（西医学）的教材为蓝本外，就在几部《内经》《本草》《伤寒》《金匮》《巢氏病源》《外台秘要》《千金方》《肘后方》中，便可以找出基础医学及临证医学的许多教材来。但是完全把上面的几部书拿来做教本，那又大大的要不得，走不通，不过拿它来做编教材惟一的参考罢了。换言之，就是要把那几种书拿来拆散，通于生理者，列入生理学，通于解剖者，列入解剖学，通于组织者，列入组织学，通于病理者，列入病理学，并皆采其通于各部之科学真义，不附会，不穿凿，其不可通于任何部门者，则汰之无遗。这样一来便成了一部独立的中国医学教材，我们并曾经这样做过，只是人力有限，没有做出多的功夫罢了。陈果夫先生对于中国医学教育亦异常的关怀，他曾经指出过下列八点：（一）民族卫生系：民族之质量身心，须兼重并顾，并以中国文化为本位，以中国之人、时、地为对象，而为不二之原则。（二）卫生教育系：以中国之人民，中国之环境为出发点，庶能切合实际，行之可通。（三）卫生行政系：就中国所有之卫生习俗，从而以行政管理之，以期与一般人民生活配合，达到增进健康，防治疾病之作用。（四）

药学系：除药物本性之研究外，他若中西药物制造方法之比较研究，中西药物之互相替代之研究，皆为药学系之工作，务期无中药西药之分，统名曰中国新药。（五）医学系：中国医学以哲学为演绎之本，以数千年临床诊疗之结果为归纳之资料，世界科学中，其研究历史之久，试验之多，孰有逾于此者，若灌输以现在科学基本知识，如物理、化学、生理、解剖、细菌学等，与其固有中医智能，融会贯通，而造就其学贯中西之甲级医生。（六）生育系：分儿童保育两门，务期实合于中国之经济环境。（七）动植物医药系：我国农政书籍，关于动植物病害之如何治疗，载述至富，虽不必尽善，然方法简单易行，药科就地取材，颇适合我国农村需要，宜加研究，以广提倡。（八）法医系：吾国法医学由来甚久，积经验学理以成，自有部分价值，然所以察微抉隐，有科学工具之助，其准确度，远非凭经验辨识者所可几及。

准上以观，中医教材，总是有方法可以编的，要这样编来，才可以叫教材，才可以叫作中医教材，有了这样的教材，才可以谈得上办学校，这个学校办来才像样，才不会“拖”，才不会“混”，才不会闹笑话。我们很感谢四川省参议员诸位先生的高明，很顺利的就把“设立省立中医学院”的提案通过了，我们更希望四川省政府的教育厅和省中医师公会，在这筹划设立学院的初步，首先便应拨出经费，指出人选，成立四川省中医学院教材编辑委员会，拟定步骤，限定时间，从事各科全部教材的编辑，只要教材编辑完成，学校便可以指日开课，而无负于省参会诸先生的提倡。

中医教育现实论

（原载《现代医药杂志》1946年第1卷第13、14期合刊）

中国之病，曰愚，曰贫，曰弱。释之者曰：文化水准低，或智识不开而野蛮者，则为愚；经济落后，民生窘苦，资源不足，则为贫；国防不固，军备不实，战斗力差，则为弱。愚也，贫也，弱也，无不有其连串性之存在，每因愚而贫，因贫而弱，救治之道，厥先医愚，医愚之要，厥惟教育，教育之目的，所以化其愚而为智，因智而致富，因富而致强，故曰教育为建国之本。中医为中国之一员，其病也，亦为愚贫弱。惟其愚，则胶执五行而不化，或竟不学无术，欺人紊世，以致于贫；惟其贫，则偏守一家言，或抄袭二三套方，不能左右逢源，济其所穷，以致于弱；惟弱，则其笼中物不克利用，每于临床徒呼负负，以致整个中国医药之告失败。救治之道，亦厥为医愚，医愚之要，舍现实之中医教育莫属。现实者何，不唱高调，不缀浮词，能说即能行，以达于救治愚贫弱之谓也。凡已执行中医业务之固有人才，则宜用现实之法以救之，俾趋于正轨而于未来新中医之养成，则宜图现实之法以治之，俾其确切实用，救之与治，均各有其急不可缓之现实方法，宜分述之。

目前执行中医业务之人有二：一为知识分子，虽有辨经解义之智能，惜未克从根本着手，偏守近世一家方书，以致毕生如堕五里雾中，未尝窥宫室之美，百官之富；一为卒夫下走之流，滥竽其中，藉作糊口计，根本未可视为同人。前者固宜察其失而救之急起，后者直用革命手段而汰之可也。恶乎救，惟急救前者，则首应指导以最基本而正宗之书籍，如《伤寒》《金匮》《内经》《千金》《肘后》《巢源》《本草》等，皆中医之正宗必读书也，除分科备目外，并于每书首撮其精义，次述其研读之法，由最高教育机关，分布施行，行之既久，则全国中医，皆有一致之造诣，匪特从此少庸误之贻弊，抑且从此息冰炭之攻讦，其行易，其效宏，即于举行中医考试时，庶俾其有一致之目标，而易于措辨，此为统一读书门径，期以补救固有人才之现实方法者一。

新中医之养成，厥为健全学校以培养之，学校之如何期于健全，则为基于师资之优良，及教材之精审。优良师资，中医界非无有也，惟其量太少耳！如积极欲罗致仅有之优良中医师资，则应由最高教育机关，设重金专任之，盖优良之师资既得，则师范人才之训练，及教材之编制，均有着手处。不然，如中央国医馆教育部等，既有学术整理委员会，编审委员会，中医教育委员会之设置也，但数载于兹，并未闻有部定或完好之中医教材出现，及中医师范人才之琢育，推原其故，即为任之匪专，各会委员，有名无实，以致全国企盼之中医教育问题，竟成慢性瘫痪，终不能走上现实教育之路。此为专任优良师资，期以图治新中医人才之现实方法者二。

今之倡言中医教育者，一则如何树立基础，再则曰如何励精图治，所言所议，非不善也，惜皆失之空洞，而不现实，画饼既不足充饥，口实徒渐以贻人，故著者实不欲再事理论之空谈，谨提出现实二字以为邦人告。

漫谈检核

（原载《华西医药杂志》1947 年第 1 卷第 6 期）

中医师的要受检核，系根据医师法第三条的规定，“中医师具有下列资格之一者，亦得应医师检核”而来的。第三条的资格规定，凡包括下列三项：（一）曾向中央主管官署，或省市政府，领有合格证书，或行医执照者；（二）在中医学校，修习医学，并经实习，成绩优良，得有毕业证书者；（三）曾执行中医业务，五年以上，卓著声望者。所以在考试院考选委员会编印的“中医师声请检核说明书”中，亦明白指定以上列三者，为中医师的应检核资格。然而事实上在号称八十万中医师的数字当中，恐怕要占七十几万个的中医师，没有领到中央主管官署省市政府的合格证书或行医执照，就是在中医学校毕业的，亦恐怕占不到一万个单位。所以自三十三年五月一日考试院考选委员会，开始实施中医师检核以来，百分之八十都是以第三项资格去应检核，这第三项资格，真是开了八十万中医师的“方便之门”。怎样才知道这位中医师是“曾执行中医任务五年以上，卓著声望”的呢？照现在办理的手续是这样的：要应检核的中医师，首先要在其所在居住的乡镇保甲取得证明书二份，其式样大约为“某县第几区某镇乡第几保证明书：今证明得中医某某确在本县执行中医任务，已在五年以上，系自民国某年某月起，至某年某月止，每月就诊约有若干人，可称著有声望，此证。保长某某第几甲甲长某某盖章”。取得了这样的证明书以后，再邀同道三人至五人做联名证明书一件，连同保甲证明书一份，呈请所在地中医师公会发给证明书，其式样为“中医师公会证明书：今证明得中医某某对于中医某科学术，颇有研究，治疗某某病，尚能痊愈十分之几，每日就诊约有若干人，并非无有声望，此证，理事长某某盖章”。既取得中医师公会证明书，和保甲证明书，便备具呈文一纸，附呈上两项证明书，呈请县市政府核发“中医师执业登记证”和“年资证明书”各一份。其登记证式样约为“某某县市政府中医执业登记证：中医某某，年若干岁，某省某县市人，现设诊所某街第若干号，据报在本县市执行中医业务已有五年以上，请予登记给证等语，经查属实，特给此证，以便暂时继续执业，此证。县长某某”，年资格证明书约为“某某县市政府年资证明书：今证明得中医某某曾在本县市执行中医任务已有五年以上，系自某年某月起，至某年某月止，就诊及治愈者颇多，尚系著有声望，此证。县长某某”。有了这四件证明书，便是应检核者，得到了所谓“执行中医业务五年以上，卓有声望”，强有力的证据，因为那些证明文件上面，不是都有“尚有著有声望”“并非无有声望”“可称著有声望”等字句吗？但是据考选委员会的提示：“证明著有声望，应提出关于教授中医，或现任各省市中医考试委员，或机关团体医疗职务等聘书”。其实声望与无声望，总是无关检核紧要的一件事，理由留在下面谈。具备了上面这四种证明文件，医师法第三条第三项的资格就十足了，再依照检核规定，填具“专门职业及技术人员考试声请检核履历书”二份，保证书一份，相片四张，并附足证书印花税费等，连同四种证明文件，封寄考试院考选委员会第三处，便可以不折不扣地静待“医师考试及格证书”的颁下。

说明了医师法第三条第三项资格检核的手续和程序，于是我们便发生了下面几个问题：（一）执行中医任务五年以上，便是十足的中医师吗？据一般的认识，都以中医出于经验，单靠五年的经验，是决不够做中医师的，故古人择医，“医不三世，不服其药”。在周秦时代，政府对于医师的检核，是注意他平时治病的成绩，“以制其食，十全为上，十失一次之，十失二次之，十失三次之，十失四为下”。（二）治病与声望，截然是两事。古代的名医，自张仲景以下，以至孙思邈、葛可久、柯韵伯、张景岳、喻嘉言、王清任之流，他们的学问是何等的博大？他们的技术是何等的精深？然而他们在当时，都是得不到“尚系著有声望”“并非无有声望”“可称著有声望”等证明的，可是，他们在死了以后，著作流传了，声誉崇隆了，因为声望是可以倖而邀致的，有没有学术，是另外一回事，尤其是考选会所提示的，要是中医考试委员，要是有机关团体医疗职务的聘书，要是中医教授等，才算有声望，那就更冤枉了“声望”两字。我们曾看到许多中医教授，考试委员，或受聘于各机关团体的，都免不掉是纪晓岚题赠和珅“竹苞”的典型人物，未必就可以当他保个标准的声望。（三）现在中国的社会，大概都是充满了“情面”和“活动”的气分，不考验他的真实本领，仅叫他去取得两份保甲证明，一份公会证明，两份县府证明，一些证明文件，总是刻板式印就的，当地的情面，都是做好了的，自县府以至保甲，都是照例证明，哪个肯破除情面拒绝他，万一拒绝他，只要经过一番“活动”，情面依旧完好，依然会取得证明，也不算得一件什么了不起的事，反正是证明而不负责任的。于此我们更想到一件事，凡应检核者，无论你用哪一项资格去，总要一份荐任职以上的保证书，保证书上并明白注定保证人的注意事项，要保证应检核者，确无考试法第八条第十七条，及医师法第四条所列各款情事，如有违犯，依考试法施行细则第十三条之规定，保证人愿自负责任。这便知道保证人对应检核者，确负了最大的责任，但是保证人是见到他各项“卓著声望”的证明书保的，为什么出具证明书的，却毫不负责任呢？是政府只注意到了“褫夺公权”“亏空公款”“贼私处罚”“吸用鸦片”（即考试法第八条之规定）等行政或法律上的问题，却没有顾及伪证“草菅人命”的庸医，依然是要负法律上的责任的。我们为要顾全这三个问题，与其信任漫无准则的年限，和不可靠的声望，不负责任的证明，而通过了一些草菅人命的庸医，如江湖方士等，吾甯主张就地成立中医审核委员会，指定当地的博学之士，和主管的政府，共同负实地审核的责任，必须经过学术上的审核及格，然后给予证明，再应检核之为妥当。

其次我们对于主办检核诸公，亦有下列的几个建议：（一）检核的时间，过于迟缓，每个应检核者，自寄呈请证件之日起，快则半年，迟则竟有延到一年以上，而鱼沉雁杳的，假如你函催他，他不是在“中医师声请检核说明书”上第四第五两项说得明白吗？“声请后可静候检核”，“在检核未决定前来函催询者，本会省略函复”。在上的函复尚可省略，而在下的时间亦不能不争取。（二）及格与不及格，似觉漫无标准。我们曾见到有二人以上具有同样资格去检核的，亦有幸与不幸之差，幸者检核而中，不幸者检核不及格，或再予以面试。这确是我们见到的事实，在我们的想象中，这或者是选委诸公因会期的限制，而检核的证件堆积得太多，以致一时失检的关系，可是这就非从时间上的争取改进不可。（三）退还证件，亦每多参差不齐，有的竟发现了张冠李戴，有的把缴呈之书册等竟予截留。然而“检核说明书”明白记载着：“检核及格者，发还资格证明文件，不及格者，除留存声请检核履历书保证书备查外，其余款件，概另发还。”（四）须得面试者，仍须要遵守时间，我们知道有应检核而须得面试者，但迄今举行过一次，照“中医检核面试办法”规定，“中医检核之面试，每年举行一次，必要时得临时举行”，现在计算办理检核的时间，已过了两年，应检核面试者，他们是何等的切盼呀！

又其次检核不及格的怎么办？据我们的意见，这就非靠短期的训练来补充不可，不然只有看到他们失业，况且失业是不可能的事。我们曾建议过当局，应及时办理全国统一训练，以便好好的渡过这个过渡时期，然而当局者竟渺渺听之，我们于此又重新做提议，训练可以充补考试检核的不逮，训练又可以减轻不负责任而证明的危险性。我们依然是中医界的一员，我们反对医师法第三条第三项的规定，我们并不是轻视合于这项资格的同道，而是要想用审核和训练这两个方式来补救他们，一则足以使他们同样的健全，一则亦欲以纠正这种“伪证”的风气。

从教育部取缔上海两中医学院说起

（原载《华西医药杂志》1947年第1卷第7期）

据上海新闻报八月十一日载：“教育部以本市新中国医学院及上海中医学院两校，未经呈准设立，即擅行登报招生。前曾令饬市教育局查明取缔。嗣经该局派员分别查明，认为各该校设备确属简单，而办理又欠完善，即令限期改进，并将各情呈复教部鉴核。惟教部据报后，顷复指令教局，略谓：该两校未经呈准，擅行设立，仍应迅即取缔。市教局奉令，当即转令饬知该两校即日遵办。”同月二十四日申报又载：“本市新中国医学院，及上海中医学院，均未经呈准教育部设立，擅行登报招生，教育部令上海市教育局迅予取缔。闻教局业已转行饬知，并函各报不得登载该校招生广告云。”申报九月九日又载：“中国医学院，为名中医朱鹤皋所创办，外传教育部有加以取缔之说，兹悉不确，闻受教部取缔者，为上海及新中国两中医学院，至于中国医学院，并未奉到部令，故该院现仍继续招生，照常开课。”同时我们亦见到中国医学院，有如下的紧要启事：“查本月五日新闻报及中央日报所载取缔中医学院新闻一则。核与事实有所出入，所谓取缔云，原与本院无关，本院已定于本月十一日开学，目下尚有余额，招收新生，即日起开始办理入学手续，凡新旧生统限于开学前来院注册，逾期不予保留学额，特此通告。”（见九月九日申报）上海这几个中医学院，都是使我们异常关心的，因为他们都是继续中国医药学术的生命线，都是中国医药学术的生力军，都有他们辉煌的历史，都有他们相当的成就，以目前中国医药学术所处这样恶劣的环境，他们好容易从废墟中创造起来，又好容易把生命延展到现在！今不幸听到教育部取缔的消息，我们内心的感慨，也就不言而喻了！所幸上海方面有三个中医学院，被取缔者，是新中国医学院和上海中医学院，而中国医学院依旧保存着继续弦歌之声，不过，我们到要把已被取缔和未被取缔的理由，问个明白：

已被取缔的新中国医学院和中医学院，据教育部的命令是：（一）未经呈准设立，（二）设置简单，（三）办理欠完善。而未被取缔的中国医学院，据我们知道，是同样的未经呈准设立。不过，据申报所载，是名中医朱鹤皋所创办，我们从这破题儿第一句理解起来，当然是设置和办理均甚完善，所以才能保存下来。谈到学院，毫无问题的当然是属于大学教育了，大学是什么？概括言之，现在的大学是国家或人类社会的学术文化的中心，他的职能是传递同时并增进人类的思想、知识与技术，造就国家或人类社会的领袖人才。一个大学是否能与这个目标相符合，就要看是否有充分的人才担负，今日大学的重任，大学的产品是否有主持或领导一部门事业的能力，这两个问题是相连的，前者的答复即决定后者。故大学教育，绝对需要人才与设备。尤其是医学的大学教育，是直接关系民族健康的，宋人许叔微氏说："医之道大矣哉，可以养生，可以全身，可以益年，可以利天下来世。"养生包括各种卫生之学，凡所以增进健康，预防疾病者皆属之；全身如外科之治疡伤以全体肤者属之；内科治疾病以尽天年，这叫作尽天年；卫生行政、卫生救济以及除病害以繁蓄植而利民生者，都叫作利天下；优生学、遗传学等与人种和民族的改良，就叫作利来世。这就证明医学教育的职任是相当重大的，所以陈果夫先生说："今后之医学教育，除培植医政人才外，应以实验新医政教育制度及创造融合中西之中国新医学为两大目的。"像这样"任重载远"的医学教育，哪里是马马虎虎，简单设备，而办理又不完善的所谓学院，就可胜任的呢？所以我们平心而论，如果新中国医学院和中医学院，真是"设备简单，而办理又欠完善"，教部令饬取缔，这都还可以，又或是因为该两院"设备确属简单，而办理又欠完善"，教部不予呈准设立，这也理有应得，如果仅以"未经呈准，擅行设立"这个诛誉，便令以"仍应迅即取缔"，这就说不过去。然而事实告诉我们，这次四川省参议会决议设立省国医学院及省中医院，经省府分别咨准教育部及卫生署函复，谓学院以现行学制，尚无中医规定，未予准行，中医院则已经署核准，并饬依照医院许可设立规则，进行筹备，是教部之所谓“未经呈准”，似与“现行学制，尚无中医规定”有关，决不仅是“设备确属简单，而办理又欠完善”的单纯原因。因为设备简单了，可以令饬其设备完善，办理欠完善，可以令饬其要认真办理，哪里能遽然加以取缔呢？又哪能函知各报馆不得登载其招生广告呢？所谓“现行学制，尚无中医规定”请问教部，为什么不以中医规入现行学制？现行学制中既无中医的规定，医师法第三条第二项“中医学校”的名称又何所据而云？考试院之中医考试法规，又是谁在作祟？二十六年三月二十四日中央政治委员会举行第三十九次会议，中医教学规程，由教育部会同卫生署中医委员会，参照医学专科学校暂行科目拟定之决议案，又抛置哪个角落去了？老实说：我国医学院课程的演进，在奏定堂章程时候，到还明白规定“中国医学”为医科大学医学门的主课，只是教部诸公竟尔忘之，当国父在香港学医时，英人康德黎博士告国父及其同学说：“贵国（中国）人士由耕植而输出以供给中国药用之植物，大半为科学家所未知。”教部诸公，若何人斯，固未足深罪也。

虽然，我们目前所有中医学院和学校，究竟办得怎么样？这确是值得我们严格地自我检讨一下，我们在本志第三期也曾说过：“号称改进者，则五行与解剖齐来，中西相不相洽，其流弊而为脱节，号称国粹派者，则食古不化，穿凿附会，其流弊而为顽固。”这仅仅是就教材方面而言，他们的教师呢：上焉者辗转附会，自以为是通人，下焉者自己就早受了金元诸子的欺骗而不自知，不炫着“痰”便迷着“火”强词夺理，自欺欺人，五行生克，天花乱坠，这还成什么教授，这又叫什么教育？谈到学校行政，因为经费的枯窘，职员无质，教师“拉差”，谁也无责任心，谁也在对学生“拖”和“混”，学生缴了学费，便是对学校尽了最大的义务，卖了最大的气力。至于标本仪器的设置，尤属凤毛麟角，即或稍置仪器，亦徒具摆样的形式而已，学校望望然，教师望望然，与所授的书本是不发生关系的。姑且不谈其他，即以负一时盛名的《中国医学大辞典》而论，也是一部中医学界的滑稽巨著，譬如它说到脑，“头骨之髓也，脑者阴也，为状形椭圆，正中有沟，分为左右两部，为感觉运动之主宰”，这几句是否可以解释脑，其理论是否正确，均不待知者而明，然而它于文字下面依然有一个很合于科学的蓝图，只是文是文，图是图，图与文是两个不相关的，单从图上看来，也归可以看出大脑、小脑、脑桥、延髓等的部位。其他像这类的滑稽结构，倒也不少，而一般尚以他为是一部了不得的巨著。可见目前中国医学书籍的程度，真是紊乱得可怜，也幼稚得可笑。我们又曾见到湖南某医校所教授的中国医学史，从头至尾，写了一通“封神榜”，把神农氏名列前茅，武进谢润背榜（即《中国医学大辞典》编者之祖父）每个名字下仅有简单的介绍或无之，而于其人的时代思想如何，社会的背景如何，政治潮流如何，影响于医学如何，对于医学观念和治疗技术有何变化？一点也没有谈及，像这样的点名册，完全没有系统的方式，科学的法则，把医学进化和演进的历程，纲举目张地研究出来，也叫作史，也可以称为教材，长此下去，我们真不知道中国的医学教育要落伍到哪个地步才有底止，更不知道教育部要在什么年代，才把中医规入学制，自侮人侮，感喟何如！

于此，我们深盼热心中医教育诸公，要想中医教育有立足地，势非从加紧中医教材的编制，亟急训练中医教育的专才两项着手不可，而教育部当局，中医教学规程，是有中央政治会议决议案的根据的，尤非督促中医教学规程的拟订，中医教材的编辑不可，若自己就先为因噎而废食，动辄以“未经呈准，擅自设立”诸词，横施取缔，于情于理，都不可恕，愿教部和中医教育界，善自图之！

从上海区“试题”说到中医考试

（原载《华西医药杂志》1947年第1卷第8期）

中医师考试，业于十一月一日分区举行，迄笔者写文时，仅得到上海区之考试报告。上海区在光华大学中正中学两处举行，参加者近两千人，凡开业之中医师，各中医学院之毕业生、教授等，均不乏前往应考者，即年逾花甲之老先生亦有多人，可知一般中医师于考试之重视，于政令之遵守，均极可佩。考试的意义，期在拔取真才，我们亦极端赞成，尤其是医师，关系人民生命，民族健康，非有学养功深之士，不能胜其巨任，尤其是处此过渡时代之中医师，其量最重，其质最不纯一，检核既流弊滋多，我们尤其赞成考试，考试愈健全，考试愈严格，则中医今后之学术水准，将因此而得以提高，滥竽糊口之流，将由此而得以淘汰，间接于人民之生命，民族之健康，均俾以最大之保障，我们固盼政府之举行考试者，久矣？亦切矣！

考试制度是“法”，而执行考试者是“人”，如何报考？如何考试？考些什么？这是法的问题，考制法规，政府公布过，报章登载过，我们亦一遍二遍的见到过，惟这次执行中医考试的人，我们没有探到，有说上海区是张简斋先生，我们亦没有什么异议。然而这次上海区的考试题目，我们确是知道了：（一）国文题目为“民族健康论”；（二）内科题目，一为“亢则害、承乃制”，一为“风善行而数变论”；（三）诊断题目，一为“中医诊病以望闻问切为前提，试举其例”，一为“寒热虚实见于舌应于脉有何标准”；（四）方剂等。这些题目，议之者以为“五行”“气化”的色彩太浓厚，殊失其“现代中医”考试之体制，而我们的异议还不十分在此，我们总觉得这次主持上海区的试考先生们，太“炫辞”而不“通达化”了。

据本志本期某记者的报导：“内科题目最深奥，叫‘亢则害，承乃制论’大都不好明其意义，所答也各有不同。更有人把‘乃’字读作‘栖’或‘楼’，令人捧腹。”投考的不识字，这是投考的“活该”，责任不在主考者，然即以上述内科考试题目而论，殊有“牛头不对马颈”之嫌，而责确在主考者。请申论之。

夫内科对待各科而言也，是医学科系中最繁复而综合的一门，其所范畴者，是内科各种疾患原因、证候、诊断、治疗的整个全貌，除此之外，实无其他内科可述。“亢则害，承乃制”语出《素问》卷十九“六微旨大论”第六十八，其原意是在说明，“六节气位”“承”和“亢”的利弊，上文还有“显明之右，君火之位也”“相次之下，水气承之”两大段，下文亦有“制则生化，外列盛衰，害则败乱，生化大病”这几句，前前后后，都是在岁时节数上立说，其意若曰：“相火”“土气”“金气”“水气”“木气”“君火”这六气，各行其极（就是亢的意思），便相败乱而生病，是谓之害；这六气能够承顺相应，便盛衰制化而无恙，是谓之制。试问“亢则害，承乃制”只有如此的意义，于内科学何关？即以中医离不脱五运六气以立论，也是属于病理学的范围，不得指此以范内科也。今主考先生竟摘之以为内科的论题，上下无所指，宜乎一般投考的“所答也各有不同”，因为这两句话，本是空空洞洞的，现在中国的政局不安，国共不协调，亦何尝不是由亢而得到内战的害，若能相承，则国事制矣，这亦何尝说不通。然而，则愈离内科远矣。“风善行而数变”语出《素问》十二卷“风论”，上文列举“寒热”“热中”“寒中”“疠风”“偏枯”各种不同因风而致之疾病，故曰“风者善行而数变”，这亦属于病理学之范围，不得摘取之列于内科也，上下无疾病以偶之，仅列入一论字以为文体，就字面上看，尤当属于气象学的范围，可谓与医学毫无关系。换言之，以此二题当着“医论”论文做，都还说得过去，以之列入内科题目，则万万说不通矣。

本来中医考试，是极难的一个问题，我们早就曾逆料到这一点，乃主考者竟轻轻地看过去，便闹出这不少的笑话来。因为中医向无统一教材可循，甲医读《伤寒》而不及《内经》，乙医宗金元诸子而不及晋唐之学，宗金元诸子者，依旧各有门户，一个主“火”，一个重“脾”，一个主“攻”，一个主“补”，“时方”与“经方”亦是两大派系。自叶吴之辈出后，轻灵方剂，盛行一时，不图有功，但求无过，置仲景、《内经》之学于脑后，更甚者，仅记得一二通套方药，目不能识，手不能书之辈，依旧叫作医师，像这样的品类，试问从何考起？所以我们主张过，办理中医考试，必须如孙中山先生的创造民国政体，要分作军政、训政、宪政三个时期，循序渐进。凡目不能识，手不能书之流，一律予以强迫取缔，是谓之军政。一面指导以最基本而正宗的书籍，如《伤寒》《金匮》《内经》《千金》《肘后》《巢源》《外台》《本草》等，除分科备目外，并于每该原书首撮其纲要，次述其研读之法，及该书之精义与渣滓何在，由最高教育机关公布施行，是谓之训政。行之既久，则全国中医皆有一致之造诣，再举行考试而试验之，是谓之宪政。既到了宪政时期，则行宪者，绝非如主试“亢则害，承乃制”之辈，所能胜任愉快，亦必须得饱有训政、宪政之经历者，以与其事，然后宪政斯得以顺利施行而不悖。奈何今日之中医考试竟不出此也，而读“乃”如“栖”如“棲”之笑话，其又何尤？主考者尚不能辨其所出题文之性质属何类之笑话，其又何尤？

以目前局势的观察，政治不容上轨道，中医界更不容长此混乱下去，哪些是医政人才？哪个是医学人才？我们希望执政当局，对于中国医学的整理，首先要从善用人才着手，一如孙中山先生当年倡导革命的纠合同志。既得了好的人才，就应该厚禄以养之，俾其专心致力于中医的整理，整理之道，除了效用孙中山先生建国程序的方法而外，殊无他路可由，盖不用军政方式认真淘汰不学无术之辈，不惟暗伏中医前途之一大危机，抑且永无根绝若辈的希望，故取缔庸劣，实为整理中医之军政手段也。学术虽可以自由发展，而科学的基本原理只有一个，主攻，主补，主火，主脾，虽各有其一得之长，依旧跑不出“表里”“寒热”“虚实”的基本原理，所以从《内经》《伤寒》《金匮》《本草》《肘后》《千金》《巢源》《外台》这几部基本书上加一番整理的功夫，以统一全国中医的读书门径，即是授以统一的基本原理，免其误入歧途，而朱紫不辨，故划基本原理（仅实用于目前之过渡时期，以后由有科学基础之学校出发，则不需此矣），实为整理中医之训政方法也。基本原理统一了，则全国的现执中医业者，不会各有天地，各有是非，主办考试者，在其一致之原理，觅题试验，如一般学校之升级考试然，则事逸功倍，自在意中，是时之考试举行，则可谓进入宪政时期也。事同理一、以小喻大，愿当局有以察之。

考试·检核·训练

（原载《华西医药杂志》1947年第2卷第8期）

三十六年度中医师高等考试，全国又分十七处举行矣。去年考试之成绩如何，功效何在？举国同人知之，主考当局知之，本会曾为文论述之，实费多而益少也。虽然，吾人固非反对考试者，亦且极为赞成考试，甚或必须严格考试，始克收考试预期之功效，而拔出医师之真才，授以凭执，俾其寿世，斯为得计。但考试非徒“应付”之所可为者，《礼记》曰：“比年入学，中年考校。”《周礼》曰：“三岁大比乃考焉。”学而后考，固中国考试制度精神之所在也。今日中国医学，迄未列入教育系统，学制之犹未树也，遽从而考之，其所得之后果如何，早在吾人逆料之中，更得去年考试结果之证明，主考者自主其考，应试者自应其试，两不相属，徒具形式上之应付而已矣。应付式之考试，吾人则极端反对之，盖非反对考试也，反对其应付也。《中华医学杂志》创刊号载陆渊雷氏“中医考试拟题及说明”曰：“中医考试举行已五月矣。医志多有载其试题者，就中内科二题，独取《素问》玄学色彩极浓之词句，与内科治疗极少联系，其他诸题，亦与科学绝缘，此与数十年来科学整理之号召，适相背驰，良可惋惜。”陆氏之指责考试者，谓其有违科学也，居今之世，犹失责之太严，吾人之谓其为“应付”式考试者，以政府并无统一教材之学校，而为考试之备，但定其统一之考试而强欲同之，主考者既无所据，应试者尤无所守，恐政府今日举行高普考各类考试之部门中，惟中医乃若是，不察者反以中医得有考试竞竞然喜，吾人未知其意将谁属。

报载中医师之检核，考试院考选委员会仍继续办理，并以收到各地之声请检核文件近十万份，已经检核完毕者，尚不足二十分之一，特另订各省市考铨处中医师检核办法，以轻积压，是今后中医之检核，将益为便利，而各地之声请检核者，亦必日为增多，此为事之必然者。惟检核制度亦行之数年矣，检核之结果，其失也仍与考试相等。据吾人之所知，真能善于治疗之中医师，多有未被检核及格，或受必予面试之为难，盖真能治疗者，每日惟诊病是务，未暇于人事周旋，因之不得强有力之证件故也。若江湖草泽之辈，惟广告宣传是务，专门接洽，周旋人事是趋，于是“五年以上”之年资证明书，“尚系著有声望”“并非无有声望”“可称著有声望”之证明文件，垂手而得，保甲照例盖章，公会照例证明，县政府照例具报，文件完具，证明有力，考选会照例予以检核及格，故年来若辈之得以检核及格，广告上复大吹特吹而为考试及格之中医师者，比比皆是。吾人于本志一卷六期中，曾为文痛陈弊害，期当局有以改善，乃时逾一载，检核之尺度如故，今后考铨处分头检核，与人情之距离愈近，则检核及格之若辈中医师必日众，长此以往，有资格者轻视之而不甘就检，无资格者，则益开其方便之门，争相检核及格，饰顽铁为真金，滥竽其中，则不独政府之检核制度失其效用，而社会中“草菅人命”之危机，反得及格证明而助长之，人民何辜，中国医学何罪？则异日昆冈之火，势必玉石俱焚，吾人同属舟中共济之人也，目击心伤，不得不为之惧。

考试制度非不善也，行之无基础则失所据，检核制度非不可也，施之太滥则失其准。目前中医师之考试与检核，仅得其失，吾人虽不欲长此见其所失，并知其将影响于未来之中国医药学术者，适为揠苗之助长，非徒无益，而又害之也。救失之道，厥为训练，训练有方，不能者可合其能，不知者可使其知。虽考试制度之强其不知而知，强彼知而合吾之所知，检核制度之漫无准则，弃真为假，认假为真诸弊，皆能一一救正之者也。训练之实施，以给一基础科书为首要，科书得以给一，举国中医一致习之，习而有得，再从而考试，试皆有准，从而检核，核皆有则，绝无强合滥施之嫌。吾人曾建议于当局，目前过渡时期之训练，宜迳采读书统一之制，盖中国医学之基本书籍，不出乎《内经》《伤寒》《金匮》《本草》《肘后》《千金》《巢源》《外台》诸书，加以整理，除分科备目外，并于各该原书首撮其纲要，次述其研读之法，次别其精义与渣滓何在？改编既成，由最高教育机关公布施行。施行之法，亦如考试检核者然，可分期行之，可分区行之，甚至可限定时间而强迫行之，训练完毕后，举国之中医教育，皆从划一之学制出发，即无须此矣。抑尤有言者，办理统一训练，尤可济现行考试与检核制度之穷，以今日漫无标的之考试与检核，其不及格之众，自在意中，若当局必严为执行及格而许开业之令，则有如许之不及格者，复不使之受训练，翼其进于及格之程度，其将坐视之失业而不予以补救乎！本志曾大声疾呼曰："训练可以补充考试检核之不逮，训练可减轻不负责任而证明之危险性。"由衷之言，不避斧钺；当局诸公，幸垂察焉。

我对中医进修教育几点不成熟的意见

（原发表于《北京中医》1954年第3卷第3期）

中医进修教育，可说是促使中医更科学化的必由之路。它是在新中国成立后中西医团结的基础上逐渐壮大起来的。几年来全国各大城市的中医60%以上都通过了进修，一般说来都有所提高。即以重庆市而论，两年来通过进修学校和进修班学习的中医，常在一千人以上。各个的收获，尽管是由于文化水平的不一致，而吸收有多寡的不同，但一般的政治觉悟都有所提高，对于生理、解剖、病理、细菌、寄生虫等基础知识都有了一定的了解，尤其是对于预防接种的知识和操作收益更大，所以在各个预防接种工作中，主要的都是依靠中医们的力量来完成的。重庆市如此，恐怕其他地区的情况亦复如此。从这一点看来，贺诚副部长在北京中医学会成立会上的讲话："对新中国的经济建设和国防建设危害最大的是传染病、地方病、职业病，其中传染病更占大多数，因此中西医应很好的研究传染病的预防与治疗，这样就可能解决最大的生病率减少死亡率的问题。在这一点上，中医方面就必须增加新的科学知识和经验，才能完成任务，因此不能不联想到第二个问题，即中医的进修提高问题……今天要担负这个新的任务，就一定要解决进修提高的问题。”已经获得证实是完全正确的。

但是，中医通过进修以后，在预防工作方面获得一些成就，是不是便等于丰富了中医医学，而提高了中医的临床治疗经验，逐步进入更科学化？可说还没有达到这个地步。相反的，在个别的进修教育过程中，还存在有“中医西医化”的倾向。有的甚至把在进修中的中医们的思想弄得一团糟，比较有中医学基础的，被“不科学”三个字吓退了，而发生动摇；中医学基础较而弱的，便“尽弃所学而学焉”，干脆摇身一变而为“西医”，即被一般叫作新江湖医生，他们无论私人开业或参加联合诊所，信手处方便是醋硫酸、辛可芬、乙醯氧乙苯胺等，甚至于随便使用青霉素、链霉素一类抗生素药，中药的处方，只字不提了。也还有个别中医尽管通过进修，可能还原封不动，莫明其妙的便期满结业。最普遍的是一般进修教育都没有很好地把中医医学进行批判，并与中医治疗经验结合起来。在重庆区居然还有个别的主持进修教育的毫不懂得“在中医原有基础上提高”是怎么一回事。因此，我便主观地对中医进修教育在目前提出下列一些意见。

一、是桥梁教育，还是辅导教育

中医进修究竟是什么样性质的教育，这是关系方针方式方法的问题，不能不先有所认识和确定。同一地区，同一进修，而终于得出不同的结果，便是由于各具不同的观点，没有确定这一教育性质的缘故。在西南区很早便肯定中医进修教育是桥梁教育，并说明能够起到下列几种作用：①补充干部的数量。②提高质量。③补助中级医士教育的不足。④使中西医务人员在政治团结的思想基础上，进一步求得在业务上的结合与提高。自从西南区提出桥梁教育的号召后，参加进修的都看中了第一第三两项，想从此脱离当干部，做中级医士或者候补中级医士，换言之，就是要把中医完全丢掉，一跃而为政府机关干部，得到就业的机会。既退一万步，亦可以取得医士证书，由中医一变而为中级医士，即是说通过这一桥梁教育，可以由中医而为机关干部，由中医而为医士，至于质量是否得以真正提高，则颇成问题。像这样的桥梁过渡，我认为是不适合的。因为“桥梁”两个字颇含有“过渡”的意义，由甲方而过渡到乙方，这当中是必须经过桥梁作用的。假如以中医进修为桥梁教育，那不言而喻便是把“不科学”的通过桥梁而过渡到“科学”的，把中医过渡到西医，可是，这便与中央“在中医原有基础上提高”的政策产生矛盾了。像这样的桥梁教育，把中医过渡成西医，或者过渡为干部，恐怕都不是进修的原有旨意，重庆市中医进修学校毕业学员一直存在着就业问题，就是没有把进修教育的性质明确的缘故。

中南区卫生局齐仲桓局长 1951 年 1 月在广州市中医界座谈会上的谈话说得很对，他说：西医帮助中医更科学化的问题，这不是说中医不科学，而是在 20 世纪 50 年代的科学成就中，中医很少运用这些科学成就，中医也有自己的理论……只是不用于今天的科学来解释，而是用中医自己的道理方法来解释的。可是 20 世纪的今天不用今天的科学来解释是不容易给人家明白的。拿一个病来说，这是什么病原，起了什么变化，病的经过怎样，叫什么病，怎样治？这才能为大家所了解；但中医用气化来解释，就不容易为大众所了解，不易推广，所以毛主席说：中医要科学化，因为中医有科学的内容而没有科学的形式，中医有数千年的历史，有丰富的经验；但不容易为现代的科学所了解。所以中医如果了解了现代的科学，用现代的解剖、生理、病理去和中医的理论结合，就可以把中医提高，把中医的经验发扬。中医科学研究，现在中央已有进修学校帮助中医们去研究科学的医学，这并不等于把中医的东西不要，而是帮助中医打好科学的基础，把中医提高……”这样说来，中医进修绝不是什么过渡不过渡的桥梁问题，而是运用现代科学的方式方法对中医进行整理、批判、发扬和提高的问题。因为中医不仅有他在悠久年代实践中的经验基础，亦有他理论方面的整个体系，这些经验基础和理论体系，是被阴阳气化埋藏着的。通过科学理论的进修学习，就是要把中医宝贵的经验的感性理论都变成科学的理性理论。因此中医进修教育中的生理、解剖、病理等科学课程，主要是对中医起到辅导的作用，所谓辅导，就是就中医原有的基础辅导之而升华。例如《永类钤方》、《摘玄方》、《简便方》、张洁古等都以绿矾制血崩、血病黄肿、下血虚弱，他们的理论是收涩解毒，能除血分之积垢。通过科学理论的学习，我们知道绿矾为硫酸亚铁，它能补充血分的铁质，当然对贫血病有效。这就是由中医进修辅导其研究出科学理论的起码途程，通过这样的辅导作用，中医更能发挥他的经验而提高疗效，亦逐渐可能为现代科学所了解而完成其进修任务。

二、先进行补习，后升入进修

中医的类型是非常复杂的，一般说来，文化水平低下的要占绝对多数。诚如王克锦氏所说："医学成了失第士子的末途（儒医）及失利商人维持晚年残生的伎俩，很少有人以毕生之力钻研中医，致造成中医的长期落后性。"我于1951年在川东卫生厅工作的时间，曾就川东区万县、江津、合川、涪陵、壁山五个文化较高的县份做过百分比的统计，计全区中医文化水平的情况如下：

1. 曾受过高级教育（包括大学或专科学校）的1%。
2. 其有普通中级文化程度的20%。
3. 祖传师授，粗通文字的25%。
4. 仅凭开业取得些经验，一般文字都不很通晓的30%
5. 旧文学颇具根底，而于中医旧的理论亦稍有修养的5%。
6. 具一般科学知识和中医一般旧的基础，对于新医学理论颇易接受，并可能做一些结合工作，逐渐走向更科学化的1%。
7. 仅凭懂得一些方药或草药，而毫无理论根据，只初识文字的10%。
8. 只认识一些草药而不识字的8%。

其他文化低的县城，还不可能达到这个百分比。像这样复杂而低下的中医文化水平，我相信不仅川东如此，西南如此，其他行政区或省区恐怕亦在伯仲之间。这样低下的文化水平的中医，就连所谓"不科学"的那一套中医理论都极其浅薄而幼稚。因此，欲使其参加校或班的进修，实有先予补习旧的理论知识的必要，尤其是关于中医的临床治疗的理论知识，应先给予充分的补习，例如中医在临床方面之所以能够灵活运用方药，解决治疗问题，全凭着对病人有机体整体的综合分析是否正确来决定。这个综合分析不是别样，就是所谓阴阳、寒热、虚实、表里八大法则。如：太阳、阳明、少阳，都是阳性病，太阴、少阴、厥阴，都是阴性病，太阳、阳明、少阳，都是热性病，太阴、少阴、厥阴，都是寒性病；太阳、阳明、少阳，都是实性病，太阴、少阴、厥阴，都是虚性病。阴阳、寒热、虚实之中，又有在表在里和在半表半里的不同。太阳是表，少阴也是表，太阳之表，属热属实，少阴之表，属寒属虚；阳明是里，太阴也是里，阳明之里，属热属实，太阴之里，属寒属虚；少阳是半表半里，厥阴也是半表半里，少阳之半表半里，属热属实，厥阴之半表半里，属寒属虚；太阳少阴都是表，太阳之表为发热恶塞，厥阴之表，为无热恶寒；阳明太阴都是里，阳明之里为胃实，太阴之里为自利；少阳厥阴都是半表半里，少阳的半表半里为寒热往来，厥阴的半表半里为厥热进退；太阳少阴都是表，太阳之表可汗，少阴之表不可汗；阳明太阴都是里，阳明之里可下，太阴之里不可下；少阳厥阴都是半表半里，少阳之半表半里可以清解，厥阴之半表半里不可以清解。三阳病惟恐其热，三阴病惟恐其寒，三阳病惟恐其实，三阴病惟恐其虚。据此寒热虚实阴阳表里的判断，所以同一便秘症，有的要用“大黄附子汤”的强壮泻下剂，有的要用“大承气汤”的解热泻下剂，有的要用“麻子仁丸”的滋润泻下剂，有的要用“大黄甘遂汤”的排水泻下剂，中医能够灵活掌握这种对疾病综合认识的体系概念，在临床上必能获得良好的治疗效果。但是由于一般中医文化水平的低下，具有掌握这种认识疾病的体系概念技能的，为数并不多。而这种体系概念，实为中医临床治疗的最低要求，这也就是中医的原有基础。若此最低的原有基础而不具，便无从进修提高。像这样的中医在进修教育里，可能是西医既不懂，中医也不懂。白费时间，无所获益。重庆中医学会所办的中医业余补习班，便是属于这种形式的补习教育，其目的也就是在给未曾进修的中医们先行打好一定中医旧的基础，预备好参加进修的一定水平，据重庆半年来的经验，补习教育在未进修前实在有这个必要。而且进修一班又一班地过去，愈在后期，进修成员的文化水平愈是低下，因而补习教育的形式愈是需要，要先从旧的基础上普遍进行补习教育，然后升入进修。

三、精简课程，重点进修

目前一般中医进修教育的课程，除社会科学外，大致都有生理、解剖、药理、细菌、寄生虫、病理、诊断、内科、外科、传染病、公共卫生、眼科、儿科、中药、针灸、中医学术研究等，甚至还有比照北京中医进修学校的课程，加授医史学、组织疗法、皮肤花柳等科的。课程尽管这样繁复，而进修的时间却又极短。以重庆为例，进修学校脱产进修半年结业，进修班不脱产进修，每天下午上课，也是半年结业，如果脱产，便是三个月结业。一般中医尤其年事较大的中医，对于科学的吸收都比较迟钝。这样在课务进行当中，他们都感觉负担沉重，消化不了。如我在重庆主持第一中医进修班教务，这个班是不脱离生产的，上午同学们照常开业，下午一点三十分钟来班开始上课，六点三十分钟休息，整整进行四小时的课程，一小时的复习，但有些时候连这一小时的复习时间也被课程占却了。于是同学们纷纷反映复习时间不够，个个对课程都有消化不良的现象，我们在没有办法当中，才把全班一百一十五个同学各就地区街段分别组成十多个课外复习小组，放学各返回地段小组去的夜间进行复习，这虽是一个办法，同学们在思想上仍然感觉负荷过重，因为一周里的六个晚上，卫协会的小组学习占去两天，责任组学习占去一天，有时要听报告，有时中医学会的小组也要开会，还有些临时任务，加上这样“密不通风”的课程，他们委实熬不住。因此，无论从客观方面、主观方面来讲，中医进修教育的课程实有考虑精简，重点教授的必要。

我的意见是：

1. 基础医学　应以生理学为中心，围绕生理学的应以病理学为首要，解剖组织可以在讲授时顺便提示。如讲到心脏和血液循环的生理时，顺便把心脏构造、血管淋巴管构造及其分布情况一提，主要继续提出的就应该是局部充血、局部贫血、出血、血栓的形成、坏疽、水肿、休克以及高血压病、动脉硬化病、心肌炎、心包炎、心力衰竭等循环系的病理。这样既可以避免解剖组织、生理学、病理学鼎足而三的平均发展的多占时间，同学们亦可能做到有系统的综合接收。

2. 临床医学　应以中医临床治疗为中心。中医进修的目的既是在充实中医的内容，进修以后当然是仍以中医治疗的方式方法来解决人民的疾病问题。更好的为人民服务。因此后期的临床医学课程，便应以中医临床治疗为主要课程。诚如齐仲桓局长所说：“中医治疗经验、方剂、药物、针灸里面一定有许多宝贵的东西。”假如授以一般的内科学，据我个人的经验，经常发生下列几个问题：①教师认为整套的内科学，内容太多，很难讲授，许多知识不容易为中医吸收。②比较年高或临床经验稍多的，听起不感兴趣，认为自己用不上。③比较青年的，很想狼吞虎咽的把它多吸收点，想结业后藉此做西医，但终于消化不良，画虎类犬，贻害滋大。所以我认为把内科学整个作为中医进修临床课程，是很不妥当的。

那么，中医内科治疗课程究应如何讲授呢？我认为疾病的分类尽可以按照内科学系统划分，但内容绝对采用中医治疗经验和理论。例如呼吸器型感冒，鼻腔因发炎而闭塞，而分泌过多，而喷嚏不止，上犯额窦，则眉间疼痛，恶寒发热，咳嗽频作。像这样的证候，中医恰好是使用“杏苏散”。理由是：《温病条辨·上焦篇·秋燥胜气论》说：“燥伤本脏，头微痛恶寒，咳嗽稀痰，鼻塞嗌塞，脉弦无汗，杏苏散主之。”吴瑭又在这条的注文里说：“杏苏散，乃时人统治四时伤风欬嗽通用之方，本论前于风温门中已驳之矣，若伤燥凉之欬，治以苦温，佐以甘辛，正为合拍。”吴氏所指的燥凉欬嗽症候，也即是呼吸器型感冒的证候。因为呼吸器型感冒，鼻腔发炎，因而闭塞的证候特别显著。气管炎证亦最常见，“嗌塞”便是由于气管发炎而来。同时还要说明中医旧说“嗌是食管”，这是错误的，《中国医学大辞典》说：“嗌为喉下之食管”，尤为错误，解剖所见，喉上是咽，喉下是气管。《素问》说：“嗌不容粒”，《灵枢》说：“下嗌还出”，正因为它是气管，所以才“不容粒”，才会“下嗌还出”。吴瑭亦说：“嗌塞者：嗌为肺系也。”说明嗌是气管而不是食管，嗌塞是气管发炎的感觉。脉弦，是脉管壁的收缩神经兴奋的结果，它和“恶寒无汗”有密切关系。杏苏散具有弛缓神经，消炎镇咳、发汗祛痰等作用，善于掌握，必见良效。若舍此不图，竟教以先服Aspyrin，或用Codein，Paracodin Eucodal等镇咳剂，及远志、吐根等祛痰剂内服，既不一定可以完全掌握，其效力未必便优于杏苏散。

3.预防医学　传染病和公共卫生学，应在全部课程中占得适当的比重量，使一般中医都能进一步搞好群众卫生工作。

四、要有最低限度的形象教学设备

“耳闻不如目见”，这是最通俗最容易听到的俚语，这句话尤其适用于中医进修教育。因为一般中医的科学水平都差，又兼之是“中年出家”，年事稍大，感受性都觉迟钝，所以在教学时最好是利用形象启示的方法，可以收到事半功倍的效果。所谓形象教学，就是理论与实际结合的教学方法，把理论与实际结合如形之与影一样的不可分离，这样就能避免教条主义和经验主义用空洞理论来谈一大套，而提高了学生对课程的认识和理解。所以形象教学是最切合实际的最新形式的教学方法，它应该包括“形象环境”“形象讲义”“形象讲授”三个内容。所谓形象环境，就是说每一堂课必须有适合这堂课题内容的客观现实，如同戏剧一般，每出一台戏，就有一台戏的切合其内容表现的布景。当然科学医学教育的布景比之于戏剧还更复杂与科学。所谓形象讲义，是力求文字的节省精当，多用图表公式来代替，使其一目了然。所谓形象讲授，就是理论与实际结合的教学，先生口讲手动，学生则听看合一。这就是理论指导的实践教学。然而一般中医进修教育，都是额限于经费，不仅尸体没有，标本没有，模型没有，甚至挂图也不可多得，甚至讲义都没有发给，如北京中医进修校那样简单的设备，在全中国还是绝无仅有的凤毛麟角。中医科学化，决不是仅凭一张嘴巴可以把科学叫得出来的。中医科学化，就是要拿出科学的武器来帮助中医，才“化”得了。否则，中医进修教育是不容易搞好的。

五、设置门诊，进行实习

实验教学法，也是新的教学方法的一种，而且是学得理论后最需要的一种教学方法。也就是实际去做的问题。所以在“百闻不如一见”之下，应加上“百见不如一做”。如果动手去做一番，就更切实的多，生动得多。我们把听、看、做加在一起去学习，并又要着重在做。这样马上接受马上就能用。也就会合乎我们现实的要求。由做的当中了解理论，反证理论，证实理论，使理论与实际结合起来，并提高理论，而不使他被死板的理论束缚在那里，硬从做的当中来解决实际问题。因此中医进修教育设置门诊部来进行治疗的实习工作，是有这个必要的。

在西南区的中医进修学校，学员结业后都曾到各个医院去实习一至两个月，原则上这是不错的，但中间我发现了两个问题，①中医进修并不等于整个学的西医那一套，进修以后也不是要搞西医那一套，在医院实习，实无取义。②有一部分比较青年的中医，由于旧的基础不很好，又由于个别进修的领导人不够正确，于是他们到医院去实习，严重地存在着“丢包袱”的思想，想把中医丢掉，把医院的一套搬回诊所去用，但是又不可能搬回去，于是弄得非中非西，似驴非马。因此，我建议自行设立中医门诊部来进行实习。

因为本质上是个中医，通过了进修，可说是已经过科学知识装备起来的中医。在门诊部里，除了所接收的物理知识可以运用外，最主要的还在凭借已学得科学知识和旧的经验结合起来灵活的掌握治疗。例如“恶寒”这个证候，凭旧的经验告诉我们：“病有发热恶寒者，发于阳也，无热恶寒者，发于阴也。”这时候我们便要结合到所学的生理病理知识来研究它，所谓发热恶寒，是一时生理机能失调，皮肤的浅层动脉收缩的原故，多见于一般感冒初期，所以《伤寒论》说：“汗出微发热，恶寒者，外未解也。”所谓无热恶寒，便是心脏衰竭，体温低落的原故，多见于营养不良、贫血、虚弱的病人，所以《伤寒论》说：“少阴病，得之一二日，口中和，其背恶寒者，当灸之，附子汤主之。”中医能够这样既知其然又知其所以然地判断疾病，掌握处方，这便是逐渐跻于科学之域。如不能这样辨证论治，就是披上白衣服、拿着听诊器，仍然是不科学的。

六、政令要贯彻，干部要重视

最后的希望是：政令要贯彻，干部要重视。中医进修教育，是个新的教育，也无可讳言，正是由于是个新的教育，这工作是颇艰巨的。目前尽管是在全中国都开展了这一工作，但还是任何一个地区也没有很成熟的经验给我们做榜样。甚至于可以说还是在萌芽阶段。以量而言，中医进修教育工作不过仅及于各大都市，省以下的专区和县城，可能还没有“开步走”。以质而言，解放几年来，尽管在北京、上海、天津、武汉、重庆等大城市开展了一期二期三期的进修，这些通过进修的中医，是否已经科学化了呢？可以肯定地说：在他们的思想转变上不过才是万里长征第一步的开始，距理想的科学化路径还遥远，这就是由于进修教育的方式方法还不够成熟的原故。进修教育工作的开展为什么这样迟缓呢？我认为各级的干部不够重视，政令的不够贯彻，是其主要原因。中央早于1951年便通令全国："中医应由各大行政区卫生机关，在城市有计划的逐步设立中医进修学校或中医训练班，或由现有的中医学校与中医学会或市医药界联合会中附办进修学校、训练班、业余夜校等，授以基本的科学医学知识和政治知识，如基础医学、预防医学、社会科学等。"这个指示执行得怎么样，我认为是值得检查的。西南区的四川是国内较大的省，而它的中医进修教育真薄弱得可怜。

齐仲恒局长在中南区第一届中医代表会议的总结报告中说："教育干部，明确中医政策。什么是中医政策呢？总的说就是'团结中西医'，为什么要团结？因为全国中医是一支庞大的力量，需要通过团结、组织起来，以求发挥。另一方面对于中医本身来说，所存在的弱点前面已经说过，是从旧社会遗留下来的，也都需要通过团结，学习改造，互助合作，达到真正提高的目的。所以说通过团结、组织发挥好的一面，教育改造不足的一面，这才是对中医真正的爱护和帮助，这就是中医政策的基本内容，教育干部明确中医政策，应该是着重教育专署、县、区卫生干部，因为他们掌握具体业务，随时接触具体问题，不明确中医政策，就容易发生偏差。"这话真对，一个政令的贯彻与否，是和干部对政策的明确与否分不开的。今天的中医进修教育没有很好的贯彻下去，可能就是由于执行的干部对中医进修的政策不够了解，不够明确，因而便不重视，由于不重视，就把进修教育搞不好，甚至于不搞。要知道中医愈在县、区、乡，他的量愈大，他的质愈低。县、区、乡的中医进修教育搞得好与否，这是改造整个中医的关键所在，何况今天的中医进修教育仅初步及于大都市，县、区、乡里还原封不动呢！今天各大都市的中医进修教育，也不过就是办得这个样，然而各大都市还保持一个比较县、区、乡优良几十百倍的现实客观条件。如果在县、区、乡展开起来，干部不特别重视，尽心力地来主持办理，所得的结果是不难想象的。

学习《伤寒论》以前须要明确的几个主要问题

（原载《中医杂志》1956年第3期）

一、《伤寒论》流行本的原委

读《伤寒论》张仲景的自序说："勤求古训，博采众方……为《伤寒杂病论》合十六卷。"《伤寒论》本来叫作《伤寒杂病论》，《伤寒论》只是《伤寒杂病论》的简称。所以王焘氏说："仲景之书，一而已矣，判为要略者，盖自王叔和始。"明徐镕又说："宋时才分《伤寒论》《金匮要略》为二书。"，无论分于晋，分于宋，《伤寒论》与"杂病"分家，总是仲景以后的事。宋孙奇、林亿等校《金匮玉函要略方论》的序说："王洙在馆阁日，于蠹简中得《仲景金匮玉函要略方》三卷，上则辨伤寒，中则论杂病，下则载其方并疗妇人"，说明在宋朝还发现了包括伤寒、杂病在一块，颇近似仲景《伤寒杂病论》的原书。孙奇等校《金匮玉函要略方论》的结果，"以其伤寒文多节略，故断自杂病以下，终于饮食禁忌，凡二十五篇，除重复合二百六十二方，勒成上中下三卷，依旧名曰金匮方论"（见《金匮要略》孙奇等序）。这是一般把"金匮"当作仲景"杂病论"的由来，并不是仲景原书的本来面目。

《伤寒论》的通行本，目前可以看到两种：一是金成无己的注本，即《注解伤寒论》。一是宋镌治平（1056）本，即高保衡等的校刻本，陆渊雷说："成本辗转翻刻，已非聊摄之旧，如《明理论》所引论文，与正文或异，《本草纲目》谓人参柴胡，惟张仲景《伤寒论》作人葠茈胡，今所见《伤寒论》本，未有作葠作茈者，惟成本释音，有葠音参，茈音柴之文（按：两字均见'卷三释音'）。则知成本多存古字，李氏所见犹尔，今为浅人改易耳矣。"（《伤寒今释·叙例》）金本以明嘉靖间汪济明的刊本最好，宋本原刻早已看不到了，现在仅能见到明代赵开美的复刻本。两者相较，成氏注本，已渗入不少己见，又经一再翻雕，出入更大，赵开美复刻本，是照宋本复制的，可能接近治平雕印面目。

赵开美的复刻宋本，坊间还是不易多见，因而许多人对宋本《伤寒论》的具体内容，仍然不太明了，兹介绍如下：全书共分十卷，第一卷：辨脉法、平脉法。第二卷：伤寒例、辨痓湿暍脉证、辨太阳病脉证并治上。第三卷：辨太阳病脉证并治中。第四卷：辨太阳病脉证并治下。第五卷：辨阳明病脉证并治、辨少阳病脉证并治。第六卷：辨太阴病脉证并治、辨少阴病脉证并治、辨厥阴病脉证并治。第七卷：辨霍乱病脉证并治、辨阴阳易差后病脉证并治、辨不可发汗病脉证并治、辨可发汗病脉证并治。第八卷：辨发汗后病脉证并治、辨不可吐、辨可吐。第九卷：辨不可下病脉证并治、辨可下病脉证并治。第十卷：辨发汗吐下后病脉证并治。共二十二篇。成注本卷篇与复宋本是一致的，只是字句有许多出入，并将"辨太阳病"以下十八篇，合三百九十七法的条文删去就是了。而一般通行本，则去掉了"辨痓湿暍脉证"以前的四篇及"辨不可发汗病脉证并治"以后八篇，仅存"辨太阳病脉证并治上"至"辨阴阳易差后病脉证并治"等十篇。

此外，另有一《伤寒论》别本，叫作《金匮玉函经》，共八卷，还是经宋朝高保衡、孙奇、林亿等校刻的。他们在校刻的序文里说："《金匮玉函经》，与《伤寒论》同体而别名，欲人互相检阅，而为表里，以防后世之亡逸，共济人之心，不已深乎。细考前后，乃王叔和撰次之书。缘仲景有"金匮录"，故以"金匮玉函"名，取宝而藏之之义也……其文理或有与《伤寒论》不同者，然其意义，皆通圣贤之法，不敢臆断，故并两存之，凡八卷，依次旧目，总二十九篇，一百一十五方。"这书的流行本更不多，目前仅能得清康熙末年何焯以宋钞本授上海陈世杰的雕版本，是否真出于王叔和，其中的问题还多，它和《伤寒论》不同的地方，主要是：（一）没有仲景自序；（二）没有伤寒例；（三）有辨脉，无平脉；（四）第一卷有证治总例；（五）第七卷有方药炮制；（六）痓湿暍篇编在辨脉的前面；（七）厥利呕哕篇和厥阴篇分列成两篇；（八）可不可等篇，除汗吐下外，增加了可温、不可火、可火、不可灸、可灸、不可刺、可刺、不可水、可水、热病阴阳交并生死证等十篇（十篇都载于《脉经》）。证治总例的内容，大体与《千金方》治病略例、诊候等篇相类似，不仅篇中有引用张仲景的话，说明不是仲景的作品，而且篇中有"地水风火，和合成人，一气不调，百一病生，四神动作，四百四病，同时俱起"等佛经上的话，它的产生年代，可能还在魏晋以后。

《伤寒论》流行版本的原委，大略如此，它之所以能够辗转流传，一直为历代医家所崇奉，主要由于它是临床有效的实用典籍，它的精粹在平脉辨证、证候方药，全部存在于“辨太阳病脉证并治”以下至“辨阴阳易差病脉证并治”十篇中，除此，前后的十二篇，大多数为重复出，少数为脉经家言，于临床上作用不大，甚至不可能是临床事实，所以太阳病等十篇，最为医学界所传诵，其余十二篇，仅为极少数人所研习，大多数都白首不一见了。

二、对《伤寒论》的认识

中国在汉唐（公元前200—公元900）时期，一般热性病，都叫作伤寒。所以《素问》说：“今夫热病，皆伤寒之类也。”又说：“人之伤于寒也，则为病热。”（《素问·热论》），这些话说明了一切热性病都是属于伤寒一类的疾病。《难经》也说。“伤寒有五：有中风、有伤寒、有湿温、有热病、有温病”，这仍然说明伤寒是广义的热性病。到了唐朝孙思邈（581—628）著《千金要方》引“小品”说：“伤寒是雅士之辞，天行温疫是田舍间号耳，不说病之异同也。”可见李唐时候一般所称的伤寒，与汉代是没有二样的，张仲景生在《素问》《难经》之后，《千金方》之前，是他所称的伤寒，当亦不能超越这个范围，所以《伤寒论》里太阳病篇便有中风、伤寒、温病、风温等等不同的疾病，而且它明白指出“太阳病，发热而渴，不恶寒者为温病”，即是说温病与伤寒是二而一，同属于热性疾病，只是所表现的症状有所不同就是了。

为什么要把热性病称作伤寒呢？日本惟忠子文氏《伤寒之研究·卷一》说：“伤寒也者，为邪所伤害也，谓邪而为寒，盖古义也。故寒也者，邪之名也，而邪之伤害人，最多端矣。”我同意惟忠氏的说法，因为寒字带有伤害的意义是较早的，《孟子·告子》说：“吾退而寒之者至矣。”就是明证。《千金要方》说：“冬时严寒，方类深藏，君子固密，则不伤于寒，或触冒之者，乃为伤寒耳，其伤于四时之气，皆能为病，而以伤寒为毒者，以其最为杀厉之气也，中而即病，名曰伤寒，不即病者，其寒毒藏于肌骨中，至春变为温病，至夏变为暑病，暑病热极重于温也。”（《千金要方·伤寒例》）即是说：四季不同气温的变化，人体不能适应时，都会受到邪气（寒）的伤害的，不过所伤害的程度有轻重不同就是了。

苏联B.И.克里斯特曼氏说：“身体寒冷，即所谓感冒有很大临床意义，是发生各种疾病的普通原因。感冒可以理解为全身或个别体部突然遇冷，例如足部浸湿或寒冷，咽喉剧烈寒冷等。所谓感冒病，如流行性感冒、鼻感冒、支气管炎、咽峡炎、肺炎等皆属于其中，是某种传染物所引起。身体遇冷——感冒，只能使身体的抵抗力减弱而在各组织及器官中为体内既存的细菌发育上构成较好的条件。由此可知，在此类疾患时，传染物是发病的原因，而感冒是促成感染的诱因。”（《内科学》）广义的伤寒，可能也就是如此。因而它的内容可能包括有其他若干的具体疾病，可能也就是仲景伤寒杂病连在一块的实际意义，所以柯韵伯说：“按仲景自序，言作《伤寒杂病论》，合十六卷，则伤寒杂病，未尝分两书也，凡条中不冠伤寒者，即与杂病同义。如太阳之头项强痛，阳明之胃实，少阳之口苦咽干目眩，太阴之腹满吐利，少阴之但欲寐，厥阴之消渴气上撞心等症，是六经之为病，不是六经之伤寒；乃是六经分司诸病之提纲，非专为伤寒一症立法也。观五经提纲，皆指热证，惟太阴提纲，为寒邪伤里立，然太阳中暑，发热而亦恶寒；太阴伤热，亦腹痛而吐利，俱不离太阳主外，太阴主内之定法，而六经分证，皆兼伤寒杂病也明矣。……其他结胸、脏结、阳结、阴结、瘀热发黄、热入血室、谵语如狂等证，或因伤寒、或非伤寒，纷纭杂沓之中，正可以思伤寒杂病合论之旨矣，盖伤寒之外皆杂病，病名多端，不可以数计，故立六经而分司之，伤寒之中，最多杂病，内外夹杂，虚实互呈，故将伤寒杂病而合参之，正以合中见泾渭之清浊，此扼要法也。……仲景约法，能合百病，兼赅于六经，而不能逃六经之外，只在六经上求根本，不在诸病名目上寻枝叶。”（《伤寒论翼·全论大法第一》）

于此说明《伤寒论》的伤寒是广义的，不仅是指一般热病，而且包括身体失去安定性时所遭致的一切疾病，因此，学习《伤寒论》，是学习它对一切疾病的辨证论治方法，并不限于狭义的伤寒。凡是指伤寒为急性热病，说伤寒方不能治杂病，把杂病或温病等与《伤寒论》对立起来，都是极其错误的。

三、“热论”与仲景的三阴三阳基本不同

三阴三阳的名称，来源很早，而其意义各有不同，约可别为三种：①指经络而言，三阴三阳，各分手足，是针灸家所谈的，《灵枢经》《甲乙经》

《素问》里的一部分所谈的三阴三阳，大半是属于这种性质。②指气化而言，子午少阴君火、丑未太阴湿土、寅申少阳相火、卯酉阳明燥金、辰戌太阳寒水、巳亥厥阴风木、少阴司天，阳明在泉；太阴司天，太阳在泉；少阳司天，厥阴在泉；阳明司天，少阴在泉；太阳司天，太阴在泉；厥阴司天，少阳在泉，如此往复加临，循环无已，这是运气家所讲的，王冰附入《素问》的“天元纪大论”，是其专篇。③指热病的证候群而言，如“伤寒一日，巨阳（太阳）受之，故头项痛，腰脊强；二日阳明受之，阳明主肉，其脉侠鼻，络于目，故身热目疼而鼻干不得卧也；三日少阳受之，少阳主胆，其脉循胁络于耳，故胸胁痛而耳聋；四日太阴受之，太阴脉布胃中，络于嗌，故腹满而嗌干；五日少阴受之，少阴脉贯肾，络于肺，系舌本，故口燥舌干而渴；六日厥阴受之，厥阴脉循阴器而络于肝，故烦满而囊缩。三阴三阳，五脏六腑皆受病，营卫不行，五藏不通，则死矣。”这是汤液家所说的，《素问·热论》是其代表。

仲景的三阴三阳，和针灸家运气家完全不同，这是很显然的，就和《素问·热论》的三阴三阳，亦基本是两样，如《素问·热论》的三阳经证候，都是仲景的太阳证；《素问·热论》的三阴经证候，都是仲景的阳明承气证；而仲景的少阳证和三阴证，《素问·热论》里没有谈到，因此，不能把《素问·热论》与《伤寒论》的三阴三阳混为一谈，所以柯韵伯说：“夫热病之六经，专主经脉为病，但有表里之实热，并无表里之虚寒，虽因于伤寒，而已变成热病，故竟称热病，而不称伤寒。要知《内经》热病，即温病之互名，故无恶寒证，但有可汗可泄之法，并无可温可补之例也。观温病名篇，亦称‘评热病论’，其义可知矣。……夫仲景之六经，是分六区地面，所该者广，虽以脉为经络，而不专在经络上立说，凡风寒温热，内伤外感，自表及里，有寒有热，或虚或实，无乎不包，故以伤寒杂病合为一书，而总名为‘伤寒杂病论’。所以六经提纲，各立一局，不为经络所拘，弗为伤寒划定也。”（《伤寒论翼·六经正义第二》）

于此可见仲景的三阴三阳，是把一切疾病（包括伤寒杂病）的证候群分为六类，无以名之，只好权且借用《素问》太阳少阴等名目来给它命名，于是名则同，而实则异，余杭章太炎说：“太阳阳明等六部之名，昔人拘于脏腑，不合则指经络，又不合则罔以无形之气，卒未有使人餍服者，近世或专以虚实论，又汗漫无所主。夫仲景自言撰用《素问》，必不事事背古，自有《素问》以至汉末，五六百岁，其间因革损益亦多矣，亦宁有事事牵于旧术哉，余谓少阴病者，心病也，心脏弱，故脉微细，血行懈，故不能逐客邪，而为厥冷，偶有热证，亦所谓心虚者热收于内也；若太阳病，则对少阴为言，心脏不弱，血行有力，故能排其客邪，外抵孙络肌肤，而为发热，此不必为膀胱小肠也（篇中唯桃核承气证为热结膀胱，抵当汤丸证为小肠瘀热，然只其一端）。阳明病者，胃肠病也，胃家实之文，仲景所明著，其极至于燥屎不下；若太阴病则对阳明病为言，以胃肠虚，故腹满而吐，自利益甚，此不必为脾也（篇中有'胃气弱'之文，又有'脾家实'之文，知脾本胃之通称）。少阳病者，三焦病也，津液搏于邪而不能化，故口苦咽干，其自太阳转入者，则上中二焦皆肿鞕，故干呕胁满，津液与邪相结，邪热被阻，不得外至孙络，故往来寒热；若厥阴病，则以近于少阳言，消渴，甚于口苦咽干也，吐蚘，甚于干呕也，厥热相间，甚于往来寒热也，或在上，则气上撞心，心中疼热，甚于胁满也，或在下，则下利脓血，是为下焦腐化，甚于上中二焦肿鞕也，此不必为肝与心主也。然则少阴、阳明、少阳三者，撰用《素问》，不违其本，太阳、太阴、厥阴三者，但以前者相校，或反或进名之，又不规规于《素问》之义也"（《伤寒论今释·序》）。

章氏之说，个别的地方虽不无可商，但他认为"仲景自言撰用《素问》，必不事事背古，亦宁有事事牵于旧术"，太阳阳明等六部分的名称，是和《素问·热论》有所不同，这一点与柯韵伯的意见是一致的。所以学习《伤寒论》的三阴三阳，不与《素问·热论》分别对待，很难融会通达，若张隐庵、陈念祖等既附会手足经络，又拘于标本胜复，把《伤寒论》解释得千疮百孔，其文则是，其义多非，其与仲景真意以及临床事实，是有些距离的。

四、三阴三阳在临床上的应用

根据以上的说法，仲景的三阴三阳，既不同于针灸、运气、热论所言，它的真实意义和作用究竟在哪里呢？陆渊雷说："伤寒杂病之分，于科学的病理学上，无可依据，然于国医的治疗法上，则有绝大便利。国医治疗流行性热性病，不问其病原为何，皆视其证候而归纳为若干证候群，于以施药治而知其宜忌。在《伤寒论》，即太阳、少阳、阳明、太阴、少阴、厥阴，所需六经者是也，六经所用方药，固各有子目，粗工固未易一蹴中肯，然六经之分别苟不误，虽子目稍有踳错，其药犹有相当效力而不致偾事。夫病变万端，欲详为辨析，虽上智犹所难周，今约其大纲而分为六经，则中人之材，亦所优为，岂非治疗上之绝大便利乎。至于杂病，各有特殊显明之证候，诊察较易，而其疗法，又各有特效药，不若伤寒方之可以泛应多病，故就国医之治疗法言，伤寒有共同性，为理解的；杂病为个别性，为机械的，而杂病中若干宜忌，亦与伤寒六经无异，此伤寒杂病之所以分，而学医者，尤须先读《伤寒论》，次读《金匮要略》也。”（《伤寒论今释·卷一》）

不错，《伤寒论》的六经，“有共同性，为理解的”，能够包括“病变万端”，即是说只要你能掌握认识疾病的三阴三阳六大纲，对任何一种疾病，都可以下判断，定治疗，这确是“中人之材，亦所优为”的事，因此三阴三阳的真实价值，亦在乎此。《伤寒论》论病，既是以三阴三阳囊括无遗，它的阴阳标准，从何确定呢？它是从两种不同性质的病变来确定的，如正气充实，抗病力强盛的，为阳；正气不足，抗病力衰弱的，为阴；病情属表、属实、属热的为阳；属里属虚、属寒的为阴。这样有系统、有条理，既有它的一致性，尤有它的灵活性。兹将三阴三阳六大证候群的主要证候及其基本性质分说于后：

1. 太阳病

主要证候：

（1）“太阳之为病，脉浮，头项强痛而恶寒。”——第一条

（2）“太阳病，发热汗出，恶风，脉缓者，名为中风。”——第二条

（3）“太阳病，或已发热，或未发热，必恶寒，体痛呕逆，脉阴阳俱紧者，名为伤寒。”——第三条

根据以上三条，所谓“太阳病”，就是由脉浮（浮缓、浮紧）、头痛、项强、发热、恶寒（或恶风）、出汗（或无汗）、体痛等症状所构成。这些症状，都是可以从体表诊察得出的，所以它的性质，属于表证，《伤寒论》里所有的表已解、表未解的“表”字，通通是指这等症状而言。脉浮，是血管运动神经亢奋、桡骨动脉血液充盈的原故，头项强痛，可能亦是头项部末梢神经受到充血的刺激的反射所造成。恶寒，当是在未发热之初，体表末梢

血管收缩时的感觉。发热，总是由于生温与散温的失掉平衡，这时如汗腺弛张，便会出汗；如汗腺紧缩，便会无汗。这些“表证”，是一般疾病开始最易见到的，所以《伤寒论》说：“伤寒一日，太阳受之”（第四条），因而“太阳”便含有“初期”两个字的意义。

这里还要注意的另一问题，即太阳病又分作了“中风”“伤寒”两类型。惟此所谓中风，并不是脑溢血，只是一般叫“伤风”的意思；所谓伤寒，也不同于书名“伤寒论”的伤寒，更不是肠热症，也只是一般叫“感寒”的意思，这中风与伤寒，都是隶属于太阳病的，都有脉浮、发热、恶寒的症状，不过中风的脉浮缓，伤寒的脉浮紧，中风为恶风，伤寒为恶寒，而主要的分别点，还在中风的有汗，伤寒的无汗，这里条文虽没有明白指出伤寒的无汗，但在其他条文里紧脉与无汗往往是同时出现的。可以证明。

2. 阳明病

主要证候：

（1）“阳明之为病，胃家实是也。”——八〇条

（2）“伤寒三日，阳明脉大。”——八六条

（3）“阳明病外证云何？答曰：身热汗自出，不恶寒，反恶热也。”——一八二条

（4）“伤寒若吐若下后不解，不大便五六日，上至十余日，日晡所发潮热，不恶寒，独语如见鬼状，若剧者，发则不识人，循衣摸床，惕而不安，微喘直视，脉弦者生，濇者死，微者但发热谵语者，大承气汤主之，若一服利，则止后服。”——二一二条

（5）“阳明病，汗出多而渴者，不可与猪苓汤，以汗多胃中燥，猪苓汤复利其小便故也。”——二二四条

高烧（身热、恶热、潮热），便秘（胃家实，不大便五六日，上至十余日）、出汗、谵语、燥渴、脉大等，是阳明病轻重不同的基本证候，这些症状，比太阳病加重了，而且严重地影响了内在的器官，它的性质，属于里证。不断的出汗，仍然高烧不止，这是生温和散温机能同时亢奋，出汗太多，脏器缺乏水分的补充，表现在唾腺方面是燥渴，表现在肠管（胃家）方面是便秘，血循环加快，脉搏现大，高热和缺水对大脑的威胁，便出现谵语、直视、循衣摸床等精神症状，这些症状，总的说明了病变和机体抗力两俱极虚，相

当于热性病的峰极期，因而它是属于里证的实证和热证，凡属于《伤寒论》里的阳明病，都应作如此看待。

3. 少阳病

主要证候：

（1）“少阳之为病，口苦咽干目眩。”——二六三条

（2）“伤寒五六日，中风，往来寒热，胸胁苦满，嘿嘿不欲饮食，心烦喜呕，或胸中烦而不呕，或渴、或腹中痛、或胁下痞鞕，或心下悸，小便不利，或不渴，身有微热，或欬者，小柴胡汤主之。”——九六条

（3）“本太阳病不解，转入少阳者，胁下鞕满，干呕不能食，往来寒热，尚未吐下，脉沉紧者，与小柴胡汤。”——二六六条

往来寒热、胸胁苦满、心烦喜呕、口苦、咽干、目眩等症状，是少阳病的基本证候。往来寒热，就是寒和热的间代发作，也就是间歇型热。胸胁满（与“懑”通），是肋骨弓下面有困闷的自觉证，可能是胸胁部（胸膜肋膜）及其附近脏器有炎症的原故。假若炎症影响了胃机能，便会有心烦、口苦不欲食等症状。这些症状较阳明病轻，较太阳病重，病变的机势和性质，在太阳表证、阳明里证之间，所以把它叫作“半表里”，就是既非纯全表证，也非纯全里证的意思。这时的病变机势，如机体的抵抗力强，可以出表而愈，如抵抗力弱，可以入里而剧，因此少阳病在临床上是有一种动摇性的含义。

4. 太阴病

主要证候：

“太阴之为病，腹满而吐，食不下，自利益甚，时腹自痛，若下之，必胸下结鞕。”——二七三条

腹满、下利、吐、食不下、腹痛等症状，是太阴病的主要证候。这些症状，可说是胃肠机能衰减，消化不良，肠管里有由于发酵的瓦斯体存在，所以腹满，如肠蠕动亢进，便会腹痛，肠管的吸收机能不好，便会下利，吐和食不下，当然是消化不良的具体表现，这种消化系统衰减性的病理变化，它的性质是属于里证和寒证，恰与阳明病相反。

5. 少阴病

主要证候：

（1）“少阴之为病，脉微细，但欲寐。”——二八一条

（2）“少阴病，恶寒身蜷而利，手足逆冷者，不治。”——二九五条

脉微细，但欲寐、恶寒，是少阴病的主要症状。下利蹉卧，手足逆冷，病剧时亦可以见到。主要是由于心力不振，全身机能衰减的现象，如体温不足便恶寒，心脏衰弱、脉搏便微细，脑神经贫血而衰弱，势必疲惫而但欲寐，体温不断地低落，以致手足逆冷，胃肠机能减退，则见下利清谷，蜷卧，也就是但欲寐进一步的现象，这些证候的性质，同样是里证、寒证、虚证。时或有表证时，亦当属表虚证，如三〇一、三〇二两条都是。

6. 厥阴病

主要证候：

（1）“伤寒脉微而厥，至七八日肤冷，其人躁无暂时安者，此为脏厥。”——三三八条

（2）“伤寒发热四日，厥反三日，复热四日，厥少热多者，其病当愈，四日至七日热不除者，必便脓血。”——三四一条

（3）“伤寒厥四日，热反三日，复厥五日，其病为进，寒多热少，阳气退，故为进也。”——三四二条

厥阴病，是少阴病的进一步发展，也就是到了心脏衰竭的时候。所以它的主要症状就是体温低落——厥冷。这是机体抗力和疾病做斗争，消长进退的生死关头。如热多于厥，便是机体抗力有战胜疾病，恢复其原有机能的希望，所以说“其病当愈”，假使厥多于热，是机体抗力不能战胜疾病，有愈趋愈下的机势，假使但厥无热，体力将一蹶不振，毫无希望了，所以说：“其病为进”，因而厥阴病的基本性质仍是里证，寒证、虚证，但在厥和热互为进退的时候，也有一种半表半里的动摇性质存在。

五、正确认识“传经”的说法

伤寒传经之说，历来注家，除柯韵伯而外，都陷于泥泞而不能自拔。张志聪虽不信一日太阳，二日阳明，三日少阳之说，但强调“本论中纪日者，言正气也，传经者，言病气也，正气之行，每日相移，邪病之传，一传便止”，“从阴而阳，由一而三”“从阳而阴，由三而一”等说法，仍是五十步笑百步，所说所云、莫名其妙。其实都是莫须有的附会。传，即是传变，即是病机的

变换，病程的进行、究竟如何变换，怎样进行，是以机体的强弱，年龄的盛衰，饮食、服御、操作的丰俭种种环境条件的不同而不同，并不是印板式的，明乎此，传经的道理是否完全可信，不待辩而自明，柯韵伯说："旧说伤寒日传一经，六日至厥阴，七日再传太阳，八日再传阳明，谓之再经，自此说行，而仲景之堂、无门可入矣。夫仲景未尝有日传一经之说，亦未有传至三阴而尚头痛者，曰头痛者，是未离太阳可知。"（《伤寒论注·伤寒总论》）"按本论传字之义，各个不同，必牵强为传经则谬。伤寒一日，太阳受之，脉若静者为不传，是指热传本经，不是传阳明之经络。伤寒二三日，阳明少阳证不见者，以行其经尽故也，言七日当来复之辰，太阳一经之病当尽，非日传一经，七日复传太阳之谓，若复传则不当曰尽，若日传一经，则不当曰行其经矣。若欲再作经，是太阳不罢，而并病阳明，使经不传，是使阳明之经，不传太阳之热，非再传少阳之谓也。"（《伤寒论翼·风寒辨惑第四》）

柯氏总的意见是：病机转变是有的，但不是次第相传，所以他又说："传者，即《内经》'人伤于寒而传为热'之传，乃太阳之气生热而传于表，即发于阳者传七日之谓，非太阳与阳明少阳经络相传之谓也。"传经之说，导源于《素问·评热病论》，但仲景用《素问》，沿其名不袭其实，因而《伤寒论》的传经不能与《素问·评热病论》相提并论，关于这点，章太炎解释得最透彻，他说："按论云：病有发热恶寒者，发于阳也，无热恶寒者，发于阴也，发于阳者七日愈，发于阴者六日愈。此为全书起例，阳即太阳（举太阳发热恶寒为例，则阳明少阳可推知）阴即少阴（举少阴无热恶寒为例，则太阴厥阴可推知），七日愈，六日愈，则未传经甚明。病有发于阴者，则阴病不必自阳而传又甚明。又云：伤寒一日，太阳受之，脉若静者为不传，颇欲吐若烦躁脉数急者为传也。伤寒二三日，阳明少阳证不见者，为不传也。伤寒三日，三阳为尽，三阴当受邪，其人反能食而呕，此为三阴不受邪也。是虽撰用《素问》，而实阴破其义，见伤寒不传者多矣。又云：太阳病头痛至七日以上自愈者，以行其经尽故也，若欲作再经者，针足阳明，使经不传则愈。柯氏以为经指经界，非指经脉，世多疑柯氏好奇，然以《素问》《伤寒论》比度观之，彼说日行一经，六日则偏历六经，是一日为一经也，此说七日自愈，为行其经尽，是七日为一经也，所谓再经者，或过经不愈，仍在太阳，或热渐向里，转属阳明，以预防其入阳明，故针足阳明尔，要之，阳病以七日为一经，阴病以六日为一经，一经犹言一候，与病脉义不相涉。至于太阳诸篇标题言辨太阳病脉证并治法而已，并不称太阳经，亦不烦改作经界义也。然人之病也，客邪自有浅深，形体亦各有强弱，或不待一经而愈，或过经仍不愈，或不待一经而传，或始终未尝传，其以七日为一经者，特略说大候，以示别于旧义焉尔。若然者，传经之文虽若与《素问》相合，要其取义绝异，则可知也，阳明有太阳阳明、正阳阳明、少阳阳明之别，正阳阳明为胃家实，不由太阳少阳所传，少阳阳明为少阳病发汗利小便，致胃中燥烦实，大便难。太阳阳明但举脾约，而后又发为问答云，缘何得阳明病？答曰：太阳病发汗，若下，若利小便，此亡津液，胃中干燥，因转属阳明，不更衣，内实，大便难者。此名阳明也，以是见太阳阳明所由致，是则少阳阳明，太阳阳明多由误治而成，其自然转属者，独于五苓散，承气等证偶见之耳。太阳篇又言，太阳病发汗不彻，转属阳明，若太阳病证不罢者，不可下，此虽转属，犹未尽入阳明也。而正阳阳明，不由传致，阳明又无所复传、此与《素问》绝不相谋，更可知也。夫仲景据积验，故六部各自为病，叔和拘旧义，故六经次第相传。彼之失也，则在过尊轩岐，而不暇与仲景辨其同异，后人诋讥叔和，驳正序例六日传偏之义，斯可已，若谓叔和改窜仲景真本，以徇己意，何故于此绝相牴牾之处而不加改窜耶，辨论虽繁，持之不得其故矣。”（《猝病新论·卷五》）

章氏意见是完全正确的。因为我们在临床上，往往有太阳传阳明，并不经过少阳的，又有两经三经的证候同时俱见的，也有后一经的证候已经发见，而前一经证候还没有终了的，旧说相沿，这叫作合病并病。至三阴经，太阴传少阴，少阴传厥阴，亦偶尔有，但亦有开始即出现少阴的，即所谓“少阴直中”。于此我们知道，所谓传经，无非是病理变换的过程，究竟如何传、如何变，完全决定于机体内在和外在的环境条件，并不决定于“一日太阳，二日阳明，三日少阳，四日太阴，五日少阴，六日厥阴”这样不合逻辑的说法，这个疑团不打破，学习《伤寒论》是有困难的。

从头学习全面继承 打下发扬祖国医学遗产的坚固基础

（原载《中医杂志》1958年第3期）

容易流光荐岁除，

浑忘足学在三余；

明朝又以春为首，

欲破灵兰秘典书。

这是我在1957年除夕写的一首小诗，以表达我当时的感受：大好时光不断地过去了，对祖国医学的学习却不曾努力钻研，甚至还存有许多错误的思想，现在逐渐有了较正确的认识，应该与岁更新，更好地从头学起，做个名实相符的继承与发扬祖国医学文化遗产的中医科学工作者。

我17岁便开始学习中医学，从学习到工作，至今整整有28年多了。在这几十年的时间里，正如叶橘泉同志最近给我的一封信里所说："过去由于缺乏统一的领导，方向不明，以致成了迷途的羔羊。"是的，尤其在国民党统治时期，我们在中医学这个领域里确也做了一些工作，甚至还和国民党政府作过一定的斗争，但是确是没有找到较明确的工作方向。如中医学的本质是什么？国民党政府为什么说中医学不科学而要消灭之？我们在当时争取中医学生存的目的是什么？这些问题在当时可以说都是茫然的，因而在当时所从事的中医工作的许多看法、做法都缺乏正确性。20多年过去了，工作成绩并不显著，甚至还产生了一些不良的副作用，良莠以也。

新中国成立后，人民当家作主了，最符合广大人民需要的祖国医学，受到中国共产党和人民政府的珍视，因为党和政府对中医的政策向来是明确的。尤其是通过1954年，党中央和毛主席再次批评了轻视、歧视中医的严重错误，提出"系统学习，全面掌握，整理提高"这一明确的继承与发扬祖国医学遗产的方针后，全国的中医、西医都受到很大的鼓舞，在各自不同的工作岗位上钻研中医学，几年来在各方面所获得的成绩是很大的。但是，无可讳言，"系统学习，全面掌握，整理提高"这一方针，在目前中医界仍存在着两种不同的看法。一种认为，这一方针只适用于西医学习中医，与中医自身无关；

一种认为，同样适用于中医学的发展，“系统学习”“全面掌握”，是继承祖国医学遗产的具体措施和必经步骤，“整理提高”，是发扬祖国医学遗产的必要手段。我同意后一种意见，请申言之。

首先，像我这样年龄的中医师，是目前中医工作中较有力的中生力量，目前许多的中医工作正是由这批力量在推动。这批力量有个特点，即在这二三十年的学习和工作中，或多或少都受到恽铁樵、陆渊雷两位先生的影响。即以我为例，虽不曾出于恽、陆两先生门下，但受到恽、陆两先生的影响是不少的。恽、陆两先生的治学方法有些不同：恽氏以《灵枢》《素问》为中医学之祖，学习中医学者不能不读；陆氏基本否定《灵枢》《素问》，认为没有学习的价值，只承认汉唐以后之方书是中医学的精粹所在。

但恽先生主张“以怀疑的眼光读《黄帝内经》”（见《群经见智录》），过分地把《内经》割裂了。他在《伤寒论研究》中说：“《灵》《素》为中国医学之祖，而此两书于脏腑部位及其作用均不明了。例如，肝之部位偏右，而《灵》《素》以肝配五行之木，木主生气，其位在东，于人体在左。为之说者，不明《灵》《素》在左之理，乃云肝虽在右，其气在左，此种曲说，何能服人。又如《灵》《素》所言‘膻中’与脾，此两物以今日实验一相比附，几莫可指名，宁非怪事。凡此皆极粗、极浅者，犹且如此，至略言体功作用乃无一相合者。虽欲曲为之说而不可得，如余君云岫《灵素商兑》所言，已昭然在人耳目。”（《药庵丛书》二辑《伤寒论研究》自序）当时我读到恽先生这篇文章，非常佩服他的见解的，认为说得踏实有据，于是“用怀疑眼光读《内经》”。逐渐地这个“宝藏”到了我的手里，从此我看待《内经》，即具有较大的怀疑成分在里面，但今天再把恽先生的文章拿来重读时，确乎不得不令人怀疑了。如“肝生于左”出自《素问·刺禁论》，原文如下：“黄帝问曰：愿闻禁数。岐伯对曰：藏有要害，不可不察。肝生于左，肺藏于右；心部于表，肾治于里；脾为之使，胃为之市；膈肓之上，中有父母；七节之旁，中有小心。从之有福，逆之有咎。”这段文字，主要是谈“刺禁”要害问题的，并不是谈“解剖”部位。所谓“要害”，是指各脏的紧要俞穴，误刺了便足以为害的意思。肝生于“左”，是言肝木生发之气著于左，肺藏于“右”，是指肺的清肃之气藏于右。“藏”，在汉时通“臧”，“臧”善也。左右，亦即表示阴阳而言。《素问·阴阳应象大论》中云“左右者，阴阳之道路也”，可以为证。如恽先生亦以此为曲解，那末，下面几句的“心部于表”，难道古人亦不曾认识心脏是在胸腔里面而摆在表面的吗？“胃为之市”，难道胃里有个城市不成？“部”统也，“心”为阳之阳脏，阳气卫于外而为表，所以说“心部于表”；“市”为集散之所，饮食集于胃，复变化为精汁，散于全身，好像市场一般，所以说“胃为之市”。他如“肾”之所以治于“里”，“脾”之所以叫作“使”，膈肓之上的“父母”是什么？七节之旁的“小心”又是什么？无一不有其特殊的含义。恽先生不究其原有的理论，竟从现在的解剖生理角度来认识而直以为曲解，是何等的遗憾！难道古人真不懂得“肝位偏右”吗？《难经·四十二难》中云：“肝左三叶，右四叶。”这不明明说肝在解剖部位上是偏于右吗？滑伯仁在《十四经发挥》中说得更明确：“肝之为藏，其治在左，其藏在右胁右肾之前，并胃著脊之第九椎。”这不是更明白地说出“肝”位于右吗？“膻中”与“脾”，亦是《内经》从功能上来解释的两个不同脏器。《灵枢·海论》中云：“膻中者，为气之海。”“膻中”位于两乳间，被称作是人身的上气海。《韩诗外传》中云：“舜甑盆无膻。”注云：“膻，即今甑箄，使水火之气上蒸，而后饭可熟，谓之膻，犹人身之膻中也。”《素问·经脉别论》中云：“饮入于胃，游溢精气，上输于脾，脾气散精，上归于肺。”这是“脾”的主要作用，是把“胃”游溢给它的精气上输于“肺”，所以《素问·刺禁论》中云“脾为之使”。总之，以上所言脏器都是从各自的功能来言的，正如苏联专家华格拉力克教授说：“在中医概念中，认为脏器不仅是形态学上的一个单位，而且是一个机能单位。”他这是完全体会到了《内经》所言“藏象”的基本精神。而恽先生以为“以今日实验一相比附，几莫可指名，宁非怪事”，不仅不足可怪，我实不禁反为恽先生感到惋惜。惋惜什么呢？以恽先生之才、之智，不曾把《灵枢》《素问》的知识系统学习、全面掌握，竟以“怀疑眼光”一马当先，而致此遗憾。

陆渊雷先生的主张是：“国医之胜于西医者，在治疗，不在理论。《素》《灵》《八十一难》等理论之书，多出于古人之悬揣，不合生理、解剖、病理，时医不察，尊奉之，以为医学之根柢，自招物议，引起废止中医之危机，此大不智也，惟经方自《伤寒论》《金匮要略》以至宋之《局方》，皆凭证候以用药，无空泛之理论，《本经》《别录》言药性，亦但言某药主某某诸证，皆由实验，无悠谬空虚之论。金元以后，始采《素》《灵》之说，以解释病证方药，此实中医学之堕落，不可从也。”（《陆氏论医集：整理中医学说刍议》）当年我见到陆先生这种论调，也觉得适合口味，因为读《内经》既要有怀疑的眼光，倒不如一刀两断，不读之为愈，不是来得更干脆吗？陆先生的言论最引我入胜的，是一些关于临床方面的解说。如：“头痛发热汗出恶风，桂枝汤主之。今试用桂枝汤于此等病，如响斯应。夫医家的目的治病而已，病已治则不言其理可也。经方但言某方主某某诸证，而未尝言其理，非不欲言，在当时之知识，其理有未可知也。后之人智不足知，而不肯自居于不知，于是援《灵》《素》以为解释，乃谓风伤卫，荣弱卫强，桂枝汤调和营卫。又谓风邪伤人，桂枝祛风，是一病一方，已有二解说矣。又有引《天元纪》之文，主太阳寒水，本寒标热之说者，则尤荒诞不可究诘，试进而问之，荣是何物？卫是何物？荣弱卫强，何故致头痛发热汗出恶风？桂枝又以何种作用而调和荣卫？若谓为风邪，则无人无日不吹风，何以他人不病，而此人独病？桂枝又如何祛风？如此追问，吾知其必瞠目不能答。……余试舍《素》《灵》，以今日之科学知识为解释，则其理明白切实矣。盖浅层动脉充血，故脉浮而发热，汗腺分泌过度，故汗出，皮肤上之汗液，遇风而蒸发，蒸散必吸收热度，故恶风。桂枝汤之主药为桂枝、芍药，桂枝之主成分为挥发油，挥发油能刺激血管神经，以调整血液之流行，芍药之主成分为安息香酸，安息香酸能刺激痉缩中枢，故能收缩血管。桂枝气厚则外达，芍药气薄则内行。人体之常理，一部分血管弛缓而充血者，他部分血管必收缩而贫血。桂枝证浅层血管弛缓，知其深藏血管必收缩，用桂枝以调整浅层血管，芍药以舒放深层血管，则肌表之充血自平，发热自止，汗液亦不复漏泄矣。以此解释，处处近情著理，有科学实验为根据，虽令黄发碧眼之医博士闻之，亦当心服首肯，何苦为《素》《灵》作忠臣遗民，抱残守缺，自取灭亡哉！”当年我看到陆先生这段文字，亦是非常满意，认为科学性很强，足以说服人。但是，现在看起来，上列两段文字的问题都是很大的。

陆先生认为“国医之胜于西医者，在治疗，不在理论。”这无异乎说，中医的治疗是没有理论指导的，治疗有效，理论不通，难道说世界上有不可知的实践吗？陆先生说：“经方治病，未言其理，其理有未可知。”但《伤寒论》中说：“桂枝本为解肌，若其人脉浮紧，发热汗不出者，不可与之也，常须识此，勿令误也。”难道这不是明明白白在解释“桂枝汤”解表的机理吗？《伤寒论》中说："复发其汗，荣卫和则愈，宜桂枝汤。""桂枝汤"调和营卫的功能本出于《伤寒论》，陆先生何得指为后世注家援引《灵》《素》以为解释呢？"桂枝"祛风解表，所以"桂枝汤"能治疗太阳中风证，说"桂枝汤"治中风证是指其然，"调和营卫"是明其所以然，陆先生何得说只是"一病一方"的呢？伤于寒而病热，这是外感病所习见的，伤于寒是致病的根本，所以叫作"本寒"，发热是伤寒病的现象，所以叫作"标热"，用"桂枝""麻黄"等剂去其所伤之风寒，则热自然消解。这就是《素问》所说"治病必求其本"的具体实例，陆先生何以反指为"荒诞不可究诘"呢？《灵枢·百病始生》中说："风雨寒热，不得虚邪，不能独伤人，卒然逢疾风暴雨而不病者，盖无虚。故邪不能独伤人，此必因虚邪之风，与其身形，两虚相得，乃客其形，两实相逢，众人肉坚。"这明明是说无论"风雨寒热，不得虚邪，不能独伤人"的，所谓"虚邪"即指六气从虚乡来的邪气，凡是不得其时、不得其方位的，都叫作"虚乡"。如春应为东风而风反从西方来，这种"风"令人防范不及，便成"虚邪"；又如冬季应寒而不寒，或者寒而太盛，也是令人难以防范的，也称作"虚邪"，这种"虚邪"才能病人。不仅此也，还要"两虚相得，乃客其形"，也就是说，还要人体体质不够强健，这样"两虚相得，乃客其形"，相反，"无虚"，便"不能独伤人"。然则，陆先生"无人无日不吹风，何以他人不病，而此人独病"之说，实在没有提出的必要了。"桂枝"所含的挥发油在其皮，仲景"桂枝汤"用的"桂枝"都要去皮，还有挥发油的存在吗？截至目前为止，据药物化学方面的报道，"芍药"含挥发油、天冬素、安息香酸等，其主要成分还不明，是陆先生"芍药之主成分为安息香酸"之说，颇乏论据。退一万步言，"桂枝"的作用是由于含有挥发油，"芍药"的作用是由于含有安息香酸，可否用"挥发油"和"安息香酸"来代替桂枝汤呢？如不可能，出此说便无实践意义。或者陆先生亦深知其不可能，便又为之补充解释云："桂枝气厚则外达，芍药气薄则内行。"这又完全是《内经》的理论了。《素问·阴阳应象大论》中云："气厚者为阳，薄为阳之阴。"阳为外，阴为内，"气厚外达，气薄内行"，难道现代科学里还找得出这样的论据吗？陆先生又何其自相矛盾呢？

其次，从上面所举的事例看出，恽先生以怀疑的态度来对待《内经》，陆先生首先拒《内经》于千里之外，两位先生治学的方法虽各有不同，而其失则一，即都没有把祖国医学遗产尽先全面地继承下来。在我当年学习《灵枢》《素问》时，就是用了恽先生的怀疑方法，不认为《灵枢》《素问》有个完整的理论体系，只在书中去选择些个别字句，只是从个别字句方面去认可中医学的经典著作，其余很大的部分都列入“怀疑”的对象中去了。

如在我著的《脉学研究十讲》里评论《素问·平人气象论》“胃之大络，名曰虚里，贯膈络肺，出于左乳下，其动应衣，脉宗气也”一段时，我解释说：“左乳下，正是心尖的部位，其动应衣，正是心脏唧血的跳动，以左乳下的动，为脉搏动的原动力，而称为脉宗气，这是对的，但牵涉到胃大络，那又不对了。”现在检查到我这种“评论”仍是不正确的。因为这段文字是对全篇讨论“脉本于胃气”这一主题的一个小结，以上有“平人之常气禀于胃”的主题，又有春、夏、长夏、秋、冬各个季节里“胃平气”的说明，这小结里“胃之大络，名曰虚里，贯鬲络肺，出于左乳下，其动应衣”几句话，正是在说明“胃气”之所从出，我把主题抛开了，单抓住“其动应衣”一句话，这就是没有全面去通读，孤立地着重一点所造成的错误。同时下面还有几句说：“盛喘数绝者，则病在中结，而横有积矣。绝不至曰死，乳之下，其动应衣，宗气泄也。”同样是“其动应衣”一句话，一个是宗气所从出，一个是宗气所由泄，若不能全面地看问题，后面这几句话便无从交代了。也正如某些同志对“三焦”的争论一样，只认为“三焦”是人身的水道，可以比拟为淋巴系统，但却忽略了“三焦”主要是“司气化”这个主题。正如《素问·荣卫生会》中说：“中焦亦并胃中，出上焦之外，此所受气者。”又如《难经·三十八难》中说：“谓三焦也，有原气之别，主持诸气。”又《难经·六十六难》中说：“三焦之所行，气之所留止也。”《金匮要略》中说：“上焦受中焦气。”《中藏经》说：“三焦者，人之三元之气也。”抛开了“三焦司气化”的主题来讨论，也同样会走上歧路，而不可得出正确的结论来。

又如，陆先生拒不谈《内经》执方议病，只采用一些科学资料来说明自己的观点。对待《内经》我既采取了恽先生的方法，当然我不会同于陆先生拒而不谈了，但陆先生执方议病的方法，当年我是完全同意的，陆先生文章中所采用的一些科学资料，我在写文章时亦曾多次借用，好像这样便是达到“发扬”的地步了。现在把陆先生的文章重新翻来看看，感觉问题确是不少。主要问题有三方面：第一，把中医学的理论体系搞乱了；第二，中医学的基础理论将越发荒废而不能收拾了；第三，现有的科学实验资料还代替和解释不了中医药的理论。

总之，恽、陆两先生的治学是勤奋的，才智亦是卓越的，只是缺少了最重要的“继承”工夫。由于没有把中医学最基本的知识，系统地继承下来，遽然便谈整理、发扬，是整理不出东西来的，更无从发扬了。相反，其所影响于后来者，即以我为例，中医学基础薄弱了，脑子里空虚了，在各项工作中都感到非常吃力。如在服务于西医学习中医这一工作中，我便感到相当的棘手，因为西医的水平较高，我的理性知识和临床经验都很贫乏，西医同志们很希望中医教学人员能有系统地、有条理地把丰富的中医学知识讲解给他们听，但是我们很难满足西医这一要求，这对于西医同志们的学习热情是有一定影响的。

记得1956年，我在重庆西医学习中医班讲《金匮要略方论》时，在讲“脏腑经络先后病脉证第一”中的“见肝之病，知肝传脾，当先实脾”一段，就很费踌躇。照陆渊雷先生的意见：“《内经》云，邪气之客于身也，以胜相加，肝应木而胜脾土，以是知肝病当传脾，则理想之极荒诞者也。”（《金匮要略今释》）当然，陆先生这意见是不会为西医同志所欢迎的，我不能采用，便不能不在张仲景自己所说撰用的《素问》上求得根据。《素问·玉机真藏论》中云：“五藏受气于其所生，传之于其所胜，气舍于其所生，死于其所不胜。病之且死，必先传行，至其所不胜，病乃死。言此气之逆行也，故死。肝受气于心，传之于脾，气舍于肾，至肺而死；心受气于脾，传之于肺，气舍于肝，至肾而死；脾受气于肺，传之于肾，气舍于心，至肝而死；肺受气于肾，传之于肝，气舍于脾，至心而死；肾受气于肝，传之于心，气舍于肺，至脾而死。此皆逆死也。”这才明确了“肝病传脾”的根据在《素问》中。指导肝病传脾的理论即是“五脏受气于其所生，传之于其所胜，气受于其所生，死于其所不胜”这一理论，这是中医学认识脏器病变相互影响的理论。先把这个理论确立了，便知道肝病之所以传脾，心病之所以传肺，脾病之所以传肾，肺病之所以传肝，肾病之所以传心，都是被传的脏气（所不胜）不如所传脏气（所胜）强的原故。五脏之间，为什么有“所胜”“所不胜”的关系呢？这是由于，肝心脾肺肾、木火土金水、生长化收藏等一系列的理论演绎得出来的。如依陆渊雷先生的意见，“五行生克”理论是“极荒诞”的，应把“肝”

释为“神经系统”，“脾”释为“消化系统”，肝病传脾“乃谓忧愁郁怒足以阻滞消化耳”，那末，心病传肺、脾病传肾、肺病传肝、肾病传心等，又将如何理解呢？因为这是相互关连的一系列问题，只解释“肝”与“脾”的关系，根本没有接触到这个问题的核心思想。正由于没有触及这个问题的核心思想，所以陆先生便认为下文的“‘酸入肝’至‘要妙也’六十九字迂谬不可为训”。如果先明确了《内经》的脏腑学说理论，便知道《金匮要略》中“脾能伤肾，肾气微弱，则水不行；水不行，则心火气盛，心火气盛则伤肺；肺被伤，则金气不行，金气不行则肝气盛”的道理，也就是《素问》“脾受气于肺，传之于肾；肾受气于肝，传之于心；心受气于脾，传之于肺；肺受气于肾，传之于肝”的道理。这几个“伤”字，我同意“徐忠可”“程林”等据《三因方》作“制”字解。由于陆先生治医学是拒《内经》而不谈的，我提出这样的论据，假使陆先生仍健在，未必他能首肯心服。

中医学脏腑学说的理论究竟有多大的科学价值？尚待集思广益，共同来研究。我认为有两点是应该肯定的：第一，通过这种提炼理论的方法，可以把中医学的脏气互病知识继承下来，足以为中医学的整理、发扬提供方法；第二，对肝病传脾的虚证，用实脾的方法来治疗，在临床上是有现实意义的。如曹颖甫先生云：“肝藏血虚，则其叶燥挺而压于脾，脾气郁，则痛延腹部，遂有腹中急痛之证。《伤寒论》云：‘阳脉急，阴脉弦，腹中急痛，先予小建中汤。’盖桂枝汤其味本甘，加饴糖即其味益甘，《内经》所谓‘肝苦急，急食甘以缓之’，即实脾之说也。”（《金匮发微》）

第三，发扬中医学必须要在继承的基础上。1955 年 11 月 4 日《健康报》社论说：“要发扬祖国医学遗产，首先要系统地全面学习中医，必须把中医全部继承下来。任何科学都是从继承中发展起来的。”这个指示非常明确，要发扬祖国医学，不首先在继承上痛下工夫，没有很好地把中医学全面继承下来，是没有谈“发扬”资格的。正如毛主席所说：没有经过调查研究，就没有发言权。关于这点，卫生部傅连璋副部长亦曾作了较确切的解说，他说：“读中医书，系统学习中医理论，是一个重要的学习。我们学习中医，不仅要学习中医单方，简单的开方用药，而且要学习中医理论，全面深刻地研究中医学术，从而取其精华，去其糟粕。……未经认真的学习就谈不到科学的整理，而未经现代科学整理之前，是很难分别精华和糟粕的。因此，在学习的时候，不要做过早的批判，应当先接受过来，以后在学习中再慢慢地去研究它。中医在临床上有一些问题不能一下子讲出道理来，也不要因为讲不出道理来，就说是不科学，就怀疑其作用。”（1955 年 11 月 30 日《人民日报》载“积极领导和组织西医学习中医”）

无论学习什么，总要抱着“诚信”的态度才行，不诚信，就是不虚心，就是自己的主观意识太重。学习中医一定要耐心地学到手以后，再用辩证唯物的客观方法去研究。学习中医学的艰苦过程，陆士谔先生富有经验的。他说：“凡读古书，须先存一信仰心，切不可稍怀疑虑。盖吾学方求自古书，倘怀疑虑，求学之志不诚矣，学何由进？吾须极信其说，更进求其所以然之故。犹忆二十年前，士谔初读《素问》，见阴阳五行生克之说，心窃窃疑虑。缘方寸间满怀欧人科学新说，以阴阳五行生克为空谈，屡读屡废，毫无寸进。后病咯血，服西药转剧，延吾师唐纯斋先生诊治，畅聆木火刑金之论，服其方，良效。因思阴阳五行生克，乃数千年来之古学说，此数千年中，岂无聪明特达之士，倘无真理存于其间，决不传流至今也。于是发愤再读，信心稍坚，所获亦稍富，此时心中惟存一中国医学偏于理想，欧洲医学偏于实验，各有所得，两失其平之观念已耳。越半年，信心又稍坚，觉古圣论理之精，察病之细，远出欧医之上，其阴阳五行生克，不过一病变之代名词，俗子不识，致多凿说。又阅一年，学始大进，信心亦愈坚。知古圣天纵之圣，不但洞见藏府，且亦亲行剖视，其定名论道，天之五运、地之五行、人之五藏息息相关之理，与世上所有金木水火土五物，同名而异品，不能混为一谈，视同一物也。夫曰运曰行，均变动不居者也，故火曰炎上，则知五运五行之火是炎上，凡含有炎上之性者，皆可名之曰火，不必专指一火也，水曰润下，凡含有润下之性者，皆可以水视之，推之于曲直之木、从革之金、稼穑之土，无不皆然。且金之所以名从革，为主肃降也，凡物之含有金德者，皆能肃降。炎上是升，从革是降，曲直是条达，稼穑是墩厚，润下是濡泽，明乎此，而五运五行之真理得，其所以生克承亢之理，亦不难进勘而知也。同一《素问》，心怀疑虑，读之毫无寸进，心存信仰，读之学顿大进，此信字诀之所以居第一也。”（《医学南针》）因此，研究中医学，要怀疑，亦必先信而后疑，“先信”即是为“后疑”创造条件，否则便无怀疑的根基了。我们对中医学的继承，疑虑过多，信诚太少，因而收获不大，基础薄弱，没有像陆士谔先生那样地获得猛进，陆士谔先生所取得的经验是值得我们借鉴的。如“恽铁樵”先生未曾学得便置怀疑的方法，实有碍于对中医学的系统学习，应引以为戒。

党的中医政策是非常明确的，要求我们继承和发扬祖国医学遗产，借以提高医疗水平，发展人民保健医疗事业，为社会主义建设服务。怎样继承呢？就是要“系统学习”“全面掌握”；怎样发扬呢？就是“整理提高”。而目前的任务，主要是在“继承”方面。

“继承”可以分做两个方面：一方面是从文献上继承，另一方面是向某些富于学识经验的中医师继承。无论从那方面继承，都须要系统学习、全面掌握的方法。怎样才叫“系统学习”呢？就学习文献而言，必得从《内经》这部经典学起，然后是《伤寒论》《金匮要略》，以及“本草”“方剂”“临床各科”等。“系”《广韵》云：“绪也。”丝之有端，业之有基，都叫作“系”。《说文通训定声》中说：“垂统于上而连属于下，谓之系，犹联缀也。”总束众丝之绪叫作“统”。于此便体会到，凡事有源头、有连系而又全面的，才叫“系统”。《灵枢》《素问》是祖国医学的源头，为整个中医学所从系，借《说文通训定声》的话说，《灵枢》《素问》经典在祖国医学中，便有着“垂统于上而连属于下”的重要地位，如果不从这一经典学起，便不得称为“系统学习”。恽铁樵、陆渊雷两先生处在国民党政府欲消灭中医的气氛里，他们对《灵枢》《素问》怀疑也罢、拒绝也罢，都是可以理解的。而我们很幸运，生长在毛泽东的伟大时代，又有党的中医政策的正确领导，号召我们要“系统学习”，如果仍不从《灵枢》《素问》学起，便不能原谅了。

有人对《灵枢》《素问》称“经典”亦颇怀疑。其意若曰：马克思、恩格斯的著作，是放诸四海而皆准的，称之为“经典”固无可訾议；《灵枢》《素问》虽是祖国医学的根本文献，但其中瑜瑕互见，不可能有放诸四海皆准的价值，是否亦“称典”呢？“经典”本是中国文化原有的名称，略始于唐朝陆德明所撰的《经典释文》，其内容包括《十三经》《老子》《庄子》《尔雅》等，有注云“经者道之常”，所以古代凡属圣贤所著者，都称“经”，如“儒”“释”“道”各家都各有其“经”；“典”之为义，亦常也、法也，即是说，常用而可为法者，都叫“典”。中医学在汉以前即有“医经家”一派，《灵枢》《素问》本是当时组成医经的一部分，所以两书合称为“《内经》”；张仲景的《伤寒杂病论》，统称为《金匮玉函经》；他如《本草经》

《脉经》等不一而足。而《素问》里又有“灵兰秘典”等篇名，称之“经典”仍是朴素的，非为过誉妄尊。虽然称“经典”与不称“经典”，作为名称并不重要，但这却反映出认识的深度和重视的程度，因此不能等闲视之。

惟学习《灵枢》《素问》这些经典著作的具体方法，可以不作硬性规定，随其条件的许可，选择不同的本子来学习均可。如有条件者，能学习经典原著最好；如不可能，先学汪讱庵辑的《素问灵枢类纂》也好，或者读汪省之的《续素问钞》、李念莪的《内经知要》、陈修园集的《灵素节要》等，均无不可。但《灵枢》《素问》的全貌总得要有机会去探索一番。只有这样，才算打下了中医学的基础，不经过这番工夫，便不会取得牢固的基础，更不容易做好整理提高的工作。

如果是继承某些中医师的学识和经验，亦得在这位中医师的学识经验领域内进行系统学习，把这位中医师的学术和技能全部接受过来，直到和他一样地能够左右逢源，不能只是学习老师的某些验方，尤其是对那些修养深厚的名老中医，还要求传承者具有一定基础，才能理解老中医的语言，懂得老中医的技术，才能及时吸收过来予以整理，作成文档保存。

要之，祖国医学的内容是丰富多采的，文献记载亦是气象万千，但总需要形成一个系统，如《灵枢》《素问》《伤寒论》《金匮要略》等几部经典，就可以整理形成一个系统，把这几部经典学深、学透了，在中医学领域中的确可以取得放诸四海而皆准的效果。

“继承与发扬祖国医学遗产”，必须贯彻“系统学习，全面掌握，整理提高”这一正确方针，必须有步骤地实现。今年是我国开始执行第二个五年计划向新的胜利跃进的一年，我表示在中国共产党和卫生部的正确领导下，与全国中西医同志一道，尽先通过“系统学习、全面掌握”的方法，希望进一步把整个中医学全部继承下来，为将来的“整理提高、发扬光大”的工作打下牢固的基础！

怎样写毕业论文

（此文写于1961年，据手稿整理）

大学快要毕业了，同学们学习完了教学计划规定的全部课程，还要叫大家写一篇毕业论文，这是一项很有意义的工作，它比每一课程的考分成绩要重要和深刻得多。同学们几年来，把中医学的基础课、临床课都学完了，有了不同程度的心得和体会，随其性之所近，对某些课程还有特别的收获，或者是在实习过程中，对于某些病症取得了一定的疗效，对这些实践的经历，在学习阶段结束时应该加以整理，把它提高到理论水平，写成文章，做出结论，这就是要求大家写的论文。

我们是学习中医学的，中医学属于自然科学中的应用科学，因此要求大家写的论文，是一篇医学科学论文，它与总结、讲义、报告都不同，要求大家在几年来的心得体会的基础上，从许多分散的书刊中搜集有关资料，通过自己的思考、分析或实验，做出判断，最后得出你的见解或结论。这种见解或结论可以是前人没有过的，可以是在前人的基础上又有新的发现和发挥的，可以是推翻旧的理论，也可以是用新的观点将一些分散的材料系统贯串起来加以论证的，这就是“论文”。

科学论文习见的文体结构，约有标题、目录、摘要、引言、正文、结论、参考文献、附录、索引等，一般可以根据论文所要表达的内容进行选择，不是一概俱全。

一、论文题目

一个恰当的论文题目，应该是从实践中来的，从学习、临床、科研工作的进程中来。题目选得好，能使读者易于正确了解论文的内容，而不致忽略。题目恰当有以下特点：简明扼要、非常醒目、准确表达论文的核心。一般来说，应选实用的题目、有学术价值的题目。基本设想有了，可先拟一个暂用题目，待全文定稿后，再全面考虑来修润题目。

我们提倡解放思想，勇于从创新方面来命题。恩格斯对于数学的研究工作，就特别支持那些被看成是“胡说八道”的命题。他说：“高等数学把初等数学的永恒真理，看作是一个已被克服了的观点，常常做出相反的判断，提出一些在初等数学的代表人物看来是完全胡说八道的命题。”任何新的科学论断的提出，只要言之成理，持之有故，都不应该被看成是胡说八道的。我们应该鼓励年轻人大胆钻研、解放思想，敢想、敢说、敢干，决不要泼冷水、说让人泄气的话，要鼓励大家脚踏实地、虚心谨慎地向医学科学高峰稳步前进，不要因为怕被批评为胡说八道，而放弃自己的雄心壮志。相反的，任何人只要在扎扎实实地在研究实践基础上有新的发现，就要敢于提出所谓“胡说八道”的新的命题，而不必有任何顾虑。

命题的思路要开阔，要有一定的科研意义。例如，从中医各家学说来说，不管你写一家、写一派，一定不要脱离“整理提高”的任务，一定不要把一家一派孤立起来命题，甚至于局限在某一医家，选来选去，哪家也不好写。如果把某一医家或某一学派与临床的实际或与当前学术发展的趋势联系起来，可能命题就比较容易一些了。

又如方剂学，方剂学本身就是一个题目，从方剂学发展的沿革、由经验方到经论方、经方家与时方家、方剂配伍的基本理论、方剂与药物的关系、方剂的分类、方剂文献的整理、古方今方的讨论、从医药发展前途看单味药与复方等等，都是大有文章可作的。如果单论某一个方的作用，就不可能脱离临床来空谈理论，没有直接的临床经验，亦须从间接的临床资料来加以分析。如“逍遥散”，前人有用以解郁的，有用以舒肝的，有用以治眼病的，有用以调经的，有用以治失眠的，有用以治胁痛的，有用以治眩晕的，有用以治发热的，有用以治耳鸣的，有用以治失血的，把这些有关资料尽量搜集起来，然后加以科学的处理，有分析、有逻辑，必然会写成一篇较好的文章。

他如本草学、伤寒学、内经学，以及临床各科，都有很多好的论文题目等待我们去完成。总之，选题一定要从具有现实科研意义出发，尽管同学们还缺乏临床，亦有很多有意义的题目供我们选择。当然，我们亦应量体裁衣、量力而行，好高骛远、志大才疏，那是无济于事的。

二、论文程式

所谓“论文程式”，是指整篇论文的结构。善于写论文的，不太考虑这个问题，但他写出来自然可以形成很合理的结构。远的如秦汉以上的文章，唐宋八大家（韩愈、柳宗元、欧阳修、苏洵、苏轼、苏辙、王安石、曾巩）的文章都是这样。惟明清两朝以功令规定来写文章，要求统一的格式和字数，称为“八股文”。这种教条式的文章格式分做：“破题”，即道破全题意义；“承题”，伸明破题的意旨；“起讲”，即开始分析；“提比”，第二层的分析；“虚比”，第三层分析；“中比”，这是全篇的中心；“后比”，畅发中比未尽之义；“大结”，为一篇的总结。字数亦有限制，顺治初年定为四百五十字，康熙时改为五百五十字，后又增为六百字，字数过多，文章再好亦标“不及格”。于是当时的知识分子，便从八股文中讨生活，废书不读。所以顾炎武说：“八股之害，甚于焚书。”这本来就是封建皇帝的愚民政策，当然其害之烈，甚于焚书。

今天我们讲的论文程式，是为同学们初学写文章的一种引导，文章要有一个大致的合理安排。我认为，可分为绪论、议论、结论三个部分就行了。

（一）绪　　论

“绪论”或者叫作“引言”，主要是向读者揭示论文的主题、目的和总纲。就长篇论文和涉及某些不常见的内容的论文来说，绪论还要介绍主题的理论根据，以及对所论主题提出新的看法。所以文章必然会涉及到某些历史文献，但除有特殊必要，写的越简明越好。

绪论一定要写得好，使人一看就知道作者根据什么理由、什么思路，要解决什么问题。看文章的人先看题目，之后就看绪论，初步估计这篇文章有没有价值，值不值得深入了解，所以写好绪论是非常重要的。

十二月公布的《宪法》，前面就有段很好的绪论，它叫作《序言》，主要包括三个内容：第一，回顾了一百多年来中国革命的历史，中国人民得出的最基本的结论是：没有中国共产党就没有新中国，只有社会主义才能救中国；第二，在中国确立社会主义制度以后，历史进入了新的发展时期，必须坚持四项基本原则，走出一条具有中国特色的社会主义建设的道路；第三，拨乱反正的一项重大战略方针，要把国家的工作重点坚决转移到社会主义现代化经济建设上来，一切工作都要围绕这个重点，为这个重点服务。一部宪法总的精神都概括在《序言》里了，这是写绪论很好的范例。

绪论，虽然是在文章的最前面，但一般的是写完文章后再写绪论，因为在写文章的过程中，作者的构思、认识、观点是会发生变化的，这也是写绪论的一个重要问题。

（二）议　论

所谓“议论”，也就是“正文”，是整篇论文的主体。正文，是围绕题目（文章中心），通过去粗取精、去伪存真、由此及彼、由表及里地体现出具有内在联系的、具有合理结构的文字。具体写法大体上要注意以下几个问题。

第一，论据要扎实，既不能模棱两可，更不能张冠李戴。例如：讨论“冠心病”，中医学对心脏的认识，无论从生理、病理来谈，都应该首先从“阳气”方面考虑。从生理言，《素问·六节藏象论》中云：“心为阳中之太阳，通于夏气”，又《素问·金匮真言论》中云：“阳中之阳，心也”，何况心之性质本属“火”呢。从病理言，《素问·四气调神大论》中云：“太阳不长，心气内洞”，《金匮·胸痹心痛短气病脉证治》中云：“夫脉当取太过不及，阳微阴弦，即胸痹而痛，所以然者，责其极虚也。今阳虚，知在上焦，所以胸痹、心痛者，以其阴弦故也。”这些都是“心以阳气为主”的有力论据。

第二，论点要突出、鲜明。仍以心脏病为例，阳虚、阴盛，各有两种不同的情况。阳虚轻者，只是心气不足而已，临床表现为气短、疲乏、脉细、舌淡等；阳虚重者，则见肢冷、汗不止、面色苍白、呼吸困难、脉沉细微弱、甚至结代，相当于现代医学所谓“心力衰竭”阶段。阴盛轻者，症见懒言懒动，胸痞不舒，痛不甚而悠悠戚戚，此为虚寒证；阴盛重者，则见气滞血瘀、痰涎壅塞，症见胸胁胀满、疼痛颇剧。前者为虚，后者为实。心气不足者，用“黄芪五物汤”加味，以益气宣痹；阳虚阴厥者，用“乌头赤石脂丸”加减，以扶阳救厥。

第三，尽可能地提供一定的临床验证资料。事实总是最有说服力的，能经受实践检验亦是中医学的最大优点，即或本人没有临床验案可以提供，用前人医案以及其他文献的临床或实验报告也可以，但是要选得恰当，参考文献亦要准确地注明。

既是议论，就不能没有分析，在分析问题时，要避免主观性、片面性和表面性。从感性认识飞跃到理性认识，是靠思维活动的抽象能力来实现的。只有用抽象的思维活动，才能通过对感性材料的分析，洞察到现象的本质，发现客观的规律所在。既然要靠思维活动的抽象力，这就必须要坚决克服主观、片面和表面性。科学工作经验越多，越容易犯这样的毛病，如固守自己的看法、死不放弃，这不但阻碍着科学发展，对个人的声誉也是一点帮助亦没有。当然也有些限于当时的条件，存在着不可避免的主观性，这就有待于新技术、新方法、新资料、新认识的发展来克服和纠正，这是任何学科发展的必经之路。在同一个时代，相同的条件下，有人用新的想法把科学推进一步，这说明他抽象力强，而且是克服主观、片面和表面性而收获到的结果。

为了将整理好的材料，撰写成科学论文，特别要注意以下几个问题。

第一，全面联系地看问题。譬如，有人说朱丹溪反对《太平惠民和剂局方》，这就是没有全面理解丹溪的《局方发挥》的缘故，朱丹溪反对的是不加辨证而使用《局方》的医生，而不是否定《局方》本身。

第二，抓住主要矛盾。譬如，张仲景对“伤寒病”有高深的研究，发明了辨证论治的理论体系，尽管他对于杂病亦有研究，但与伤寒病比较还是略逊一筹，因此，对张仲景的评价，《伤寒论》还是主要的依据。刘河间著《素问玄机原病式》，对火热为病大有发挥，但他也著有《宣明论方》阐发杂病证治，惟与他的六气化火说两相比较，还是他的火热论最突出，因此对刘河间主要成就的评价，《素问玄机原病式》应是主要的依据。

第三，分析与综合，必须是先分析而后综合，没有分析就没有综合。如经过对《素问》《灵枢》各个篇章的分析，逐渐了解到中医学的理论体系在《内经》中已基本形成，但体系的具体出现，还是在元明以后诸家对《内经》的研究整理之后才逐渐明确起来的。

第四，当前研究水平与发展前景分析。当前研究水平，即指你所讨论的主题，在当前已经达到了怎样的水平，其发展的趋势如何，必须在文章中有所分析，做到心中有数。将来发展前景怎样，可根据对当前情况的分析，提出自己的预见。

（三）结　论

论文的结论，是对议论部分的高度概括和提炼，可以帮助读者回顾论文的内容，加深印象，便于消化，“结论”要同“绪论”相呼应。

结论，要先把议论中的几个关键问题总结一下，有实验的，还要把实验结果写出来，应该只写可靠的结果，推论太远的以及不十分可靠的推论，应当割爱。

结论必须写得精彩，而又恰如其分。人们读文章时，看过绪论，就要看结论，看看本文究竟有哪几个论点，提出了什么问题，解决了什么问题，有多大价值，是否有必要继续看全文，结论是决定的因素之一。

（四）文献目录

一般论文的最后，都应有列出参考文献的目录。其意义是：向读者说明在进行论文撰写时参考过哪些文献；为文中论点的提出，提供依据的来源，增强文章的权威性，以让人信服；为读者参阅这方面的有关文献，提供线索；亦能表明作者对这一研究领域的了解程度。所以在论文最后，有必要有选择性地对本文科研主题最有帮助的文献列成目录，以供读者参考，必要时亦可将引用的全部文献目录列上，没有参考文献目录的科研论文是比较少见的。

（五）摘　要

论文摘要，一般是摆在命题后面的，不须要太长，约在二百五十字以内，或全文的百分之三就行了，一般短文或通讯的摘要不超过一百字。摘要，要写明论文研究的目的、研究的方法，研究的结果、结论等，要让读者看了摘要就能决定是否需要读全文。

尽管同学们写作的经验不多，留给大家撰写的时间又不太长，遗漏及不足之处在所难免。但我们还是要求大家，在整理材料写成论文的同时，要善于运用唯物辩证法，否则难以写好也难以作好科研工作。恩格斯说："对乏逻辑和辩证法修养的自然科学家来说，互相排挤的假说的数目之多和替换之快，很容易引起我们不可能认识事物本质的观念。"

三、论文要求

（一）要充分占有材料

科学研究，就是要充分占有材料。材料从哪里来？从勤于查阅文献中来。

查阅文献的刊物种类很多，归纳起来不外下列五类：目录、索引、摘要、文献记录和专刊。"目录""索引"只刊录各种期刊上所发表的文献的题目、作者姓名、发表年月日、发表的位置（即期刊名称、卷次、期次、页次）；"摘要""文献记录""专刊"，除上述以外，还附有文献内容的摘要。这些文献的刊物，多数在医学院校、科研机构、图书馆、情报所。

中医学文献可以从三方面查阅：医书目录、提要与考证、资料索引。医书目录包括：中医图书联合书目、北京图书馆藏中国医药书目、中国医大中国医药简要书目、殷仲春医藏书目、清华医室珍藏医书类目、王吉民中国历代医书目录、裘吉生皇汉医学书目一览、中华医学会牛惠生图书馆中文医书目录、西南图书馆医药图书专题目录、北京图书馆藏古今针灸书目、北京五大图书馆现存中医书简目、黑田源次中国医学书目、冈西为人续中国医学书目。提要与考证包括：四库提要医家类、皕宋楼藏书志子部医家类、中国医学大成总目提要、三三医学书目提要、丹波元胤医籍考、黑田次源宋以前医籍考、四部总录医药编。资料索引包括：中文医史论文索引、祖国医学资料目录、针灸文献目录索引、中医期刊索引、临床总结著述目录草目、医学史论文资料索引。

科学论文，既要掌握大量的资料，尤其要正确地运用资料。有人既不注意掌握材料，不是材料不足就是材料有错，草率成篇。如何正确掌握材料？主要在于要有科学的头脑，要善于逻辑思维，善于抓住材料和结论的内在联系。若占有很多材料，但却得出错误的结论，问题就在不善于分析的缘故。

（二）避免八股气习

人人都讨厌“八股”，但八股余孽很难清除。前面所介绍的“论文程式”，只是说文章前后次序的安排大致情况如此而已，不能僵化地理解，僵化了就又变成新八股了。有人说，现在的科学论文是“科八股”，所谓“八股”，就是结构呆板、语言枯燥、平庸无奇，有人认为这才是科学，这样的语言才是科学语言。不错，科学语言要求高度的精确，但是精确并不是生动活泼的对立面。马克思的《资本论》具有高度的科学性，但却没有八股气，有的是新颖的表述，形象的比喻，诙谐和幽默，读者一方面被其论述所折服，另一方面又对其准确而风趣的语言发出会心的微笑。

科学不是为了论文而存在，相反，论文是为科学而产生。科学论文的目的是交流思想、传播真理，它不仅要有科学性，还要生动活泼，让人们爱读；应该有新鲜的、富有创造性的形式来表达，否则内容就会因陈旧的形式而窒息。鲜明、生动的科学语言的创造，应该被看作是科学创造的一部分，我们应该充分发挥自己的才能，创造出不拘一格、丰富新颖的科学论文。

重要的是，文章之所以会变成八股，关键就是没有内容，所以我们掌握资料最要紧。资料准备得不充分，不能动笔写，即使是有了资料，但还没有熟习这些资料，同样不能动笔写，只有把资料熟悉了，运用起来才有分析、有比较，才有精当的语言来表达，才不可能讲废话、空话，直至形成八股。

（三）要多改多炼

写文章，为的是把某一认识提高，写作的过程往往就是提高的过程，所以文章多改写几篇有好处，反复写、反复想、反复改、多请教，才会写出科学性和逻辑性强的文章，才会充分发挥抽象力的作用，在理论的层面、在知识的层面有所收获。

在唐代北京有个著名的诗人叫贾岛，他就是以善于改文章而闻名的。故事是这样的：贾岛初赴举京师，一日于马上得句云："鸟宿池边树，僧敲月下门。""敲"初作"推"字，练之未定，不觉冲尹，时韩吏部权京尹，左右推至前，岛具告所以，韩立马良久曰：作"敲"字佳矣。以后人们便把"修改文章"叫作"推敲"，此典故就出在此公身上，实际是说，贾岛在炼意、炼句、炼字方面都用了一番苦工夫，所以又有"贾岛苦吟"之说。

这些都是与作品的思想内容和时代性分不开的。

鲁迅曾写一首七言诗，竟改了一年的时间；老舍写文章教人们多在脑子里打圈圈，意思也是说"改之为贵"；鲁迅给《北斗》杂志的信，曾主张作者对自己的文章，必须反复看几遍，删去可有可无的字句。一句话，要舍得割爱，才能将最大、最丰富的思想浓缩，盛入最小的词汇器皿中去，成为精品。

（四）要简洁明快

写文章应该力求其精，精的标准，就是简洁明快，文章的长短、形式是摆在次要地位的。内容不精，形式无论怎么短也是枉然。内容精采，文字长短可以不拘，该长就长、该短就短。当然，我们上了六年大学，学习了几十门课程，写一篇研究性的毕业论文，仅写二三百字，似乎也不像样，也不可能贫乏到这个程度，这也决不是形式主义的问题。

郑板桥曾说：文章以沉着痛快为最，左、史、庄、骚、杜诗、韩文是也，间有一二不尽之言，言外之意，以少少许胜多多许者，是他一枝一节好处，非六君子本色。意思是说，主要就是提倡写文章要明快，道理要讲透彻，不赞成以不尽之言、言外之意来掩盖文章的空虚。这也是重"质"不重"量"的观点。

今天写科学性论文的要求，要求必须科学性强，提出的论点要有可靠的根据（包括实验材料、临床观察）。其次要逻辑性强，摆事实，讲道理，明明白白，毫不含糊，以理服人。文字纵不能达到"沉雄痛快"，也应当做到"简洁明朗"。提出的观点、认识，如果与前人有所不同，或者提出了新理论，就更要慎重地把道理讲清楚、讲透彻，否则，新事物一时是很难被人接受的。如果提出的观点，是以前就有的，就必须注明出处，不能掠人之美，要有实事求是的文风。

要之，文章写得鲜明生动，在严谨中见变化，在周密中有曲折，重点突出、朴实易懂，文字流畅，引人入胜，这就是上乘之作。

（编者按：此文撰写于1961年，时值北京中医学院第一届即62级同学将写毕业论文）

对修订中医学院教学计划的几点意见

（1962年7月16日）

我院56年级学生即将毕业了，这是我国第一批中医正规大学毕业的大学生，是中医教育的一件大事，是贯彻执行党的中医政策的又一次胜利。无疑地他们将负担起继承和发扬祖国医学的重大任务。惟这批毕业生的质量，虽然看来基本上能够达到培养目标的要求，但严格说来，特别是中医学术水平方面，还有不足之处，还不够理想。因此，我们认为有必要吸取几年来在教学和临证实践过程中的一些经验加以改进，使今后更为符合要求，培养出质量更高的中医后继人才。

据我们了解，我院这批毕业生的中医学术水平，对常见疾病一般说可以独立诊治，对某些疾病也收到一定的疗效，对中医理论概念虽较明确，但能熟读熟记的较少，掌握的方剂药物也还不够，特别是阅读中医古书尚有困难，运用理法方药、辨证论治处理疾病尚欠准确。看来基本功打得非常不够。

似此，如果作为一个“高级中医师”的标准来衡量尚嫌不足。这班学生在毕业实习和写毕业论文时，自己感到空虚，一再要求补课，并提出补课的具体内容，如《内经》需要补讲某些篇的原文；在写毕业论文时，提纲拟好了，文献资料的搜集还不熟悉，有的想到某一理论，但不知出于何书，有似是而非之感；在毕业实习时，有的老师说到某一方剂，学生写却不出药味，甚至连方名都不知道等等。总的看来，中医理论和临证技能还学得不深不透。

根据以上情况，中医学院教学计划实有讨论修改的必要。为了培养更高质量的中医后继人才，为了对党和人民负责，根据我们几年来在教学和指导临证实践中的经验，结合个人的一些看法，提出下列意见和建议。

一、带徒的一点经验

据我们了解，过去从师学医，老师在选择培养对象时首先要求文章写得要通顺；拜师以后，头两年学习的内容是诵读，如《内经》（多数是《内经》节本）《伤寒论》《金匮》《脉诀》，以及《药性》《汤头》等书，要求读得烂熟，甚至要求某些注解都要能记住，同时要为老师抄方；第三年以后，老师重点讲解和指出必读书籍，一方面钻研，一方面为老师做助诊工作，一般是半天临证，半天读书；五年期满，老师认为你有了足够的能力开业时，才同意“出师”，如没有学好，也可能要用更长时间才能“出师”；“出师”以后，个别家庭经济条件好的，并不积极挂牌开业，还要从名中医“参师”，这种“参师”学习时间不是太长，三个月或五个月，以能接受老师独特的学术经验为主，清代著名的医学家叶天士曾从 17 位老师学习，就是采取的这种方法。以上是过去中医带徒的一种较好的形式，这样带出来的徒弟，质量较高，将来的成就也较大。

学习中医，要有相当的中文水平，才有钻研中医学文献的基础。有二三年时间的诵读功夫，把中医的一些基本理论和具体方药烂熟于胸中，运用起来就能左右逢源，有一旦“豁然贯通”之妙，这种诵读的基本功，如果建立得深厚，将终生受用无穷。再加上二三年的半日临证半日读书，有较长的临证时间，使其对四时多发病等常见疾病都有机会亲自接触和亲手诊治的经验。一些真才实学的中医师，多是这样学习得来的。

从上述经验来看，现在中医学院的毕业生主要是学习中医的时间太短。六年制的中医学院，实际学习中医只有三年多，用短短三年多的时间要学好“中医”，时间上显然是不够的，此其一。在教学方法上，中医学院采取了现在正规大学的教学办法，实践证明，虽优点很多，但也忽略了传统教学的某些优势，如要求学生“背诵”和指导“读书”的方法等，因而学生没有练好基本功，此其二。现在，高中生的古文程度太差，医古文课仅数十学时，又未尽要求背诵，是以学生难以突破文字关，此其三。

二、中医学院的培养目标

中医学院的培养目标是“高级中医师”，学制是六年，这两点是应该肯定的，不可动摇。“政治课”“体育课”不在讨论范围内，因为这是中央规定的。主要问题在于中医、西医课程的比例和内容的具体安排。普通基础课，如“数”“理”“化”，这些是为西医教学服务的，“医古文”是为中医教学服务的。中医学院设置西医课，其目的在于使现代的中医师具备一些自然科学和现代医学的基本知识，为将来医学科学的研究工作打下基础，这是必要的，也是可以理解的。但是，必须在保证学好中医的前提下再加西医课。过去的教学计划中，两年半学完普通课和西医课，中、西课时数（不包括临床）的比例是一比一，这似乎是培养中西兼通医师的计划，其结果是西医没有学好，中医也没有学深学透。因此，培养目标就须重新考虑了。

我们建议，用一年半的时间学习中医基础课，用三年的时间学习中医临床各科，结合实习，共用四年半的时间学习中医，另一年半学习普通课和西医课。这样，大体上可以保证学生学好中医。课程的具体安排，另作讨论。

原订的中医学院教学计划培养目标：“具有现代医学基础知识”，建议改为：“具有一般的现代医学基本知识”，对学生专业的具体要求，仅“能够解决工作中的实际问题”一句，不够具体，须再做讨论和补充。

三、中医课程内容的安排

中医学院现行教学计划所设置的15门中医学专业课程，通过六年来的教学实践证明还是适合的，尤其是卫生部直接领导的五所中医学院主编的“中医学讲义”，有系统、有条理，简明扼要、文字浅近，对于目前一般高中学生的水平来说还是适用的。因此我们认为，这15门课程的讲义基本上还可以用，但为了能不断地提高教学质量，并与教学时数的增加相适应起见，都有重新安排和对教材进行补充的必要。例如《内经讲义》，过去只讲120学时左右，假如增加到488学时原有的讲义是不是不适用了呢？我们认为原讲义仍然适用，因为这个讲义简明浅近，新入学的高中生容易接受，可以在70 ~ 80学时内讲授完毕，使学生有一个总的概念，对祖国医学的理论体系有一个大概的轮廓，然后再精选《内经》里的原文（也可节选）100篇左右，用300学时左右加以精讲，务必将每篇文献中的主题精神、细的节目等解释得清清楚楚，解释的深度应按各篇具体情况而定，使之通过较深透的理解，从而获得中医基础理论的实质内容。其他各科教学也可以按此办理，适当的选授一些与该学科有关的原文献。

这样讲义和补充教材相结合的优点有三：首先是充实了“讲义”的内容，大大加强了讲义的深度；其次是增强了学生阅读古代著作的能力，给他们今后钻研中医学一把开关钥匙；第三，真正保证了教学质量，使教与学方面获得不同程度的提高。

现在北京中医学院毕业生的脑子里装有不少似是而非、似懂非懂的东西。例如，他们经常讲“肝肾同源”，问如何同源？没有一个学生能在基本理论中找到答案；有的看到“肝为妇女之先天”一语，竟以为妇女身上真有与男子不同的“先天”似的。最近，毕业班绝大部分学生提出了补讲《黄帝内经》原文的要求，甚至有的还提出了具体篇目，要求讲“至真要大论”“调经论”“灵兰秘典论”等篇文献。这是因为他们在临床时，深感理论不多、理论不深，或实际与理论联系不起来，不能用理论来解释临床实际等，因此提出这种迫切的要求。根据这种情况，如果不采取“讲义”与“补充教材”相辅而行的办法，很难设想今后学生的质量是否可以保证和提高。

四、大力提倡读书的风气

根据中医学的特点，单靠课堂讲授还不能解决问题，课堂讲授的时间增加得太多也不是好办法。最好是除课堂讲授以外，要有充分的时间由教师带领着指导学生读书（包括背诵），并把指导“读书”一项正式列入教学计划的时数之内。只有“课堂讲授”与“指导读书”并重，才能学得更深更透。中医学院须大力提倡读书风气，以练好基本功。

当然，从一般意义上讲，在学校学习期间都可以叫作“读书”，这是广义的。我们在此提倡的“读书”是学习的一种方法，是指高声朗诵、口不绝吟而言。“朗诵”不仅可以帮助记忆，还可以帮助理解，许多不懂的东西，可以读之使懂，不理解的可以读之使通，所谓“熟读唐诗三百首，不会吟诗也会吟”就是这个道理。从语言发展的角度来讲，人类从“口头语”过渡到“书面语”，这是丰富学识最有效的办法。

中医学院究竟要读些什么书呢？我们认为，除15门讲义以外，各门课的原文补充教材一般是可以读的，例如《黄帝内经》原文百篇，《伤寒论》《金匮要略》《本草经》等均可以读。读书的具体方法，应分做“精读”和“泛读”两种。精读，不仅要求背诵，要读得深，读得细，读的透彻，还要反复玩味、深思熟虑，甚至包括做批注、做笔记等等。泛读，在一定程度上不要求那么深透，或者读懂了，或者能背诵了，或者有一个较深的概念就行了。这两种读书的方法可以相辅而行。只有精读，没有泛读，其见者小；只有泛读，没有精读，是无根之木没有基础。有了精读，在语言文字方面下了功夫，便具有最基本的阅读古医书的能力，才可以进行泛读，因此“精”“泛”并举，是完全必要的。

因此，“读书”虽是一种方法，是学生自己的事，但一定要有安排和指导。我们所拟出的新的学时计划，其中就安排了指导读书的时间。在这时间内，教师要亲自去指导，主要是指导学生如何读，包括选材料、个别讲解、组织讨论、做笔记、背诵等。因此指导读书的重要性，并不次于课堂讲授，强调了“读书”的重要性而明确地列入教学计划，不能为任何时间所占用，才能保证训练好学生的中医基本功。

五、怎样突破医学文字关

中国文学与中国医学向来有密切的联系。历代的大医学家大都具有很好的文学修养，因而他们的著作才能流传于后世。历代的文学家大都也浏览过医学书籍，如《内经》是当作“子”书来读的。远的例子不举，近代医家如曹家达、陈无咎、恽铁樵、陆士谔等，他们都具有中国古文学的修养，不突破文字关必不可能深造。“医古文选”这门课，是为提高阅读中医古书的能力而设置的，其用意甚善，惟因课时数太少而所选内容有局限性，又没有要求精读背诵，因之达不到教学要求。我们建议，医古文选的内容须大大扩充，可选百篇左右的古文和60篇左右的医古文，其中还要包括讲解部分音韵、训诂的常识，熟习和掌握一些词汇、音义等，同时要求学生课余练习写毛笔字，以便养成书写端正的习惯。

其他，如“体育课”最好安排学习“太极拳”，如有条件“气功课”可提前上，使学生在体育锻炼中，既能深刻的体会中医的保健原理，又可达到强健体魄的作用。

最后建议，在卫生部领导下，召集全院教师和学生代表召开一次较长时间的教学会议，共同讨论。以上意见，仅供参考。

北京中医学院：

秦伯未　于道济　陈慎吾　任应秋　李重人

（编者按：此文系北京中医学院五位老中医教师给卫生部党组写的信，即业界著称的“五老上书”，此信由任应秋执笔）

学习中医典籍七讲

（此文写于1961年～1963年）

一、如何学习《黄帝内经》

《黄帝内经》是祖国医学现存文献中一部重要的经典之作。几千年来，祖国医学无论在理论研究还是在临床治疗方面，虽然不断地在丰富，惟其中许多带有根本性质的医学观点，基本上都是渊源于《内经》的。因此学习《内经》，是学习中医学过程中最不可缺少的一个重要步骤。究竟应该怎样学习才能获得较好的效果呢？我没有很成熟的经验，只提出以下几个问题来谈谈，供大家参考。

（一）《黄帝内经》内容提要

《黄帝内经》包括《素问》《灵枢》两部分。《素问》24卷，自“上古天真论”起，至“解精微论”止，凡81篇，其中第72篇“刺法论”、第73篇“本病论”原缺，至宋才发现这两篇遗文并补足，但多数人认为不甚可靠，故坊刻本仍缺。《灵枢》12卷，自“九针十二原”起，至“痈疽”止，仍为81篇。两部文献共计162篇，归纳其中所叙述的内容，约而言之，不外15个方面：阴阳五行、五运六气、人与自然、藏象、经络、预防、病因、疾病、诊法、辨证、论治、针灸、药食、方剂、护理。其中尤以“阴阳五行”“人与自然”“藏象”“经络”“病因”“辨证”“论治”“针灸”“药食”等9个方面最关紧要。如滑伯仁、李念莪、汪昂、薛生白等，对《内经》的分类研究都未能越此范围。

“阴阳五行”是《内经》的理论基础，它一方面贯穿了朴素的唯物观，一方面也体现出自发的辩证法思想。“阴阳五行”明确指出，世界上一切事物发生之根源是原始物质的“气”，世间万物都是在“阴”“阳”二气的矛盾对抗中变化、发展的。如《素问·阴阳应象大论》说：“阴阳者，天地之道也，万物之纲纪，变化之父母，生杀之本始，神明之府也。”《内经》中所有的内容无不贯穿了“阴阳五行”的学术思想。

《内经》还认为，人生活在自然界中，必然受着自然界运动规律的影响，因而无论言生理、病理、治疗、摄生等种种问题，都不能离开“人与自然”的关系而言。尤其在摄生、防病方面，人与自然的关系更起着主导作用。这是《内经》中非常突出的“人与自然”的整体观。

“藏象学说”“经络学说”（“经络”也可归入“藏象”中），是《内经》通过对生活着的人进行观察，来研究人体内脏活动规律的特殊学说。它虽与现代解剖生理学有近似之处，却不能完全用现代解剖生理的知识来说明。更重要的是，“藏象”“经络”学说是在整体观念下，抽象地阐述“五脏六腑”“经脉气血”等生理机能相互间的“生制”关系，而成为临床辨证施治最不可缺少的理论。

“病因”学说，主要包括六淫、七情、饮食、劳伤等内容，中医病因学说是了解病变本质及发病规律的主要理论知识。

“辨证论治”学说，其中“辨证”则以“阴阳”“表里”“寒热”“虚实”为纲。如《灵枢·刺节真邪》中说：“阳胜者则为热，阴胜者则为寒。”《素问·调经论》中说：“阳虚则外寒，阴虚则内热，阳盛则外热，阴盛则内寒。”虽寥寥数语，已深刻地表达出八纲辨证的奥义。自张仲景著《伤寒论》据此以发挥其大义后，直到今天都是指导中医临床辨证的重要理论。至于“论治”诸理，突出地被揭示于《素问》的“阴阳应象大论”“至真要大论”“五常政大论”“六元正纪大论”等诸篇文献中，凡有关施治的“气味性能”“辨证立法”“配伍方药”“制约适宜”“饮食宜忌”诸端，无不阐发尽致而为临证运用之准绳。

关于“针灸学说”，《内经》中的相关文献非常丰富，尤其是《灵枢》，故《灵枢》有“《针经》”之称，便可以想见。单就“刺法”而言，便有“刺营”“刺卫”“输刺”“分刺”“推”“引”“解结”等39种之多；讨论诸病刺法，竟达62种；其论刺热性病59穴，水气病57穴。这些文献所阐述的理论和经验堪称卓绝，其中实有丰富的宝藏可以发掘。

《内经》中记载的药物虽不多，而于辨识药物性味的“阴阳”“喜恶”“宜忌”诸问题，则涵盖无遗，故诸家论本草的，无不以此为渊薮。

于此不难看出，《黄帝内经》的价值不仅在于它总结了先秦以前的医疗经验，而且在于它运用古代唯物主义哲学原理，并从自发的辩证法观点出发，为祖国医学奠定了坚实的理论基础，自古以来就被尊之为“经”是很有道理的。

（二）《黄帝内经》的阅读方法

《黄帝内经》的内容已如上述，在其整个内容中贯穿着中国古代朴素的唯物辩证法哲学思想——阴阳五行学说。《内经》是运用阴阳五行学说的方法来阐明人体生理现象、心理表现、病理变化的。《内经》认为，人体生命的各种运动规律，是按照“阴阳对立”“五行生制”的原则进行的，而且自然界的运动与生命的运动是息息相关的。因而《内经》中的整体观念非常强，它认为人体脏腑之间的内在联系，以及和外界的联系，构成了有机的统一整体。这是阅读《内经》时，要关注的最基本的关键问题。

《内经》的文献是秦汉以前的文字，应具有辨音读、明训诂的知识，才能对《内经》的文字作出较正确的理解。在《内经》的文献中，经常是同此一字，平仄不同，意义悬殊；同此一句，句读离合，词义迥别。如《素问·阴阳别论》中云：“三阳三阴发病，为偏枯、痿易。”“易”应读为“施”，“施”即“弛”字。《毛诗·何人斯》中云：“我心易也。”《释文》云：“易，韩诗作施。”《尔雅释诂》云：“弛，易也。”《释文》云：“弛”

本作“施”，是易、施、弛三字，古通用。王冰注为“变易”，便失经义。又如《素问·痹论》中云：“逢寒则虫。”虫，即“痋”字，音义均与“疼”字同。王冰注云“虫，谓皮中如虫行”，此由不辨音读而望文生义耳。所谓“训诂”，即是正确地以今语解释古语。如《素问·诊要经终论》中云：“十一月、十二月，冰复，地气合。”“复”与“腹”字通，作“厚”字解。《礼记·月令·季冬》云：“冰方盛，水泽腹坚。”郑注：“腹，厚也。”《素问·诊要经终论》中又云：“中心者，环死。”“环”与“还”通，“还死”犹言顷刻即死。王注为“气行如环之一周则死”，不通之至。凡此之类，不胜枚举，以此说明不辨音读、不明训诂，要想正确地理解《内经》的文字，是有不少障碍的。

《内经》虽是谈理论的书，但绝非空洞浮泛的理论，而多半都具有指导临床实践的现实意义的。因而理解《内经》的文献，应以符合临床实践为准则。如《素问·玉机真藏论》中云：“疝瘕，少腹冤热而痛，出白。”“出白”犹言出汗，因剧烈的疼痛而致大汗也。“白”“魄”古通用，这里的“出白”，和《素问·生气通天论》的“魄汗”意同一义，故《淮南子》亦有“白汗交流”的说法。疝症因痛而汗出，这是临床习见的事实，而有旧注谓“便出色白淫浊之类”，便非习见的事实了。又如《素问·生气通天论》中云：“膏粱之变，足生大丁。”王注谓：“丁生于足者，四肢为诸阳之本也。”这也不符合临床事实，这个“足”字，只是义同“乃”字的虚词而已。所以说，要接受《内经》的理论，统以能够指导临床为标准，不能强作解人而侈谈臆说。

《内经》共162篇，每篇各有其命题的中心内容，每一篇又由若干段、若干节来组成。每一段、每一节，无不有其重点的旨意，均须一一参透，得其旨意所在才算是有了心得。如《素问》第一篇“上古天真论”，主要在阐发如何保养真精来延长人类寿命的问题。全篇由四大段组成：第一段，说明人类生命的修短，完全取决于自己如何讲求卫生之道，绝非幸邀可致；第二段，指出卫生之道，是可以通过教育使人人都能掌握的；第三段，言先天禀赋不完全可恃，最可恃的还是在注意讲求卫生之道；第四段，指出不同程度的讲求卫生之道，都可以获得不同程度的较高寿命。读《内经》其他各篇，均应如此会悟贯通才能逐次地窥其全貌。

领悟其各篇的全貌后，还要更深入地、系统地、分类地撷取其资料，这样才能够充分地掌握各篇的知识层次或结构。如前所述，《内经》的主要内容，不外乎“阴阳五行”“五运六气”等15大类，便可将各篇里有关各类的内容分别摘录成为资料卡片，各以类从，分别归档，而每一大类中，又要分做若干分目、子目，使其既细致又系统。如“阴阳五行”是一大类，凡《内经》中有关“阴阳五行”的文字，都应归于这一类，这一大类可分作阴阳、五行2个分目，每一分目中又可据其不同内容建立若干子目，这样便能把《内经》的全部内容系统地掌握了。无论于治疗、于科研，都有绝大裨益，实为研究《内经》不可少的基础工作。如杨上善、李东垣、罗天益、滑伯仁、张景岳等，都下过这样的工夫，只是他们都限于历史条件，不可能充分运用科学方法来分析归纳罢了。

（三）《黄帝内经》选本

“工欲善其事，必先利其器”，读书能得善本，对于做学问是很有帮助的。什么叫作“善本”呢？张之桐曾说：“善本非纸白版新之谓，谓其为前辈通人用古刻数本，精校细勘付椠，不殊不阙之本也。故善本之义有三：一足本，无阙卷，未删削；二精本，精校、精注；三旧本，旧刻、旧钞。”（见《輶轩语》）因此，所谓“善本”，主要是指经过通人的精校细勘本而言。从版本的历史价值来讲，无论《素问》或《灵枢》，现在都还可以得到较古老的刻本。如《素问》有宋嘉祐刊本、绍定重刊本，金、元、明各种刊本等。《灵枢》亦还可以看到元代的至元庚辰刊本，明成化、嘉靖等刊本。但据我看来，这些版本都不十分理想，残阙的地方还是不少。人民卫生出版社1956年出版的《素问》，是根据明嘉靖二十九年庚戌武陵顾从德翻宋刊本影印的，《灵枢》是据明赵府居敬堂刊本影印的；商务印书馆1954年出版的《素问》，是据四部丛刊影印顾本复加校刊而排印的，《灵枢》亦是据赵本排的。两者比较，后者排印本的校勘工作略优于前者影印本。因而顾刻本《素问》，赵刻本《灵枢》，较为一般所熟悉。若以善本的标准衡量，顾、赵两刊本仍嫌其不足，我介绍几个善本的刻本如下。

摹刻宋本《素问》，光绪甲申京口文华堂刊本。这是丹徒赵云生据蒋宝素医家所藏宋椠本而摹刻的，不仅字体端整，粗看一过确较顾本为优。如《素问·举痛论》："脉寒则缩蜷，缩蜷则脉绌急，绌急则外引小络。"顾本缺末句"绌急"二字，而摹刻本则补足完好。又《素问·六元正纪大论》"天气反时，则可依时"句，顾本误为"依则"，而摹刻本不误。又《素问·标本病传论》"先病而后生中满者"句，顾本误为"后先"而摹刻本不误。虽然摹刻本与顾本同样存在错误，但确要少得多。（按：浙江有此复刊本，较劣。）

黄校《内经针刺》是光绪甲申"黄以周"的校刊本。此即《灵枢》，书末附"素问遗编"。书文字划最为端正，全书"脈"不作"脉"，"痹"不作"痺"，"决"不作"決"，"飧"不作"飱"，医籍中校刻如此之精者，实为少见。

钱校《黄帝素问二十四卷附校记》守山阁单刻本咸丰二年刊、钱校《灵枢经二十四卷附校记》守山阁单刻本咸丰二年刊。两书均为金山钱熙祚校刻，钱校多据《难经》《甲乙经》以及两书相互校勘。《灵枢》的残缺甚于《素问》，而钱氏于《灵枢》的校勘独多，尤为难得。两书的校勘记，当为顾尚之之作，于王冰注及新校正语都有所补苴纠正，或引旧说，或出己见，均极精当。因此这两部校刻本，对于治《内经》的帮助很大。原刻本已不易得，惟中医学会戊辰影印本还有流通，在古旧书店里时或可购。

《内经评文》光绪戊戌皖南建德周氏刊本，全书仍照《素问》《灵枢》原本分卷，为周学海澂之氏所评。这个刻本的优点有二：首先是把每篇文字按其内容分作若干段、节，读起来易于理解（这工作"姚止庵"也做过，但有删削，不如周氏的完整）；其次是校刊较好，错误很少，断句亦较正确（商务印书馆曾经的排印本断句不好，不可从）。至于他用乡学究评点文章的方法，空泛臆说，那是不可取的。我们选用这个刻本的优点，不取其缺点，对我们读《内经》仍有帮助。惟这个刻本单独发行较少（我曾得一部，印制极精），一般都在《周氏医学丛书》里，《周氏医学丛书》既有原刊本，亦有影印本，时而可以买到。

以上这 4 种刊本，都是《内经》较好的读本。从这几部刻本入门阅读，必然会获得与阅读一般坊刻本不同的另一境界。

（四）《黄帝内经》选注

《内经》的注本并不太多，除去名存实亡的外，兹将能见到的书目开列于下，以供大家选读。

《素问》《灵枢》全注本。两书的全注本计有：隋，杨上善的《黄帝内经太素》；明，马玄台的《素问注证发微》《灵枢注证发微》；明，张景岳的《类经》；清，张志聪的《素问集注》《灵枢集注节解》；清，姚止庵的《素问经注节解》《灵枢经注节解》；清，黄元御的《素问悬解》《灵枢悬解》等6种。

《素问》单注本。《素问》单注本计有：唐，王冰的《黄帝内经素问补注释文》；明，吴鹤皋的《黄帝内经素问吴注》；清，高士宗的《黄帝内经直解》；清，张琦的《素问释义》等4种。

《内经》节注本。《内经》节注本计有：元，朱震亨的《素问纠略》；元，滑伯仁的《黄帝素问抄》；明，汪机的《读素问抄》；明，丁瓒的《素问抄补正》；明，胡文焕的《素问心得》；明，李念莪的《内经知要》；明，徐春甫的《内经要旨》《内经正脉》；明，王九达的《黄帝内经素问灵枢经合类》；清，章合节的《素问缺疑》；清，汪昂的《素问灵枢类纂约注》；清，薛生白的《医经原旨》；清，徐大椿的《内经要略》《内经诠释》；清，陈修园的《灵素节要浅注》等15种。

他如《黄帝内经灵枢略》（不著姓氏）、清沈又彭的《医经读》、俞正燮的《持素脉篇》等，均节文而无注。金刘河间的《素问玄机原病式》、宋刘温舒的《素问入式运气论奥》、清罗美的《内经博议》、清黄元御的《素灵微蕴》、清程扶生的《医经理解》、清方本恭的《内经述》等，都是据经而各自发挥议论者。清胡澍的《黄帝内经素问校义》、清俞樾的《读书录》的《内经》部、清孙诒让的《札迻素问》、民国廖平的《经脉考证》《黄帝内经太素诊络篇补正》《营卫运行杨注补证》《黄帝内经太素诊皮篇补正》《黄帝太素人迎脉口诊补证》《诊骨篇补正》《诊筋篇补正》、清陆九芝的《内经难字音义》等，都属于训诂、校雠、考据一类的书，对于阅读《内经》都有帮助。读者可根据自己的条件进行选读。

至于上开具的25种注本，究读那几家注本较好？因各家各有其优缺点，故都能阅读一遍最好，如不可能，可以尽先选择几家来精读，这是非常必要的。如杨上善的《黄帝内经太素》最该精读，因杨注本实为诸家注之所本，对杨注有较深的体会后，便有了权衡诸家之注的基础。如杨注《素问·刺禁论》“藏有要害，不可不察。肝生于左，肺藏于右；心部于表，肾治于里；脾为之使，胃为之市；膈肓之上，中有父母；七节之旁，中有小心”一段云：“五藏之气所在，须知针之为害至要，故欲察而识之。”只此“五藏之气所在”一句，便把全段的主要内容和中心思想都揭示无遗了。而后世的王冰注、马莳注、吴崑注、景岳注、志聪注等，都没有揭示出这个精神。惟高士宗据《太素》略有体会，而曰：“五藏之气，从内达外，由经隧而出于孙络皮肤，有紧要为害之处，不可不察。”的确，这段文字如不从脏气方面来体会，是要发生种种误解的。除精读《黄帝内经太素》而外，他如王冰注于五运六气的发挥、马莳注于针灸经穴的详解、吴崑注于篇章大义的阐述、景岳注于五行生化的究诘、志聪注于就经解经的深切、士宗注于字句文义的参订，无不各有专长，能取各家其所长而融会贯通之，进而参阅诸节注本，便可是非判然、明辨诸掌矣。

二、如何学习《难经》

（一）《难经》沿革

《难经》是《黄帝八十一难经》的简称，是仅次于《灵枢》《素问》的古医经之一。“难”读去声，“问难”之意。《帝王世纪》记载“皇甫谧曰：黄帝命雷公、岐伯论经脉，旁通问难八十一为《难经》。”隋萧吉著《五行大义》、唐李善注《文选·七发》，他们引用《难经》文字，竟称《黄帝八十一问》，可见“难”只是“问”字的互词而已。所以《史记·五帝本纪》中“死生之说，存亡之难”两句的《索隐》（《史记索隐》）云：“难，犹‘说’也，凡事是非未尽，假以往来之词，则曰‘难’。”凡此，均足以说明“问难”是所以名经的本义。惟“杨玄操”（见《集注难经·序》）“黎泰辰”（见《虞庶难经注·序》）“纪天锡”（见《进难经集注表》）等，均读为“难易”之难，这是不够妥当的。

《难经》的作者，在隋以前多指为黄帝所作，正如前引《帝王世纪》及《隋书经籍志》所载“《黄帝八十一难经》二卷”是也。唐以后便属之于秦越人了。首先是由杨玄操倡说于前，他在《集注难经·序》里说：“黄帝八十一难经者，斯乃勃海秦越人之所作也。”王勃复为之详述于后，他说：“黄帝八十一难，是医经之秘录也。昔者岐伯以授黄帝，黄帝历九师以授伊尹，伊尹以授汤，汤历六师以授太公，太公授文王，文王历九师以授医和，医和历六师以授秦越人，秦越人始定章句。”（见《文苑英华》，杂序类，黄帝八十一难经序）自此以后，凡称说《难经》者，无不指秦越人所作。如《旧唐书经籍志》《唐书艺文志》《崇文总目辑释》《通志·艺文略》《郡斋读书后志》《宋史艺文志》等均称之。于此，秦越人著《难经》之说，便几乎成为定案了。但张仲景在《伤寒论》中说：“撰用《素问》《九卷》《八十一难》”，既未道黄帝，也不称秦越人。则作者虽难定，其为古医经实毋容置疑。

（二）《难经》内容

《难经》的内容是很宽泛的，正如《难经汇考》所说：“《难经》八十一篇，辞若甚简，然而荣卫度数、尺寸位置、阴阳王相、脏腑内外、脉法病能，与夫经络流注、针刺俞穴，莫不该尽。”的确，《难经》的牵涉面不仅广泛，而且在某些具体问题上，比《灵枢》《素问》越发深刻。兹就其全书的主要内容，分述如下。

“一难”至“二十一难”为第一篇，主要在论“脉”。凡：独取寸口、关分寸尺、阴阳关格、五脏应脉诸象、脉来轻重、阴阳盛衰、脉随四时阴阳消长而运行、原气为脉之根、迟数判脏腑寒热、一脉十变、候五十动、脉绝分内外、色脉声形相参、察脉损至、四时脉常变顺逆、内外证脉变、切脉知生死、三部分四经、男女脉逆顺、阴阳更乘、形脉病相应等，诸理皆有精深的简述，其中尤以“别寸尺”“辨轻重”“论原气”诸端，均为《灵枢》《素问》所不言，而又最关切要。

“二十二难”至“二十九难”为第二篇，主要在论“经络”。凡：言经脉变动而生气血之病、三阴三阳脉度长短之转相灌溉、阴阳经脉气绝之外候、手心主与三焦配为表里，以及十五络、奇经八脉之起继为病等，其中有不少均为《素问》《灵枢》之所未发。如言“是动”和“所生病”，直指为“是动者，气也；所生病者，血也。……气留而不行者，为气先病也；血壅而不濡者，为血后病也。故先为‘是动’后‘所生病’也。”这种解释，为后世许多医家所奉守。

“三十难”至“四十七难”为第三篇，主要在论“藏象”。凡：营卫之相贯，三焦之禀生；心肺而独居膈上，肺肝而各自浮沉；神藏各别，声色臭味即随之而殊；腑脏皆近，心肺与两肠何独去远；左右分而肾与命门判，腑脏别则气与阴营殊；三焦主持诸气，命门独系胞精；肺生于巳而主臭，肾养于申而能闻；腑脏有长短大小之不同，窍穴有七冲八会之互异；人老少而寤寐有多寡，头颈面之经脉会诸阳等等。这些论述不仅都吸取了《灵枢》《素问》的精华，同时还突出地发明了“左肾右命门”之说。

“四十八难”至“六十一难”为第四篇，主要论“病机诊候”。凡：三虚三实，正经自病与五邪所伤；虚、实、贼、微，正五邪之辨；寒温与阴阳之判，脏腑发病之殊；七传间藏之胜，难易治之分，积聚病之别；下利有五泄，伤寒有五苦；癫狂病之察阴阳，头心痛之分厥真；望、闻、问、切之神圣工巧等。这些论述对辨证审因作了精当的发挥，如能将其烂熟胸中，则于病机诊候之要已能大体掌握了。

“六十二难“至”八十一难”为第五篇，主要论“脏腑营俞”及“针刺补泻之法”。其中包括：五脏五俞，六腑六俞，而有阴阳终结之不同；十二经皆以俞为原之义，募在阴而俞在阳之别；虚实母子补泻之先后，春夏秋冬针刺之浅深；刺病贵无伤，调气在迎随；五俞系四时，诸井皆气少；东方实而西方虚，泻南方即补北方；补泻不同，取置各异；呼吸出内，信其左右；迎夺随济，定其虚实；以及上工治未病；毋实实，无虚虚诸理。这些论述虽系以针刺言，而药治的方法亦不出其范围。

以上五篇，凡八十一难，言脉、言经络、言藏象、言病机诊候、言荣俞针法，既集《灵枢》《素问》之精华，亦有作者之独得心传。如“寸关尺”之诊、“左右肾命”之分等，都丰富了祖国医学理论的内容。

（三）《难经》注家

在中医学古典医籍中，注疏最早的莫过于《难经》。远在三国时，吴太医令吕广便是注《难经》的第一人，所注名曰《黄帝众难经》；唐代，杨玄操在吕注的基础上广为注释，名曰《黄帝八十一难经注》五卷；宋嘉祐间，济阳人丁德用鉴于杨著文字艰深，著《难经补注》一书；宋治平间，仁寿人虞庶，为补吕、杨之所未备，而成《虞庶难经注》五卷；宋元符间，青神人杨康侯（子建）有《注解难经》二卷；宋天圣间，翰林医官王惟一著有《王翰林集注黄帝八十一难经》五卷；宋绍圣间，蕲水人庞安常有《难经解义》一卷，临潼人周与权有《难经辨正释疑》二卷，绍兴人王宗正有《难经疏义》二卷；宋咸淳间，临川人李子野有《句解八十一难经》八卷；金大定间，泰安人纪天锡有《集注难经》五卷，易水人张元素有《药注难经》一卷。

以上这些注家，除《句解八十一难经》还完整地存在外，吕广、杨玄操、丁德用、虞庶、杨康侯五家之注仅存于今本《难经集注》中，虽非完璧尚得流传，其余的都散佚无存了。因此，《难经集注》是保存宋以前旧注的惟一注本。我们学习《难经》，似不能不首先备具这样一个集汉、唐、宋之五家注本。正如金山钱熙祚所说："此一书所集诸家之注，未必尽是，然尚循文释文，不为新奇可喜之谈，由是以讲求蕴奥，俾古人之意，晦而复明，而妄议古人者，亦得以关其口而夺之气，讵不足重也欤？"（《难经集注·跋》）。

宋以后较有成就的注家而又书存可见者，元代首推滑寿的《难经本义》二卷，明代有熊宗立的《勿听子俗解八十一难经》六卷，张世贤的《图注八十一难经》（又名《图注八十一难经辨真》）八卷，王文洁的《图注八十一难经评林捷经统宗》六卷，清代黄元御的《难经悬解》二卷，徐大椿的《难经经释》二卷，莫丹子的《难经直解》二卷，叶子雨的《难经正义》六卷，丁履中的《古本难经阐注》二卷，周学海的《增辑难经本义》二卷，日本滕万卿的《难经古义》二卷，丹波元胤的《难经疏证》二卷，名古屋玄医吉田宗恂的《难经注疏》二卷。这些注家，都各有所长，其中以《增辑难经本义》《难经正义》《难经疏证》三书最宜细看，且简介如下。

《难经本义》，滑寿所著，在古今数十注家中当推为翘楚，以其于《难经》诸义最能晓畅也。周学海复以之为蓝本，在《本义》的基础上，增加注家之足以互发者和他本人的心得，次第辑入，名曰《增辑难经本义》，这样则其说益备而义愈显。周氏并将每“难”于《素问》《灵枢》之所出一一注明，尤便于学者不少。其中有“汇考”一篇，尤宜先读，以识得学习之门径。

《难经正义》，清叶霖（子雨）所著，颇同于徐大椿的《难经经释》，引《经》以解《难》处，有过于徐氏，使《难经》所说都能得到佐证，并从而发挥之。叶氏临证多心得，故其说理均着实而能深入，不仅臆说绝少，亦无泛泛之浮词也。

《难经疏证》，丹波元胤所著，于吕、丁、杨、虞诸家的古注参引独多，宋以后的惟斟酌于滑、徐两家之间，说明他的选注是相当审慎的。作者精于疏义之理，书中往往采取汉学家诂训的方法，于许多难解的字、义、理各方面，均提出相当的佐证为之疏通，绝非一般望文生义之可比。

阅读了上列三家注本，对《难经》的理解便已经达到了一定的深度，再看其他注本，就可以了然于胸中了。

（四）《难经》读法

徐大椿在《医学源流论·难经论》中称《难经》为“真读《内经》之津梁”，并指出“内中有自出机杼，发挥妙道，未尝见于《内经》，而实能显《内经》之奥义，补《内经》之所未发，此盖别有师承，足与《内经》并垂千古。”对这样一部具有丰富和精深理论知识的经典之作，究应怎样研读呢？我的意见如下。

第一，以中医学的理论体系为指导进行研读。《难经》是古人研究《灵枢》《素问》的专著，这一点是毫无疑问的。中医学中的“阴阳五行”“五运六气”“人与自然”“藏象”（包括经络）“病机”“诊法”“治则”这一理论体系，是以《灵枢》《素问》为基础的。从内容来看，《难经》也是以“藏象”“经脉”“病机”“诊法”“治则”为纲目的，分别提出重点问题来讨论、阐发，其中仍然贯穿着“阴阳五行”“五运六气”“人与自然”这些朴素的唯物辩证观和整体观。因而我们不能抛开中医的理论体系来读《难经》，认为《难经》是不成系统的片段知识。实际上，《难经》不仅不是片段的知识，而且是从中医学理论体系中提炼出某些重点问题来进行阐述、发扬的。

正如周学海所说：“察其所言，皆《内经》之精髓，不易之定法，其于大义，已无不赅，而不必如《内经》之详且备也。”（《增辑难经本义·序》）

第二，认识其从经脉立论的特点。《难经》虽然是研究《灵枢》《素问》之作，但从整个内容来看，知其尤侧重于《灵枢》，故在阐发“藏象”“病机”“诊法”“治则”等问题时，都着重于对“经脉”的研究，《难经》从“经脉”着手进行研究，这是很突出的特点。书中除一难至二十九难言脉动、言经脉，以及六十二难至八十一难是言腧穴补泻的专篇外，其他是讨论“藏象”“病机”的内容。但其论藏象，亦反复于“营卫相贯”“肺肝浮沉”“脏腑脉别阴阳”“气会八部”之说；其论病机，首言“脉之虚实”“正经五邪”，次辨诸病之变亦在诸经之动。所以有人以《难经》为“脉法”专著，也有人以《难经》为“经穴”专著，就是因为《难经》很重视经脉变化，许多理论都通过经脉来发挥的缘故。不过，《难经》虽然以“经脉”为着眼点，不等于局限于经脉，只是认为“藏象”“病机”等无不与经脉有关而已。

第三，重视其新发展的理论。《难经》作者在《灵枢》《素问》的基础上确有其卓越的发挥。首先是“命门”的发明。第三十九难中说：“左为肾，右为命门；命门者，精神之所舍也，男子以藏精，女子以系胞。”这一新概念的提出，为2000多年来一直是命门学说的张本。其次是“原气”的创说。第三十六难中云：“命门者，诸神精之所舍，原气之所系也。”第三十八难中云：“腑有六者，谓三焦也，有原气之别焉。”第八难中云：“十二经脉者，皆系于生气之原。所谓生气之原者，谓十二经之根本也，谓肾间动气也。”“原气”即动气，根于肾命，别行于三焦，为生气之原，故名“原气”。“原气”的提出，为后世言真阴、真阳之所据。再次是“脉分三部、独取寸口”的提倡。第一难中说：“独取寸口，以决五藏六腑死生吉凶之法。”第二难中说：“从关至尺，是尺内，阴之所治也；从关至鱼际，是寸口内，阳之所治也。”寸、关、尺三部攸分“吉凶”“决生死”的认识，几千年来，竟成为定法，行之有验，在医学领域中实为莫大之贡献。在《难经》中对“三焦”的见解，以及“东实西虚”“泻南补北”诸说，无一不是杰出的创见。我们对这些问题，都应当深入地学习，细致地揣摩，进一步明其所以然之理，从而整理发扬之。

《难经》的内容是相当精审的，文字古朴而简洁，秩然可诵，青年学子当精读而背诵之。

（五）《难经》选本

《难经》的白文本不多见，宋元刻本固无论也，不得已而求诸次，惟《医要集览》丛书中有一卷本，凡34页，10行，行20字，黑口，明经厂刻，似此明刻本在丛书中亦不易得。有1937年，成都义生堂刻“张先识”校补本，名《黄帝八十一难经正本》，字迹端正完好，可读。

至于前面介绍那几种注本，其中《难经集注》以《守山阁丛书》本较好，此本有鸿文书局博古斋的影印本，以及商务印书馆的铅印本，中华书局《四部备要》的聚珍仿宋本亦佳。《增辑难经本义》，仅有《周氏医学丛书》本。《难经正义》，有坊刻本及《珍本医书集成》本。《难经疏证》，有《聿修堂医学丛书》本和《皇汉医学丛书》本。

今本《难经集注》五卷，本名《王翰林集注黄帝八十一难经》，题“明王九思、石友谅、王鼎象、王惟一辑”，殊不伦类。王惟一为宋人，不得称“明”；《四库未收书目提要》谓王九思为明鄠县人，亦不得与王惟一同辑书。查《医籍考》云：“皇国云名氏《难经俗解钞》……”首卷称《难经》有十家补注。所谓“十家”，并越人而言之。曰：卢秦越人撰，吴太医令吕广注，济阳丁德用补注，前歙州歙县尉杨玄操演，巨宋陵阳草莱虞庶再演，青神杨康侯续演，琴台王九思校正，通仙王哲象再校正，东京道人石友谅音释，翰林医官朝散大夫殿中省尚药奉御骑都尉赐紫金鱼袋王惟一重校正，落款为建安李元立锓本于家塾。因此诸家校注本固各单行，李氏鸠集其说编十家补注，而若署名似不以朝代为次序。后人以王惟一名在最后，谓系其所集，仍别为一书，题以王翰林集注字，先子所谓其非王氏之旧者，可见也。祭酒林天瀑（衡）先生《佚存丛书》，尝刻是书曰：“明王九思所编，盖未深加考究也。”（《佚存丛书·卷七·医经七》）似此，则《四库提要》亦失考。

三、如何学习《神农本草经》

（一）《神农本草经》的由来

远古人类如伏羲、神农、黄帝、岐伯（实际这些都是氏族的名称），在不断的医疗活动过程中，发现了许多能治疗疾病的药物，也就是所谓“本草”。经过一代一代地积累，“本草”的知识越来越丰富。随着语言文字的发展，把这些具有不同疗效的药物逐渐地记载下来，这就是“本草经”之所由来。由于《淮南子》《史记》《世本》《通鉴外纪》诸书中都有“神农尝百草”（药）的传说，而“神农”又为历史上“教民稼穑”“树艺五谷”最有代表性的象征性人物，因而《神农本草经》之名渐次见于诸典籍中了。如《汉书·楼护传》称：“护少随父为医长安，诵医经、本草、方术数十万言。”假使没有文字记载成书，是不得称“诵”的，更谈不上“数十万言”了。事实上古代书籍如《书经》（即《尚书》）《诗经》《楚辞》《山海经》等，都已经记载了不少的药物，则汉以前早有本草专书，这是可以肯定的。

现在我们见到的《神农本草经》，书凡三卷，是否即梁《七录》所载的“《神农本草》三卷”呢？这又不然。据梁代陶弘景（451 — 536）在他所著的《本草经集注》序文里说：“药性所主，当以识识相因，不尔何由得闻。至乎桐、雷，乃著在编简。此书应与《素问》同类，但后人多更修饰之尔。秦皇所焚，医方、卜术不预，故犹得全录。而遭汉献迁徙，晋怀奔迸，文籍焚靡，千不遗一。今之所存，有此四（应作三）卷，是其本经。所出郡县，乃后汉时制，疑仲景、元化等所记。……魏晋以来，吴普、李当之等，更复损益，或五百九十五，或四百三十一，或三百一十九，或三品混糅，冷热舛错，草石不分，虫兽无辨，且所主治，互有多少。……今辄苞综诸经，研括繁省，以《神农本草经》三品，合三百六十五为主，又进《名医》副品，亦三百六十五，合七百三十种……并此序录，合为三卷。”从陶弘景序文中看出了几个问题：第一，原始的《神农本草经》是桐君、雷公等人所著录的，但经汉献、晋怀之乱，焚靡所遗，残存下来三卷；第二，魏晋以后，吴普、李当之等，对《神农本草经》有所损益；第三，《神农本草经》到了陶弘景时，已经面目全非，经陶氏整理后，仅残存于陶氏所著的《本草经集注》里了。至此以后凡言《神农本草经》的，便均以陶氏书为据。

在陶氏原书里，凡属于《神农本草经》的部分别以朱书，所附益的部分悉用墨字。由于朱书、墨字判然不同，故当时要辨识《神农本草经》亦自容易。后来由于印刷的关系，这种朱、墨书，一变而为黑、白文。凡陶氏朱书，均刻为黑底白字（阴文），其余的概为白底黑字（阳文）。如唐显庆时修的《唐本草》（又称《唐新修本草》），五代孟蜀时修的《蜀本草》（又称《重广英公本草》），宋开宝时修的《开宝新详定本草》，以及《开宝重定本草》，嘉祐时修的《经史证类备急本草》等，一直都保持着这种黑白文的样式。惟唐、蜀、英公、开宝、嘉祐诸本，均已亡佚，现仅存的《经史证类备急本草》（简称《证类本草》，有“大观”“政和”二种版本），如欲求得《神农本草经》的残存面目，仅有这《证类本草》中的白文而已。明代李时珍修《本草纲目》时，亦全部保存了《本草经》原文，所以现存的诸本《神农本草经》，不是取材于《证类本草》，便是取材于《本草纲目》。

明卢复所辑本，名《神农本经》，即从《本草纲目》中抄出而成，可说是《神农本草经》亡佚后最早出现的一个辑本，全书不分卷。清孙星衍、孙冯翼合辑本三卷，名《神农本草经》，所据者即《证类本草》大观本之黑底白文，又就《太平御览》所引，云生山谷川泽者定为《本经》，其有郡县名者定为后人羼入，其间考证颇多，不失为辑本中的善本之一。顾观光辑本四卷，名《神农本草经》，则以《本草纲目》所载之《本经》目次为据，而依次实以《证类本草》之黑底白文辑出，复以《太平御览》、卢本《神农本经》等为之校正。王闿运校本四卷，名《神农本经》，叙称是据明刻嘉祐官本（是本极少见），称“序录”为“本说”（出陶氏语），果尔亦当以孤本珍之。姜国伊辑本不分卷，名《神农本草经》，亦以《本草纲目》为主，而校以蜀东局所刊之吴普本。黄奭辑本三卷，名《神农本草经》，系据二孙所辑删去“序录”而成。刘复校本二卷，名《神农古本草经》，仍王闿运校之旧刻，并取孙、顾二本，钩考遗文，别附于三品之末，亦有可取者。惟日人森立之辑本四卷，名《神农本草经》，基本是根据唐《新修本草》而成，因《新修本草》我国已无存，而日本尚留手抄残卷，并参用《千金方》《医心方》等书为“考异”一卷附于书末。这些辑本，除卢复、黄奭所辑无甚特异外，诸本均各有其优点，都值得我们参读一遍。

（二）《神农本草经》的内容

《神农本草经》的主要内容分两部分，即“序录”和“诸品”。关于“序录”，王闿运校本为“本说”，姜国伊本曰“名例”，尽管名称不同，内容是一样的，凡13条。日人森立之辑本，不录“三品合三百六十五种，法三百六十五度，应一日以成一岁”一条，则为12条。

“序录”的性质，略同于我们现在的“总论”，泛述了辨识和运用药性的原理。其前4条，总说药分三品及选列365种的意义：正如“序录”所说，“上品”药所以益气延年，“中品”药所以遏病补虚，“下品”药所以除邪破积；之所以选365种，以符合一年365日之数，用以说明这些防病、补虚、治疾的药物，是人们生活中不可一日或缺的。第5、第6两条，说明药物特性有“单行”“相须”“相使”“相畏”“相恶”“相反”“相杀”之不同，必须制其毒性，并使之君臣宣摄、阴阳配合地运用，才能发挥其效，而不致产生副作用。第7条，说明药有“寒”“热”“温”“凉”四气，有“酸”“苦”“甘”“辛”“咸”五味，“气”“味”之所在，即“性”“用”之所在，这是辨识药物最基本的方法；至于药品的“采集”“炮制”“真伪”等，是直接影响药物品质的，所以都应该掌握其要点，以保证药物的质量。第8条，阐述配合诸品而成方剂，方剂则有“丸”“散”“水煮”“酒渍”“膏煎”等剂型之不同，需要发挥其不同的药效，才制成不同的剂型，如果所制的剂型不适合，便会直接影响药效，所以必须慎为考究，不得违越。第9、第10、第11条，言治病遣药总不宜迟延，治疗愈早，效果愈佳，迟则事倍而功半，亦即杜渐防微之旨意；药既所以疗疾，则必须各随其“寒”“热”“温”“凉”之所宜，辨证施治，不能妄遣，既对证矣；还要严格地掌握其用量，病去即止，“太过”“不及”均不足以愈疾。第12条，谈的是服药方法，病有“在上”“在下”“在四肢”“在骨髓”之不同，服药因之而有“饭前”“饭后”“空腹”“饱满”或“在晨”或“在夜”之各别；因为饥饱晨夕既殊，气血营运、阴阳盛衰即各异，伺其机而服药，得其宜则效捷，失其宜则效疏矣。最后一条，提出遣药必须随证变化，不能刻求株待，因为疾病的发生，有“内伤”“外感”“阴阳”“虚实”之不同，是极其复杂的，而且是传变多端的，如果徒执一方一药，实难以应无穷之病变。是此短短的“序录”13条，实言简而意赅，今日视之，仍不失为治本草学之精辟的理论。陶氏录有的“序录”，只此13条。诸辑本如孙星衍、顾观光、刘复等虽复有附益，均不足以与此相比拟，作为参考文献读可也。

各个辑本所载诸品药物，大体上是相同的，都出入于365种之间。惟因《证类本草》的黑白文已略有紊乱，《本草纲目》亦颇多改易，故有部分药物于分品上下以及去取之间稍有出入。惟王校嘉祐本，既分“品类”，又有“部别”，眉目颇清。药品出入最显著者：王闿运校本无“升麻”“粟米”“石下长卿”；顾观光辑本亦无“升麻”“粟米”，而有“蠮螉”“水蛭”；惟日人森立之辑本的药品出入较大，以其据《新修本草》为多也。至诸本之三品混渗，药物分合，参差尤多，但我们非为考据而考据，只期其实用，故反而不关紧要，不必一一及之。

（三）《神农本草经》的读法

《神农本草经》所记载诸药的效用是相当朴素的，是古代劳动者包括医药学家们长期与疾病作斗争的最珍贵的记录。我们必须十分珍惜这一份可贵的遗产，要认真学习，反复验证、反复总结，从而不断地整理提高，更好地掌握这些药物的疗效，为保障人民的健康而努力。为此，我提出以下阅读《神农本草经》的几点意见。

1. 批判地继承

前面已经谈到《神农本草经》是古代劳动人民医疗实践珍贵的记录，但在历史发展过程中，却不幸被道家玄学者掺入一些不符合实际的邪词妄说。即以《经》中“上药120种，多服、久服不伤人”为说，在三品诸药里，具有“久服、多服”明文的有150余种。除上品外，中品亦达20种以上，即下品铅丹、莨菪子等，也说能“多服、久服”。使非道家妄倡神仙服饵之说，实无法为之解释。又如《经》中“耐饥长年”“轻身不老”“延年神仙”诸语，在在皆是。“人参”“地黄”之类固无论矣，即“硝石”“龙胆”“水银”“莨菪”诸药，亦复云云。尤其玉石诸品，其言“通神明”“不老”“轻身飞行千里仙”等等，实难令人置信。因为炼丹家主要是用金石药，他们对金石药的夸大便不惜费辞了。这些内容如果不批判，信以为真，则《神农本草经》真是用不着读了。

2. 须做适当的校勘

由于《神农本草经》一书的辗转播迁，屡经损益，朱书墨字，黑文白文，其间的混糅舛错不知凡几。所以从来辑《神农本草经》的，都做了一些校勘工作，因不经雠校实无从辨其伪误异同之所在也。但是，因受到时代条件的限制，古之校勘的目的和方法，只在如何恢复《神农本草经》的旧观，我们今日作校勘则反之，目的是在正确药物的名称、品种和效用，使之能更好地运用于临床。例如“著实”，诸本均作“蓍实”，只有从陶弘景注、苏敬注中看出是“著”字，便应该正之为“著实”，而不能任其以讹传讹下去；又如“丹雄鸡”诸本均无“肉”字，惟《千金方》作“丹雄鸡肉”，此品名之应校正者也；又如“橘柚”的主治，诸本均作“主胸中瘕瘕满逆”，《千金方》作“去口臭”为是，以橘柚辛温，并非去热之品，其气芳香，优于化浊，故能除口臭；又如“石蜜”的主治，诸本均曰“止痛解毒”，惟《千金方》作“止腹痛，解百药毒”，则石蜜的功效愈显著而具体，此效用之应勘正者也。经过这样的校勘，品名因之而正，效用因之而显。惟不能为校勘而校勘，日人森立之氏所作的《本草经考异》，其校勘工夫本也不坏，只是有为校勘而校勘这样一个缺点。如“松萝”的主治云“止虚汗头风”，本是正确的，但他据《新修本草》校为“出头风”，反而不对了；又“蘗木”主治云“主女子漏下赤白，阴伤蚀疮”，也是对的，但他据万历本校为“漏下赤白，阴阳蚀疮”，反而不对了。如此做校勘，正所谓“非徒无益而又害之”也。

3. 精读“序录”

《神农本草经》“序录”13条，实为治本草学最基本的知识，应该精细地阅读，深得其义而后已。正如张志聪所说：“后人纂集药性，不明《本经》，但言某药治某病，某病须某药，不探其原，只言其治，是药用，非药性也。知其性而用之，则用之有本，神变无方。”（《本草崇原·序》）张志聪颇注意药性，较之仅知药用者要高明一些，所以他在《侣山堂类辨》中所论的“本草纲领”“药性形名”“草木不凋”“四气逆从”等，亦无非是阐发药性而已。“序录”，除总述药性外，从“采集”到“配伍”“服用”等无所不包，若弃而弗治，仅斤斤于个别药品的作用，不仅为张志聪所讥，亦且无从入本草学之门。

惟“序录”词简而意深，故陶弘景之按语、李时珍之集注均必须参阅，陶氏按语今载《证类本草》中，李氏集注则见《本草纲目》卷一。至寇宗奭的《本草衍义》前三卷载有“衍义总叙”三篇，亦为研习“序录”最好的读物，不可忽视。

4. 精选注本

《神农本草经》所记载诸药有着悠久的历史，是通过长期的临床应用，反复地进行经验总结，然后笔之于书，流传后世，故用之无不验。但是，只知其然而不知其所以然，运用时便有很大的局限。要明其所以然之理，便不能不借助于古代诸家的注本。注《神农本草经》者颇不乏人，惟明代海虞缪希雍著的《本草经疏》，实为注本中的佼佼者。

《本草经疏》凡30卷，注疏药物400余种（包括《名医别录》诸品），于每一药物的效用，均朴实而详尽地说明其所以效之理，不涉玄渺，不为肤浮，而又考之成方以尽其变，附之简误以知其忌，持论允当而条理明晰，是则是而非则非。例如其中注“滑石”云：“滑以利诸窍，通壅滞下垢腻，甘以和胃气，寒以散积热。甘、寒、滑利以合其用，是为祛暑散热、利水除湿、消积滞、利下窍之要药。《本经》用以主身热、泄澼、女子乳难，荡胃中积聚寒热者，解足阳明胃家之热也。利小便癃闭者，通膀胱，利阴窍也。其曰益精气，久服轻身，耐饥长年，此则必无是理矣。”（《本草经疏》卷三）徐灵胎则曰：“益精气，邪去则津液自生，久服轻身，耐饥长年。通利之药，皆益胃气，胃气利，则其效如此。”（《神农本草经百种录》）徐灵胎这样毫不批判地“尊经”，曲为谬解，则不如缪希雍远甚。缪氏既肯定“滑石”的效用，并明其效用之所以然，复批判其“益精气”诸说之非，以杜后来者之盲从。最后缪希雍还提出“若因阴精不足内热，以致小水短少、赤涩、或不利，烦渴身热，由于阴虚火炽水涸者，皆禁用”，这样严别是非，尤足以警示后人之歧误。缪氏所疏每一药品的内容，无不如此。尤其一二两卷有30余篇专论，均为治本草学的必具知识，不仅足补《本经》“序录”之不足，其中有独特发挥者亦不少，如能仔细地循序读之，必获益无既，洵非阿好也。

他如张石顽的《本草逢原》四卷，从诸家方治以佐证《神农本草经》诸品效验之理；张志聪的《本草崇原》三卷，从五运六气以阐发药品性味之宜；

邹润安的《本经疏证》十二卷、《本经续疏》六卷、《本经序疏要》八卷，本《伤寒论》《金匮要略》《千金方》《外台秘要》诸方治，反复究诘诸药治验之所以。凡此都是注释《神农本草经》各有成就者，各取其所长，以补《本草经疏》之不逮斯可也。

5. 熟背经文

《神农本草经》的文字，除去“延年不老”一类的修炼家术语外，其治验部分的记载，均朴实无华，尤宜熟读烂背，临床运用时斯有左右逢源之妙。为了便于诵读和记忆，可以把经文编为韵语。璧山黄宝臣（名钰）著有《本草便读》、常州张兆嘉（名秉成）著有《本经便读》等，都可以帮助大家诵读。他如钱塘陆文谟的《本草诗》、吴县朱东樵的《本草诗笺》等，音韵文字虽美，其奈去《神农本草经》远甚，故非理想的读物也。

四、如何学习《伤寒论》

《伤寒论》是中医辨证施治较有系统的书，是后汉“张仲景”的杰著。学习中医必须要读《伤寒论》的重要意义已经为大家所熟知了，但是究竟如何阅读才好？我想从以下几方面谈一下，仅供初学《伤寒论》者参考。

（一）《伤寒论》选本

一般读《伤寒论》的往往都是读注本的多，很少有从《伤寒论》白文本着手的。其实读《伤寒论》白文是研究《伤寒论》的关键，不应该忽略。因为白文本是仲景《伤寒论》的基本面貌，各家注本于《伤寒论》的本来面目或多或少都有所改变了。当然，所谓“白文本”，亦只是指北宋林亿等的校刊本而言，除了林校本而外，我们不可能再看到更接近仲景原著的白文本了。北宋刊本，亦为稀世之珍，国内还没有访到是否有这个本子的存在。其次是明代赵开美的翻刻宋本，据《经籍访古志补遗》说：“此本为仲景全书中所收，曰翻刻宋版，其字面端正，颇存宋版体貌，盖伤寒论莫善于此本。”可惜这个刻本，亦流传甚少，不易购得。

无已，下列几个本子，还不失为《伤寒论》白文本的善本。一是民国元年武昌医馆刊本，其次是民国十二年恽铁樵托商务印书馆的影印本，又其次是民国二十年上海中华书局的影印本。这三个本子都是据赵氏翻刻本而校刊或影印的，在古旧书店时或可以买到。1955年重庆人民出版社发行的《新辑宋本伤寒论》也是据赵刻本排印的，1959年又增附索引发行，仍不失为较好的白文本，只是删节去原本的“辨脉法”“平脉法”“伤寒例”“辨痓湿暍病脉证”“辨不可发汗病脉证并治”“辨可发汗病脉证并治”“辨发汗后病脉证并治”“辨不可吐”“辨可吐”“辨不可下病脉证并治”“辨可下病脉证并治”“辨发汗吐下后病脉证并治”等12篇，以及三阴三阳各篇篇首所列诸法条文，可以称作《伤寒论》的白文节本。

（二）《伤寒论》选注

注解《伤寒论》的，从宋至今不下400余家，要想尽读这些注本，既不可能亦没有这个必要，但是较好的注本不仅有助对《伤寒论》的理解，还足以启发我们的思路。因此，在阅读了白文之后，选几家较好的注本来看，这是非常必要的。兹选列数家如下，以供参考。

1.《注解伤寒论》

《注解伤寒论》，宋聊摄成无己注，书凡10卷，这是通注《伤寒论》的第一部书。汪琥评价说：“成无己注解《伤寒论》，犹王太仆之注《内经》，所难者惟创始耳。”的确，没有蓝本可凭，而要注释这样一部经典著作是不太容易的事。成氏注的最大特点，基本是以《内经》为主要依据。仲景在自序里曾说：“撰用《素问》《九卷》。”而一般也认为仲景《伤寒论》是在《内经》的基础上发展起来的，读了成氏注，更可以清楚地意识到这一点。如《伤寒论》中说：“凡用栀子汤，病人旧微溏者，不可与服之。”成注以《素问·标本病传论》作解云：“病人旧微溏者，里虚而寒在下也，虽烦，则非蕴热，故不可与栀子汤。《内经》曰：先泄而后生他病者，治其本，必且调之，后乃治其他病。”这的确是治病的标本先后问题，“旧微溏”“里虚证”是本病，“栀子豉汤证”是标病、新病。里虚者，需先温其里，这既是《内经》治病求本的精神，亦是仲景丰富经验的体现。又如《伤寒论》中说：“脉浮紧者，法当身疼痛，宜以汗解之。假令尺中迟者，不可发汗。何以知之然？

以荣气不足，血少故也。”成注云：“《针经》曰：夺血者无汗。尺脉迟者，为荣血不足，故不可发汗。”凡此，都说明仲景运用《内经》理论于临床是非常娴熟的。尽管在《伤寒论》的文字中，很难看到仲景引用《内经》的文献，一经成氏注释，则知仲景立法往往以《内经》为依据。足见仲景所说“撰用《素问》《九卷》”完全是有来历的。因此可以说，如果善读成氏《注解伤寒论》，实足以启发我们更好地运用《内经》理论于临床。

成氏于晚年还著有《伤寒明理论》四卷，反复分析“发热”“恶寒”等50种病症的性质，亦大足以启迪临床辨证的思考方法，很值得一读。

2.《尚论篇》

《尚论篇》，清西昌喻嘉言著，书凡4卷，本名《尚论张仲景伤寒论重编三百九十七法》，喻氏书是以明代方有执的《伤寒论条辨》为依据而著的。《尚论篇》立论要点有三：首先驳正王叔和叙例，认为多属不经之语；其次是从仲景397法中循其大纲细目，分别厘定；再次是指出《伤寒论》是以冬月伤寒为大纲。

《伤寒论》六经中以“太阳”一经为大纲，太阳经中又以“风伤卫”“寒伤营”“风寒两伤营卫”为大纲。因而喻氏把《伤寒论》原文重新作了如下的调整：凡“风伤卫证”列于太阳上篇，“寒伤营证”列于太阳中篇，“风寒两伤荣卫证”列于太阳下篇；“太阳阳明证”列于阳明上篇，“正阳明证”列于阳明中篇，“少阳阳明证”列于阳明下篇；“合病”“并病”“坏病”悉附入少阳篇；据腹之或满、或痛而当下、当温者列于太阴篇；凡本经宜温之证列于少阴前篇，凡少阴经传经热邪正治之法列于少阴后篇；凡肝肾厥热进退诸法列于厥阴篇，并以“过经不解”“差后劳复”“阴阳易”诸病悉附入之。

总之，喻氏是持“错简论”而治《伤寒论》的中心人物，前继方有执，后启张璐、黄元御、吴仪洛、周禹载、程郊倩、章虚谷诸家。把《尚论篇》阅读了，诸家之说，便可一以贯之。

3.《伤寒论集注》

《伤寒论集注》，清钱塘张志聪著，书凡6卷，是他晚年的定本，未曾完稿便即死去，后来是由高士宗完成的。张志聪认为，王叔和叙例自称热病，证候既非，条例又非，大纲与本论且相矛盾，便削去了叔和叙例。张志聪又承成无己阐发“风伤卫”“寒伤营”之说，而以“脉缓”“脉紧”“恶风”“恶寒”“有汗”“无汗”等，分列“桂枝汤”“麻黄汤”两大证，与风寒两感、营卫俱伤的“大青龙证”，鼎足而三诸说，为始差毫厘终失千里，反足以蒙蔽仲景之学，不足为训。张志聪尤其认为，“六经”编次自有条理贯通，不容妄为诠次。这一点是和喻嘉言等持“错简论”一派的观点完全相反。张志聪把六经诸篇398条，按照原本次序分作100章，自为起迄，各具精义，决不能把《伤寒论》当作断简残篇，遽然予以条例节割，应该是拈其总纲，明其大旨，从汇节分章，使其理明义尽而后已。

至其张志聪治《伤寒论》的主要学术思想，期在阐明人体“经气”的变化。张志聪认为，三阴三阳、六经六气，在天地之间有，在人体之中亦有；无病则六气运行上合于天，外感风寒便以邪伤正，始则气与气相感，继则从气而入经；懂得“经气”的道理，从而读《伤寒论》便能因证而识正气之出入，因治而知经脉之循行。张志聪的这个主张，又经张锡驹的继续发挥，陈修园的不断宣扬，于是张志聪便成为维护伤寒旧论一派的中坚人物，并且对后学的影响很大。

4.《伤寒来苏集》

《伤寒来苏集》，清慈溪柯韵伯著，书凡8卷，包括《伤寒论注》四卷、《伤寒论翼》二卷、《伤寒论附翼》二卷。柯韵伯认为，《伤寒论》经王叔和编次后，仲景原篇不可复见，章次虽或混淆，距离仲景面貌还不甚远；而方有执、喻嘉言等重为更订，是于仲景愈离愈远。

惟《伤寒论》里既有“太阳证”“桂枝证”“柴胡证”等说法，必然是以“辨证”为主的，要想把《伤寒论》的理论更好地运用于临床，最实际的就是掌握其辨证的方法。因此，柯韵伯主张不必孜孜于传仲景旧论的编次，更重要的是传仲景辨证的心法。例如太阳篇，柯氏分列了“桂枝汤证”“麻黄汤证”“葛根汤证”“大青龙汤证”“五苓散证”“十枣汤证”“陷胸汤证”“泻心汤证”“抵当汤证”“火逆”“痉湿暑”等11证类。如“桂枝汤证”里汇列有关的凭脉辨证16条，桂枝坏证18条，桂枝疑似证1条，相关桂枝证的18方，如“桂枝二麻黄一”“桂枝加附子”等汤统列于此；“麻黄汤证”里汇列有关麻黄汤脉证14条，麻黄汤柴胡汤相关脉证1条，汗后虚证8条，麻黄汤变证4条，相关麻黄汤证5方，如“麻黄汤”“麻杏甘石汤”等统列于此。其他诸证，亦无不按此类分条列。

这就是柯氏以证为主，汇集六经诸论，各以类从的方法。他这样分篇汇论、挈纲详目、证因类聚、方即附之，对于临证来说是比较适用的。同时柯韵伯在《伤寒论翼》里将全篇大法、六经病解、六经正义，以及合病、并病、风寒、温暑、痉湿等问题，都作了系统的分析，足以启发学思不少。章炳麟氏谓柯韵伯“能识《伤寒论》大体”，就是指这几篇议论而说的。

后来徐大椿著《伤寒论类方》，也是以方类证。不过徐大椿与柯韵伯有所不同：韵伯分经类证，以方名证；徐大椿则以方分证，方不分经。这两种方法，在临证时都有现实意义。

5.《伤寒贯珠集》

《伤寒贯珠集》，清长洲尤在泾著，书凡8卷。全书各篇分立“正治法”“权变法”“斡旋法”“救逆法”“类病法”“明辨法”“杂治法”等，为其组编的骨干。如太阳篇分作“太阳正治法”“太阳权变法”“太阳斡旋法”“太阳救逆法”“太阳类病法”五章。其他阳明、少阳、三阴诸篇亦无不如此辨治立法分条。

如治伤寒者，审其脉之或缓、或紧，辨其症之有汗、无汗，从而用桂枝汤、麻黄汤等法，汗以解之，这是正治法；顾人体有虚实之殊，脏腑有阴阳之异，是虽同为伤寒之候，不得迳用麻、桂法，必须考虑到小建中、炙甘草、大小青龙等方，这是权变法；治疗中常常发生“过”与“不及”的流弊，或汗出不彻，或汗多亡阳，因而又有“更发汗”以及“温经”等法，这是斡旋法；不幸而误治，或当汗而反下，或既下而复汗，致成“结胸”“协热下利”等证，于是乎有“大小陷胸汤”“诸泻心汤”等方法，是为救逆法；太阳受邪，绝非一种，如“风湿”“温病”“风温”“中暍”等，形与伤寒相似，治则不能雷同，而有麻黄汤、白术汤、瓜蒂散、人参汤、白虎汤等方治，这是类病法。

尤氏是通过临床实践，从《伤寒论》条文中体会出仲景的种种立法的，使人便于掌握，实有惠于后学不少。

（三）《伤寒论》阅读方法

《伤寒论》是理论密切联系实践典范，把辨证施治的方法贯穿在理、法、方、药之中的，是最有系统、最有条理的著作，因而成为学习中医学的必读文献。我这里所谓“读”，必须是读得烂熟，最低限度要能背诵六经条文。初读的时候最好用“白文本”，不要用“注本”。例如谈到“桂枝汤证”，便能把前后有关桂枝汤证的条文都能列举出来；谈到“麻黄汤证”，便把有关麻黄汤证的条文都能列举出来。这才是基本熟读了。

熟读之后，再来细细地研读“注本”，前面所列举的几个注本是最起码的。如研读“成注”有心得，能帮助我们把《内经》中许多理论与《伤寒论》联系起来，学习张仲景如何运用《内经》理论于临床。于研读成注之后，再研读张注，读张注时，其中的凡例、本义最不要疏忽，因为从中可以了解张志聪的主要学术思想。最好是能按照他所分的100章，扼要地写出提纲来，这样有助我们对《伤寒论》进行全面的分析。读张注后再读喻注，喻注是以397法和三纲分立说为基础的。无论我们同不同意他的分类方法，但三阴三阳、风寒营卫等，是研究《伤寒论》的基本问题，我们可以取其经验，更好地来理解和研究这些问题。读喻注后再读柯注，读柯注应先读他的《伤寒论翼》部分，因为这部分是研究《伤寒论》的基本问题的，尤其是“全论大法”“六经正义”“风寒辨惑”三篇最关紧要。从这里识得大体以后，再阅读他的《伤寒论注》部分，不仅易于深入，对我们辨识伤寒方证的关系也很有好处。读柯注后再读尤注，尤注以研究《伤寒论》的立法为主，领悟其阐述《伤寒论》确立治法的所以然，足以启迪我们临证立法施治之机。

我之所以介绍这几个注家，并不是说他们可以概400余注家之全，而是从成注以溯仲景学术思想之渊源，从张注以识《伤寒论》之立论大法，从喻注以辨阴病、阳病传变之奥，从柯注以察辨证立方之微，从“尤注”以判施治立法之所以。这几个方面都下了一定的工夫，庶几可以比较全面地了解《伤寒论》辨证论治的法则，对于指导临床实践也有一定帮助。

当然，《伤寒论》各个注家之间，有许多不同看法，甚至还有相互排斥、相互非议的地方，可以不必过于追究这些问题，而是取其各家之长，弃其各家之短。取长弃短的惟一标准，亦以能通过临证实践的检验为指归。如成无己注“衄家不可发汗，汗出必额上陷脉急紧，直视不能眴，不得眠”一条说：“衄者，上焦亡血也。若发汗，则上焦津液枯竭，经络干涩，故额上陷脉急紧。诸脉者皆属于目，筋脉紧急，则牵引其目，故直视不能眴。眴，瞬合目也。

《针经》曰：阴气虚则目不瞑，亡血为阴虚，是以不得眠也。”对其中的“额上陷脉急紧”，一般注家均解释为“额上陷，脉紧急”，这不仅是临证时所未曾见，于理亦难通，深藏内在的经脉，称为“陷脉”，《内经》固有此说也。又成无己注解栀子豉汤方说：“酸苦涌泄为阴，苦以涌吐，寒以胜热，栀子豉汤相合，吐剂宜矣。”这里成氏虽依据《内经》为说，诸家亦不乏同意成氏之说者，但临证时用“栀子豉汤”从未发生涌吐反应。前者成氏之说，和者无多，但理足事明，我们取之；后者成氏之说，虽注家多有和者，但非临证事实，我们弃之。不阿其所好。

五、如何学习《金匮要略方论》

（一）《金匮要略方论》的源流

《金匮要略方论》和《伤寒论》齐名，都是汉代张仲景的杰出著作，其实仲景在《伤寒论自序》（原名《伤寒卒病论集》）里仅说：“为伤寒杂病论合十六卷”，并没有提到著有《金匮》，但现行《伤寒论》不仅无杂病，卷数亦只有10卷，这是什么道理呢？宋代郭雍曾解释道：“问曰：伤寒何以谓之‘卒病’？雍曰：无是说也。仲景叙论曰：‘为伤寒杂病论合十六卷。’而标其目者，误书为‘卒病’。后学因之，乃谓六七日生死人，故谓之‘卒病’，此说非也。古之传书怠惰者，因于字画多省偏旁，书字或合二字为一，故书雜为‘（雜去左）’，或再省为‘卒’。今书‘卒病’，则‘杂病’字也。……今存伤寒论十卷，杂病论亡矣。”（《伤寒补亡论》）郭雍这话是很有道理的。仲景既言“合十六卷”，当然是合并《伤寒论》《杂病论》二者而言，单是《伤寒论》则无所谓“合”了。的确，仲景合《伤寒论》《杂病论》为一的十六卷原本，早已经亡失了。所以《隋志》注引《梁七录》仅有《张仲景辨伤寒十卷》，这就是《伤寒论》亡后的十卷单论本，《唐书·艺文志》尽管仍载有《伤寒卒病论》十卷，只是“名存实亡”而已，因六卷《杂病论》已然不存在了。

仲景的十六卷原本虽早已经亡失了，但到了宋仁宗时代，却发现一部十六卷的删节本，叫作《金匮玉函要略方》，是一位翰林学士叫王洙的在馆阁里发现的。这书约分为三卷，上卷论伤寒、中卷论杂病、下卷载方药及疗妇人病诸法。林亿等校印医书时，认为此书论伤寒的部分过于简略，不如十卷本（即《伤寒论》现行本）详细，便从中卷论杂病以下到服食禁忌共 25 篇，略加校订，仍然分作三卷，去掉“玉函”二字，更名为《新编金匮要略方论》，这就是《金匮要略方论》这部书的由来。说明此书虽非六卷本之旧，但仲景《杂病论》的基本精神还是存在其中的。

（二）《金匮要略方论》的内容

《金匮要略方论》全书共 25 篇，如按照次第编号，共计 608 条，分别叙述了 44 个病证，各病共列 226 方，另有附方 28 首。《金匮要略方论》的概况如此，其具体内容分述如下。

第一篇“脏腑经络先后病脉证”。此篇可说是全书的绪论，这里提出了内因、外中、房室、金刃、虫兽伤等致病因素，以及望、闻、问、切等诊察疾病的方法，以及“治未病”的施治原则等。其中尤以叙述诊察疾病的内容最为丰富，很值得深入地学习。

第二篇“痓湿暍病脉证治”。此篇叙述了痓病、湿病、暍病的辨证论治大法。痓病分刚、柔而治；湿病分湿痹、寒湿、风湿三类，而分别用分利、温里、温散诸法；暍病治以养阴、祛暑为主。

第三篇“百合狐惑阴阳毒病脉证治”。此篇提出以阴救阳、以阳救阴为治疗百合病的原则；狐惑病则分上蚀、下蚀而治；阴阳毒由于毒邪蕴蓄，故总以解毒为主。

第四篇“疟病脉证并治”。此篇首言疟疾的基本脉症，次则分述了疟母、瘅疟、温疟、牡疟的证治。

第五篇“中风历节病脉证并治”。此篇论治中风须辨中络、中经、中腑、中脏之不同；历节病总由肝肾两虚，复伤风湿而成；并附及冲心脚气的疗法。

第六篇“血痹虚劳病脉证并治”。此篇统述了潜阳、培中、补阳土、壮真阳、养阴敛肝、缓中补虚、扶正祛邪等治疗虚劳的诸法；血痹病亦由内伤而被微风，故附及之。

第七篇“肺痿肺痈咳嗽上气病脉证并治”。此篇论肺痿病由燥热伤津引起，而有肺冷、气逆之分；肺痈病因于热伤血脉，总以排脓、泻热为主；咳逆上气病则有虚、实、痰、气、水、饮、热之别，便当随证治之。

第八篇“奔豚气病脉证治”。此篇概述了“奔豚”因惊而发，当分肝气、肾气、寒郁三证而治。

第九篇“胸痹心痛短气病脉证治”。此篇提出阳虚于上是胸痹、心痛、短气病的主要原因，其变化则有阳虚气滞、气滞痰盛、痰挟水气、饮邪兼痰、阳虚湿盛、寒盛气结、寒湿阳衰等证之各别。

第十篇“腹满寒疝宿食病脉证治”。此篇讨论了腹满一症而属气滞、热实、里实、表里两实、阴虚阳盛诸证的治法；寒疝病而属虚寒、郁积、寒饮、血虚、表里寒邪诸证的治法；宿食病的上涌、下泻两种疗法。

第十一篇“五脏风寒积聚病脉证并治”。此篇列叙肝、心、脾、肺、肾、三焦诸脏的中风、中寒的证治，中风多为阳证、实证，中寒多为阴证、虚证；积聚则以始终不移和发作有时作为鉴别。

第十二篇“痰饮咳嗽病脉证并治”。此篇凡叙饮病有痰饮、悬饮、溢饮、支饮、心水、肺水、脾水、肝水、肾水诸证之分，辨证则有阳虚、里寒、寒热夹杂之别，论治则有利小便、逐水、泻下、降气利水、平水逆、发汗诸法之各异。

第十三篇“消渴小便不利淋病脉证并治”。此篇论消渴病在厥阴，而为卫气营竭所致，治疗则以肾气丸为主；淋病多为阴虚血热，禁用汗法；小便不利病，则有胃热、停水之别。

第十四篇“水气病脉证并治”。此篇分辨五脏水、风水、皮水、里水、黄汗诸水病，而有表证、里证、里寒证、阳虚、里热、阴阳两虚、在气分、在水气、在血分的区分，当各随证而治之。

第十五篇“黄疸病脉证并治”。此篇总的提出黄疸多为风痹瘀热所致，并有谷疸、酒疸、女劳疸等不同的病症，治法虽以利小便为主，但亦当分辨里热、湿热、表虚、里虚、寒湿、燥证、半表半里证的不同，而予以不同的治疗。

第十六篇“惊悸吐衄下血胸满瘀血病脉证治”。此篇论惊悸应分水邪、水饮两证而治；至于衄血、吐血、下血的论治，虽当各究其因，但总以不发汗为宜。

第十七篇“呕吐哕下利病脉证治”。此篇介绍呕病当分热湿、里虚、虚寒、阳衰阴盛、水阻气滞诸证而治；吐病则有虚寒、停饮、胃弱、胃热的不同；哕病亦有里实、气滞、虚热之分；下利也有阳虚、里实、里寒、里热、寒湿、气利兼表诸证的各别。

第十八篇“疮痈肠痈浸淫病脉证并治”。此篇论疮痈应分辨前期、后期而治，前期宜表散，后期毋伤血；肠痈当以有热、无热、脓成、脓未成而施治；浸淫疮首当分辨顺、逆，从口流向四肢为顺证，从四肢流来入口为逆证。

第十九篇“趺蹶手指臂肿转筋狐疝蛔虫病脉证治”。此篇论趺蹶为寒湿在下；手臂肿为风湿在上；转筋多由津燥；狐疝总属阴证；蛔病常因于脏寒。明乎此，则治有其法矣。

第二十篇“妇人妊娠病脉证并治”。此篇分别叙述了妊娠脉法，妊娠恶阻以及漏下、胎寒、腹痛、尿闭诸症的治疗方法，和养胎的方法。

第二十一篇“妇人产后病脉证治”。此篇略述产后痉病、产后郁冒、产后大便难、产后腹痛、产后中风、产后呕逆、产后下利等病证的病变和治法。

第二十二篇“妇人杂病脉证并治”。此篇略述热入血室、痰饮、脏躁、虚冷、带下、瘀血、腹痛、转胞、阴中寒、阴蚀、阴吹等 11 种妇人常见病证的病变和治法。

第二十三篇“杂疗方”，第二十四篇“禽兽鱼虫禁忌并治”，第二十五篇“果实菜谷禁忌并治”，这三篇统为杂疗食养方，其中无可讳言夹杂有迷信色彩，但亦有部分仍是实用的，不能一概加以否定。

（三）《金匮要略方论》的读本

《金匮要略方论》的白文本，国内能见到的有：杨守敬跋的元刊本，但流行甚少；明吴勉学校刻的《古今医统正脉》本，商务印书馆据此排印，题名为《新编金匮要略方论》，中华书局亦据此排印的《四部备要》本，题名为《金匮玉函要略方论》；明万历间赵开美校刊的《仲景全书》本，人民卫生出版社影印的单行本即据此；明俞桥刊本，商务印书馆曾据此影印为《四部丛刊》本，题名《新编金匮要略方论》，日本曾有仿俞本刊行，清光绪间成都邓崇文斋的《仲景全书》即据日仿俞本重刻者；康熙间尚有文瑞堂的癸亥刊本；宝编堂的辛丑刊本。

以上诸刻，都是比较著名的善本。目前要买这些原刊本，也是不太容易的事，不得已而求诸次，以我的涉猎来看，商务印书馆和中华书局所排印的《医统正脉》本，都是较好的，因两书的校勘工作都做得不错，错误的地方比较少，很可以做我们的阅读本。惟人民卫生出版社影印的赵开美本，虽经校勘，而存在的错误还不在少数。本来赵开美的原刻也就不太高明，所以就难免不存在错误了。如"风引汤"的"日数十发"，误为"日数十后"；"乌头汤"的"乌头"，误为"乌豆"；"九痛丸治九种心"下脱"痛"字；"血痹虚劳"误为"血痹血劳"……等等。这些都是明显的错误，但出版者并没有将其勘正。所以我认为这本书给予初学者做读本，是不适合的。

关于注本，注《金匮要略方论》的远不如注《伤寒论》的多，但从明初"赵以德"的《金匮方论衍义》开始，包括日本人的著作在内，亦有70余家。要想把这70多家注本都能阅读一遍，亦非一般人所能办到。其中有的是流传较少，不易看到。如赵以德的《金匮方论衍义》三卷本、张志聪的《金匮要略注》四卷本等，我亦仅见到收藏家的手抄本而已。当然，无论大小注家，总有他的特点，有他的独到之处，能普遍过目一遍，自是好事，如不可能，还是只有尽先选择其善者而精读之，再逐渐地旁搜远涉较为妥当。兹就管见所及，介绍几部较有精义与发明，而又容易买到的注本如下。

《金匮玉函经二注》，书凡22卷，明初赵以德衍义，清吴门周扬俊补注。赵氏的《衍义》流传甚少，惟从周扬俊据《衍义》补注成为《二注》刊行后，知道赵氏《衍义》的人才逐渐多了。赵氏《衍义》本着仲景撰用了《素问》《九卷》之旨，往往引据《内经》里的理论来阐发《金匮》各篇的精义，这和成无已的《注解伤寒论》颇有类似之处。所以周扬俊谓赵氏是"本轩岐诸论，相为映照"（《金匮玉函经二注》周氏自序），这完全是正确的。因而阅读赵氏的《衍义》，可以帮助我们理解如何运用《内经》理论于临证实践。至周扬俊的《二注》，则多本于喻嘉言，喻氏为清初治仲景学的佼佼者，故其发议论每多精辟之处。研究《金匮》如能从这《二注》入手，对于许多病证的理解以及辨证的分析，都大有裨益。本书的刊本较多，较好的有清康熙二十六年丁卯刻本、道光十二年壬辰刻本、道光十八年戊戌吴郡经义斋刻本等。1958年，上海卫生出版社据《中国医学大成》仿宋字本复印发行，亦清晰可读，较之1915年上海校经山房的石印本为优。

《金匮要略心典》，书凡3卷，清吴门尤在泾集注。尤氏初非有意注此书，只是平日研习时随心所得笔之于书，10年之间积久成帙，所以名之曰“心典”。尤氏之注，既不费辞，又颇能深入浅出。如他注“见肝之病，知肝传脾”一段云：“见肝之病以下九句，是答上工治未病之辞。补用酸三句，乃别出肝虚正治之法，观下文云‘肝虚则用此法，实则不在用之’可以见矣。盖脏病惟虚者受之，而实者不受，脏邪惟实则能传，而虚则不传。故治肝实者，先实脾土，以杜滋蔓之祸。……此仲景虚实并举之要旨也。”许多注家都把“肝传脾”的肝实证，与“补用酸”的肝虚证混为一谈，独尤氏认为“肝传脾”的肝实证，已在“惟治肝也”句终了，“肝虚则用此法”，仅指“补用酸”而言。这样肝之虚虚实实，便清清楚楚了。尤氏着墨不费，其深入浅出往往如此。徐大椿对尤氏《心典》评价说：“条理通达，指归明显，辞不必烦，而意已尽，语不必深，而旨已传。”这评价还是较确切的。《金匮要略心典》主要有雍正十年壬子遂初堂刻本、同治八年己巳陆氏双白燕堂刻本、光绪7年辛巳崇德书院刊本、宣统元年己酉成都同文会刻本。

《金匮要略方论本义》，书凡3卷，清柏乡魏荔彤释义。注《金匮》而议论风生、发明最多的要算这本书了。如魏荔彤解释“虚劳”时说：“虚劳者，因劳而虚，因虚而病也。过于动而阳烦，失静而阴扰，阴日益耗，而阳日益盛也。既云劳而虚矣，则劳必有一定之外因，而虚亦必有一定之内因。五劳七伤，皆耗其脏中真阴，生其脏中邪热，于是邪实而精夺，遂成虚劳之病矣。”他指出：“虚”的病因由于“劳”，病“虚”而后又有“阳烦”“阴扰”之别；既要识“劳”之外因，尤要辨“虚”之内变；既要辨精气之虚，也要辨邪气之实。对疾病能如此层层深入细辨，在注《金匮要略方论》诸家中实难有与其匹者。此书注其他诸病，莫不如此。

以上三个注本，各有其特点。读《金匮玉函经二注》，可以丰富我们的基本理论；读《金匮要略心典》，可以扼要地掌握各篇的内容实质；读《金匮要略方论本义》，可以启发我们深入地分析疾病的方法。把这三个注本都了然于心，可以说深入到仲景的堂奥了。但是这三部书有一个共同的缺点，它们都把“杂疗方”以下“三篇”删节不注，其实这“三篇”中亦有一部分仍是有实用价值的，不妨可参阅日人丹波元简、丹波廉夫所著的《金匮玉函要略辑义》，亦可选择地吸收其合理的部分。

（四）《金匮要略方论》的阅读方法

《金匮要略方论》是记载关于杂病治疗的著作，既有理论又有临床，是最切合实用的书。如有条件，最好把“第一篇”至“第二十二篇”的400余条，熟读到背诵如流的程度。和《伤寒论》的条文一样，《金匮要略方论》的每一条都有“辨证论治”的具体内容，能把这些内容背得烂熟，临证时才能左右逢源俯拾即是，如果背不得或者背不熟，运用时便比较困难，甚至根本想不到用，所以熟背是头等要紧的事。

其次，对条文的内容不能仅如行云流水一掠而过，要有较深刻的理解，也不能望文生义。正如前面所举“尤在泾”理解肝实、肝虚两证一样，不仅不蹈前人窠臼，而且还能提出新的见解。更重要的是，能用“治肝实者，先实脾土，以杜滋蔓之祸；治肝虚者，直补本宫，以防外侮之端”这一论点来指导临床，获得良好的效果。

如第362条云：“妇人怀妊，腹中㽲痛，当归芍药散主之。”第371条又云：“产后腹中㽲 痛，当归生姜羊肉汤主之。”两条都云“腹中㽲痛”，何以处治的方法如此悬殊呢？前条的“㽲 ”字，读如“绞”，是肚子急剧的疼痛；后条的“㽲 ”字，应读如“㑣”，是肚子隐隐地疼痛。其痛而急剧者，是由水湿邪气犯侵营分，因而营血不和而作痛，故用“当归”“川芎”“芍药”以和营，“白术”“茯苓”“泽泻”以除湿，水湿去而营血和，疼痛自然就消除了。其痛而隐微者，是由元阳不足、营血虚寒所致，故用“当归”以温经，“羊肉”以补虚，“生姜”以散寒，经温虚补则寒去而痛止。如果以两条“㽲痛”为一证，便不是仲景所谓“虚虚实实，补不足，损有余”的道理了。

又如第280条说：“从春至夏衄者，太阳；从秋至冬衄者，阳明。”顺文释之，似乎说春、夏衄血，皆在太阳；秋、冬衄血，皆在阳明。但临床事实告诉我们并不如此，怎样理解呢？此条主要在说明“衄血”是由于血热上腾的道理。即是说衄血病多由于热重，如春、夏季节较暖，纵然患太阳表热证亦可能见衄血；相反，尽管秋、冬季节寒凉，若患阳明里热证，更是容易衄血了。这样于理论、于临床都说得过去，便不是徒作文字的解释而已。

《金匮要略方论》各篇，均以一个个独立的病证居多，要在全面理解的基础上，以各篇的病证为单位，进行系统地分析。

例如第二篇包括“痉”“湿”“暍”三个病，第18条到第30条都是在讨论“痉病”，这13条的内容包括痉病的原因、证候类型、诊断、治疗等问题。第21条的“太阳病发汗太多”，第22条的“风病下之”“复发汗”，第23条的“疮家”“发汗”，都是谈“发汗”过多津液受伤是招致痉病的主要原因。第24条“身热足寒、颈项强急、恶寒、时头热、面赤、目赤、独头动摇、卒口噤、背反张”，是谈痉病的主要临床表现。第26条的“按之紧如弦”，第25条的“反伏弦”，第24条的“脉如蛇”，是谈痉病的主要脉象。痉病的分类，主要有刚、柔之别。第18条所谓的“发热无汗反恶寒”，第29条所谓的“无汗而小便反少，气上冲胸，口噤不得语”，统为刚痉的病变表现；第19条的“发热汗出而不恶寒”，是柔痉的病变表现。关于痉病的治疗，第28条柔痉主用“栝蒌桂枝汤”，以其能弭风、清热、润燥也；第29条刚痉主用“葛根汤”，以其既祛腠理之表实，复能生津液以滋筋脉也；第30条的燥热证主用“大承气汤”，是为急下存阴之法。至第20条所谓的“太阳病，发热，脉沉而细者，名曰痉，为难治。”第27条“痉病有灸疮，难治。”第25条“暴腹胀大者，为欲解。”是谈痉病两种不同的预后。其中“脉沉而细者”，为阴阳俱不足之象，痉病本已伤津，又加灸疮，其阴愈伤其热愈炽，故两证的预后都属不良，而曰“难治”；痉病为伤津之极，腹常凹陷如舟，如果腹部渐渐胀大如常人，则为正气渐复之征，故其预后佳良，而曰“为欲解”。

经上述这样分析，便把原来散在、前后参差的条文系统化了，也就把仲景所叙述的痉病的内容系统地组织起来了。凡关于痉病的原因、证候、辨证、治疗、预后等等，都有了纲领可寻，对痉病从病因到治疗有了较全面的认识。当然，从临床的实际运用来看，仲景所列的内容，并不十分全面，甚至还有不尽适合临床应用的地方，我们可以从而补充之、更正之。这就是既继承了仲景的学术又将其发扬光大之的具体方法。

但也无可讳言，《金匮要略方论》的缺略处还是比较多的。如“五脏风寒积聚”篇，脾脏无中寒证，肾脏中风、中寒证均缺；他如“奔豚”“惊悸”等篇的残缺，亦很明显。只要我们不抱残守缺，本着仲景辨证论治的精神，便能补其残而修其缺。我认为，这是学习《金匮要略方论》必须具备的基本精神。

六、如何学习脉法书

通过脉搏的变化可以测知人体内阴阳盛衰、邪正消长的变化，所以“切脉”是中医临床诊察疾病最主要的方法之一。但是，切脉并不是十分容易的事，正如王叔和所说：“脉理精微，其体难辨，弦、紧、浮、芤，展转相类，在心易了，指下难明。谓沉为伏，则方治永乖；以缓为迟，则危殆立至。况有数候俱见，异病同脉者乎！”（《脉经·序》）前人在切脉方面积累了很多的宝贵经验和丰富知识，只要努力学习，而且学习得法，就可以达到“切脉动静”而“决死生之分”（《脉经·平脉早晏法》）的境界。究竟如何学习脉法呢？兹分三个方面来谈。

（一）熟读《脉诀》

关于“脉诀“的书甚多，其中优劣不齐，能择其善者而读之实大有益处。首先，因其为韵语，便于诵习记忆，最适合于初学之人；其次，要而不繁，提纲挈领，实为治脉学入门的重要读物。因此初学脉法，选一部较好的“脉诀”来读，是很有必要的。脉诀书较好的我认为以高阳生的《脉诀》为最。

《脉诀》5卷（或作6卷，或作3卷），相传为六朝人高阳生作（李时珍《纲目》中作五代时人），旧题王叔和撰，后人多辨其非，是也。《脉诀》的主要内容，由以下几个部分组成：①脉赋，是全书的总论，概述了“诊脉部位”“四时休旺”“辨脉疑似”“脉症参合”“妇人经产（脉）”“诸种怪脉”等内容；②诊脉候入式歌，凡“三部定位”“取脉手法”“关分阴阳”“脉象分辨”等均概括于其中；③五脏六腑脉歌，从“藏象”说到“脉象”的分辨和所主之证；④脉类，共分“七表”“八里”“九道”等三大类；⑤左右手诊脉歌，分叙两手“头”“中”“末”三指分诊三部之法；⑥诊生死顺逆歌，包括“动数止代”“形证相反”“五行相克”等内容；⑦察色观病候歌，既从全身总述，亦从五脏分叙；⑧妇人脉歌，主要畅叙妊、产两方面的脉候；⑨小儿脉，计生死候和外证诸脉；⑩诸杂病脉歌，有“伤寒”“阴阳毒”等多种病。以上各门长短歌诀凡200余首，实为《脉诀》中之最丰富者。

非议《脉诀》的，往往怪其词俚而旨浅，竟望望然弃之，惟周学海对《脉诀》颇有恰当的评价。周学海说：“作者之苦心，乃故作此浅鄙之词，不欲用《脉经》之深隐，使末学终无所问津焉耳。至其词有异于《脉经》，则又非无义，而不足为大病。何也？《脉经》且未尝尽合于古矣，岂惟《脉经》，即《难经》言四时脉状，且与《素问》大异矣。后人虽疑而辨之，卒不似排抵《脉诀》，直至欲取而焚之者。徒以《脉诀》文词浅鄙，易生轻侮耳。而孰知作者苦心，正在是哉！其私心之所得，临证之所见，确有异于古之所云，遂毅然恻然为后人告也。”（《脉诀刊误·序》）周氏这样的评价是正确的，《脉诀》一书不仅概括了《脉经》中的主要内容，实亦有其独具心得的地方。例如《浮脉诀》云：“按之不足举有余，再再寻之指下浮；藏中积冷营中热，欲得生精用补虚。”“浮”为表脉、阳脉，夫人得而言之“脏中积冷营中热”之浮，“按之不足”而“举有余”，则诸大家均罕言之。里阴虚而脏中积冷，故按之不足；表阳盛而营中有热，故举之有余。独朱丹溪于此大有所悟，谓此乃“阴不足阳有余”之证，拟“人参地骨皮散”（人参、地骨皮、茯苓、知母、石膏、柴胡、生地黄、黄芪）为治。吾人用以治阴不足阳有余而“脉浮”“发热”者殊屡屡效，以证《脉诀》所言实有经验也。

自《难经》以降，“寸”“关”“尺”三部已为持脉之大法，而24脉中，都能从此三部分辨的，舍《脉经》而外实难多觏，而《脉诀》中的三部辨脉又无不各有所本。如《浮脉诀》所云“寸浮中风头热痛，关浮腹胀胃虚空，尺脉见之风入肺，大肠干涩故难通”，即系本之于《脉经》的“平三关病候并治宜”篇。“尺脉见之风入肺”一句，其义尤深，盖尺候腹中，《素问》之义也，“浮”为风，风阳入肺传之于腑，大肠燥金之气因而干涩。其他诸脉亦无不如此分辨，于此足以说明，《脉诀》所概括《脉经》内容最多，即指为《脉经》的通俗读物亦无不可。

注解《脉诀》的亦有多家，而以元季戴同父的《脉诀刊误》、明代张世贤的《图注脉诀》、清朝王邦傅的《脉诀乳海》三书各具精义。戴氏书，或释或辨，多据《内经》《难经》及仲景、叔和之言为证，颇委曲详尽，虽其所辨，不无过词，而于大义则无不赅洽；张氏书，既图解明析，复从阴阳五行之理以入说，平脉辨证之道以处方，能灵活运用之足资启发；王氏书从《内经》《难经》以阐其义，证《脉经》以明所本，引据最博，说理亦透，并于河图洛书诸理，以及营卫循行之义，致力尤深，较戴、张两书实有过之而无不及。能参看三家所注，斟酌取舍，自能循序以进矣。

（二）精研《脉经》

《脉经》10卷，西晋王叔和撰，是仅存的最早的一部研究脉学的专著。据叔和自序说："撰集岐伯以来，逮于华佗经论要诀，合为十卷，百病根源，各以类例相从，声色证候，靡不赅备。其王、阮、傅、戴、吴、葛、吕、张，所传异同，咸悉载录。"这说明，王叔和在当时对可能见到的有关谈"脉"的一些著作都有过搜集，整理后才著成《脉经》。

《脉经》是具有总结性的一部很有价值的关于脉学的典籍。徐大椿说："王叔和著《脉经》……其原亦本《内经》，而汉以后之说，一无所遗……其汇簇言，使后世有所考见，亦不可少之作也。"（《医学源流论·脉经论》）这个评价是完全正确的。因此，我们研究脉学，如不从《脉经》打下基本功，甚或竟毕生不一览《脉经》，则犹无源之水、无根之木。我前面提倡熟读《脉诀》正是为了研习《脉经》，所以，精研《脉经》是学习脉法最紧要的一环。

《脉经》的主要内容如下：第一卷，叙述24脉"寸""关""尺"三部脉象，以及五脏六腑、阴阳营卫所主脉象，虚实顺逆疾病所见脉象，及其"将瘥""难已"诸候之脉象；第二、三、六等三卷，阐发"脉气"本于五脏六腑、十二经脉、奇经八脉之理，并各举其阴阳之虚实，形症之异同，而为施治补泻之方；第四、五两卷，博采仲景、扁鹊、华佗等察声色消息死生之理，决四时百病死生之分，从而发明色脉之要；第七卷，列言治病之法，大都有八（汗、吐、下、温、灸、刺、火、水），均宜察人阴阳交并虚实、生死、损至，以合法可否之宜；第八卷，分叙"尸厥""霍乱""中风""血痹"等数十种杂病的平脉、辨证及论治；第九卷，论著妇人、胎产、小儿等的平脉、辨证及论治；第十卷，言"手检图二十一部"，但其内容仅为复论十二经脉、奇经八脉、三部24脉形症所属，并无图可见，何以有此差谬？尚不明其原因。

喻嘉言讥《脉经》说："汇脉之中，间汇一证，不该不贯。"（《尚论篇》）这是喻氏的偏见。《脉经》既是由于汇辑诸书而成，便不同于自为之说而条理一贯。王叔和博采汉以上诸家有关脉法要论，各以类从，分为10卷，群言汇集，或有不贯之处，而大纲汇举，实亦无伤。即脉言脉，费千言不能述其义，惟以症言脉，以脉辨症，脉症兼说，则脉理易明。也可以说后人于脉理之有所发挥，即以脉症为其根据，否则便毫无立论之地也。因此说，辑“脉”而不废“症”，这正是叔和的成功之处。喻昌议其非，未足以为知言。王叔和给我们留传下这样一部脉法专著是很不容易的，应该很好地珍惜、发扬，使其不断地放出光彩。

今本《脉经》所有的内容，其绝大部分不外出于《素问》《灵枢》《难经》《伤寒论》《金匮要略方论》等五书。一至六卷，多为《素问》《灵枢》《难经》之言，第七卷多出自《伤寒论》，第八、九两卷大半皆选自《金匮要略方论》。能精研之，不仅诸书之言脉者略尽于此，并可从脉与症按其分类而比较分析之，便更能深入一步而有所领悟。抑且《脉经》所引诸书之文，常有与今本不同处。如第七卷云：“汗而热留者，寿可立而倾也。”（《脉经·热病阴阳交并少阴厥逆阴阳竭尽生死证第十八》）现《素问》误作：“病而留也。”又如第七卷云：“伤寒一二日至四五日，厥者必发热，前厥者后必热。”（《脉经·病不可发汗证第一》）现《伤寒论》误作“前热者后必厥”，而与下文“厥深者热亦深，厥微者热亦微”之义不合。类此之处颇多，精习《脉经》尤足以订正诸书之失，而有助于对经典著作之研究。

惟《脉经》自宋熙宁中经林亿等校雠刊版行世后，迄无注本可参。不得已退而求诸刻本较善者，则有清光绪年间池阳周澂之的校刊本，颇清析可读。周氏是据嘉庆黄锟校本（黄以所藏旧钞本，与元泰定柳贸 、谢缙荪复刻陈孔硕本、明童文举重刻袁表本及赵府居敬堂本互校刊成）、金山钱熙祚刻本（钱氏亦据袁本校订），以及王叔和所引《灵枢》《素问》《难经》《中藏经》《伤寒论》《金匮要略方论》《甲乙经》，与后来各家之引据《脉经》者更相校雠而成，是现行刻本中之最精审者。虽无注文，而上述著书大半都有解释，如能一一检阅而细读之，亦不甚难。

（三）博览脉法名著

精习《脉诀》《脉经》以后，于脉学已具有坚实的基础。循此而博览诸家名著，更足以广其识而深其意。古代论脉法的名家虽不少，而其发挥最为深透而大有可观者，约有下列数家。

《诊家枢要》，元滑寿著，书凡1卷，不过7000余言。其立论要以阴阳对待为说，而说皆精审。如论“察脉须识上下来去至止”云：“上者为阳，来者为阳，至者为阳；下者为阴，去者为阴，止者为阴也。上者，自尺部上于寸口，阳生于阴也；下者，自寸口下于尺部，阴生于阳也；来者，自骨肉之分而出于皮肤之际，气之升也；去者，自皮肤之际而还于骨肉之分，气之降也；应曰至，息曰止也。”又论“脉至”云：“凡脉之至，在肌肉之上，出于皮肤之间者，阳也，腑也；行于肌肉之下者，阴也，脏也。若短小而见于皮肤之间者，阴乘阳也；洪大而见于肌肉之下者，阳乘阴也。寸尺皆然。”又论“持脉”云：“持脉之要有三：曰举，曰按，曰寻。轻手循之曰举，重手取之曰按，不轻不重委曲求之曰寻。初持脉，轻手候之，脉见皮肤之间者，阳也，腑也，亦心肺之应也；重手得之，脉附于肉下者，阴也，脏也，亦肝肾之应也；不轻不重，中而取之，其脉应于血肉之间者，阴阳相适，中和之应，脾胃之候也。若浮中沉之不见，则委曲而求之，若隐若见，则阴阳伏匿之脉也。三部皆然。”他如论30种脉象，亦无不以阴阳对待为言，而皆各具精义，言简意赅。

《诊宗三昧》，清初张璐著，书凡1卷。自“宗旨”至“婴儿”计12篇，其中以“脉象”“师传”“口问”三篇是全书的三昧所在。“脉象”一篇，以首先识得“弦”“钩”“缓”“毛”“石”等五脏之常脉为主；五脉之中，必以“缓滑”之象为平脉，为有胃气；如某一脉偏少冲和之气，即是病脉；或在本部反见他脏之脉，便是本脏气衰，他脏之气乘之所致；参以形体之肥瘠，方土之宜异，气候之流变等，而参合之，庶几脉形无遁，真象毕露矣。“师传”一篇，列叙“浮”“沉”“迟”“数”等32脉，于每一脉，首言其形，再说其所以具此形之理，再述其所主之证，再辨其疑似之见，再论其兼见他脉之由，最终畅发其分析证治之巧，层层剖析，曲尽奥义。“口问”一篇，十有二则，阐述“三焦”“命门”“神门”“冲阳”“太溪”“反关”“人迎”“气口”“逆顺”“异脉”“妇人”“婴儿”诸脉之候，以及“初诊久按”“脉症异同”“从脉从症”“脉法阴阳”“高章纲惵卑损脉法”“辨声与色”“沉脉温补转剧”诸法之理，无不深入浅出，可解积疑。尤其是解“高章”诸脉尤为明晰。

《诊家正眼》，明李中梓著，书凡2卷。首卷言脉大义，多本《内经》《难经》立说，言简意赅，纲纪秩然。第二卷分述28脉，每脉均以“体象”“主病”“兼脉”三者为纲而次第述之，“体象”“主病”两项都以简切胜，独于“兼脉”则畅发其辨证析疑之能事。最终殿以《脉法总论》一篇，凡“脉之阴阳变化”“色脉参伍”“尺肤相合”“病证所主”等项，均能尽其意解言宣之妙用。其于《素问》《伤寒论》许多脉体之解释，既不费词而明晓如绘。结合28常见之脉，以理解《内经》及仲景不常见之脉名，并从而道出所以之理，非于脉学有较高的修养和丰富的临证经验者，实难道出只字。虽于纵横顺逆诸脉仍不具体，究不失为言脉法之佼佼者。

《脉神章》，明张介宾著，书凡2卷，系《景岳全书》的一部分。《脉神章》计分“内经脉义”“通一子脉义”“难经脉义”“仲景脉义”“滑氏脉义”“诸家脉义”等六篇。而尤以“通一子脉义”一篇为张氏治脉学的精华所在。该篇凡13节，均能发微启秘。其中“独论”“胃气解”两节，尤为卓见不群，发人深审。其言曰：“独之为义，有部位之独也，有脏气之独也，有脉体之独也。部位之独者，谓诸部无恙，惟此稍乖，乖处藏奸，此其独也。脏气之独者，不得以部位为拘也。如诸见洪者，皆是心脉；诸见弦者，皆是肝脉；肺之浮，脾之缓，肾之石，五脏之中，各有五脉。五脉互见，独乖者病。乖而强者，即本脏之有余；乖而弱者，即本脏之不足。此脏气之独也。脉体之独者，如《经》所云，独小者病，独大者病，独疾者病，独迟者病，独热者病，独寒者病，独陷下者病，此脉体之独也。总此三者，独义见矣。夫既谓之独，何以有三？而不知三者之独，亦总归于独小、独大、独疾、独迟之类，但得其一，而即见病之本矣。故《经》曰：得一之精，以知死生。”（《脉神章·独论》）《素问·三部九候论》叙“七诊之独”仅属例举而言，并未如张氏所言之深刻，且能示人以察独之法，非会心有素者未之能也。又论述“胃气”云：“凡诊脉者，无论浮沉迟数，虽值诸病叠见，而但于邪脉中得兼软滑徐和之象者，便是五脏中俱有胃气，病必无害也……察之之法，如今日尚和缓，明日更弦急，知邪气之愈进。邪愈进，则病愈甚矣。今日甚弦急，明日稍和缓，知胃气之渐至，胃气至，则病渐轻矣。即如顷刻之间，初急后缓者，胃气之来也；初缓后急者，胃气之去也。此察邪正进退之法也。”（《脉神章·胃气解》）从来言“胃气”者均未能像张氏这样，既能授人以察胃气之规矩，又能示人以察胃气之巧，绝非泛论之可比。

《周氏医学丛书脉学四种》，清周澂之著，计《脉义简摩》8卷、《脉简补义》2卷、《诊家直诀》2卷、《辨脉平脉章句》2卷，均在《周氏医学丛书》第二集中。周氏这“四种”，都是辑自《内经》《难经》《伤寒论》《金匮要略方论》《脉经》《甲乙经》《千金方》《千金翼方》，以及宋元以来的名贤、日本诸家等。截至目前止，可说是研究脉学最完善的一部类书。周澂之说：“考之于古而有所本，反之于身而有信可，征之于人而无不合，施之于病而无不明。”（《脉简补义·自序》）这是周氏的自我评价，是很恰当的。“四种”书中，以《脉义简摩》为基础，凡关于脉学的部位、诊法、形象、主病、名论、妇科、儿科诸类，都选辑得至为精当，并都作了相当的阐发。《脉简补义》则纯为周氏的发挥，分两个部分，曰“诊法直解”，曰“诸脉补真”；“诊法直解”发挥“求脉”“审脉”“三部九候”“气分血分”“十二经动脉”“命门三焦”“三关脉体”等大义，都解说得异常深切；“诸脉补真”发挥30余种脉象的精义，所谓“补”者，系补郭元峰《脉如》28脉辑说之未备，所谓“真”者，即一言一义，均系周氏历验而来，绝无欺诳之谈；如其于“滑”“涩”“动”“结”“促”五脉之辨似云：“滑者，脉之浮沉起伏，婉转流利也，形体条畅，浮沉皆得，若来如电掣，略按即空，此滑不直手，元气将脱也。涩者，脉之将起未起之际，有艰滞难进之意，及其既至，亦颇有如掷如跃之时，但中间常于将来之顷，夹杂一二阻滞不畅耳。动脉，全似滑脉，滑脉形体和软而有起伏，动则形体坚搏，指下如豆，躁疾鹘突，几于有来无去，起伏不明也。结脉，即动脉之怠缓者。促脉，即滑脉之兼洪者。此五脉，惟促脉主病，气分居多，余四脉则气血参半，而有寒热虚实之殊。”（《脉简补义·滑涩动结促辨》）《诊家直诀》所言，曰“总义”，曰“会通”，曰“真言”；“总义”分脉象、指法、主病三章，字字坚实，各有着落，均从《内经》《伤寒论》《金匮》诸书中融会得来，颇能道其奥旨；“会通”综述浮、沉、迟、数等24脉象的参伍错综，示人于既明各象之本义后，再能比例而得其参见错出者，此脉学一贯之义也；“真言”曰位、数、形、势、微、甚、兼、独八字，“位”即三部九候，“数”以纪其多寡，“形”为脉之静体，“势”乃脉之动态，“微”“甚”所以衡脉变之轻重，“兼”“独”所以审脉变之主次，前四者为“正脉”之提纲，后四者为“变脉”之提纲。《辨脉平脉章句》所以注释《伤寒论》“辨脉”“平脉”两篇的文义，多本临诊治病之实际体验来解说，较诸家所注踏实。后来周氏以为所著四种卷帙浩繁，非一般人所可尽读，乃于四种中撮其要者，简之又简，订为两卷，名曰《重订诊家直诀》，凡22篇，真可谓要言不繁矣，刊于《周氏医学丛书》第三集中。

此以上五书，均为研究脉法中最具有代表性的著作，各有专精，而以周氏书尤为博大，如能尽得其旨，庶可谓于脉学升堂入室矣。

七、如何阅读针灸书

徐大椿著《医学源流论》，曾有“针灸失传”之说，人便以为徐氏不信任针灸疗法，其实不然。徐氏之所谓“失传”者，谓一般针灸医，学无师承，轻率用针，未得古法之传授耳。所以他说：“果能潜心体察，以合圣度，必有神功。其如人之畏难就易，尽违古法，所以世之视针甚轻，而其术亦不甚行也。”（《医学源流论·针灸失传论》）的确，针灸疗法，并非浅近的知识，而是具有“易陈难入”的至理。近来书店里有不少《针灸入门》《针灸易知》一类的小册子，作为普及大众的针灸常识亦何尝不可，若以之作为学习针灸的入门书，甚至说针灸就是这样一回事，则大不可。就管见所及，要对针灸进行较深刻的研究，必须在下列书籍上痛下工夫。

（一）精读《灵》《素》

徐大椿说：“《灵》《素》两经，其详论脏腑经穴疾病等说，为针法言者，十之七八，为方药言者，十之二三，上古之重针法如此。”（《医学源流论·针灸失传论》）《灵枢》《素问》固然是中医学最根本的典籍，但就学习针灸而言，诚如徐氏所说，更要多加精究不可。《素问》81篇，有关针灸的凡

59篇；《灵枢》81篇，有关针灸的凡55篇，其余26篇，并不是与针灸无涉，而是不如这55篇的突出罢了。两书所言针灸，独详于刺法的阐述，就刺法之基本理论言，曰辨刺之可否、曰神形之专一、曰辨虚实、曰别阴阳、曰调和气血、曰因时行刺、曰取穴、曰配穴、曰行针、曰候气、曰深浅、曰补泻、曰痏数之多寡、曰留针之久暂、曰避伤、曰防晕、曰刺禁、曰刺害等，后世任何言刺法之书，未有如是其详且尽者。就针术之种类言，分刺营、刺卫、刺微、刺未并、刺留血、近刺、分刺、经刺、络刺、缪刺、巨刺、五俞刺、振埃刺、发蒙刺、去爪刺、彻衣刺、解惑刺、远道刺、推刺、解结、大泻刺、豹文刺、合谷刺、燔针刺、毛刺、偶刺、报刺、恢刺、齐刺、扬刺、直刺、输刺、短刺、浮刺、阴刺、傍刺、赞刺、丰刺、关刺、焠刺等，后世之言刺术者，亦未有如是之完且备也。凡此刺法、刺术，都是古人在长期与疾病作斗争中，经历无数次之不断实践，不断积累，不断失败，不断提高而逐渐总结出来的。其中有经验、有至理，如不勤奋为之，将何以拔刺雪污、解结决闭而去其疾？

即以“补泻法”之一端而论，操针灸术者，无不知言之也，但其术甚简，非轻重刺即内外搓而已。若《素》《灵》之言补泻，则有多种之不同。如：“吸则内针，无令气忤，静以久留，无令邪布，吸则转针，以得气为故，候呼引针，呼尽乃去，大气皆出，故命曰泻。……呼尽内针，静以久留，以气至为故，如待所贵，不知日暮，其气以至，适而自护，候吸引针，气不得出，各在其处，推阖其门，令神气存，大气留止，故命曰补。”（《素问·离合真邪论》）这是针刺的呼吸补泻法。行泻法，吸则内针，因吸则气至而盛，迎而夺之，其气可泄；所谓刺实者，刺其来也，如邪气犹未泄，尚须候病者再吸，转搓其针以催气，故曰“以得气为故”；候呼气则引退针出，使邪气散而不复聚，气呼尽则针离穴，邪气便随之而散泄矣。行补法，则俟其呼气尽而入针，气出针入，所谓“追而济之”也；候其吸气而引针，则气充于内，推阖其门，则气固于外，而神气存留，达其补之目的矣。

又如：“泻必用方，方者，以气方盛也，以月方满也，以日方温也，以身方定也，以息方吸而内针，乃复候其方吸而转针，乃复候其方呼而徐引针，故曰泻必用方，其气乃行焉。补必用圆，圆者，行也，行者，移也。刺必中其荣，复以吸排针也。”（《素问·八正神明论》）这是针刺的方泻圆补法。

“方”之为言“正”也，方吸内针，乘其邪气正盛之时而进针，所谓“迎而夺之”，故可为泻；“圆”之为言“缓”也，虚而不足，缓以调之，故可为补。

又如：“泻必用圆，切而转之，其气乃行，疾而徐出，邪气乃出，伸而迎之，遥（摇）大其穴，气出乃疾。补必用方，外引其皮，令当其门，左引其枢，右推其肤，微旋而徐推之，必端以正，安以静，坚心无解，欲微以留，气下而疾出之，推其皮，盖其外门，真气乃存。”（《灵枢·官能》）这是针刺的圆泻方补法。“圆”训为“流利滑急”之义，快速转针，直迫邪气，故可为泻；“方”训为“端正安详”之态，缓缓转针，所谓“追而济之”，故可为补。

又如：“补泻须一方实，深取之，稀按其痏，以极出其邪气。一方虚，浅刺之，以养其脉，疾按其痏，无使邪气得入。邪气来也紧而疾，谷气来也徐而和。脉实者，深刺之，以泄其气；脉虚者，浅刺之，使精气无泻出，以养其脉，独出其邪气。”（《灵枢·终始》）这是针刺的浅深补泻法。深刺既足以尽驱其邪，并勿按其痏，以宽展其去路，是为泻法；浅刺既不能伤其正，并疾按其痏，以拒邪之侵入，是为补法。

又如：“徐而疾则实者，徐出针而疾按之；疾而徐则虚者，疾出针而徐按之。”（《素问·针解》）这是针刺的徐疾补泻法。经气既盛，徐出针而疾按之，则经脉无伤，真气不泄，虚者可实，是之谓补；邪气既衰，疾出针而徐按之，则门户洞开，邪气得泄，实者可虚，是之谓泻。

又如：“泻曰必持内之，放而出之，排阳得针，邪气得泄。……补曰随之，随之意若妄之，若行若按，如蝱虻止，如留如还，去如弦绝，令左属右，其气故止。外门已闭，中气乃实。”（《灵枢·九针十二原》）。这是针刺的轻重补泻法。内针时，持之坚而入之锐，刺之重也，出针时复排开阳道以泻之，令去而阻，是泻法也；随其气之衰而调之，轻缓进针，恰如蚊之止，刺之轻也，出针后复闭其外户，正不得泄，是补法也。

凡此诸法，均曰补泻，但其术各别，其义各异，皆能练习而精熟之，于临床之辨证选用，卓有余裕。《素问》《灵枢》而后，没有一家能道其精义者，要之，针灸之学实以《素》《灵》为渊薮。学习中医学而不习《素问》《灵枢》，固为无源之水，其流必不长；若学针灸而不习《素问》《灵枢》，或习之而不精，则犹无根之木，吾未见其能成长者也。明人高武氏初纂集《针灸节要》，继修辑《针灸聚英发挥》，终未以为惬意，不足以言针灸之道，终撰《针灸素难要旨》四卷，尽举《内经》《难经》言针灸之要分类而出之，斯谓前辑两书其可行矣。这其中是有深刻道理的。

（二）详考《图经》

《灵枢》说："欲以微针通其经脉，调其血气。"（《灵枢·九针十二原》）无论针刺或灸焫，基本都是施用于经脉上的。因人身脏腑之气血，无不通行于经脉，故脏腑诸病变既反映于经脉，治疗方法即可通过经脉以愈脏腑诸疾。所以《素问·调经论》说："五脏之道，皆出于经隧，以行血气，血气不和，百病乃变化而生，是故守经隧焉。"又说："夫十二经脉者，皆络三百六十五节，节有病，必被经脉。"《灵枢·九针十二原》中云："所言节者，神气之所游行出入也，非皮肉筋骨也。"意思即是说，"节"即神气游行出入的经穴，而不是皮肉骨节之"节"。人之全身经脉遍布365经穴，这是行针灸疗法必备的知识。

古人为了明确人体经脉和经穴的分布部位，除了文字记载外，还识之以图，叫作"明堂图"。"明堂"为古代帝王发号施令之所，其义为中央，医家初用以称"鼻"，因鼻亦位于面部的中央也。中央既定，上下左右四方的部位可分，于是针灸家又以之名经脉、经穴部位图。《隋志》有《明堂孔穴》5卷、《明堂孔穴图》3卷，《唐志》有《内经明堂》13卷、《黄帝十二经脉明堂五藏图》1卷、《黄帝十二经偃侧人图》12卷、《黄帝明堂》3卷、《杨上善黄帝内经明堂类成》13卷、《杨玄孙黄帝明堂》3卷，可惜这些图都不存在了，今天我们要考订经穴，除了《素问》《灵枢》所记载的而外，下列4书是必须详加研究的。

《针灸甲乙经》12卷，晋皇甫谧著。该书是据《素问》《灵枢》《明堂孔穴》三书编辑而成，古代的《明堂孔穴》已不复存，其内容仅见于此书，所以十分珍贵。该书第一卷列有关"藏象"医论15篇，均录自《素问》《灵枢》；第二至第四卷则详列经脉孔穴，其中与《素问》《灵枢》不同者，臆度之，或为《明堂孔穴》之遗；第五卷言"针法"；第六卷列"病机"论文12篇；第七至第十二卷备言"诸种病证"及针灸所宜与刺法。该书其述经穴均不循经而取，而是按部分列，计分头、面、耳前后、颈、肩、背、胸、腋、腹、手、足等11部。头部分为6区，背部分为3区，胸部分为4区，腹部分为5区，手足各分6区，共664穴，包括单穴48，双穴308。《素问》《灵枢》中既无此分法，皇甫氏又自言曾据《黄帝明堂孔穴》，故知其有所本矣。

《铜人腧穴针灸图经》3卷，宋王惟一（惟德）著。宋仁宗时曾铸腧穴铜人两个，一置医官院，一置大相国寺仁济殿。王氏复奉敕撰《铜人腧穴针灸图经》，与其所铸铜人相辅而行，惟此书传本极少。约于金世宗大定16年，不著撰人名氏者，将本书补注刊行，名《补注铜人腧穴针灸图经》，凡5卷，今所常见者惟此本。该书卷一、卷二，列叙手足十二经脉、经穴和图像，经脉之文仍取自《灵枢·经脉》；卷三、卷四，首列针灸避忌人神及太一日行九宫之图，以下次第从铜人的头部、面部、颈部、肩部、背部、膺部、腋部、胁部、腹部等各分行记穴，每穴均记"经脉所属""主治诸病""宜针宜灸""针刺深浅""灸焫壮数"等；第五卷，首述十二经气血多少，次列旁通十二经络流注孔穴图（仅列春夏秋冬所刺之五俞而无图），最后分出"十二经""五俞"”别络郄穴"等之主治与针灸法等。要之，观其取穴法及针灸法，不尽与《素问》《灵枢》《甲乙》同，而有专门传受之术在其中，值得珍惜。

《铜人针灸经》7卷，不著撰人姓氏。首卷，载"经脉起止""俞穴流注""补泻迎随""下针分寸""九针之名"等五论；第二至第三卷，载正面人形四，凡80穴；第四至第五卷，载背面人形四，凡96穴；第五至第六卷，载左侧人形、右侧人形各二，左侧凡54穴，右侧凡55穴；末卷载"针灸吉日""人神禁忌"若干则。其论"俞穴流注"，盖本《备急千金要方》而参用《灵枢·本输》之文而成。其论"九针之名"，则录自《素问》的"针解篇""刺齐论""刺禁论""宝命全形论"等。末卷"人神禁忌"诸说，既本于王氏《铜人腧穴针灸图经》，又仿于《备急千金要方》《外台秘要》推尻神起例也。第二、三、四、六各卷所载诸穴如"目骨""眉冲""神总""明堂""当阳""前关""督俞""气海俞""关元俞""下昆仑""阳跻""阴跻"等，不仅为王氏《图经》所无，即王冰《素问注》《针灸甲乙经》《备急千金要方》《外台秘要》《圣济总录》诸书亦未见者，此固别有师承之学也。

《明堂灸经》8卷，题西方子撰。全书无论，从人体正、伏、侧三面记载全身经穴。正人部计分头部中、二、三行，面部分中、二、三、四、五行，胸部、腹部各分中、二、三、四行，手部分太阴、厥阴、少阴三经，足部分太阳、阳明二经，凡284穴；伏人部计分头部一、二、三行，耳后，脊部一、二、三行，手部分少阳、太阳，足部太阳，凡206穴；侧人部计分头颈、侧胁、手阳明、足少阳、足厥阴、足少阴诸部，凡172穴。全书虽由删去王氏《铜人腧穴针灸图经》之针法部分而成，但其分别部居，实取用《备急千金要方·明堂三人图》，主治各病，亦兼采《外台秘要》诸家，故与王氏书仍互有同异。按《备急千金要方·明堂三人图》序云："旧《明堂》图，年代久远，传写错误，不足指南。今一依甄权等新撰为定。"则《备急千金要方》所本《明堂》，实为甄权所撰，与《甲乙经》所本《黄帝明堂》不同。今甄权所撰之《明堂》已佚，《备急千金要方》所撰《明堂三人图》亦不存，幸赖《明堂灸经》存之。又《铜人针灸经》于王氏《图经》所载腧穴并未全录，而此书与王氏《图经》比勘，实有增无删，尤觉可宝。

考究经穴，能备此4书，不仅可以互为比勘，校正穴位，而医经所传、专家私授之学，均在于兹矣。

（三）博览专著

治针灸学，既于《素问》《灵枢》打下了坚实的理论基础，对经脉孔穴进行了具体的研究，又于《针灸甲乙经》《铜人腧穴针灸图经》《铜人针灸经》《明堂灸经》诸书作了较精详的比勘工夫，则循经必正，探穴必准，是于学理方法已具根基，便须转而博览各大家的专著，从中吸取其临证施用的经验。

所谓"专著"，必须是学有专精，而非一般剪裁编辑之书也。例如杨继洲辑的《针灸大成》10卷，非不善也，究为类书，不得称为专著，于初学入门者是一本较好的指导书和工具书，通过此书可以知道有关针灸许多著作的线索，便于循序渐进，择善而从。又如廖润鸿辑的《勉学堂针灸集成》，亦非不善也，其简切扼要，尤优于《针灸大成》，但也只能是便于初学者的活本，是治针灸学的一般知识书籍，而非专著也。据余所知，可称为专著者有如下几种。

《备急千金要方》30卷、《千金翼方》30卷，唐孙思邈著。《备急千金要方》的最末两卷，及《千金翼方》第26卷至第28卷等3卷，均专言针灸。

孙氏的针灸源于甄权，甄权为隋唐间积学之士而娴于针灸者，施治有奇验。孙氏尽得其术，尤神于灸，故《备急千金要方》里所述诸疾，无不辅以针灸治法，其针法中治风癫的“鬼”穴，如“鬼宫”“鬼信”“鬼垒”“鬼心”“鬼路”“鬼枕”等（《备急千金要方·卷十四小肠腑方》），效验卓著。又灸治脚气的“风市”“伏兔”“犊鼻”“膝眼”“三里”“上廉”“下廉”“绝骨”等八穴法，用之而当尝获神效，皆为屡效不爽者（《备急千金要方·论风毒状第一》）。因此，孙氏书虽非专言针灸者，而其针法、灸法均有独到处，胜其他针灸书多多，余曾拟将两书之针灸法辑出单行，臆度已久，愧未能也。

《扁鹊心书》3卷，宋窦材著。窦氏本无学识，但其用灸法及丹附大药，颇有师承，并独得其妙，其《窦材灸法》50条，均为其多年临证之心得，尤其是灸“命关”“关元”之法，可推独步。至其书中有不少狂妄之论，以第三扁鹊自居，则弃之可也。

《针灸资生经》7卷，宋王执中撰。第一卷载铜人诸穴；第二卷述有关针灸诸法论18篇；第三卷以下列叙193种杂病的针灸疗法。王氏的临证经验是非常丰富的，在所述许多病证的治法中都反映了这一点。例如他说：“凡人脾俞无定所，随四季月应，病即灸藏俞是脾穴，此法甚妙。”（《针灸资生经·中风不语》）这一经验，很可宝贵，《素问》“脾不主时”“常以四时长四藏”（寄旺于四藏）的道理，在王氏的临证中充分地得到了印证。他还认为治“中风失音，不能言语，缓纵不随，先灸天窗五十壮，息火，仍移灸百会五十壮毕，还灸天窗五十壮，若发先灸百会，则风气不得泄，内攻五藏，喜闭伏，仍失音也。”（《针灸资生经·中风不语》）同篇又说：“凡中风服药益剧者，但是风穴，悉皆灸三壮，无不愈，神良，决定勿疑。不至心者，勿浪为灸。”若无临证心得者，必不能道出其中只字来，所以不失为一部较好的针灸治疗专著。

《扁鹊神应针灸玉龙经》1卷，元王国瑞撰。首列120穴玉龙歌85首，次为注解标幽赋，次为天星11穴歌诀12首，次为人神尻神歌诀、九宫尻神歌诀，次为66穴治证，次为子午流注心要秘诀，次为时日配合穴法图，次为盘石金直刺秘传，次又附针灸歌及杂录切要。其中名目固颇涉鄙俚，文义亦多浅近，但是论治最切要，毫无模棱之处。如治水肿云：“病称水肿实难调，腹胀膨肿不可消；先灸水分通水道，后针三里及阴交。”并注云：“水分，在脐上五分，灸五十壮；单腹胀宜泻，气满腹疼先补后泻。”“水分”治水肿是有效的经穴，如果不明虚实补泻，刺之反多流弊，尤其是伍以“三里”及“三阴交”，则万无一失，不老于临证者不足与言此。

《神应经》1卷，明陈会撰，刘瑾校正。陈会曾先著《广爱书》12卷，也是论针灸治法的，但他认为内容过于浩瀚，便提取其中的119穴的主治，韵为歌诀，而于取穴刺法，亦间有说明和经穴图。所言“主治”极中肯，取穴刺法的经验也很丰富。书前有宗派图一页，称梓桑君席宏达九传至席华叔，十传至席信卿，十一传至陈会，陈传复传二十四人，其中嫡传者二人，一个是康叔达，一即刘瑾。还载有席宏达誓词，谓传道者必盟天歃血，立誓以传。说明这是一本师门授受之作，实未可以其词俚而鄙之。

要之，针灸一事，必须理论与经验并重，无论先学好理论再临证，或者是先具有一定的临证经验后再钻研理论，都是可行的，只是不能偏废。有理论而无经验，则学无用；有经验而无理论，则局限而不能提高。目前针灸界确存在这两种偏向，尤以忽视理论者为多，长此以往，固无怪徐大椿之认为针灸学久已失传矣。

漫谈学习中医基础理论

（1963年）

一、向安徽的老前辈学习

我这次参加中央卫生部召开的“中医教材修订会议”来到安徽，感到非常荣幸。因为会议的本身是个学习，我来到这里既能向参加大会的同志们学习，更能向安徽的老前辈学习。

安徽是我国名医辈出之区，自华佗起于亳县为一代之宗，在我的记忆犹新者，明清两朝，蔚为鼎盛。治《内经》学之卓然大家，新安的吴崑最为杰出，他注《素问》时，年仅40岁，而字栉句梳便胜扶轮老手。治伤寒之学者，自歙县的方有执倡言错简，以后休宁的程云来（《伤寒抉疑》）、程郊倩（《伤寒论后条辨》）从而和之，于是“风伤卫”“寒伤营”“风寒两伤营卫”三纲鼎立之说大盛，而为研究《伤寒论》树立学派之开端，甚至影响到江西的喻嘉言，长州的张石顽等。治温病学者，以桐城余师愚最著，他从五运六气阐发疫疹的病机，最有心得，其制“清瘟败毒饮”成了治热疫之名方。治本草学者，有祁门陈嘉谟，他著的《本草蒙筌》，先之以气味升降、有毒无毒，次之以产地优劣、采早采迟，又次之以诸经所归、七情所具，其炮制、贮藏，与夫治疗之宜、诸家之用，无不殚述，李时珍亦极称道他是有道理的。治方剂学者，吴鹤皋实为首创，因在他以前实没有专门发挥方剂理论的著作，至《医方考》问世，才启其端绪；以后汪昂的《医方集解》，罗东逸的《名医方论》，均为阐发方论的名著。儿科有休宁程公礼的《保赤方略》，合肥许学文的《保赤正脉》，贵池夏禹铸的《幼科铁镜》，均为儿科的必读书。喉科有许佐廷的《紫珍集》，郑梅涧的《重楼玉钥》。外科有顾世澄的《疡医大全》，顾氏在芜湖享40年的盛誉，其书亦称巨著。治医史学者，则有休宁张杲的《医说》十卷。治医案学者，则有歙县江瓘的《名医类案》十二卷。治养生学者，有歙县吴正伦的《养身类要》，休宁孙文胤的《丹台玉案》，都是具有代表性的著作。传丹溪之学的，首推祁门汪机、陈桷师弟，由养阴之学一变而为调补气血的一派，休宁方广明辑的《丹溪心法》，程光辑的《增注丹溪心法》，是传丹溪治杂病的仅见之著作。

此外安徽刻有两部丛书，一部类书，是很值得称道的。歙县吴勉学校刻的《古今医统正脉》192卷，44种，是祖国医学第一部较大的丛刊；建德周学海辑的《周氏医学丛书》196卷，32种。这两部姐妹刻，实包括了中医学最主要的典籍，只要读了这两部丛书，已当得起“系统学习，全面掌握”了。祁门徐春圃辑的《古今医统》100卷，全书分161门，从“医史”“医经”到临床各科无不齐备，其内容仅次于官修的《图书集成医部全录》。

从以上所例举的史实说明，安徽医学的发展是极全面的，学术水平是很高的。我在会议中接触到的安徽中医学院的教师们，以及在其他集会上所见的老先生们，他们都具有丰富的学识和很好的修养，这充分说明中医学在安徽可以说得上是高山流水渊源有自。因此，我不仅要向安徽历史上那些大医学家学习，更要向当前的老前辈们学习。星期天，我拜见了陈粹吾老院长，虽然时间很短，但他给我的启发很大，而且他愿意接纳我这个小学生，他已经允许我经常向他请教了，这更是值得我高兴的事。因此我亦希望安徽中医学院的老先生、老前辈们，同样能接纳我这个小学生，得以经常请教，更是万幸。同时，我站在中医教学工作者的立场，亦愿意向同学们进一言，你们生长在安徽，尤其是在安徽中医学院学习，有传统的学风和优秀的教师，有这样大好的学习机会一定要珍惜，要努力学习，我愿意和你们一道进步。

二、加强基础医学理论的学习

这次参加会议的“各家学说讲义修订小组”，经过一个月多的工作，听了郭老和吕司长的报告，各学院的老师济济一堂相互切磋，对我的启发很大。因此，我在这里谈点个人的体会，来向同志们汇报。

（一）什么是中医学基础理论

要谈这样一个问题，首先应该明确中医学的理论体系究竟是怎样确立的？

远古的劳动人民在不断地与疾病作斗争中创造了“中医学”，这一历史过程是很悠久的。而中医学理论的形成时间应该是要推后一些，因为治疗经验不经过长时期反复的实践是不能上升为理论的。据历史的记载，从伏羲制九针到著成《黄帝针灸》，从神农尝百草到著成《神农本草经》，从黄帝、岐伯论经脉到著成《素女脉诀》，这是祖国医学理论逐渐形成的基本过程，《礼记·曲礼》把《黄帝针灸》《神农本草》《素女脉诀》的出现称作“三世医学”。“三世医学”的理论形成以后，逐渐演变而为“医经”“经方”两个方面，《黄帝针灸》之学和《素女脉诀》之学，渐形成为“医经家”，因为他们的研究涉及到“血脉”“经络”“骨髓”“阴阳”“表里”等方面，以及施用“箴石”“汤火”种种方法来治疗的知识，所以自然地就合并起来了。《神农本草》之学，是从药物性味方面来研究的，用以调处方剂，用以治疗疾患，故发展而为“经方家”。据《汉书·艺文志》记载：“医经”凡七家，“经方”凡十一家。至此，中医学的理论愈来愈丰富了。从春秋战国时代到东汉末年这段时期，是中医药学术发展较快、成就较大的一个历史时期，除出现了“医经家”的《黄帝内经》，“经方家”的《神农本草经》而外，还先后出现了《难经》和《伤寒杂病论》（包括《金匮》），这就是说在基础医学和临床医学上都有了总结性的成就，有了中医认识人体生理、病理现象和进行诊断、治疗的基础理论，中医学的理论体系便从而得以确立了。

中医学理论体系应包括下列几个方面：阐述人体生理功能的藏象理论（包括经络）；阐述人体病理变化的病机理论；由望闻问切四诊组成的诊法理论；以阴阳表里、寒热虚实八纲组成的辨证理论；以标本缓急、反正逆从为主要内容的治则理论；以四气五味、君臣佐使为主导思想的方药理论。值得一提的是在这六方面中贯穿着两个重要的思想方法：第一是用阴阳五行学说，来认识和解释以上几方面理论知识；第二是用统一整体观，来说明人体内部是个统一体，以及人与自然的密切联系。

中医学理论体系，就是中医学的基础医学理论，而这些理论大都包含在《黄帝内经》《八十一难经》《神农本草经》《伤寒杂病论》这几部古典著作之中。这样就提出了一个问题，除非不承认中医学有理论体系，如果承认了中医学理论体系，而且还要继承和发扬之，那就必须要学好《黄帝内经》《八十一难经》《神农本草经》《伤寒杂病论》几部经典著作。

（二）如何学习中医学基础理论

既明确了《黄帝内经》《八十一难经》《神农本草经》《伤寒杂病论》等经典著作与中医学理论体系的关系，因此，我们不是为学习古典著作而学习古典著作，而是为了要通晓中国医学理论体系而学习。

为了要达到这个目的，学习的方法就很重要了，我认为只有依照中医学理论体系的结构层次来分析整理是最合辙的。这样的学习方法前人曾经做过，如杨上善的《太素》把《内经》分为19大类，张景岳的《类经》把《内经》分为12大类，都是例子。但是由于历史条件的限制，他们的分类未能完全符合中医学理论体系的结构，而内容又只局限于《素问》《灵枢》，因此他们的成果尚不能满足我们的要求。我们应按照现在探索出来的中医学理论体系予以分类，使每一类的材料都很有系统，从而加以分析和研究。不断研究，不断分析，不断提取其精华，不断扬弃其糟粕，直到深入透彻地掌握而后已。如果不这样做，便认为某一问题已经完全掌握了，这是难以自信的，研究起来仍不免时时棘手。例如，在某一时期曾较大规模地开展了对“经络”的研究，但从我们中医角度来看，谁也没有能把有关“经络”的资料和盘托出，“经络学说”究竟包括哪些具体的内容？我们还回答不出来，这样的研究是有很大盲目性的。

中医学的理论是从医疗实践中来的，在前面已经谈到了。因此，要评价中医学理论的正确与否，最好是返之于实践，也就是要通过临床实践来验证。若在实践中得到了验证，这理论便是好的，便能成立，这种理论就能指导临床，发挥提高临床疗效的作用；如果是经不起实践的检验，得不到临床验证的理论，便应该暂作保留，有待继续地研究；如果一再研究，仍不能在临床中得到验证，便只好扬弃它了。如朱丹溪的“阳有余阴不足”论，尽管他提出了《内经》“阳道实，阴道虚”（见《素问·太阴阳明论》）的依据，他又解释的是“阳为气，阴为血”，毕竟人体的阳气是不会“有余”的，正气充沛、元阳不衰，不等于是“有余”，因为“有余”是“太过”的概念，不是正常生理，而是病变的表现。尽管“汪机”为他辩护，说是指“卫气”有余，而营中之气仍是不足，这种说法同样是无法在临床实践中得到检验。因此，我们认为，除了以“相火易动”来解释丹溪的“阳有余”而外，作其他理解都很难成立。假使朱丹溪真谓人身之“正气”常为有余，何以仅见他有“泻火养阴”之方，而不见其有攻伐真阳正气的方法呢？所以我认为，衡量中医学理论的客观标准，取决于实践的验证是最为理想的。因此，我们在学习理论、分析理论的时候，惟有密切结合临床实践是唯一的方法。

“书到用时方恨少”，我是经常吃这苦头的，尤其是在这次修审教材会议中，我的体会尤深。我们为什么写不出很好的教材来？为什么修改的时候会感到很吃力？为什么在教学备课中常常遇着绊脚石？为什么同学提出问题时我们往往不能作出圆满的解答？为什么对某些著作常常理解不通，或者是理解不够透彻？一言以蔽之，就是我们掌握的理性知识太少了，对中医学的理论，我们学习得不够精，掌握得不够多。有人说：搞研究或教学，必须要有丰富的理论知识，搞临床便用不着，这个看法仍是很难同意。这次郭老在大会上批评我们没有在临床上总结出多少成果来，这不等于说我们在临床上没有疗效。我的理解，仍是指对中医学的理论知识掌握得不够，不能很好地运用中医学理论来指导临床，没有深厚的理论知识，不仅总结不出来临床的经验，甚至总结出来也没有说服力。因此，我们应该掌握的中医学理论，不仅要博而且要精，既博且精，则于教学、科研、临床才有资本。尤其是教学，中医分科不如西医那样的严格，不能说教“伤寒”可以不懂“温病”，教“妇科”可以不懂“儿科”，教“方剂”可以不懂“药物”，假使是这样，是很难搞好中医教学的。我的意见是，基础理论一定要精，一般性理论一定要博，这样才能做好中医的工作。当然，我无非是初步有这一认识而已，向往之心是或有之，但既不博更不精，还有待于我不断地努力。

（三）历史名家的成就是中医基础理论研究的典范

我国有句老话：本不固则枝不茂，源不远则流不长。这话是很有道理的，要想真正学好中医学，如果不把基础理论学深学透，要胜任起继承发扬祖国医学遗产的艰巨任务是有困难的。我们是历史唯物主义者，从历史上看，凡是一种学说、一个学派、一位名家的成长，无一不是从打好基础理论得来。我们分析各家、各派、各种学说的源流，基本上可概括为三种类型。

第一种，是从典籍中吸取基础理论中的某一学术思想，为之归纳、演绎，便成为某一专门的学说。如皇甫谧从《内经》中对“经络”“刺法”进行分类整理，而创作了《甲乙经》；后世历代医家又为之发挥，而成就了各种针灸专著，最后形成“针灸学说”。再如秦越人从《内经》的“经脉”“脉法”加以分析阐发，因之而著成《难经》。又如王叔和兼取《伤寒杂病论》有关“脉法”诸说，而创作了《脉经》；以至后世历代各医家又从而发扬之，成就了各种论脉专著，最后形成了“脉学”。

第二种，亦以基础理论学术思想为依据，结合其临床研究和经验，从“病机”的理论进行发挥，便自成一说。如金元诸大家的学术成就，多半都是从《素问》中关于“六气”“脏腑”“证候”等病机学说为依据，各自发挥而成。如刘完素的“火热论”、张元素的“脏腑辨证”等；再如明清“伤寒学说”“温病学说”的确立，也是以《素问·热论》和《伤寒论》的理论为依据，不断地发展演变而成的。

第三种，是以基础理论为依据，结合其师承的传授以及相互间的影响，亦能成家立说。如张子和私淑河间的火热之论，结合《伤寒论》“汗”“吐”“下”三法的运用，竟成为擅长“攻下”的一派；朱震亨再传河间之学，结合《素问》“阳道实，阴道虚”之说，又形成倡言“阳有余阴不足”的养阴一派；李东垣本从学于张元素之门，承元素重视“五脏虚实补泻”的方法，结合《素问》“土常以生”以及“胃气存亡”之说，竟演变而为重视“脾胃论”一派；他如汪机再传朱震亨之学，结合《素问》“论营卫”诸理，而主乎气血；尤在泾再传李中梓之学，结合《素问》“谷气存亡”诸说，而主乎脾肾；高鼓峰、董废翁、吕晚邨等传赵献可之学，结合《素问》“肾受五脏六腑之精而藏之”之说，而主乎肾命。凡此等等，不一而足，都足以证明中医药学术发展的特点，总是以《内经》《难经》《伤寒杂病论》几部有代表性的经典著作为依据，在临床实践的基础上，分别从“病机理论”“诊疗技术”方面分科分类，不断总结、丰富、充实而发展起来的。这些历史名家为我们做出了光辉的榜样，我们应及时努力迎头赶上。首先，从事于中医学基础理论的系统学习，并不断整理发扬，通过临床实践研究，进一步发展中医学的病机理论和诊疗技术，这既是前人提高医药学术的成功经验，也是当前继承发扬祖国医学遗产必经的科学途径。

三、阅读中医古籍的几点意见

因为中医学的基础理论均出自古典医籍，因此阅读和研究中医古籍成为必备。为此，我本来打算想多谈一点学习方法问题，但我见到吴素行老师《怎样读中医古书》的讲话提纲，比我要想谈的更深更细，因此我就不能在这方面多谈了，再谈已超不出吴老师所谈的内容，更谈不到吴老师那样好，我只是在吴老师所谈的基础上，略补充一二。

（一）解反切

“反”翻也，犹言翻译；“切”急也，因唐人忌“反”字，始改称“切”。“反”是一字翻成两声，“切”是两字合成一声，其实一也。缓读则是反切之两字，急读便成所求之一音。如“苏故”为“素”，“亡运”为“问”，

"郎丁"为"灵"，"昌朱"为"枢"，"三代"发语都是这样。魏孙炎始创为反语之法，有的时候，反切两音合读而得不出声，这是由于不晓古音的原故。例如五行之"行"，下孟反，古读"下"为"浒"，读"孟"为"芒"也。总之，"反切"之法，上字必双声，下字必叠韵，凡字之发声同类者，如鸳鸯、乒乓之类都是双声；反切的上字与所切之字，必是双声；同韵之字，其音最近，这是叠韵，如"逍遥""优游"之类是也。上字为和，下字为谐，一和一谐，音读正矣。

（二）正四声

"平""上""去""入"是也。明《释真空玉钥匙歌诀》中云："平声平道莫低昂，上声高呼猛烈强，去声分明哀远道，入声短促急收藏。""平"声复分阴阳，是为五声。"阴平"为角声，角则舌后缩；"阳平"为商声，商则口大张；"上"为宫声，宫则舌居中；"去"为徵声，徵则舌点齿；"入"为羽声，羽则口嘬聚。如同一"少"字：读去声则为少阴之"少"，阴之幼也；读上声则为多少之"少"。同一"长"字：读平声为长短之"长"，读上声为长幼之"长"。同一"更"字：读平声则为更换之"更"，读去声便为更再之"更"，或为愈甚之辞。同一"数"字：读去声为数自字；读上声为计算之义；读入声为频速之义。

（三）明训诂

"诂"即古代语言，"训"具有以今语解释古代语的意义。严格言之，字解释则为"诂"；"训"者"顺"也，谓顺其语气解释之，或全句或两三句不等，也就是逐句解释之义。训诂有四忌。①望文生义：因古书多有一字数义，随用而异（真牙）；有假借字，字如此写，却不作如此解（鬼门、解堕）；有讹脱坏字，便不能强解，若不加详考，姑就本文串之，即望文生义之弊。②想必虚造：无论实字虚字，解说皆须有本，若以想当然之法行之，则依稀仿佛似是而实非。③鲁莽灭裂：古事自有首尾，自有当时制度，当时文体，亦有本书的义例，若任意武断，便合于此而背于彼。④自欺欺人：

凡解释经义，一切都要详实可据，事既不详，理即不确，含糊敷衍，便不足以取信于人。

（四）工具书

要很好地解决以上几个问题，单凭一己的聪明，甚至仅凭一二位老师的指导，都不能完全解决。若能掌握几本必须的工具书，便有无师自通的妙用。工具书亦很多，不可能都掌握，最需要的有以下几种。

《说文解字大徐本》三十卷，南唐徐铉撰。《解字》本汉人许慎著，以小篆为主，凡9353文，古籀录为重文，凡1163，共分540部，推究“六书”之义，为小学所宗。雍熙三年，徐铉等重加刊定，凡字为说文注义序例所载，而诸部不见者，及经典承用而《说文》不收者，悉为补录，题为“新附字”。因字有形，形不一，一古文、二籀文、三小篆、四八分、五隶书、六真书，相因递变；字有声，声不一，有三代之音，为汉魏之音、六朝至唐之音；字有义，义不一，有本义，有引申义，有通借义。《说文》就是解决字之“形”“声”“义”的工具书，读《内经》最不可少。

《经典释文》三十卷、《考证》三十卷，唐陆德明释文，卢文昭考证。采辑《易》《书》《诗》《周礼》《礼记》《左传》《公羊》《谷梁》《孝经》《论语》及《老》《庄》《尔雅》诸书，六朝人所注的音切凡200余家，又兼载诸儒训诂各本之异同，为后世谈经之所宗，与解释《内》《难》《伤寒》诸字义最为密切。

《经传释词》十卷，清王引之撰。经传中离乎实义诸词，自汉以来，说经者往往陈义杂出不能明辨。王氏广引九经三传及周秦至汉之际的文字，凡160字，分字编次而成。用以帮助理解古医经的虚字运用，亦大有益处。

《康熙字典》四十二卷，清张玉书等撰，全书12集，分214部，每字都详其音声训诂，皆先今韵而后古韵，先正义而后旁义，古文、俗体无不备载。道光七年曾经重修，令王引之作考证三十卷，凡改正讹误2588条，这个本子最好。惟其中所引用《广韵》《玉篇》《唐韵》《集韵》《类编》《韵会》《正韵》诸书的解释，最应留意。《广韵》隋陆法言著，《玉篇》梁顾野王著，《唐韵》唐长孙讷言著，《集韵》宋丁度著，《类编》宋司马光著，《韵会》

元黄公绍著,《正韵》明乐绍凤著。他们的音读释义于古最近,故应首先采取。

《词海》不分卷,比《词源》后出,每词所列出处较详,为《词源》所不及。

（五）做卡片

制作资料卡片，一般分“目录卡”和“文摘卡”两种。

目录卡，为了多角度查询的需要，每一种资料卡须制成三张。第一张的写法：第一行，注明总编号及分类号；第二行，写作者姓名，以及论文发表的年月日；第三行，写论文的题目；第四行，写论文的期刊名称、卷数、页码等。第二张和第三张写法一样：第一行，编号及注明分类号；第二行，写论文题目；第三行，写作者姓名，以及论文发表的年月日；第四行，写发表论文的期刊名称、卷数、页码等。为什么要制三份呢？按第一张的写法，可以根据作者的姓名来排列；第二张可以据论文的题目来排列；第三张可以从论文的性质来排列，统以笔划多寡为序。

文摘卡的制作是：第一行，注明编号及分类号；第二行，写作者姓名和文献题目，第三行写杂志或书名的期卷页码以及发表或出版的年月日；第四行，以下便是摘录内容，包括文中所叙述的主题及讨论要点，主要结论等，文摘卡一般用此目录卡大一号或二号为宜。

我们做卡片的范围较宽，具我的经验可以做以下数种。①基础理论资料卡片，摘录《素问》《灵枢》《伤寒》《金匮》《难经》等中的内容，按理论体系分类排列；②主要参考资料卡片，摘录各名家的论说，仍按照理论体系分类排列；③临床资料卡，包括古代医案、现在报道等，按照疾病分类排列；④参考文献资料卡，包括古今图书论文摘要等。

总之累积资料，在科学研究过程中是一个非常重要的环节，资料累积得越全面、越丰富，查阅得越深入，研究计划就制定得越具体，研究工作就可能进行得越顺利，收获就可能越多。明代“陶宗仪”于耕作之暇，将其生活中的体会以及读书心得，记录在一片片的树叶上，日积月累，一直坚持了10年，终于积满了10多盆材料，《南村辍耕录》就是这样写成的。很值得我们学习。

以上意见，最不成熟，恐无多大参考价值，虽有献曝之忱，但限于我的学术水平，故心有余而力不足，敬请原谅，并予斧正。

如何学习、研究方剂

（原载《哈尔滨中医》1964年第1期）

方剂，是临证时根据辨证立法遣药的法则。故“方”本训法，“剂”乃和调；用一定的法则，调和诸药而成一贴，以除疾病，是曰方剂。徐大椿说：“方之既成，能使药各全其性，亦能使药各失其性，操纵之法，有大权焉，此方之妙也。若夫按病用药，药虽切中，而方无法，谓之有药无方。或守一方以治病，方虽良善，而其药有一二味与病不相关者，谓之有方无药。[1]”徐氏之说虽辨，实际只是一个得法的问题。因此，无法不能成方，成方必有其法，殆为医界之公论。由于祖国医学的历史悠久，周秦以降，古方今方，数以百万计，均为历代医家宝贵经验的累积，均经精思巧构，调处和合而成，其间效用优劣，虽不一等，都很值得我们兼收并蓄，择善而从，更好地发挥其疗效。兹就管见所及，略述学习方剂的几点体会如次：

一、通晓方剂

所谓方剂，就是组成方剂的制度，也就是法度。《素问》说：“治有缓急，方有大小，愿闻其约。大要曰：君一臣二，奇之制也；君二臣四，偶之制也；君二臣三，奇之制也；君二臣六，偶之制也。近者奇之，远者偶之；汗者不以奇，下者不以偶。补上治上，制以缓；补下治下，制以急。急则气味厚，缓则气味薄、适其至所无越其制度也。”[2]于此提出成方之制有二：曰君、臣、佐、使也，曰大、小、奇、偶、缓、急也。前者是组成方剂的基本原则，后者是组成方剂的不同类型。一方之中，必然有一至二味主治的药物，这便是君药，所谓“主病之谓君”[3]也。对群药发生辅助作用的，是为臣药，所谓“佐君之谓臣”[4]也。与君药相反，而又能起到相助作用的，叫作佐药。引经及引治病之药，至于病所的，叫作使药。如治寒而用热药，则热药君也。其他的温热药，所以辅君而为用者，臣也。如恐热药之过甚而有害，少用寒凉药以监制之，使热药不至发生他弊，此之所谓佐。至于五脏六腑，及病之所在，各项有引导之药，使药能与病相值，此之所谓使。凡组成一方，臣、佐、使诸药，虽不必全备，而君药则不可无，无则方必失其主，而不成方了。大、小、奇、偶、缓、急。再加上“奇之不去则偶之，是谓重方”[5]之说，即所谓“七方”[6]也。七方之别，凡邪气盛而用竣药，或病邪深而须多量顿服者，均为大方。邪气轻而用缓药，或病邪浅而须小量频服者，均为小方。药味单一而能以奇效制胜者曰奇方，药味相复而以并力取效者曰偶方。凡以甘缓取效，丸药迟行，多品相监，气味平和者，均为缓方。若以急攻取效，汤剂荡涤，药性急遽，气味雄厚者，统称急方。重方，一名复方，即以两个方剂以上并而为一者也。

到了宋人，引申陈藏器药有宣、通、补、泄、轻、重、涩、滑、燥、湿“十种大体”之说，而为十剂，所以成无已说：“制方之体，宣、通、补、泻、轻、重、涩、滑、燥、湿十剂是也”[7]《宋徽宗圣济经》更从而阐发之，它说：“郁而不散为壅，必宣剂以散之；留而不行为滞，必通剂以行之；不足为弱，必补剂以扶之；有余为闭，必泄剂以逐之；实则气壅，欲其扬也，轻剂所以扬之；怯则气浮，欲其镇也，重剂所以镇之；滑则气脱，欲其收也，涩剂所以收之；涩则气着，欲其利也，滑剂所以利之；湿气淫胜，燥剂所以除之；津耗为枯，湿剂所以润之。”[8]这十种尽管本是用以分析药物的性用，非以制方，但经宋人引申以制方之后，而于明辨方剂功用，确优于七方，因此，视之为成方之制，亦无不可。

凡此方制之“君臣佐使”“七方”“十剂”，实为治方剂学的基本知识，必须通晓。而阐发这一基本知识的，有以下诸家的著作，可以阅读。

《素问病机气宜保命集》：刘完素著，本书的上卷第九篇，为《本草论》，专阐君臣佐使，七方十剂之理，历代诸家所引刘氏说，均本于此。

《儒门事亲》：张子和著。书卷一的首篇名《七方十剂绳墨订》，发挥七方十剂之义颇详，虽多本于河间，亦有其独到处，尤其于十剂阐发独多，故亦常为诸家所采用。

《宋徽宗圣济经》：吴禔注。卷十的末篇《致用协宜章》，于十剂有所发明，惟知而用之者颇鲜。

《本草经疏》：缪希雍著，其卷一有《论七方本义》《论十剂本义》《十剂补遗》三篇，虽多系综合刘河间、张子和之说，而亦间有发挥，其《补遗》一篇，阐述寒热虚实之义尤详。

《本草纲目》：李时珍，卷一列有《七方》《十剂》两篇，除综录王冰、刘河间、张子和、李杲、王好古诸家之说外，并从辨证列举诸方或药以实其说。惟误以陈藏器之言为徐之才，则误甚。

方制之义，得上述诸书而参阐之，已能尽得其奥，而无余蕴矣。

二、明辨方祖

张石顽说："字有字母，方有方祖。"[9]意思即是说，一个字母，可以演变成为若干个不同的字；一个祖方，亦可以变化为若干个不同的方。因为疾病的传变，不可胜穷，既不能株守一个方以治无穷之病，亦不可能治疗每一疾病都重新组制一方。因此无论古今医家，都是在一定的方药基础上，加之减之，而灵活运用，用之而效，则所加减之方，便成为另一新方了。今天祖国医学保存着数以百千万计的方药，可说都是由于不断地加减而来的。故数以百千万计的方药，不可能一一精习而谙熟之，实亦没有一一谙熟的必要。惟能明辨其加减所由来之祖方，并能熟练地掌握它，则加减进退，便完全操之于我了。例如《伤寒论》治太阳病中风证用桂枝汤，以其能解太阳肌中之邪也。若见项背强，是邪又及于经络，故于桂枝汤原方中加葛根四两，便成为桂枝加葛根汤。如果桂枝证因下后而脉促胸满，气上冲者，是阳有余而阴不足，便于桂枝汤中减去芍药，免其苦泄伤阴，便成为桂枝去芍药汤。如果桂枝去芍药证而身更寒，是不仅阴虚，阳尤不足，则加附子一枚以固其阳，便成为桂枝去芍药加附子汤。这都是一味药的加减出入不同，则方名迥异，主治悬殊。又如桂枝麻黄各半汤，由桂枝汤的分两一半，再合上麻黄汤的分两一半而成，治营热内张，毛孔外塞之身痒证甚效，这又是复两方而为一方了。桂枝加桂汤，桂枝汤的药味完全不变动，只是把桂枝加重成五两，便将解肌之剂，一变而为泄奔豚气之方了。小建中汤，也是桂枝汤的原方药味不动，仅仅把芍药加成六两，再加入一升胶饴，便由辛甘发散之剂，一变而为补中缓痛之方。这些方的加减变化，看起来很复杂，但它都源于桂枝汤一个祖方，也就是由于充分地掌握了桂枝汤温中和阳，调和营卫的特点，而上列诸方所治之证，都具有阳虚中寒，营卫不和的共通点，所以便都据以加减而立方。于此，则知明辨祖方的意义是十分重要的，既能以少许胜多许，复能加减无穷，自为方剂，治方剂学，未有捷于此者。辨方祖之书，约有下列几种：

《祖剂》四卷：明施沛著，书以《内经》和仲景方为主，分别立以主方。如泽术麋衔汤[10]为祖方，凡仲景的泽泻汤、猪苓散、茯苓戎盐汤、五苓散、茵陈五苓散、茯苓泽泻汤，以及后世的胃苓汤、春泽汤、桂苓甘露饮、桂苓白术散、加味五苓散、山栀五苓散、金沙五苓散等均隶属之。又如以橘皮汤为方祖，凡橘皮竹茹汤、橘皮半夏汤、半夏茯苓陈皮汤、乳和姜皮汤、大橘皮汤、橘皮茯苓生姜汤、桔梗半夏汤等均隶属之。又如以香薷饮为方祖，凡经验香茹汤、百一十味香茹饮、澹寮六和汤、和剂香茹丸、枇杷叶散、消暑十全散、加味香茹饮、胡洽香茹煎、深师香术丸、广济萹豆汤均隶属之。全书如此以方祖类分，凡列方数百首，为倡言方祖分类之始。

《张氏医通·祖方》：清张石顽著，即《医通》的第十六卷。凡分桂枝汤、麻黄汤、续命汤、升麻汤、小柴胡汤、星香汤、术附汤、四逆汤、理中丸、半夏泻心汤、局方七气汤、崔氏八味丸、金匮枳术汤、平胃散、二陈汤、四君子汤、四物汤、保元汤、生脉散、二冬膏、桔梗汤、防己黄芪汤、栀子豉汤、小承气汤、抵当汤、凉膈散、备急丸、伊尹三黄丸、十枣汤、五苓散、益元散、白虎汤、驻车丸、左金丸、大补丸、金液丹等三十六祖方，共隶属三百九十三方，略仿于《祖剂》，惟录方之博，殆有过之。

《伤寒论类方》：不分卷，清徐大椿著。凡分桂枝汤、麻黄汤、葛根汤、柴胡汤、栀子汤、承气汤、泻心汤、白虎汤、五苓汤、四逆汤、理中汤、杂方等十二类。除杂方外，其十一类均为祖方之意，桂枝汤类系以由桂枝汤加减而成的十八方。麻黄类系以由麻黄汤加减而成的五方。葛根汤类系以由葛根汤加减而成的两方，其他各类所系之方亦多寡不等，第其仅限于《伤寒论》之百十三方而已。

三、理解方义

方既以法成，而具体反映成方之法的，则为方中诸药。因而一方中无论其药味多少，每味药都各具有其不同的义理，而不是等闲的。故吾人不学方剂则罢，如果要学，必须通解方中诸药配伍的义理所在，然后熟思巧验，通达其理，而能灵活运用之。理解方义，亦非易易，必须首先通过阅读前人注方之书，渐次有所启悟，而入于“柳暗花明”之境。注方之书，最可读的有下列诸家。

《伤寒明理论·诸药方论》：宋成无已著，注释桂枝、麻黄等二十方的方义，一本各方主治之条文发挥，颇能曲尽其理，虽所注不多，但他毕竟是注解方义的首创者。

《金镜内台方议》：明许宏著，凡十二卷。《伤寒论》所有一百十三方，均经详细发挥其义。每方均分做《汤议》《疑问》两部分阐述，前者所以明诸药组方之理，后者所以畅发辨证论治之义。

《伤寒论附翼》：清柯韵伯著，凡二卷，论述仲景较主要的八十一方方义，其书虽有仿乎成无已，而抉微之处，殆有过之。

以上为专注仲景方者。

《医方考》：明吴鹤皋著，书凡八卷，分列七十二类，七百余方，汪讱庵颇病其每一类的列方太少，其实解方之书，不在其选方之富，而在于析理之切。本书对各方的解释，一般都以简切胜。如说治脐下悸，欲作奔豚之茯苓桂枝甘草大枣汤云：“茯苓甘淡，可以益土而伐肾邪；桂枝辛热，可以益火而平肾气；甘草大枣之甘，可以益脾，益脾所以制肾也，煎以甘澜水者，扬之无力，取其不助肾气尔。”把握阳虚阴盛之旨而释之，不必牵涉伤寒，则方之为用广。各方之解，多类此云。

《医方集解》：清汪讱庵著，书不分卷，凡分补养、发表、涌吐、攻里、表里、和解、理气、理血、祛风、祛寒、清暑、利湿、润燥、泻火、除痰、消导、收涩、杀虫、明目、痈疡、经产、救急等二十二类，列正方，附方共七百余，各方所解，多为集前人之说而成，每方先定经，后识药，全书皆然，亦自为矩度。惟汪氏本非医人，议论只及于一般之理，而不能道其掌握效用之妙窍，然征引甚博，固不失为解方之参考读物也。

《成方切用》：清吴遵程著，凡十四卷，基本是以《医方集解》为基础，并参以《医方考》，扩大的范围而成。共分二十六门，列一千三百余方。吴氏治《伤寒论》，私淑喻西昌，故书中注释，亦多引喻嘉言、徐忠可师弟之说。然其或释制方之意，或拟加减之法，相互阐发，详略有度，实无汪氏书略涉烦复之弊。

《十三科绛雪园古方选注》：清王晋三著，分伤寒、内、女、外、幼、痘疹、眼、咽喉、折伤、金簇、祝由、符禁十二科选方，共列三百四十余方，方虽不多，列论颇精，其阐幽发隐处，当在吴汪诸人之上。

《古今名医方论》：清罗东逸著，书凡四卷，古今方并选，古方选仲景独多，时方则取多于薛立斋。选论则取自张景岳、赵养葵、喻嘉言、李士材、程郊倩、张路玉、程扶生、吴鹤皋、赵以德、赵羽皇诸家，尤以柯韵伯为独多。以其选自多人，人各有专美，故各方议论之精辟，实非一家之言所可及者。

《医方论》：清费伯雄著，书凡四卷。费氏病《医方集解》漫无别择，乃就其书中选其效用卓著之方三百五十余首，每方系以简切之评论，均能中其窔奥，虽三言两语，颇切中用方之旨，而汪氏之所短，正在于此。

《医林纂要·方剂》：清汪双池著。全书本分做《医源》《药性》《方剂》三个部分，惟四卷至十卷均为《方剂》，占全书三分之二强，除附方不计外，凡辑六百三十余方，多辑自仲景、东垣两家。各方先释药性，再明病机，再辨药理，议论渊懿，非泛泛敷衍之可比，一家言能臻于此者，殊不见观。

以上十家，皆为综合议论古今方义者，各有所长，能备而多读之，无患用方之不精。

四、熟读方歌

方歌易读易记，所以亦成为学习方剂的重要环节之一。古医方本无歌括，惟自明代李梴著《医学入门》列有方歌后，逐渐便有不少的方歌出现了。既然制歌之旨，所以助成方之记忆，便必须音韵悠扬，文辞茂美，才易于歌诵，易于熟记，如果佶屈聱牙，词语艰涩，既不便于读，则更难于记了。如《医宗金鉴》之歌以及汪讱庵的《汤头歌诀》，都艰涩难读，不是太理想的方歌。据我所见，下列诸书，可称方歌中之首选。

《长沙方歌括》：清陈古愚著，书凡六卷，将《伤寒论》诸方制成百另五首七言绝句（其中桂枝去芍药汤与去芍药加附子汤共一首，栀子甘草豉汤与栀子生姜豉汤共一首，黄芩汤与黄芩加半夏生姜汤共一首，密煎导方与猪胆汁方共一首，桂枝加芍药汤与桂枝加大黄汤共一首，白通汤与白通加猪胆汁汤共一首，当归四逆汤与当归四逆加吴茱萸生姜汤共一首，故如上数）每首歌括的内容，既包括组成的药物、分两、主治，甚至将煮服法及护理等，均括之无遗，如咏桂枝汤云：

“项强头痛汗憎风，桂芍生姜三两同；枣十二枚甘二两，解肌还藉粥之功。”

项强头痛，自汗恶风，桂枝汤之主证也；桂枝、白芍、生姜、大枣、甘草，组成桂枝汤之药物也；桂芍姜各三两，甘草二两，大枣十二枚，原方之分两也；解肌，桂枝汤之主要作用也；啜粥以助汗，服用之法也。而四句又为“平平仄仄仄平平（韵），仄仄平平仄仄平（叶）；仄仄平平平仄仄（句），平平仄仄仄平平（叶）。”极合乎平起平韵之律式，故读之则节律协调，音韵铿然，读而易诵，诵而易记，记而难忘，《医宗金鉴》《汤氏歌诀》之流，实难与之比拟。盖陈氏为修园长子，家学薪传，腹笥不俭故也。

《时方歌括》：清陈修园著，书凡二卷。咏通行之时方一百八首，分列为十二剂，除与《长沙方歌括》具有同一优点外，所选之方，均切当精纯，皆为临证所常用者。其选择之精，人比之蘅塘退士所选之唐诗云。

《金匮方歌括》：清陈灵石著[11]，凡六卷，灵石为陈修园次子，家学渊源，故其所韵《金匮要略》诸方，亦如乃父乃兄之作，甚有风致也。

《成方便读》：清张秉成著，书凡四卷，咏古今成方二百余首，所选诸方切合实用，范围亦较《时方歌括》所选扩大得多，以张氏为明经，故其听咏，铿锵可诵。

《歌方集论》：清祝春渠著，书凡四卷。咏古今名方七百余首，是方歌书中之最多者。春渠系以许培之编的歌诀为蓝本，加以增补修订而成。许培之出于吴仪洛之门，是于医方之师承有素，故选列虽多，而不病其杂，每歌均以方名冠于始句之首，易记而不易误，韵语亦清逸有致，并不枯涩难读。

《景岳新方诗括注解》：清林雨苍著，凡五卷，专咏张景岳新方八阵诸方，韵语甚佳，亦可为喜用景岳方者之一助。

上述六书，歌括既佳，选方亦广，除去重复，亦当在千首以上，熟读而牢记之，临证运用，自能左右逢源，不虞匮乏。

五、博览方书

孙思邈说："读方三年，便谓天下无病不治；及治病三年，乃知天下无方可用。[12]"这虽然主要是指的学识而言，但是，通过几十年的临证经验告诉我们，确是"千方易得，一效难求"。也就是说，既要有丰富的经验良方来供我们遣使，也要有较成熟的理论来指导方剂的运用。因此记忆的方愈多，理解的方愈深，临证时左右逢源，愈有选择的余地。不管经方、时方、古方、今方，我们掌握得愈多愈好。所以于方剂学具备了一定的基础，甚至有了相当的造诣之后，必须博览方书，正如韩信之将兵，多多而益善也。

由于祖国医学之历史悠久，历代积累的方书，指不胜屈，究竟怎样去浏览呢？我认为可以从三方面有重点地选读。

第一，历代具有总结性的方书，如：

《伤寒论》《金匮要略》两书，汉张仲景著，汉以前留存之方，毕汇于此，而且绝大多数方剂，均精纯可用，必须精读。

《千金要方》《千金翼方》，唐孙思邈著。《外台秘要》，唐王焘著，《肘后方》，晋葛洪著，三书载方，不下三千余首，可称为晋唐以来诸方之总汇，前于此之《小品方》《深师方》《张文仲方》《范汪方》等，均已佚失，仅存于三书中，故不可不读。

《太平圣惠方》，宋王怀隐等著，凡一百卷，分一千六百七十门，载一万六千八百三十余方，堪称集宋代医方之大成。《政和圣济总录》二百卷，宋徽宗敕撰，方近二万，尤足称为宋代方书之总集。

《普济方》四百六十二卷，明朱棣编，凡一千九百六十论，二千一百七十五类，七百七十八法，六万一千七百三十九方。是明代的方书大全，李时珍著《本草纲目》，所选的方，多出自本书。

第二，各家选集的经验效方。如：

《太平惠民和剂局方》十卷，约成于宋元丰中，是由搜集各地高手名医的有效秘方，并经太医局试验以后，才制板刊行，故所列方药，都有较好的疗效。

《寿亲养老新书》四卷，前二卷为宋陈直撰，后二卷为元邹肱所续增，多载饮食调治诸方，可谓集调摄方药之大观。

《类证普济本事方》十卷，宋许叔微撰。所载诸方，均得自他人之经验，复经自己历验而定，故其各方多附有医案，以证其效验之不爽，而所选诸方多合用。

《济生方》八卷，宋严用和撰，亦集诸家之经验方而成，自谓经十五年之经历，收效甚多。归脾汤即出于是书，而归脾汤的效用，固历多人屡用不爽，可以证矣。

《世医得效方》二十卷，元危亦林撰。集其高祖以下五代经验的古医方而成。其中无论大小方脉、妇人婴儿、疮疡正骨诸科的方药，均为乃祖或父，各禀归承而来，故久为各医家所重视。

其他如王衮之《博剂方》、王贶之《全生指迷方》、张锐之《鸡峰普济方》、吴颜夔之《传信实用方》、史堪之《史载之方》、王璆之《是斋百一选方》、王硕之《易节方》、萨理弥实之《瑞竹堂经验方》等，无不有其特点，复具殊效者，均未可忽视之也。

第三，各大名家专集中的医方：历代各著名医家，各有专长，其于临证遣方，各有其独到的经验和手法，如钱仲阳之用“六味地黄丸”“七味白术散”“泻白散”；刘河间之用“防风通圣散”“三一承气汤”“六一散”；李东垣之用“补中益气汤”“升阳益胃汤”“当归补血汤”；朱丹溪之用“大补阴丸”“二妙散”“越鞠丸”；张景岳之用“左归丸”“左归饮”“右归丸”“右归饮”；吴鞠通之用“银翘散”“桑菊饮”“三仁汤”；以至王清任之用“补阳还五汤”“血府逐瘀汤”“少腹逐瘀汤”等都是，推而至于无数的名家，无不如此。因此，我们对各大名家的著作，都应该有步骤的阅读，吸取其独擅的名方，尤贵吸取其运用方药的心法。

夫如是，于医方之学，可谓得其崖略矣。

参考文献

[1] 见《医学源流论，方药离合论》。

[2] 见《至真要大论》。

[3] ~ [5] 均见《至真要大论》。

[6] 成无已《伤寒明理论药方论序》云：“制方之用，大、小、缓、急、奇、偶、复，七方是也。”

[7] 见《伤寒明理论·药方论序》。

[8] 见《宋徽宗圣济经·致用协宜章》。

[9] 见《张氏医通》卷十六。

[10] 见《素问·病能论》，泽泻、术各十分，麋衔五分，治酒风。

[11] 世传本书为陈修园著，实非，以其不读本书之《小引》及《金匮方歌括》江洪升之序文也。惟修园早年著有《伤寒真方歌括》六卷，亦韵长沙方者，尚不如本书，青胜于蓝，后来居上也。

[12] 见《千金要方》卷一《论大医精诚第二》。

学习温病应读哪些书？

（原载《哈尔滨中医》1964年第6期）

温热病与伤寒一样，在古代很早就存在着。所以《素问》里的《阴阳应象大论》《金匮真言论》《平人气象论》《玉版论》《评热病论》《热论》《刺热论》以及《灵枢·论疾诊尺》诸篇，对于温热病的发病、病机、诊断、辨证、治法各个方面，都作了较详尽的叙述。如《阴阳应象大论》说："冬伤于寒，春必温病。"《热论》说："凡病伤寒而成温者，先夏至日为病温，后夏至日为病暑。"皆言温病之所以发生也。《金匮真言论》说："夫精者身之本也，故藏于精者，春不病温。"此言温热病之机变也。《论疾诊寸》云："尺肤热甚，脉盛躁者，病温也，其脉盛而滑者，病且出也。"此言温热病之诊法也。《刺热》云："诸治热病，以饮之寒水，乃刺之；必寒衣之，居止寒处，身寒而止也。"此言温热病之治法也。诸如此类，在《素》《灵》有关各篇中，不仅内容丰富，抑且有许多很精辟的理论，一直为后世温热家所宗。甚至可以说，《内经》对温热病的认识，较之伤寒还具体而深入。因此，我们在研究温热病的过程中，上述《素》《灵》诸篇，必须加以仔细的研读，研读有得，可从而阅读以下诸家的主要著作：

一、《伤寒直格》《伤寒标本》

《伤寒直格》原题《河间刘守真伤寒直格》，临川葛雍编，分上中下三卷。《伤寒标本》原题《伤寒标本心法类萃》，迳称河间刘守真编集，分上下两卷。从两书的内容看来，均出于刘河间的《素问玄机原病式》和《宣明论方》，则知两书虽未必为完素所撰，但确为传河间之学者，实毫无足以置疑之处。《直格》专从伤寒六经表里治疗诸法阐述，《标本》则专从伤风、伤寒、中暑、中湿，以至发黄、发斑、发狂、发战等三十余证，分辨表里治疗。而两书的基本精神是一致的，即据《素问》三篇《热论》倡言“邪热在表，府病为阳。邪热在里，脏病为阴[1]。”力辟以寒热分阴阳之谬。盖《内经》既称伤寒为热病，便只能作热治，不能从寒医。果热在表也，首应以甘草、滑石、葱、豉等寒药以发散之，庶使热去，而不助邪。假使阳热郁遏于表，虽恶寒战栗，亦应为郁甚之热，应以石膏、滑石、葱、豉等开散其郁结。表证而兼有内热的，更宜用表里两解的办法，如防风通圣散，双解散之类；或者用天水一、凉膈半，天水凉膈各半等方[2]，以散风壅，开结滞，使气血宣通，表里之热，自然解除。表证已解，汗出而热不退者，是为里热郁结，无论风、寒、暑、湿、有汗、无汗，内外诸邪所伤，只要有可下之证，如目睛不了了，腹满实痛，烦渴谵妄，脉见沉实等，均可用三一承气汤下其里热。如热毒积深，而现遍身青冷疼痛，咽干或痛，腹满实痛，闷乱喘息，脉象沉细，是为蓄热深入，阳厥阴伤之象，非一般攻下所可解者，则必须和黄连解毒汤配合使用。或有大下之后，热势尚甚，不能更下，或下后湿热内甚，而下利不止，亦宜黄连解毒汤清其余热，必要时还可济以养阴诸品[3]。于此不难看出两书于温热病的治疗，已具有一套自成体系的理论，在两书以前，辨治温热病具有这样一整套理论的，实不多观。我们把两书阅读一遍，便可以了解到草创辨治温热学说的原委，及其主要论点之所在。前人往往称说“河间一变仲景之法”，或者说“热病用河间”，都是很有道理的。两书均在《刘河间医学六书》中。

二、《温疫论》

洞庭吴有性著，凡上下两卷。是论温疫病最有系统的专著。所谓温疫，即温热病之能传染者也。所以吴氏说：“疫气流行，阖门传染。”吴氏论温疫的要点有四：一曰发病之机，乃触天地之厉气为病，厉气自口鼻而入，舍于伏膂之内，即所谓“募原”也。感受之后，邪气渐张，营卫运行之机为邪所阻，便郁而为热。当格阳于内，不及于表之标，亦见恶寒；及阳气渐积，郁极而通，则表里皆热，卒至但热而不寒矣。二曰与伤寒之辨，伤寒必恶寒，温疫但热而不恶寒；伤寒一汗而解，温疫得汗不解；伤寒不传染，温疫传染，寒邪从毫窍而入，温疫自口鼻而入；伤寒发斑则病笃，温疫发斑为外解，伤寒在经，以经传经，疫邪在内，内溢于经；伤寒感而即发，温疫感久而发；伤寒汗解在前，温疫汗解在后；伤寒感发甚暴，温疫淹缠而后剧，伤寒以发表为先，温疫以疏利为主。三曰九传之变，邪气既离募原，则传变于表里之间，有但表而不里者，有但里而不表者，有表而再表者，有里而再里者，有表里分传者，有表里分传而再分传者，有表胜于里者，有里胜于表者，有先表而后里者，有先里而后表者，凡此九传，病人各得其一，而治法迥殊。四曰议治大法，疫邪初踞于募原，内外隔绝，宜用达原散直达其巢穴，使邪气溃散，速离募原。如毒邪已表里分传，募原尚有余结者，宜三消饮从内外分消之。邪气离募原，欲表而未表，宜白虎汤之辛凉以清肃之。邪毒传里，已瘀于胃者，随其轻重用三承气汤急攻之。至驱逐邪毒之法，但见舌心黄，腹痞满，或粪下极臭，如败将，如藕泥者，便宜行之，固不必拘于结粪。凡此，均为吴氏治温疫之卓识。有人以吴氏“温”“瘟”不分为病，其实古无瘟字，后世以温去氵加疒为之，吴氏固已明白指出就阖门传染之温热言之，非论四时常气之暑与热也。本书有清孔毓礼[4]之评注本，及洪天锡[5]、郑重光之补注本，日人秋吉质全私评本，均可参读。

三、《温热论治》

吴县叶天士著，凡一卷，共二十章，(亦有分为二十一章，或二十二章者)初见于唐大烈《吴医汇讲》中，为叶氏偕其弟子顾景文游洞庭山，口述于舟中，景文录之以传者。书中要旨有三：首先提出“温邪上受，首先犯肺，逆传心包”之说，肺主气，属卫；心主血，属营。温邪既侵，化热最速，未传心包，热已在肺，宜用辛凉轻剂，或透风于热外，或渗湿于热下以解之。热久不解，伤及营分，而为种种病变，或内扰而烦乱，或郁表而发斑；胃阴不足者，则胃津先止；肾阴素亏者，必肾水先竭，故保津护液，凉血清热，实为辨治温热最切要的关键。其次，温热病常在三焦，位于上下之半，当察其在卫、气、营、血之分而分消之，卫之后方言气，营之后方言血。在卫分者，可以汗解；在气分者，可以清气；初入营分，还须清气透营；既入血分，方可凉血散血。惟温热究属阳邪，故通阳不在辛温，而在疏利；救阴不在补血，而在于生津也。更有邪入三焦，不从外解，而结于里时，以温病之热，大多挟湿内搏，湿性濡滞，得之缓而去之亦缓，故只宜边清边下，而不宜急攻也。又其次辨疹、辨舌、辨齿诸法，最为透辟，其言疹也，色淡红而四肢清，多为虚；胸前微见数点，而面赤足冷，为阴盛格阳；色紫而点小，为心包热；点大而紫，为胃中热；黑而光亮，为热毒极炽；黑而隐隐四旁赤色，为火郁内伏。要之斑多属血，疹多属气，斑疹均为邪气外露之象，宜神情清爽，若神昏者，多为正不胜邪而内陷。若小粒如水晶之白㾦，此湿热伤肺，邪虽出而气液枯之候也。枯白如骨者，则气液竭也。其言苔也，辨别尤细，黄苔则有黄白相兼，黄而光滑，黄薄而干，黄甚如沉香色，灰黄，老黄等之分。白苔则有白而不燥，白而黏腻，白厚干燥、白而底绛、薄白而干、白粉而四边紫绛、灰白、薄白等之辨。绛舌则有绛而鲜泽、绛而干燥、绛而黏腻、绛而光亮、绛而有黄白碎点等之别。红苔则有大红点、淡红不匀之差。干苔则有舌心干，以及舌心干而四周红之异。他如苔浊、苔如碱、苔黑滑、苔芒刺、无苔而如烟煤隐隐等，无不极其辨察之微妙。其言齿也，胃热则光燥如石，肾液竭则如枯骨，湿热化风则为咬牙，风痰阻络则咬而难开，津亡而湿浊用事则齿垢如灰糕样，胃火上冲则齿缝流血，肾热胃劫则齿焦有垢。凡此之类，非老于临证者，实不能道其只字；非学验俱富者，更不能分析入微。是叶氏为治温热之巨匠，殊非偶然。惟是篇迄无单行本，除创见于《吴医汇讲》外，亦见于华岫云《续临证指南》、吴子音《温热赘言》，三本文字略有差异，但均为各家之所本。评注者，则有皖南周学海注本，名《叶天士温热论》，刊入《周氏医学丛书》中。有会稽章虚谷释本，名《叶天士温病论》，刊入《医门棒喝》二集。有萧山陈光淞笺正本，名《温热论笺正》。有海宁王孟英纂辑本，名《叶香岩外感温热篇》，刊于《温热经纬》卷三。这四个注本，周注略而精，王注博以杂，章、陈二氏发挥最多，则瑜瑕互见，供吾人参考则可，惟不能溺于一家已见而偏执之，盖叶氏之书，固非难读者，虽无注，亦何伤。

四、《湿热条辨》

世传薛生白作，凡一卷，三十五条，首载于舒松摩《医师秘笈》中。惟《吴医汇讲》卷二载生白曾孙东来云："先生不屑以医自见，故无成书。"则是否为薛氏所遗，殊难定论，但究为研究湿热病最有价值之作。

其论湿热发病，既不同于伤寒，亦不同于温病。伤寒之邪，必自表入，首侵及太阳，湿热邪气，多从口鼻而入，不伤于阳明，即入于太阴。至温热乃少阴、太阳同病，因冬伤寒邪，伏于少阴，化热之后，至春发出于太阳而病。故三者虽皆有发热，而其发病之机实不相牟也。其论湿热病机，归于脾胃，凡中土之气实者，即随火化而病于阳明胃；中土之阳虚者，即随湿化而病太阴脾。前者为热胜于湿，后者为湿胜于热。病在二经之表者，常兼乎少阳三焦；病在二经之里者，每及于厥阴风木。因为少阳厥阴，同具木火之气，无论湿和热与木火之气相合，胃土脾土，均将受伤，即木胜能克之，火亢能灼之也。其论湿热之治，首在辨别三焦，凡湿多热少者，则蒙上流下，当调三焦之气以分利其湿；湿热俱多者，则下闭上壅，而三焦俱困，应兼用开泄，清涤两法，以渗其湿而泻其热。有湿无热者，止能蒙蔽清阳，或阻于上，或阻于中，或阻于下，惟宜宣通阳气，清源以洁流。若湿热一合，阴从阳化，则急宜以清热为主，而使湿从热去。若木火同气，煎熬津液，热甚生风，痉厥立至者，惟宜资取于胃液，清润以息风。凡湿邪极盛者，重用辛开，使上焦得通，津液得下。湿热参半者，则于燥湿之中佐以清热，存其胃土之液。湿热俱盛者，则去湿药宜多，清热药宜少，因湿去而热自除，复无苦寒化燥之流弊。湿热之变固多端，能得其治疗之要者，此作而外，殊不多观，尤宜习之而不可废。

本书很少有单行的，除见于《医师秘笈》外，尚有寄瓢子之《温热赘言》本。宋兆淇之《南病别鉴》本。章虚谷之《伤寒论本旨》本，王孟英之《温热经纬》本。

五、《温病条辨》

淮阴吴鞠通著，凡七卷。首卷为原病篇，从《内经·六元正纪、阴阳应象、金匮真言、热论、刺志、生气通天、论疾诊尺、热病、刺热、刺法、玉版、平人气象》诸篇引说十九条，列论温热病的病原、发病、病机、病证、诊法、治疗以及避疫之大则，皆阐发温热学之渊源也。至一、二、三卷，则以上、中、下三焦分篇，列叙风温、暑温、湿温、寒湿、秋燥的证治，风温中包括温热、温疫、温毒、冬温诸证，而上焦多伏暑、温疟，而无寒湿。上焦诸病言法五十六，方四十六；中焦诸病言法一百又二，方八十八；下焦言法七十八，方六十四。四卷以下为杂说及产幼诸病，虽亦有其见地，究非言温热之正鹄。

其言上焦温病，多责之太阴。以温病自口鼻而入，自上而下，鼻通于肺，太阴金也。温者，火之气；风者，火之母，风火灼金，故多自肺始。肺合皮毛而主表，故始亦能恶寒；肺主化气，气不化而郁，故身即热。甚或热而伤津，郁而气逆，浊邪下归，阴受火克，则烦渴而欬，午后热甚诸证，必相继而起。中焦温病，多责之阳明，盖鼻气通于肺，口气通于胃，上焦病不治，则传中焦也。中焦阳明为两阳合明之府，温热之邪与阳明之热相搏，其热益炽，故不恶寒而但恶热。火热随经而上于面则面目赤，火热刑金而语声重，火热上逆则气粗，火热实于胃则大便秘，火热伤于气则小便濇，火热烁于津则燥渴，火热腐浊之气上升则舌苔老黄，火极似水，甚则舌苔由黄转黑而有芒刺，此阳明温热之邪，最是的见也。下焦温病，多责之少阴。因温热久羁中焦，阳明之阳土燥甚，未有不克少阴之癸水者。当热甚之时，或已下而伤阴，或未下而阴竭，故一入少阴，则阴伤尤甚。心火无阴以济，则心中震震；阴伤而神失守，经失濡，则舌强神昏；阳火上闭，阴精不得上承，则清窍不通而耳聋。阴虚不能纳阳，则烦而不能卧。如此三焦分证，较之叶天士，又深入一步了。

书中尽管立法二百三十六，处方一百九十八，然撷其要，总不出清络、清营、育阴三法，清络用辛凉芳香之品，凡温热浊邪入于诸络而不清者宜之，其治暑温汗后之清络饮，最足代表，若广其义，桑菊、银翘诸方，亦为清络之用，盖桑叶、菊花、银花、连翘等品，皆以走络而清气之用著称也。清营用咸寒苦甘之品，凡邪热入营，而欲保离中之阴者宜之。数治太阴温病舌绛而干，手厥阴暑温烦渴舌赤之清营汤，最足代表。育阴用甘润存津之品，凡热邪劫阴，津液枯竭，虚热犹盛者宜之，其治下焦温病之加减诸甲复脉汤，最足代表。大凡温热邪气入络，不治于早，其入必深，其去愈滞，渐及于营，则津伤神昏诸证，必相继而来；阴津既耗，则热毒必结，亦阴阳脱离诸险象所从生。是清络、清营、育阴三法，虽不足以言三焦分治，但与三焦辨证之理实不能相离。明乎此，则得全书之真髓矣。

本书刊本，多至四五十种，其流行之广，可以概见。而以清嘉庆十七年壬申汪廷珍刻本，同上年信义书屋刻本，嘉庆十八年癸酉问心堂镌本为最善。评注本则有淮阴朱武曹之增批，名曰《增批温病条辨》，王孟英之评注，名曰《增补详注温病条辨》。陆士谔评之《增评温病条辨》。均可参考。

六、读　　法

温热病既不是新病，而是很早在古代就存在，有关温热的理论，在《内经》里的记载，比讨论伤寒病的文献还要多，还要全面，所以从来治温热的名家，对《内经》中关于温热病的论篇，无不加以研究，刘河间、吴又可、余师愚、吴鞠通、陆九芝等，皆其著也。可惜他们虽各有所得，但就《内经》里所存在的资料来看，都尚留有不少余地，未能全面而充分地加以分析，例如《素问·评热病论》说："汗者，精气也，今汗出而辄复热者，是邪胜也。不能食者，精无俾也"。其意若曰，汗为精气，发温热之汗，不能伤其精气而资生邪气。则慎汗之说，在《素问》里已摆在重要的地位，奈何后世治温热学的多忽之，反谓温病慎汗，而为后继之说。因此治温热病学必须将《内经》有关各篇反复揣摩，析其精义之所在，从而打下牢固的基础。

其次，上列几部书中，应以叶天士的《温热论治》，薛生白的《湿热条辨》，吴鞠通的《温病条辨》三书为中心，精读细读，分析其每一问题的关键所在，例如叶天士言温邪上受，有释"上受"为邪从口鼻而入者，有释为邪从皮毛而受者，究竟何者为是？或者是既有从口鼻而入之邪，亦有从皮毛而入之邪，必须分别对待之？均必从理论及临证两方面而验证之，斯乃谓得其上受之旨，如果一掠而过，人云亦云，则字面上既未解释得，其论据之所在，理由之所在，全未拿定，直是似懂非懂而已。又如吴鞠通乃发挥叶氏之说者，究竟吴鞠通是否已得叶氏之薪传，亦必就其说中，详为分析，或有与叶氏相左者，或有就叶氏之说而为之引申者，总宜细细勘证，才能放过，斯为得之。至河间两书，乃化裁治伤寒法以治温热病之始，亦即变化辛温法而为辛凉法之始，亦须细析其分表里之治，而明其后世治温热方法变化之所以来。吴又可《温疫论》，为治温热而成疫者最有体系之书，与治非疫之温热迥异，故不能不识，故二子之书亦必旁通，否则，未为得识温热病学之全也。

此外，有许多温热著作，亦为重要之参考书籍，不可不知。如镏洪的《伤寒心要》，常德的《伤寒心镜》，马宗素的《伤寒医鉴》[6]，三子均私淑河间，故其书足为治《伤寒直格》《伤寒标本》的主要参考。甚至王朴庄[7]的《伤寒例新注》《伤寒论附余》《读伤寒心法》等均可与河间书相互参读，以其均为用伤寒理法而阐发热病之治也。言瘟疫者，有余师愚的《疫疹一得》，戴天章的《广瘟疫论》，一以善用清法见长，一以精于辨证而著，两书可以为治《温疫论》的参考读物。又有辨伤寒温热不容误治者，有陈锡山之《二分析义》，杨栗山之《寒温条辨》，秦皇士之《伤寒大白》，吴坤安之《伤寒指掌》，均其选也。至王孟英的《温热经纬》，实为言温热的类书，凡纂辑《内经》和张仲景有关温热诸文若干条，复全录叶氏《温热论治》《外感篇》，以及陈平伯《外感温病》薛生白《湿热条辨》余师愚《疫疹一得》诸篇而成，其中集诸家之注不少，故亦甚有参考价值。

参考文献

[1] 见《伤寒直格》卷中。

[2] 各方均见《伤寒标本》。

[3] 以上均见《伤寒标本》。

[4] 孔毓礼，字以立，丽水人。

[5] 洪天锡，字吉人，嘉兴人。郑重光，字在辛，古歙人。

[6]《伤寒心要》《伤寒心镜》《伤寒医鉴》三书，均在《刘河间伤寒六书》中。

[7] 王朴庄，名丙，清·江苏吴县人，氏所著诸书，均在陆九芝《世补斋医书》中。

漫谈中医基本功

（原载《哈尔滨中医》1965年第6期）

“基本功”，行行有、门门有，无论搞任何一门专业，把基本功炼好了就能出状元、登高峰，学习中医也不例外。尤其是要学成一个高明的中医师，更非扎实地掌握好基本功不可。什么是中医学的基本功呢？应该怎样来练中医的基本功？言人人殊，颇不一致。有人说“理法方药”是中医学的基本功，又有人分为“理论基本功”与“临床基本功”。中医学理论基本功要熟读、背诵，临床基本功要随师临证领悟。这些说法，对我都很有启发，不过仍嫌其不够具体。兹将我对这个问题的一些看法略谈一二，仅供参考。

一、什么是中医学的基本功

在高等学校的教学工作中，要求必须切实加强“基本理论”“基本知识”和“基本操作技能”的训练。一般所说的基本功，大概就是指这“三基”而言。什么是中医学的基本理论？中医学的基本知识和基本操作技能又是什么呢？能明确了这几个方面问题，中医学基本功的概念就可以确定了。

所谓“基本理论”，是指在某一专业中，有系统的、主要的、足资以为根据的基础知识。在中医学术的理论体系中，最足以称基本的、系统的、可以指导临床的，莫过于“藏象学说”“病机学说”“诊法学说”“治则学说”四端。

“藏象学说”是研究人体脏腑生理功能及其相互关系的学说。其主要内容包括：脏腑、经络、精气神三个方面。“脏腑”又包括“五脏”“六腑”“奇恒之腑”三种不同的组织结构，各脏各腑均有其不同的功能特点，彼此之间又有极为密切的关系。经络包括经脉和络脉两个部分。经脉分作正经、奇经两种，正经有十二条，奇经凡八条；络脉则有别络、浮络、孙络等的区分。经络主要具有联系内外上下与通行气血的作用。人体的五脏六腑、四肢百骸、五官九窍、皮肉筋骨等功能，都能保持着统一的协调，完全是靠经络联系其中，而达到有机地配合。因此，脏腑与经络这一生理关系有机地总和，就构成了人的整体生命活动。而支持这一生命活动的基础为“精”，其动力为“气”，其表现为“神”，所以“精”“气”“神”是脏腑、经络活动的衍生物和能量的表现。而“脏腑”“经络”“精气神”这三方面相互依存而构成了人体的“藏象”。

“病机学说”是对疾病发生、演变、转归等机制的探讨，包括发病、病因、病理等三方面。中医学的病机学说认为，“发病”的关键问题是“邪”和“正”

的关系，正气的强弱，关系到机体是否发病的重要条件，邪气的盛衰，关系到致病轻重重要因素，并认为正气不足是疾病发生的最主要的方面。导致疾病的“病因”虽是多种多样的，但可归纳为“风”“寒”“暑”“湿”“燥”“火”六淫之气，以及七情过度、饮食劳伤等三大类；“六淫”，一是指外界之反常气候，一是指病气变化的性质；“七情”，主要是指人的情志在失去正常调节下的七种异常表现；饮食劳伤，则关乎生活的种种不正常。病理变化亦区分为三：凡属脏腑功能活动改变的，是为“脏腑病机”；凡属经络功能活动改变的，是为“经络病机”；凡属疾病发展过程中，而有“化风”“化燥”“化湿”“化热”“化火”“化寒”种种异常变化的，是为“六气病机”。

用一定的方法，以探求致病的原因、病变之所在（病位），以及病情转化和证候特点，从而进行分析判断，这就是中医学的“诊法”，其主要包括“望诊”“闻诊”“问诊”“切诊”四个部分。凡病人的精神、形态、五官、齿舌、肤色、毛发、唾液、二便等，都为“望诊”所必察；呼吸、气息、臭味、声音等，都为“闻诊”所必审；居处、职业、生活状况、人事环境以及发病经过等，都为“问诊”所必询；脉象、肤表、胸腹、手足等，都为“切诊”所必循。因此说，“望”“闻”“问”“切”四诊虽属于医生的直觉观察方法，但它观察的范围，相当广泛，而每一种方法又各有其独到的体验，所以它确能较全面地认识疾病变化的本质，从而辨清证候，确定诊断，为施行正确的治疗方法提供重要的依据。

所谓“治则”，即是临证治疗的法则。即是从四诊中所获得的客观资料，在对疾病综合分析的基础上提出来的治疗原则。其最高原则是“治未病”，如“健康保健”“未病先防”“早期治疗”“既病防变”等，都属于这个范畴；其次是因时、因地、因人之不同进行治疗，故虽为同一病而其治却不同；第三是分辨标本，也就是分析病证的主次先后、轻重缓急来施治；第四是辨证立法，分阴阳、表里、寒热、虚实，而为温、清、补、泻等种种不同的具体治疗措施；第五是依法制方，从辨药物的寒、热、温、凉之性，酸、苦、甘、辛、咸之味，一直到药物君、臣、佐、使的配伍，制成大、小、缓、急、奇、偶、复等不同的方剂；第六是养护调理，包括饮食宜忌、精神治疗等，此为治疗一切疾病的善后以及巩固疗效的重要措施。

以上即是属于中医学的基础理论部分。在这些基础理论中，都贯穿着统一整体观，以及认识和概括说明生理功能与病理变化的阴阳五行学说。中医学的整体观认为，人体内部是统一的整体，而且它与自然界之间又存在着密切的关系。中医学的阴阳五行说认为，脏腑、经络等人体的组织器官作为物质基础，他们之间存在着相互支持、相互制约的关系，以维系人体机能的平衡。中医学的基础理论，将生理、病理、诊断、治疗等有机地联系起来，反映出人体生理活动的规律性，说明疾病发生的部位、性质及其演变机转，为诊断和治疗提供客观的理论依据。如在上述四部分基本理论中而不贯通以统一整体观学说、阴阳五行学说，那是无法体现中医学基础理论的精神实质的。

什么是中医学的基本知识？首先应该明确“知识“的概念。据《新哲学社会学解释词典》的解释：“知识，是外在世界在人的意识中反映的结果，也就是以获取客观真理为目的的认识过程的结果。对于一定事物或对象的明确的意识就是知识。”那末，在中医学范围里的所谓基本知识，就是属于基本理论里的一些明确而具体的内容，它是可以通过实践检验而无误的“意识”，是构成中医学整个理论体系的基础部分。如上述“藏象”“病机”“诊法”“治则”诸理论，各有其若干的具体知识所构成。因此说，“基本理论”与“基本知识”是很难明确地划分开的，如果一定要划分的话，总的为理论，分的是知识，或者说成系统的是理论，个别的为知识，但其中却有主要与次要的分别。例如就“藏象理论”而言，它是由“脏腑”“经络”“精”“气”“神”等主要知识构成的，因此，这些知识便是言藏象最基本的知识。他如还有“募原”“膏肓”“气街”“八溪”等，便不是最主要的，也就不能算做基本知识。明确了这一点，我认为中医学的基本理论与基本知识，可以不要勉强划分，只需分清其主次就可以了。

什么又是中医学的基本操作技能呢？中医学的操作技术，简单言之，就是基本理论、基本知识在临证时的具体运用和措施。应该是包括运用四诊的观察方法来辨证；根据八纲辨证的结论来立法；复据八法的确定来处方遣药。当然，此过程都要通过详细地书写病历记录下来，这一操作技术的熟练与否，主要是决定于基本理论、基本知识掌握的程度来分高下。例如李杲对内伤、外感鉴别的操作技术，就是十分纯熟的。他认为：外感之脉象，人迎大于气口，脉多浮紧或浮缓；内伤之脉象，气口大于人迎，脉多急大或涩数；外感“发热”“恶寒”寒热并作，其寒得温不止，须自表传里而寒始罢；内伤“发热”则蒸蒸烦躁，得凉自止，自居阴处亦感“恶寒”，而得温则止；外感，手背热而手心不热；内伤，手心热而手背不热；外感，口中和而不恶食，伴有鼻塞流清涕；内伤，不知谷味而恶食，一般鼻不塞；外感，头痛不止，表解或传里时其痛方罢；内伤，头痛则时作时止；外感，筋骨疼痛而不能动摇，甚则非扶不起；内伤，怠惰嗜卧，四肢沉困不收；外感，数日以后，邪气传里才见渴症；内伤，开始即多有渴症，久病之后其渴反减。假使于基本理论、基本知识没有掌握，临证时便不可能有这样娴熟的操作技能。

他如吴又可辨瘟疫病的表里九传，戴北山辨疫病的臭气，叶天士辨温热病在卫气营血各个阶段的不同等，于临证时的操作技能非常熟练，无一不是因于充分掌握的中医学的基本理论和知识的缘故。不仅此也，如同一“吐血”“下血”症，他医用犀角、地黄不效，张景岳竟用附子、炮姜大辛大热之药而愈。徐大椿治一痰喘亡阴证，用人参作块吞服则愈，将人参煎入药中则剧。汪石山治脾虚痞满证，患者自服参术膏则剧，汪氏用参术煎汤则愈。这些例子说明，同治一证，而相互间判别悬殊，治法迥异；或者是同样使用一药，因使用的方法不同，而疗效亦是两样。

《吴氏医案》载有这样一个故事：吴鞠通与陈颂帚同治一个肿胀病，陈先用麻黄八分、附子一钱、甘草一钱二分，毫不见效；吴改用麻黄二两、附子一两六钱、甘草一两二钱，竟见大效；两方三味药完全相同，只是分量各殊，效果竟有天渊之别。骤视之，其鉴证都不差，只是胆识大小之有别；揆之实际，胆识的大小固然于临证经验之多寡有关，但关键仍与掌握基本理论和基本知识程度的差异最为密切。

中医学的基本理论或知识，来源于实践并能指导临床，而为中医学术内容最基本的东西。没有它就谈不到什么中医学术了。中医学的基本技能操作，是中医学基本理论和基本知识在实践中的具体体现。俗话说“读过王叔和，还要见证多”，“读王叔和”是指理论学习，“见证”是指在临床历练。这就是说，既要把基本理论、基本知识学深学透，而于基本技能操作，也要能够娴熟地运用，这才算是掌握了中医学的基本功。能够全面地掌握基本功，用之于临床，经历一定的过程，又能在临床中不断地提高对基本理论、知识、技术的认识，以至于无限地上升。

二、从课程设置看基本功训练

中医学基本功的内容已如上述，那末，中医学院现行的18门课程，是否与打牢基本功的目标相适应呢？关于这一问题也是人言人殊。有人认为，中医学的每门课程里都包括着“三基”，应该把它们分开来对待；有人认为，18门课程中包括着“三基”内容，而不能按照每一门课程来平均分摊。我同意后面一种意见。

现在中医学院的18课程是：《内经》《伤寒论》《金匮》《温病学》《中药学》《方剂学》《诊断学》《中医各家学说》《内科学》《妇科学》《儿科学》《外科学》《伤科学》《眼科学》《喉科学》《针灸学》《医史》《医古文》。除《医史》《医古文》不计外，《内经》应该是属于基本理论课程，其主要内容包括：人与自然、阴阳五行、藏象（含经络）、病机、诊法、治则等项，这些都是中医学基本理论的内容。现行的《内经讲义》把“人与自然”与“阴阳五行”两章同属于导论的内容，这是很有道理的，因为“人与自然”与“阴阳五行”仅是诠释中医理论、阐发中医学术的一种方法，而不是中医学术自身的具体内容，但却是阐发中医学术的重要的理论方法，截至目前为止还不能抛开而另有其代之者。至于重订的《内经讲义》中附录有《素问》《灵枢》数十篇原文，和《难经》的29章原文，这些原文的主要内容，仍不外乎是讨论“藏象”“病机”“诊法”“治则”这几个方面的内容，精习这些原文后，便能使上述几方面的基本理论更加充实、更加系统，甚至可以说是更容易掌握。

他如《伤寒论》《金匮》《温病学》《中药学》《方剂学》《诊断学》《各家学说》几门课程，都是以基本知识为主要内容的课程，因为这些课程虽有基本理论在其中，但不像《内经》那样，没有全面地反映中医学的整个理论体系。如《伤寒论》，阐发的是六经的辨证施治，其中的基本理论已具载于《内经》的藏象与病机之中，至其具体从阴、阳、表、里、寒、热、虚、实几个方面来辨证，与乎运用“汗”“吐”“下”“温”“清”“和”诸法来施治等知识，则为《内经》所无。《金匮》的性质，基本与《伤寒论》同，不过是从杂病方面来阐发而已。《温病》是发明温热邪气在三焦的病变，而以“卫”“气”“营”“血”为其辨证施治的标准。这些内容，仍是从《内经》

"评热病论""刺热论""热论""金匮真言论""阴阳应象大论"诸篇有关温热病的基本理论发展而来。《中药学》主要是讲述药物的性能，《方剂学》主要是讲述方剂组成之效用，其四气五味、七方十剂等基本理论，则著见于《内经》之治则理论中。《诊断学》中所言者，皆为运用四诊的具体知识和基本技能操作，绝非如《内经》之诊法所谈的原则性理论。至于《中医各家学说》，更是属于基本知识的范畴，如钱乙发明五脏病机，张元素倡用引经报使，赵献可独擅肾命水火，张介宾专重元阴元阳等，都是中医学术最可宝贵的知识，都是以中医学基本理论为基础而各自阐发之成就，但究不得作为基本理论来认识，因为这些并不是构成中医学最根本的东西。《内科学》《外科学》《伤科学》《妇科学》《儿科学》《眼科学》《喉科学》等课程，是属于临床课，都是针对着具体的个别疾病来讨论的，其中固然亦存在着基本理论、基本知识，无非是通过这些理论和知识来辨识具体的"病"或"证"，主要是根据辨证所得的结论，给予适当的施治而达到治愈之目的，因此，这些课程似乎偏重于基本操作技能的方面。《针灸学》可以说是治疗学之一，它的基本理论已概括在"藏象""治则"之中，所以《针灸学》的主要内容与各临床课无异，仍是针对各种疾病的辨证，具体施以针刺或灸焫的方法。

当然，这样加以区别中医学的基本理论、基本知识和基本机能，也并不是绝对的，只是明其各课程的重点所在而已。

这样看来，中医学院现行的18课程足以包括了中医学基本功的全部内容的，把这些课程都教好了、学好了，可以说"基本功"就够扎实了。由中医学院毕业的学生与一般师带徒的学生最大区别亦在这里。过去老师带徒弟，仅凭老师所好的两本书教给徒弟便算完事，其中有偏好《伤寒论》的，有偏好《温病条辨》的，有偏好刘完素、张元素、李杲、朱震亨各大家的，能重视《内经》研究的比较是少数，即或重视了《内经》，由于没有明确《内经》中的中医学术理论体系，即使是学习了《内经》，也很少能系统地阐述其中的基本理论。事实上，过去亦没有一本研究《内经》的书，能像现在《内经讲义》这样把"藏象""病机""诊法""治则"这些基本理论系统地整理出来，使我们翻开讲义便知道中医学理论体系之所在。因此说，"师带徒"的教学模式，从临床多而言，是有优点的，但同时亦有其局限性，尤其是"基本功"一般都不够扎实。现在我们在党的中医政策正确贯彻下，有了一套系统性较强的教材，各中医学院都设置了较全面的各科课程，来谈打好基本功，确是已经具备了史无前例的优良条件。

三、如何训练中医学基本功

我这里所说的如何训练中医学基本功，仅是就中医学院的同学而言，也是针对现行的18门教材而言。中医学院的同学是六年制，但由于他们要学的课程很多，除中医课18门外，还有普通基础课和西医基础课等10多门课程，中西医课程加起来，他们的学习负担是够重的了，在重负的情况下仍然要求把“基本功”训练好，就不能不多考虑些较好的学习方法，以达到教学的要求。好在按照新订的学制计划，学生的读书时间比过去多了，许多重要课程都安排有一定的读书指导时间，这就具备了改善学习方法的有利条件。按照上面所述，“三基”的界定基本上有轮廓了，因此在学习时也应该采用不同的方法。

（一）熟读深思

“熟读深思”适用于对基本理论的学习。“熟读”的目标不是一定要求背诵，而是要求有深刻的体会。宋朝苏东坡诵读《阿房宫赋》，白天读，夜晚读，天天读，连听他读书的人都能背诵了，他还读个不辍。其意就是通过反复熟读，揣摩出文章的精神实质来。古人常说“俯而读，仰而思”，有如食物经过口腔的咀嚼和胃肠的消化，变成了养料才能对身体起到滋补的作用。南宋学者吕祖谦介绍他读历史书的方法，他说：“观史如身在其中，见事之利害，时之祸患，必掩卷自思，使我遇此等事，当作何处之？如此观史，学问亦可以进，知识亦可以高，方为有益。”这是善于独立思考的读书方法。中医学基本理论的内容那么丰富而深刻，对这样的书更是需要反复精读，反复思考，才能充分领会其精神实质，切不可粗枝大叶，浅尝辄止。宋代大儒朱熹读书，初读时，他把有体会的地方用红笔抹出，再读时，又把有体会的地方用青笔抹出，以后用黄笔抹出，三四番后，又用黑笔抹出，目的是“渐渐向里寻到那精英处”。

现行《内经讲义》除“导论”（人与自然、阴阳五行）“藏象”“经络”“病机”“诊法”“治则”“五运六气”等七篇，只要按照系统逐一领会而外，所附《素问》29篇、《灵枢》12篇、《难经》29章，都应该反复地熟读，反复地深思，必须把每篇每章的“精英处”都寻到了才能放手。孔子说：“学而不思则罔，思而不学则殆。”读与思，思与读，是不可分割的两个方面。因此我对《内经》课要熟读的主张，目的不单是在背诵，而是要求深思。换言之，凡读至能背诵的书，不见得便是思之有得。我曾见到熟背《内经》的人，不仅讲不出《内经》的主要内容是什么，就是一般临床亦不见信于病人，这又有什么益处呢？刘完素25岁开始学习《素问》，一直学到60岁才认为自己有了些收获；朱震亨30岁开始学《素问》，一直读了五年，40岁后再作进一步的研究，才自信有了一些体会。说明学习《内经》，并不是能背诵下来便可完事的，只有通过反复熟读深思的方法，把其中有关“藏象”“病机”“诊法”“治则”的内容，充分地掌握起来，并能灵活地运用，才算是奠定了中医学基本理论的基础。

但是，目前中医学院一般的情况是这样的，学生只是忙于消化教师讲课的内容，没有太多的读书时间，甚至于连讲课内容都消化不了，当然就谈不到熟读深思了。因此，是否可以考虑中医学院各科讲义的讲授，改作有选择性地重点讲授的方法。凡是必须讲，非讲不可的，把它讲深讲透，非必须的可讲可不讲的，只作粗讲，甚至不讲，让学生自己去阅读。例如《内经讲义》的讲授时间有400多小时，至少可以拿出三分之一的时间来作为有教师指导的阅读时间。讲课的那三分之二的时间，除讲义部分全讲外，附编的原文便不必都讲，可以通过精选，选定一些文章以后，在讲解时首先扫清文字障碍。对于每篇文献的理论不再用串讲方式，只作综合分析，并随时与前面讲义部分的内容相互印证，这样便能启发学生按照中医学理论的体系来理解这门课程。这样做，既给学生空出比较充裕的阅读时间，又使培养了学生独立思考的能力，学生才有可能做到熟读深思。

（二）博闻强记

“博闻强记”适合用于对待基本知识的学习。由于中医学的历史悠久，历代医药学家在基本理论的基础上，各自都有不同的成就和发明，是最可宝贵的基本知识，我们应该广博地吸收来充实自己的学识。汉朝张仲景、晋朝皇甫谧、唐朝孙思邈、宋朝陈自明、明朝李时珍等，他们读的书既多，医学知识也就特别丰富，所以成为了最有代表性、最为渊博的学者。在中医学教材中，《中医各家学说讲义》的知识，最为广博，我们不仅要把讲义里各家的医学成就学到手，而且通过讲义还要去寻找更多的医药学家的成就来学习。宋代王安石很有体会地说“读经而已，则不足以知经”，所以他对百家诸子之书，《难经》《素问》《本草》等医书，以及诸《小说》等无所不读，农夫女工无所不问，经过了这样广泛的涉猎后，他对于经学能“知其大体而无疑”（见《答曾子固书》）。因此说，只有具有丰富的基本知识，才能使基本理论更为精通。

在校学生的学习时间是有限的，不可能一下子读很多的书，但要找到读书的门径，要有计划，逐渐地积累下去。各课程的读书指导时间不应该成为空设，在这方面要有具体合理的的安排。我们的前辈们读书也是很讲求顺序的，他们也并不是一味地追求阅读范围的广泛和阅读数量的众多，而是先熟读若干基本的书籍，打好基础，然后循序渐进，由简而繁，由浅而深，由少而多，逐步做到博极群书，在博极群书之后，又进一步在“博”的基础上求“精”，即所谓“由博返约”。这样，经过奠基、博览、专精的学习过程，便能成为精通某种学问的专家，并能在自己钻研的领域里完成创造性的工作。

广博的医学知识，要想一一地都能熟记是有困难的。除“本草诗”“方剂歌”“脉诀”一等必须趁年轻时背得滚瓜滥熟之外，其他的就用不着采取这样的方法了。韩愈在《进学解》里讲自己读书的方法时说：“记事者必提其要，纂言者必钩其玄。”这“提要”“钩玄”实在是重要的读书方法。读书时思想必然高度集中，目到、口到总不如“手到”，人们常常有这样体会，要记住一段文章，念上几遍不及抄录一遍的印象深刻；而“提”要领和“钩”主旨，又不等于简单的抄录，它要求掌握全书或全篇的主要内容和精神实质，并且用自己的语言加以概括，这就促使我们不能不对所读之物下番概述的工夫了；如果再进一步，写出自己的感想、心得和疑问，那所下的工夫就更大了，做笔记的过程，必然是加强理解、加深印象、增强记忆的过程，而笔记作成以后，又可以用之来进行驾轻就熟地复习。由此可见，做读书笔记对于掌握和巩固知识所起的作用是不容低估的。

总之，无论做什么学问，不断地积累资料是很必要的，积累了较多的资料，就会扩充我们所掌握的知识。例如读完《素问·上古天真论》，其中有言“藏象”的、有言“病机”的、有言“养身”的，用活页卡片分别把各部分之精要摘录下来，并编列号次，按类管理起来，日后要查这些相关的资料就很方便了。这种工夫，只要持之有恒，可收到事半功倍的效果而受益不小。正如郑樵在《校雠略》中所说：“学之不专者，为书之不明也，书之不明者，为类例之不分也。”如果能把中医学中的许多重要的知识，都按照其理论体系类例分明地掌握起来，用的时候就不会到感到无从入手而能左右逢源了。

（三）联系实际学以致用

理论是从实践中来的，所以理论能指导实践而不断提高。前面所说的基本理论、基本知识，都属于中医学的理论范畴。这些理论，是历史上各医药学家经过反复临证实践而提炼出来的，我们要学习和掌握这些理论，就是为了要用之于临床而取得较好的疗效。假使学习了很多的理论知识，却不能运用于临床，则如晋代医家葛洪所说：“藏书之箱箧，五经之主人，而夫子有云：虽多亦奚以为？”（《史通·杂说下》）意思是说，读书而不会运用其中的知识于实践，就好比用箱子装了很多的书，虽为这些书的主人，读得再多又有什么用呢？清初学者颜元认为，学习的内容“宁粗而实，勿妄而虚”，这是很有道理的。他说：“《黄帝素问》《金匮玉函》，所以明医理也。而疗疾救世，则必诊脉、制药、针灸、摩砭之力也。今有妄人者，止务览医书千百卷，熟读详说，以为国手矣，视诊脉、制药、针灸、摩砭以为术家之粗，不足学也。一人倡之，举世效之，岐黄盈天下，而天下之人病相枕、死相接也，可谓明医乎？愚以为从事方脉、药饵、针灸、摩砭，疗疾救世者，所以为医也，读书取以明此也，若读尽医书而鄙视方脉、药饵、针灸、摩砭，妄人也，不惟非岐黄，亦非医也，尚不如习一科验一方者之为医也。”（《学编·学辨一》）这是在批评只重视理论而不重视临床的人。我们认为，单是看重临床还不够，需要把所学习的理论知识充分运用于临床才会做好临床，在临床上对每一疾病的治疗过程，不仅只知其然，更重要的是明其所以然。例如，症见：身热，午后尤甚，自汗，微恶寒，口渴、或不渴而咳，脉搏动数两寸独大。人皆知为“太阴温病”，是“银翘散”的主证。但是，温病为什么要出现这些症状？出现这种脉象？为什么名之曰“太阴”？“银翘散”又为什么有效？这些问题，在临证时，都应该能运用脏腑病机、六淫病机等理论来解释。如：因热邪伤于手太阴肺经，肺主气通于皮毛，气不化而热邪乘之则郁而为“身热”“口渴”“咳嗽”；午后是肺气所主之时，热伤肺气不能宣通，故热势因之升高；皮毛间的经气不充，故时觉有轻微地“恶寒”，但究非表有寒邪之可比，故虽恶寒而不甚；“动”是短脉的一种，气不足也，“数”为有热，心肺居于上焦，其脉应于两寸，上焦有热，所以左右两手寸口的脉搏显得特别“大”；“银翘散”多为辛凉甘苦之品，可以清热解毒、润肺散结，既能预护其虚，复能清肃其上，既有轻以去实之能，又无开门揖盗之弊。通过这样的分析，则知“太阴温病”为热邪内伤肺气之证，而“银翘散”的作用，则为护肺散热之方。明确了这个道理，即使不是温病，只要是“上焦风热”诸证，一般在初期都可使用“银翘散”。这就扩大了太阴温病病机理论在辨证方面的运用，同时亦提高了“银翘散”这个辛凉方剂的疗效。如不得其理，或体会不深，便只能机械地凭经验用药，既不能谈到推广，更谈不到提高。

这样看来，“熟读深思”地钻研基本理论，是做学问要“精”的功夫；“博闻强记”地学习基本知识，是做学问要“博”的功夫；本着“学以致用”的精神，善于“联系实际”地锻炼基本操作技能，是做学问要“实”的工夫。精、博、实三者，是密切联系的，是缺一不可的，是辩证的统一的。

四、有关基本功的几个问题

最后，我想谈谈学习中医学，与训练基本功有关的几个重要问题。

（一）关于加强古汉语教学的问题

现在各中医学院新的教学计划都在加强古汉语的教学，并重新修订了《古文讲义》，这是很要紧的。由于中医学是我国具有悠久历史的文化遗产，如前面所说的基本理论与基本知识，绝大部分都存在于古医书中，要将其继承下来，如果不能读懂古医书，就谈不到继承。

要学习和研究古典医书中的某一理论，就必须彻底了解其内容，而要彻底了解其内容，第一步必须通过文字关。如果我们对古医书中的文字不求甚解，囫囵吞枣，就可能对其内容产生误解，作出一些错误的认识。因此，培养学生阅读古医书能力，是中医学院各系的基本训练项目之一。既明确了加强古汉语教学的目的是为了培养学生阅读古医书的能力，那末，究竟应该怎样来教好古汉语呢？

首先是把古汉语的知识和文选紧密地结合起来进行教学，既不要把古汉语讲成专业的知识课，也不要讲成专门的文选课，最好是通过文选来讲解古汉语的知识，尤其是结合与医学有关的文选来讲解，更为理想。

古汉语中的知识，最主要的是“文字”“音韵”“训诂”三者，这是传统所谓的“小学”内容，这三方面的知识对于培养阅读古书能力是最有帮助的。但是，也不能把它讲得太专门化了，我们的青年学生最迫切需要的在于读懂一些古医书最普通的文言句子，只能围绕着这一需求来讲解“文字”“音韵”“训诂”的一般知识，有助读懂普通的文言就行，如果把古代汉语的整个内容教给中医学院的学生，是很不妥当的，会增加学生不必要的学习负担。至于文言的语法，亦必须要讲解，这对阅读古医书是有帮助的，惟不能过分地把“语法”的作用夸大，以为掌握了文言语法就掌握了古代汉语的规律，而掌握了这个规律也就自然具备了阅读古医书的能力。这样错误地把语言结构的语法看成是语言的规律，只会使学生愈学愈死板，并不能解决实际中的问题，其实古汉语的关键关尤在“词汇”方面，不在“语法”方面。如果不掌握足够的文言词汇，讲得再多的文言语法，对于古医书仍旧不得门径。相反，如果掌握了足够的文言词汇，即使不懂文言语法，也能基本上具备阅读古医书的能力。古代的医家并不懂得文言语法，依然有阅读古医书的能力，就是古代许多文学家也不懂得文言语法，但仍能写出了很好的文章，就是这个道理。因此，多多教文言词汇与学生，是教授古汉语的捷径。他如工具书的使用、目录学知识、校勘学知识等，可以重点地讲一讲，使学生能从多方面掌握到阅读古医书的能力。

（二）现代基础医学课程和普通基础课程的安排问题

学好中医学，再掌握一些现代医学的基本知识，这是很好的，对将来在医院工作，或者与西医共事，或者搞科学研究，都会带来一些便利。但是，中医学院的学生毕竟是以学习中医学为主的，因此一定要扎扎实实地学好中医学，在这样的前提下，西医基础课程只须学得一些常识就够了，不能学得太多，太多了就会占去学习中医学的时间。1959 年 1 月 25 日《人民日报》的社论说："凡具有一定条件的中医，应该尽可能学习一些解剖学、生理学、细菌学、药理学等现代医学基础知识。"这对有一定条件的中医而言，是完全正确的，但对还在学习当中的学生，他们掌握中医学的知识还太少，即是说还不具"一定条件"，而这些课程分量太重了，一定会影响学习中医学的效果。因此，目前中医学院的西医基础课，采用西医学院的教材，这个分量是很值得考虑的。

关于政治挂帅的问题。1963 年 9 月 18 日《健康报》载何明同志《一门共同的基本功》一文说："技术上的基本功要学得扎实，掌握得好，须要下苦功，要付出汗水、精力；政治——这门共同的基本功，要学得好，掌握得扎实，不仅要下苦功，而且还要有脱胎换骨的勇气，把自己投到革命的熔炉里去冶炼。炼成一块听党的话、为人民服务的纯钢。"这话有道理，我们对学生培养的要求是既要具有扎实的中医学的本领，又要有高度的社会主义觉悟和高尚的共产主义品质的中医师，简言之是又红又专的中医师。所以两种"基本功"都必须有，缺一不可，而"共同的基本功"尤其不可少。政治挂了帅，工作就有方向，奋斗就有了目标，服务就有对象，因而可激发出无穷的力量来认真学习和刻苦钻研。

学　习

（此讲话稿大约写于20世纪70年代末，据手稿整理）

一、为什么学

“从现代起，我们就要努力在整个社会提倡勤奋学习政治、学习文化、学习科学技术。科学是老老实实的学问，来不得半点虚伪和骄傲。只有诚实谦逊、坚忍不拔，才能真正学到一点东西。一定要在全体人民中养成和发扬下苦工夫学习的浓厚风气。以爱学习为光荣，以不学习为可耻；以又红又专为光荣，以不求上进为可耻；以埋头苦干为社会主义做贡献为光荣，以好逸恶劳、光吃社会主义为可耻。要使我们整个国家成为一个伟大的学校。”这段话为我们指明了目标、方向和路线。

华主席在五届人大第一次会议的政府工作报告中指出：“我国人民在社会主义革命和社会主义建设的新的发展时期的总任务，就是坚决贯彻执行党的十一大路线，坚持无产阶级专政下继续革命，深入开展阶级斗争、生产斗争和科学实验三大革命运动，在本世纪内把我国建设成为农业、工业、国防和科学技术现代化的伟大的社会主义强国。”这是华主席向全党、全国人民发出的新的号令，我们要高举毛泽东思想的伟大旗帜，进一步提高执行十一大路线的自觉性，抖擞精神，迈开大步，为完成新时期的总任务而努力学习。

同学们，社会主义制度要最后彻底战胜资本主义制度，就必须有更高的劳动生产率。而生产水平、劳动生产率的提高，多快好省的实现，取决于劳动人民的生产积极性，取决于生产的组织、规模和水平，取决于科学技术的发达程度。因此，阶级斗争、生产斗争和科学实验三大革命运动是一个密切结合、不可分割的整体，所以要一起抓，缺一不可。

我们现在的生产水平是什么状况？举几个简单的例子。我们钢铁工业的队伍，相当于美国、苏联、日本、西德等国家的总和，而我们的钢产量，只相当于这些国家总产量的十几分之一。很多优质的和特殊规格的钢材，我们还不能生产；我们的有些钢种，质量很低；我们转炉的炉龄平均是三百炉，美国、日本都是一千炉；日本炼一吨钢，用0.75吨燃料，我们却要用2.58吨。

我们的粮食产量，二十八年来增加了一倍多，成绩不算小，但我们人口增长的速度更快，按每人平均占有量计算，现在还只有六百多斤，而匈牙利是每人二千四百多斤，美国是二千七百多斤。

我们机械工业的劳动生产率，十年来没有什么提高，反而下降了。从质量来看，我们生产的载重汽车一般不到十万公里就得大修，而国外一般的实际使用周期为三十万公里以上，差距很大。

电子工业是新兴工业，我国电子产品多数还是五十年代的水平。小规模的集成电路成品率，人家是百分之九十，我们只是百分之二三十；大规模集成电路的成品率，人家是百分之四五十，我们还不能批量生产。

总之，在生产水平、技术水平上，我们同第一世界和第二世界的国家比，不是低一点而是低很多，也不是个别行业低得多，而是普遍的低得多。毛主席教导我们，要对“敌”“我”“友”三方面情况做周密的调查，我们必须正视这个现实。

我们是做中医工作的，毛主席很早就教导我们“应当努力发掘，加以提高”，但我们的发掘工作和提高工作，在有些方面还不如日本。例如，《神农本草经》，我国有卢复从《本草纲目》的辑本，孙星衍从《证类本草》的辑本，顾观光亦是《证类本草》的辑本，但都不如日本森立之从《新修本草》的辑本，因为他掌握了《本经》与《别录》朱墨书的原则。再看《内经》注家，无人整理过，而日本有丹波元简的《素问识》《灵枢识》，以及他的儿子丹波元坚的《素问绍识》。整理《难经》注家，莫如日人丹波元胤的《难经疏证》。《中国医籍考》，日本丹波元胤编，收录我国医书三千数百种，每一种书均注明出处、卷数、存佚、序言、跋语、著作人传略、历史考证等，不失为文献索引的工具书。《宋以前医籍考》，是日本冈西为人编，校宋以前医书一千八百六十种，每一书目之后，均分有出典、考证、序跋、版本等项。惭愧的是，我国目前还拿不出能与上述诸书相媲美的著作来。

同学们，我们处在这样低下的生产水平、科技水平，不努力学习，急起直追，赶超上去，能行吗？邓小平副总理在全国科学大会开幕式上的讲话说：“认识落后，才能去改变落后。学习先进，才有可能赶超先进。”毛主席经常教导我们：“中国应当对于人类有较大的贡献。”我国古代，在科学技术方面曾经创造过辉煌的成就，四大发明，对世界文明的进步发挥了伟大的作用，祖国医学在历史上亦是有卓越贡献的。但是，邓副总理又告诉我们说：“我们祖先的成就，只能用来巩固我们赶超世界先进水平的信心，而不能用来安慰我们现实的落后。我们现在科学技术方面的创造，同我们这样一个社会主义国家的地位是很不相称的。”对中医发扬提高工作，也是如此。我们有了这一认识，便得把全副身心投入到学习中去，专心致志地学习，老老实实地学，刻苦地学，不畏艰难、百折不回，才有可能攀登医学科学的高峰。

二、学什么

这是个又红又专的问题。所谓“红”，邓副总理已做了精辟的阐述，概括起来就是两句话：努力改造世界观，解决为谁服务的问题。所谓“专”，对我们而言，就是要钻研祖国医学。

同学们，大学课程你们基本学习完了。进一步该怎么学？要读些什么书？按中央的要求是：“系统学习，全面掌握，整理提高。”现在再加上“中西结合”。同学们已完成“系统学习”的第一步，即将转入“全面掌握”的第二步，不做好第二步，则第三步“整理提高”、第四步“中西结合”，就全谈不上了。因此，我今天就围绕着“全面掌握”这个主题，提出一些意见，提供你们应着手看、着手读、着手研究的书籍来供大家参考。

（一）基础部分

1. 有关《内经》的书籍　林亿的《重广补注黄帝内经素问》、史崧的《灵枢经》、丹波元简的《素问识》、丹波元坚的《素问绍识》、丹波元简的《灵枢识》、张介宾的《类经》、杨上善的《太素》、皇甫谧的《针灸甲乙经》。

2. 有关《难经》的书籍　王九思的《难经集注》、丹波元胤的《难经疏证》。

3. 有关《伤寒论》的书籍　成无己的《注解伤寒论》、柯琴的《伤寒来苏集》、任应秋的《新辑宋本伤寒论》。

4. 有关《金匮要略》的书籍　徐榕的《金匮玉函要略方论》、尤怡的《金匮心典》，这是最简洁的注本，能与临床密切结合，最为实用。

5. 有关《本草经》的书籍　森立之的《神农本草经》附考异、缪希雍的《本草经疏》、邹澍的《本经疏证》、李时珍的《本草纲目》。

6. 有关诊断的书籍　王叔和的《脉经》、张璐的《诊宗三昧》、张登的《伤寒舌鉴》、任应秋的《中医舌诊》。

7. 有关脏腑学说的书籍　华佗《中藏经》。

8. 有关方剂的书籍　吴崑的《医方考》(700多方)、张璐的《祖方》(36个方祖)、吴仪洛的《成方切用》(24类1109方)、罗东逸的《名医方论》。

(二)临床部分

1. 有关内科书籍　戴元礼的《金匮钩玄》、罗天益的《卫生宝鉴》、朱震亨的《丹溪心法》、徐大椿的《杂病证治》、沈金鳌的《杂病源流犀烛》、孙一奎的《赤水玄珠》、吴瑭的《温病条辨》、王士雄的《温热经纬》。

2. 有关妇科书籍　陈自明的《妇人大全良方》、武之望的《济阴纲目》、傅山的《傅青主女科》。

3. 有关儿科书籍　钱乙的《小儿药证直诀》、薛己的《保婴撮要》。

4. 有关外科书籍　陈实功的《外科正宗》、王洪绪的《外科全生集》。

5. 有关伤科书籍　钱秀昌的《伤科补要》。

6. 有关喉科书籍　郑梅涧的《重楼玉钥》。

7. 有关眼科书籍　孙思邈的《银海精微》。

8. 有关针灸书籍　王执中的《针灸资生经》、杨继洲的《针灸大成》。

9. 有关医案书籍　吴瑭的《吴氏医案》、周澄之的《医案存真》。

(三)综合参考部分

吴勉学的《医统正脉全书》(44种)、周学海的《周氏医学丛书》(32种)、王肯堂《证治准绳》(6种)、裘庆元的《珍本医书集成》(90种)、陈存仁的《皇汉医学丛书》(72种)、徐大椿的《徐灵胎医学全书》(16种)、张介宾的《景岳全书》(16种)、陈修园的《陈修园医书》(72种)、吴瑭的《医宗金鉴》(15种)、任应秋的《中医各家学说》。

三、怎样学

（一）养成认真看书学习的良好习惯

1. 持之以恒　要有“锲而不舍”的精神，要只争朝夕，不能一曝十寒。做学问就是要下苦工夫，不能单从兴趣出发，要养成刻苦专研的习惯。

2. 四个统一　四个统一即：主要与次要的统一；看书与读书的统一；背诵与理解的统一；渊深与广博的统一。

3. 边学边用　边学边用，学以致用。书本的知识总是间接的，一定要通过实践的变革，将其变为直接的知识，这就是实践与认识的辩证关系。理论不通过实践检验，这种理论是不实在的。

4. 批判继承　批判地继承是学习的基本态度。中医学是在长期的封建社会中形成发展的，要用历史唯物主义和辩证唯物主义的观点来认识，“吸收其民族性的精华，扬弃其封建性的糟粕”，不能以现代化来要求古人。毛主席早说过：“真理的标准是实践，中医尽管有些道理说得不明白，欠妥当，但行之有效，这就是真理。”（1954 年 7 月）

对中医学的经验、技术、知识，我们都要学到手，要拿得起来，这才叫继承。继承不仅是不走样的，而是要有所提高、改革和创新。在这问题上，既要反对民族虚无主义，又不能因循守旧。“一用、二批、三改、四创”，同样适用于中医学的继承。既要有老老实实的态度，又要敢于创新。“青出于蓝而胜于蓝”，这是最理想的继承；眼高手低、读书不求甚解，这样肯定是学不到东西的。

（二）掌握阅读收集积累资料的方法

1. 阅读文献　所谓“文献”，包括书籍、报刊、杂志，以及内部参考资料等。读书，一定要先读序文，再看凡例和目录，要抓住重点，先做有选择性的阅读，这叫“涉猎”。如果内容都重要，便得依次阅读。甚至排定日程，次第阅读，随其阅读程度的深浅，而做摘录或写心得。

阅读报刊、杂志，首先注意题目和作者，文章叙述的主要内容，包括技术、方法等，主要结果、讨论要点，以及提出的问题等。一般即此粗读就可以了，如关系密切，或有新的提法，质量较高者，再回头来仔细阅读，并做出较详细的摘要。

2. 收集和积累文献　收集的唯一方法是多去图书馆，多看。本单位、本市、外地、国外，都可以收集。所收集的资料，除分类归档外，最好做成文献卡片。积累文献卡片最简单的方法是，选择一篇直接有关并比较完整的论文，最好是一篇全面的文献综述论文，把后面所列出的参考文献一一做成文献目录卡片，然后再根据这些卡片去查阅这些文献，再将每一篇文献后面所列出的参考文献又一一做成卡片。如此做法，一化十，十化百，百化千，在较短的时间内，就可以积累相关研究主题范围内的比较全面的文献卡片。做完的卡片要及时归档，避免重复。

3. 文献卡片的写法　文献卡片数量超过一二百个以上的，每个文献须制成三张卡片，这些卡片称为文献目录卡片。卡片的标准大小是 5×3 英寸，也就是图书馆里常用的图书目录卡片的大小。三张卡片分两种不同的写法。

第一张卡片的写法：第一行，写作者姓名及其文章发表的年份，如作者在同一年同一研究范围内，发表过一篇以上的论文，年份后面应附上序号，如 1978a，1978b；第二行写文献的题目；第三行写该文献发表的地点（即期刊等），加上卷数、期数、页码（“期数”用括孤括出，再加冒号和第几页至第几页），如 5（1）：147-160，此即指第 5 卷 1 期 147 页到 160 页。

第二和第三张卡片的写法：这两张卡片的写法是相同的，第一行写文献的题目，第二行写作者的姓名和发表的年份，第三行仍写发表的地点。

假使每一个文献只做一张卡片，那就采取第一张的写法。

所写成的许多文献目录卡片，要有次序的排列，以便寻找。排列的次序有三种不同的方法：第一张卡片是根据作者的姓名排列的，外国作者是根据姓的第一个字母排列，我国和日本等国家用汉字，则根据姓的笔画多少而排列；第二张卡片是根据文献的题目而排列，先后次序与排姓相同；第三张卡片是根据文献的性质来归类排列，例如有关基础理论的排在一起，有关临床的排在一起。这种排序的方法，与你的分类与检索的方法有关。

（三）学习检索查询文献的方法途径

长期积累的医药图书以及期刊杂志等文献，浩如烟海，怎样去找到你所需要的文献呢？这是一个重要的问题，这涉及到检索查询文献的方法和途径，这就有如是一道大门，首先要找到和运用能打开这一大门的“钥匙”，这把“钥匙”就是能查阅文献的刊物。

能查阅文献的刊物种类很多，归纳起来不外乎下列五种：目录、索引、摘要、文献记录和专刊。“目录”和“索引”只刊录各种期刊上所发表的文献的题目、作者姓名、发表年份、文献位置（期刊名称、第几卷、第几期、第几页到第几页）等。“摘要”“文献记录”“专刊”后三种，除上述内容以外，还附有文献内容的摘要。这些查阅文献的刊物，多数在一般医学院校、科技资料室，或图书馆内都具备。将其有关查阅文献的刊物简介如下。

图书目录：中医图书联合书目、北京图书馆藏中国医药书目、中国医大中国医药简要书目、明殷仲春医藏书目、清华医室珍藏医书类目、王吉民中国历代医书目录、裘吉生皇汉医学书目一览、中华医学会牛惠生图书馆中文医书目录、西南图书馆医药图书专题目录、北京图书馆藏古今针灸书目、北京五大图书馆现存中医书简目、黑田原次中国医学书目、冈西为人续中国医学书目。

提要与考证：四库提要医家类、皕宋楼藏书老子部医家类、中国医学大成总目提要、三三医学书目提要、丹波元胤医籍考、黑田次原宋以前医籍考、四部总录医家类。

资料索引：中文医史论文索引、祖国医学资料目录（中研院）、针灸文献目录索引、中医期刊索引（中研院）、临床总结著述目录草目（中研院）。

在全国中医学院医古文教师座谈会上的发言

（1980年7月）

一、医学与文学的关系

“文学”与“中医学”的关系，是随着社会的发展、科学的进步逐渐密切起来的，现在已经密切到要学好医学首先要学好文学的程度。但是，如果追溯到“巫医”与“良医”并存的历史阶段，两者是不可能有这样的关系的。

《论语·子路》说：“人而无恒，不可以作巫医。”韩愈《师说》：“巫医乐师百工之人，君子不齿。”医疗经验不断丰富起来，巫医渐发展而为良医。如《左传》定公十三年齐高疆说：“三折肱知为良医。”《进学解》中说：“玉札丹砂，赤箭青芝，牛溲马勃，败鼓之皮，俱收并蓄，待用无遗，医师之良也。”这些记载也还看不出医学与文学有什么关系。从经验上升为理论以后，所谓“医家奥旨，非儒不能明”（《儒门事亲》邵辅序），当医学既有经验又有了理论，成为医学科学后，必须具备一定文化知识的人才能掌握，这就是所谓“儒医”，文学与医学便发生了联系。

《备急千金要方·大医习业》中说：“若不读五经，不知有仁义之道；不读三史，不知有古今之事；不读诸子，睹事则不能默而识之；不读内经则不知有慈悲喜舍之德；不读庄老，不能认真体运，则吉凶拘忌，触涂而生。至于五行休王，七曜天文，并须探赜，若能具而学之，则于医道无所滞碍，尽善尽美矣。”文中“内经”应作“内典”，即佛家的教典。梁武帝更开赎刑诏“既乖内典慈悲之义，又伤外教好生之德”是也。

李梴在《医学入门》也说：“每早对先天图静坐，玩读《孝经》、《论语》、国小（汉以前指礼乐射御书数六艺，汉以后则指文字之学，即文字、训诂、音韵等），大有资力者，次及全部《四书》、古《易》白文及《书经》洪范、无逸、尧典，盖医出于儒，非读书明理，终是庸俗昏昧，不能疏通变化。”正因为如此，所以历代名医多是大学问家，起码是通儒学的。华佗兼通数经；仲景学问多大不太了解，但他说：“经络府俞，阴阳会通，玄冥幽微，变化难极，自非才高识妙，岂能探其理致。”（《伤寒论·序》）看来还是很高明的，何况《伤寒论》本身就是一部很好的古汉语教材呢；皇甫谧博综典籍、百家之言；葛洪广览群书百家之言，下至杂文，记诵万卷；徐之才五岁诵孝经，八岁略通义旨；孙思邈通百家说，善言老子、庄周，诏为国子博士；庞安常凡经传百家之涉其道者，靡不通贯；朱丹溪从乡先生治经，得朱子四传之学；王履学究人天，文章贯世；王纶举进士；王肯堂进士选庶吉士；喻昌博极群书、精力过人；徐大椿于百家诸子、星经地志、音律武技，无不研究。

因而徐大椿得出一个结论说："今之学医者，皆无聊之甚，习此业以为衣食之计耳。孰知医之为道，乃古圣人所以泄天地之秘，夺造化之极，以救人之死。其理精妙入神，非聪明敏哲之人不可学也。黄帝、神农、越人、仲景之书，文词古奥，搜罗广远，非渊博通达之人不可学也。凡病情之传变，在于顷刻，真伪一时难辨，一或执滞，生死立判，非虚怀灵变之人不可学也。病名以千计，病证以万计，脏腑经络，内服外治，方药之书，数年不能尽其说，非勤读善记之人不可学也。又《内经》以后，支分派别，人自为师，不无偏驳，更怪僻之论，鄙俚之说，纷陈错立，淆惑百端，一或误信，终身不返，非精鉴确识之人不可学也。"（《医学源流论》）所谓"聪明敏哲""渊博通达""虚怀灵变""勤读善记""精鉴确识"，这些本领从哪里来呢？不多读书是办不到的。

徐大椿这个要求，不算是高标准。我 4 岁启蒙，一直到 17 岁，共学了 14 年的国学，从《三字经》《共和国文》《启蒙音律》《龙文鞭影》《幼学琼林》《唐诗三百首》《十三经》《论文部首》《古文词类纂》《清代骈文读本》《赋学古鹄》《东莱博议》《四书》（要念朱注，主要是看《味根露》）。但是由于读得多，讲得少，终于没有达到"精鉴确识"的程度。我学中医亦从《医学三字经》开始，继而《时方歌括》《金匮歌括》《时方妙用》《医学实在易》《神农本草经》《伤寒论》《金匮要略》《灵枢》《素问》《脉诀》；《内经》看张注、马注，《伤寒》《金匮》看"浅注"和"补正"。我的医学老师不善演讲，全凭自己 14 年的古汉语基础来解决问题，不然，一定要闹《冷庐医话》中所载的笑话的了。

《冷庐医话》中说："近世医者能读《内经》鲜矣，更有妄引经语致成笑端者。如治不得寐，引半夏秫米汤'覆杯则卧'（《灵枢·邪客》），云是压胜之法，令病者服药后覆杯几上，谓可安卧。治脚疔，引'膏粱之变，足生大疔'（《素问·生气通天论》）以为确证；不知足者能也，非专指足而言。（这个问题，王冰在《素问》中亦做了错误的解释。他说"四肢为诸阳之本，以其甚虚于下，邪毒袭虚故耳"，真是望文生义）又有治瘅疟症，以'阴气先伤，阳气独发'为《己任编》之言。盖未读《内经》《金匮》，第见《己任编》有是语耳。疏陋若此，乃皆出于悬壶而知名者也。"话虽无多，已足以说明学习古汉语对学习中医学的重要性。

二、医古文教学的内容

学习古汉语应该包括哪些内容？我认为有如下几方面的内容。

（一）古代文学著作的社会背景

所有古代文学的著作，都是古代各个历史时期的社会生活、意识形态、思想感情和阶级意识的反映。例如最早的一篇散文，一般都公认是产生于奴隶制时代的《商书·盘庚》，实际就是商代统治者晓喻臣民的一篇文告。其中"若网在纲，有条不紊""若火之燎于原"等，至今仍是流行语，因此这确是一篇好文章。随着社会的发展，中国文坛上出现了波澜壮阔的散文长河。春秋战国的大变动，人们的思想意识和社会的思想领域发生了激烈的变化，便产生了《论语》《孟子》《庄子》《韩非子》等优秀的诸子散文；同时在当时频繁的战争和统治阶级内部的尖锐斗争中，统治阶级也不断地暴露了自己的丑恶面目，使人们增加了对现实的认识，从而也加深了对历史的认识，因而出现了《左传》《国语》《战国策》这一类优秀的富有现实意义的历史散文。两汉的文章大致可分为三大类：赋、政论文、史传文。"汉赋"的文学价值虽不大，却是盛极一时的文学形式，它讲究"辅叙""词藻"，善于运用对话形式来表达；司马相如的《子虚赋》、扬雄的《甘泉赋》、班固的《两都赋》、张衡的《两京赋》都是代表作。汉代分封诸王割据，加深了统治阶级的内部矛盾，而对这种现实，政治家们纷纷进行揭露批判，并提出改革政治的意见，便产生了如贾谊的《治安策》《过秦论》、晁错的《论贵粟疏》、桓宽的《盐铁论》一类言语朴实，说理透彻，针砭深刻的政论文。汉代的史论文，更有突出的成就，因为这个时代，诞生了伟大的历史散文家司马迁，后来又出现了优秀的历史散文家班固。总之汉代散文，无论在叙事或说理方面，无论在塑造历史人物或反映社会现实方面，都较先秦时代的散文有很大的提高和发展。它表明两汉散文作家在认识现实和反映现实的思想和技巧方面，都有了很大的发展，反映了我国散文的新成就。

“唐诗晋文汉文章”，这话是有一定的道理的。吴楚材叔侄选编的《古文观止》222篇，汉以前的文章占了104篇，也是有道理的。从魏晋南北朝开始，文章的文艺性较为突出，并从此以后，文章便分别为学术性文章和文艺性文章两途发展了。（当然，唐宋以后的文章，亦各有其特点，兹暂从略）如果不懂得这些，就不能真正懂得古文学作品的内容和表达那些内容的文字意义。所以要学古文，不论是《诗经》《楚辞》、汉赋、唐诗、宋词、元曲，都有必要读读。要了解中国古代文化，先要了解一些历史知识，没有这些知识，既读不好文章，尤其选不好文章。

（二）古汉语的基础知识

学习中国的古文字、古词汇，一定要具备一些基本知识。讲古文字并不必要从文字学来要求，如《说文部首》《说文解字》，特别是清王筠的《说文释例》，指导学生看看，便可使其基本理解“六书”，讲讲“说文”条例、体制等也就行了，也用不着从词汇学的高度来要求中医学专业的学生。把《佩文韵府》介绍给他们，使其能够查阅，以及杨树达的《词诠》可以当做词汇手册来使用。总之，一定要具备能够查阅这些工具书的知识，最起码要懂得怎样查《康熙字典》《中华大字典》《辞海》《辞源》《渊鉴类函》（主要掌握书中的典故）一类的工具书，只有掌握了这些基本知识和工具书，才能谈得到读懂弄通古汉语的问题。

（三）介绍考据学的必要

中国的古书，特别是秦汉以前的古籍，距今不但文字变化很大，而且因为没有纸张印刷，只能刀刻（甚至是用锐石刻划）在龟甲、牛骨、竹简、木简上，或漆书在竹帛上，即使是漆书，也只能私人传抄。由于文字的变化（蝌蚪文、钟鼎文、大篆、小篆、隶书，最后才演变为楷书），传抄的错漏，常使人读不通，解释不了，必须要下一番考据功夫，才能真正掌握其中的内容。不仅学习古文字是如此，就是有的流行语，亦存在这个问题。例如“胡说八道”，为什么不叫七道、九道，只胡说八次呢？仔细一查，《金瓶梅》第61回，西门庆骂潘金莲道：“单管胡说白道的，哪里有此勾当？”“白”是“凭空”的意思，“白道”就是没有根据的乱讲，和“胡说”是一个意思。整个词儿是并列的两个偏正结构，意思是不负责任、毫无根据地随意胡说乱讲。由于“白”与“八”音近，俱是“入”声，久而久之“白”就写成“八”了。这样一个小小问题，如果不下一番考证功夫，既不能做出正确解释，更不能纠正错误，这种工作，叫作“考据学”。考据学包括“训诂”与“校勘”两个内容，是读古籍不可缺少的重要手段。明“方以智”的《通雅》，清王念孙的《广雅疏证》，是读汉以前先秦诸子古籍最好的工具书。

同时，先秦以前古籍多有韵语，在《内经》中尤为突出。《素问·八正神明论》：“神乎神，耳不闻，目明心开而志先，慧然独悟，口弗能言，俱视独见，适若昏，昭然独明，若风吹云，故曰神。《三部九候》为之原，《九针》之论不必存。”《灵枢·刺节真邪》：“凡刺寒邪曰以温，徐往徐来致其神，门户已闭气不分，虚实得调其气存。”顾炎武谓前者绝似《荀子·成相》篇，后者为七言之祖。因而“音韵学”亦是阅读古籍必需的一门知识，有利于考据工作，若有不备，在阅读时都可能遇到困难。

（四）现代语文的基本功

对现代语文也要有基本功，不仅掌握“字”和“词”的含义，而且要掌握“语法”“修辞”，懂得语言逻辑。否则即使你读通了古文，却不可能将它们翻译成通畅的现代语文。所以搞外文翻译的人，有“信”“达”“雅”三个要求。“信”是译得可靠，符合原意；“达”是通达、通顺，使人一读便懂；“雅”就是流利典雅。尤其是翻译诗词一类的韵文，要注意音节，使人读起来朗朗然，好听得很。中医学的《灵枢》《素问》《伤寒论》《金匮要略》等都有白话译文本，但读起来都觉得疙疙瘩瘩，读不上口，这就是失去了“雅”的缘故，也就是由于没有掌握现代语文基本功的缘故。因为翻译古文，也同翻译外文一样，不能一字对一字地直译，一字对一字译出来不但语义难通，甚至会译错、译反。

三、加强古汉语的教育

我们三所中医学院的古汉语课究竟应该是什么位置？究竟应该怎样进行教学？根据我以上的看法，我认为古汉语是学习中医学的基础课，而且是很重要的基础课，只能加强，不能削弱。

首先是要增加教学内容。按照现有的教材来看，远远不够，应该大大增加。我们学院通过几位教师的努力，搞了一套新教材，包括“选文”“专题”“难字”等三个部分。我个人的看法，这套教材是中医学院建院以来迈出的最大一步，基本上有了上面谈到的内容；大家来了，还希望多听听你们的意见。不过，在我现在的设想中，这套教材还应该有所补充。例如“选文”部分，可能过多地侧重了医学文献方面，所选古文的分量还不够。正如郑板桥所说：“四书之上有六经，六经之下有左史庄骚、贾董策略、诸葛表章、韩文杜诗而已，只此数书，终身读不尽，终身受用不尽。”他特别提到：“史记百三十篇中，以项羽本纪为最。而项羽本纪中，又以钜鹿之战、鸿门之宴、垓下之会为最，反复诵观，可欣可泣。”像这样的好文章还要多选。医学方面的文章可以选好一点的，但不宜多，因为毕竟是讲古文，不是讲医学，是为学习中医学打基础，并不能代替医学课程。

其次，是要增加师资力量。由于多年来没有把古汉语课放在一个适当的位置上，也就是说重视不够，据了解中医学院医古文教研室的教师配备都普遍不足；还有的与“医史”合并为一个教研室，有的与“医史”“各家学说”“医古文”合并（三合一）。这个局面必须改变。

课程内容如果按照上面的要求，牵涉的面还是较广的，文选学、小学、现代语法学，这三个部分包括的内容非常丰富。譬如“小学”，主要包括“文字学”“训诂学”“音韵学”三个方面，各方面又有不同的内容，如“训诂学”又包括“目录学”“版本学”“校勘学”等等。像这样复杂的内容，要求一两个人来完成是有困难的，都应成立独立的教研室，要配备各有专长的教师，必要时可以商请某文学院举办古汉语师资培训班，共同来完成这个任务。

又其次，是要增加教学时数。如果按照新设计的内容，教学时数应该大量增加，估计必须增加到300学时以上才能完成。300多学时可平均布置于三个学期，如果布置的作业较多，还可以考虑适当增加时数，特别是要增加“读书指导”和“习作”的时数。研究古汉语的许多参考书，虽然教学时讲不到，指导学生们看一看还是好的。例如《尔雅》是研究古汉语最基本的书籍，如果看都不看一遍，实在说不过去。例如马援的《诫兄子严敦书》中云：“效季良不得，陷为天下轻薄子，所谓画虎不成反类狗者也。”一般都以“狗”作“犬”，甚至后世小说戏曲里，竟改成“画虎不成反成犬。”但查《尔雅·释兽》“熊、虎丑，其子狗。”晋郭璞注引汉代法律说：“捕虎一购钱三千，其狗半之。”意思是说，捕到一只虎崽子就赏给三千钱的半数。清人郝懿行在《尔雅义疏》中说：“熊虎之类，其子名狗，《玉篇》作豿。”《尔雅·释畜》又说：“未成豪，狗。”郭璞注：“狗子未生乾毛者。”这些都说明，这个“狗”字不能释为“犬”。他如王先谦等的《释名疏证补》、朱骏声的《说文通训定声》、马建忠的《马氏文通》等，都是必需要看的。像这样繁重的内容，不大量增加课时是不行的。

加强古汉语课固然是学习中医的重要基础课，我还建议增设“中国史”“古代哲学史”两门辅助基础课。以古文为主，配合讲点史学、哲学，以文史哲为中医学的基础，我看这是比较符合实际需要的。当然，这亦不是创说，孙思邈早已就有读“五经”、读“三史”、读“老庄”的倡议了，因此说这一设想不是毫无根据的。

通过中医学院20多年的教学经验证明，从学生的成绩来看，“文革”前和“文革”后是不一样，就是现在的研究生和本科学生中，古汉语差的和较好的比较来看，其中医学成绩也不一样，这些都足以说明问题。

荀子的《劝学》有几句话很有意思：“学恶乎始？恶乎终？曰：其数则始乎诵经，终乎读礼；其义则始乎为士，终乎为圣人。真积力久则入，学至没而后止也。”我认为：“学医恶乎始，恶乎终？其数则始乎学古汉语，终乎学好中医学基础理论以及诸家之学；其义则始乎打好基础，终乎做个有学有术、能医疗、能教学、能科研的高明中医师。”这就是我强调要学好古汉语的最终目的。

四、古汉语教师可以搞科研

最后提一下关于教古汉语的教师在中医学院是否可以搞科研的问题。我的答复是肯定的，而且是可以搞好，搞出好成绩来的。

首先从历史上可以得到证明。王焘不是医生，而著成《外台秘要》40卷；明王肯堂不是医生，著《证治准绳》120卷，称为集明以前医学之大成；陈梦雷亦不是医生，他纂辑《图书集成》10000卷，其中《医部全录》520卷，是医术经典中最为生色的一部巨制；刘禹锡是大诗人，集有《传信方》；沈括是文学家、科学家、政治家，集有《灵苑方》；廖季平是经学大师，集有医书22种，共50卷。看来"秀才"在医学中搞科研是大有可为的。

我院古汉语教师钱超尘，一年来写了五六篇医学论文，学术水平还是比较高的，其中"杨上善明堂初探""杨上善生于魏卒于隋'太素'成于北周说"两篇，已推荐给《内经论文选集》采用了。譬如有许多散佚的方书，都存在《外台秘要》《医心方》《经史证类本草》《太平御览》中，都有待于我们去进行搜辑。中医书10000多种，除《四库全书》中有几十种有"提要"外，大量的医书"提要"都有待于我们去做，我国还没有一部像样的《医籍考》。他如"索引""校勘"一类的工作，都还没有人做，而这些都是古汉语教师所能胜任的。

国家的"四化"建设中，应该包括"中医文献整理"这一部分，因为这些就是属于科学化的工作之一，是属于"发掘整理"的基础性工作。相反，如果这些工作靠悬壶的中医大夫来做，几乎是办不到的。

识得门径，掌握方法，持之以恒

（此文大约写于1980年，据手稿整理）

研究生同学们，《人间词话》有云："古今之成大事业、大学问者，必经过三种之境界：'昨夜西风凋碧树，独上高楼，望尽天涯路'，此第一境也；'衣带渐宽终不悔，为伊消得人憔悴'，此第二境也；'众里寻他千百度，蓦然回首，那人正在灯火阑珊处'，此第三境也。此等语皆非大词人不能道，然遽以此意解释诸词，恐晏欧诸公所不许也。”

《人间词话》乃王国维著，王氏字静安，清浙江海宁县人。十六岁补博士弟子员；十八岁值中日战争后，始知有新学，赴上海，从日人藤田丰八、田冈佐代游；二十六岁治哲学，后转治文学及考古学；晚年以治殷墟书契文，名重中外，后就北京清华学校研究院之聘；五十一岁，以伤心世变投颐和园昆明池死，时为民国十六年丁卯（1927）。这年中苏绝交，日本出兵山东，国民党迁南京，张作霖在北京组织军政府，自称大元帅，孙传芳军由蚌埠南侵，晋阎锡山就国民党北方总司令，共产党在广州起义，王国维的死是和当时混乱之局面分不开的。

王国维所谓“第一境界”，是晏殊《蝶恋花》后段的前三句，后面还有“欲寄采笺兼尺素，山长水阔知何处”两句。原词是说：昨夜西风，落叶满阶，诗人对着这一片萧瑟冷落的景象，无法排闷，登高远瞩，只见山长水阔，却见不到怀念之人的情景。王国维借此在这里告诉我们要干事业、做学问，首先要站得高，站得高才能看得远，心中才能树立起远大的目标。这远大的目标是什么？做个一般的中医吗？远远不符合党和国家的要求。党对同志们的要求是：在祖国医学这条战线上，要成为既能做教学、做临床，又能搞科学研究的成为专门的人才，成为既能继承祖国医学又能发扬之的高级中医师，既要以系统学习好祖国医学为主，又能懂得一些现代科学知识的著名中医。如果你们没有看准这一目标，是不符合“中医研究生”这一身份的。

所谓“第二境界”，是柳永《凤栖梧》后半阕的最末两句，前面三句是“拟把疏狂图一醉，对酒当歌，强乐还无味”。原词的意思是：无边思念，不尽离悲，借酒浇愁，对酒当歌，但还是解除不了愁苦的心情，终于衣带渐宽，人消瘦了、憔悴了，但是并不后悔，甘心忍受痛苦的熬煎。王国维借此在这里却给我们指出，有了远大目标之后，还得把信念坚定起来，埋头苦干，要具有范仲淹吃冻粥五年不解衣就枕的刻苦精神，年青人吃点苦，衣带渐宽也罢，消瘦憔悴也罢，并没有什么了不得的，因为我们的奋斗是有远大目标的。

“第三境界”，是辛弃疾《青玉案·元夕》的后半阕最末三句，前面两句是“蛾儿雪柳黄金缕，笑语盈盈暗香去”。原词意思是：焦灼地寻找着心爱的人，找了很久，只见到笑语轻盈的仕女们从鹅黄金缕般的柳树旁边走过，却没见到所期待人的身影，一回头，突然发现爱人正站在灯火稀落的地方等待着。这是多么令人喜悦的情景啊！做学问，只有经过这种百折不挠的探索、奋斗，才会迎来“蓦然回首，那人却在灯火阑珊处”的美妙境界。人们传说，牛顿发现的万有引力定律，就是偶然看见一个苹果堕地而触动出的灵感，但实际上，这个伟大的发现是牛顿多年潜心研究和无数次试验的结果。古语说“踏破铁鞋无觅处，得来全不费功夫”，正因为牛顿经过长年累月下过“踏破铁鞋”的苦功夫，才可能有“蓦然回首”看到苹果落地，出现了“灯火阑珊”的偶遇。明代李时珍也是这样，早在他立志学医之初就抱定了为中医学献身的信念，他曾对其父明志：“身如逆流船，心比铁石坚，望父全儿志，至死不怕难。”李时珍为重修“本草”，不但博览医药和其他文献八百余种，而且踏遍深山老林，历尽千辛万苦，实地考察，亲尝百草，费时二十七载，终于完成了举世闻名，长达五十二卷的《本草纲目》。

苏东坡说，学习要“厚积而薄发”，上述的“第二境界”就是“厚积”的功夫，只有具备了“厚积”的功夫，才可能有 “那人正在灯火阑珊处”的第三境界，这一“薄发”境遇的到来。下面想谈谈如何获得“厚积”的功夫。

一、精　　读

清代有著名学者“包世臣”写得一手好字，是个大书法家，他说过两句话，一句是“闭户遍读家藏书”（可能是引陆游的诗句），另一句是“补读平生未见书”。前一句是说，家里已有的书要读遍；第二句是说，没有的书要想办法弄来读。做学问，就要有这样的求知欲。

书究竟该怎样读呢？首先是不必求“多”而要求“精”。为了说明这个道理，不妨借一历史故事来理解其意。《宋史》卷二百五十六《赵普传》：“普，少习吏事，寡学术，及为相，太祖常劝以读书。晚年，手不释卷，每归私第，阖户启箧，取书读之竟日，及次日，临政处决如流。既薨，家人发箧视之，则《论语》二十篇也。”这个故事是讲，赵普的文化水平不高，连拟门楼榜额都极啰唆（明德之门），但他确懂得读书的重要，而且暗地里很努力学习，特别是掌握了“精读”的方法，把一部《论语》读得烂熟，所以竟收到“临政处决如流”的效果。后来在宋太宗赵光义的面前，他敢于说：“臣有《论语》一部，以半部佐太祖定天下，以半部佐陛下致太平。”

我们今天不需要像赵普那样去熟读《论语》，但有两点是可以学习的：一是少而精的读书方法，一是结合实际学以致用的方法。我们是学习祖国医学的，而且我们所担当的任务是继承发扬、整理提高，因此必须要读好《灵枢》《素问》《伤寒论》《金匮要略》四部书，特别是《灵枢》《素问》两部书首先要精读，要用赵普的那种精神将其读得烂熟，因为这两部书是汉以前诸多医家认识的总结，是许多文献的结晶，是祖国医学基础理论的基础。把这两部书读得烂熟，便打下了比较坚实的基础理论。那末，《灵枢》《素问》两个八十一篇、十四万余言的文献，究竟应用什么方法来阅读呢？这里介绍我国历史上杰出的文学家、艺术家、诗人、词家、书法家、画家苏东坡的读书方法。

苏东坡在《又答王庠书》中说："卑意欲少年为学者，每一书皆作数过尽之。书富如入海，百货皆有，人之精力，不能兼收尽取，但得其所欲求者耳。故愿学者每次作一意求之，勿生余念。又别作一次，求事迹故实典章文物之类，亦如之。他皆仿此。此虽迂钝，而他日学成，八面受敌，与涉猎者不可同日而语也。甚非速化之术，可笑可笑。"像这种专心致志，集中力量各个击破的读书方法，不是真正善读书而又读活书的人，是说不出此中三昧的。看来苏东坡之所以在文学艺术领域中有卓越成就，除了他的天资以外，起决定作用的正得力于他这种"迂钝"的精读方法。

我们在阅读《灵枢》《素问》等经典文献时，亦只能采用"每一书皆作数过尽之"的方法进行，宁肯"迂顿"不求"速效"。《灵枢》《素问》看来貌似浩瀚，其中最主要的内容无非就是阴阳五行、五运六气、脏腑、经络、病机、病症、诊法、辨证、治则、针灸、方药、摄生等十二个方面。每读一次，就带着这十二方面的某一个问题，边阅读，边记录，边思索，这样一遍又一遍地阅读下去，每阅读一遍，便把某一方面的问题深入一次、解决一次、巩固一次。无论读哪一部经典著作，都要这样带着问题读，只要能够深刻地、全面地掌握了某一问题的精神实质，在这个基础上，再看有关的其他参考书，就一定会做到多多益善、开卷有益。所谓"精"与"博"的关系，就自然而然地会得到合理的解决。当然，精读的书多一些更好，参考书看得越多越好，这些都是无止境的，决不要以一部书为满足，既要量力为之，更要尽力为之。

至于在读书的时候，尤其对于必须精读的书籍如《灵枢》《素问》《伤寒论》《金匮要略》等，态度务须认真，精神务须集中，古人所谓“闭户读书”无非就是达到这样的目的。读书有了认真的态度，遇到不了解的或者不完全了解的地方，要去查问清楚，不应该一知半解、自以为是。陆以湉《冷庐医话·医鉴》有云：“近世医者，能读《内经》鲜矣。更有妄引经语，致成笑端者。如治不得寐，引半夏秫米汤‘覆杯则卧’，云是厌胜之法，令病者服药后，覆盏几上，谓可安卧。治脚疔，引‘膏粱之变，足生大丁’，以为确证，不知足者能也，非专指足而言。又有治瘅疟证，以‘阴气先伤，阳气独发’为《己任编》之言，盖未读《内经》《金匮》，弟见《己任编》有是语耳。疏陋若此，乃皆出于悬壶而知名者也。”没有认真读书，而造成这样疏陋的人，现在不是没有，可能为数还不少。稍不认真，这种疏陋便会出在现我们身上，我这样说不是没有根据的。

二、勤　写

写，就是写读书笔记。一边阅读，一边写笔记，是帮助我们领会和记忆文献内容的一种读书方法，也是积累文献资料的一个重要方法。边读边写，也就做到了眼到、口到、心到、手到，养成写读书笔记的良好习惯。革命前辈徐特立老人曾对自己提出“不动笔墨不看书”的要求，可以作为我们每个有志于治学人的训诫。

在古代有的大学问家，不仅在学习阶段应该勤于动笔，甚至在极不好的条件下，仍然勤于写笔记。在元末明初，松江有一个人，他在从事农业劳动之余，常采集树叶，用毛笔往树叶上写笔记，把写上笔记的树叶投进盆子中，一天又一天地过去了，积十年之久，终于编成了三十卷的《南村辍耕录》，他就是大文学家陶宗仪。陶宗仪，字九成，号南邨，浙江黄岩人，他的这部《辍耕录》，对研究历史、典章制度及当时社会情况，都有很大的价值。

勤写笔记，不仅是做学问的人不可缺少的手段，甚至于对某些书边读边抄也是很有益处的。自己亲手抄，注入了心血，经常温习翻阅，会觉得特别有兴味。再者，抄一遍，可以加深理解和记忆，实在是一举多得。

怎样写读书笔记？这有很多种方式，究竟哪种方式为宜，要看读的是什么书，你的研究目的是什么而定。一般来说有摘录原文、撰写提纲、记录心得体会和疑难问题等方式，略述如下。

（一）概括与缩写

所谓“概括与缩写”是把书的内容做一个非常概括而简短的叙述，扼要说明书的内容，如书中主要讲的什么主题，也就是对书的内容做一简介。这样写笔记的好处是，能帮助自己抓住书里所讲的主要内容，加深对书的大概理解。写这样的笔记时，最好多用自己的话去叙述，这样做不但可以加深记忆，还能促使我们对书中内容做深入一步的理解。我过去写这类的笔记不少，也想学习陶宗仪，经年累月之后，编一本《中医书籍提要》，可惜我积累的资料被毁于“文革”的浩劫之中。最近，在还给我的一部分材料中，发现有剩余的笔记二纸，备录如下，藉供参考。

读《格致余论》笔记一则

《格致余论》一卷，元·朱震亨撰，共列论文四十一篇，其立论大旨有三：①人身气常有余，血常不足，便导致阴易虚、阳易亢的病变，故善于用滋阴降火之法；②无论痰、食、火、湿诸因致病于人体，或于气分，或于血分，必有所郁塞阻滞，故主张临证要善于用和血疏气、导痰行滞诸法；③诊治疾病，必须观形望色、察脉问症，尤其对于脉息务要详细审察，才能辨识出病证的真情，才能准确地用药。议论之后附有验案，故本书于临证，有一定指导意义。但由于作者曾向许谦学过性理学，于《相火论》中传播了朱熹、周敦颐的主观唯心论。如自序中说：“古人以医为吾儒格物致知一事，故目其篇曰《格致余论》。”其受到宋人理学的影响可知。传本中有《医统正脉》本、《四库全书》本、《东垣十书》本。

读《内照法》笔记一则

《内照法》一卷，旧题汉·华佗元化撰，凡分“四时平脉”“五脏之病”“五脏相入”“脏腑相入”“明脏腑应五脏药名”“脏腑成败”六篇。首篇仅列春弦、夏洪、秋毛、冬石四脉，有名无论；第二篇以下，列论五脏及脏与脏、脏与腑之间相互影响的病脉、病症和选用药物，对每脏或腑病证的分析，都从风、气、热、冷、虚五方面叙说，其立论仍多本于《灵枢》《素问》；末篇所列色、脉、死候，都有一定的参考价值。《补后汉书艺文志并考》中云："《隋志》所载《内事》五卷即此，盖内照与内视意同，视事又音近而讹也。"按其所述内容：照，当为鉴察之义；内照，即依据色、脉、症，以鉴察内在脏腑之病变也；书末谓"惟察深理于皮骨之内，露五脏焉"，即所以说明，名为"内照"的含义。陶氏《说郛》、《胡氏百名家书》、《格致丛书》有《华佗内照图》《内照经》各一卷，当参考。

（二）纲要笔记

写纲要笔记，一般是按照书的先后内容或问题的主次来写的，这往往要依照原文的次序进行一番简明扼要地复述，体现出全书或全篇的结构和逻辑。纲要笔记，与我们常说的写作提纲很相似。写这种笔记省时间，重点突出，便于记忆。下以我学习的笔记为例。

读《金匮要略·痓湿暍病脉证》笔记

主讲痓、湿、暍三大病。

"痓"即"痉"，痉病的主要病变在伤津。如第21条的"太阳病发汗太多"，第22条的"风病下之"，第24条的"痉病若发其汗其表益虚"，都在说津伤不养筋而致痉的道理。

相关文献：第21条"太阳病，发汗太多，因致痉。"第22条"夫风病，下之则痉，复发汗，必拘急。"第23条"疮家，虽身疼痛，不可发汗，汗出则痉。"第24条"病者身热足寒，颈项强急，恶寒，时头热，面赤目赤，独头动摇，卒口噤，背反张者，痉病也。若发其汗者，寒湿相得，其表益虚，即恶寒甚；发其汗已，其脉如蛇。"第26条"夫痉脉，按之紧如弦，直上下行。"

湿病，虽有寒热虚实之分，篇中所论，却以表虚和寒湿为主。如第37条的"慎不可以火攻"；第35条的"但微微似欲出汗者，风湿俱去也"；以及防己黄芪汤证，着重固表；第40条的桂枝附子汤、去桂加白术汤，第41条的甘草附子汤诸证，都重在温里，并无热湿证。

相关文献：第37条"湿家身烦疼，可与麻黄加术汤发其汗为宜，慎不可以火攻之。”第35条“风湿相搏，一身尽疼痛，法当汗出而解。值天阴雨不止，医云：此可发汗，汗之病不愈者，何也？盖发其汗，汗大出者，但风气去，湿气在，是故不愈也。若治风湿者，发其汗，但微微似欲出汗者，风湿俱去也。”第39条“风湿，脉浮身重，汗出恶风者，防己黄芪汤主之。”第40条“伤寒八九日，风湿相搏，身体疼烦，不能自转侧，不呕不渴，脉浮虚而涩者，桂枝附子汤主之。若大便坚，小便自利者，去桂加白术汤主之。”第41条“风湿相搏，骨节疼烦，掣痛不得屈伸，近之则痛剧，汗出短气，小便不利，恶风不欲去衣，或身微肿者，甘草附子汤主之。”（乃阳虚湿盛证故用甘草、白术、附子、桂枝）

暍病，每由阴虚而致热邪。如第42条的“脉弦细芤迟”，第43条的“脉微弱”，都在说明这个道理，所以选用“白虎加人参汤”，既清暑，又生津。

（三）摘　记

所谓“摘记”，即在读书过程中，对一些论述、命题、定理、公式、警语、事例、数字、引文、例证、新材料、新观点等等，进行摘抄。做摘记最好是用卡片纸，也就是做资料卡片。阅读时发现可摘抄的材料，随时抄记在卡片纸上，这样做，既方便又灵活，不过一般只适用于内容较少者。具体说来，做资料卡片要注意以下四点。

第一，要有科学分类。初学做卡片者，容易见一条摘一条，用时凭脑子的记忆去找。这种做法，卡片少还可以，卡片多了则不行。一般科学家都要积累上万张的卡片，仅凭脑的记忆去查找是办不到的，因此必须要有科学的分类。

第二，要摘实实在在的东西。资料卡片主要起提供资料的作用，每张卡片容量有限，必须摘记实在的东西。如基础理论中有关脏腑、经络、病机、诊法、治则等，临床各科的病症，实验研究报告的结果、数据、结论等，文章的主要论点、书的核心内容等。同时要处理好详略的关系，重要的数据和结论要详，甚至一点不遗地摘，而文章的一般内容则可概要摘抄。

第三，同一张卡片所记资料必须属于同一分类。切忌把不同分类的内容摘记在同一张卡片上，以免造成分类困难和使用不便。

第四，要记录资料的来源。如文献题目、作者、出版时间和出处等，图书要写清楚页码、版本等。资料卡片既起提供资料的作用，又起资料索引的作用，上述信息不详就不便查阅。这事看来简单，对初学做卡片者却也不易。因为一篇资料、一本书、一篇文章，常常要分别摘录在数张卡片上，并纳入不同的分类中，每张上都要写明，甚为麻烦，这需要极大的耐心，但这对以后有效地使用卡片是绝对必需的。

（四）综合笔记

综合笔记，就是把不同书籍和若干资料中的相同内容，综合到一个题目或专题下进行记录。我们在阅读时，有时遇到几种版本的书都是讲一个内容，但讲的深浅、重点不同，有的几个作者的观点也不尽一致，为了学习和研究的需要，往往要把这些内容综合到一起，写成一份笔记，这时就得采用综合的形式。举例如下。

关于脾胃

一部《脾胃论》，尊元气，贱阴火，足以概之。

脾胃气衰，元气不足，而心火独盛，心火者，阴火也，心不主令，相火代之，元气之贼也。火与元气不两立，一胜则一负。（《饮食劳倦所伤始为热中论》）

脾胃既虚，不能升浮，为阴火伤其生发之气。（《清暑益气汤论》）

凡怒忿悲思恐惧，皆损元气，夫阴火之独盛，由心凝滞，七情不安故也。（《安养心神调治脾胃论》）

胃既受病，不能滋养，故六腑之气已绝，致阳道不行，阴火上乘。（《脾胃虚则九窍不通论》）

反增其阴火，是以元气消耗，折人长命。（《论饮酒过伤》）

脾胃虚而火胜，则必少气。（《忽肥忽瘦论》）

热伤元气，以人参、麦冬、五味子生脉，脉者，元气也。人参之甘，补元气，泻热火也；麦冬之苦寒，补水之源而清肃燥金也；五味子之酸以泻火，补庚大肠与肺金也。（《脾胃虚弱随时为病随病制方》）

东垣总以“阴火”与“元气”相对而言，元气惟恐其不足，阴火惟虑其有余，故“益气泻火”是东垣治内伤病极其重要的手段。

（五）心得笔记

心得笔记，往往是在读完一本书、一篇文章或一个主题后，自己有所收获、体会、见解，用自己的话将其记录下来。此笔记的好处是能巩固学习效果，检验学习的情况，使自己心中有数。在写心得笔记时，发现对有的问题理解还不深透，可再回过头来读一读原文，如果感到书中有讲得不够恰当的地方，可在笔记中提出来，作为以后继续学习的线索。这样做笔记，积之既久，必然大有进境。兹引尤在泾笔记为例。

尤在泾《医学读书记·素问传写之误》四则

“‘苍天之气清净则志意治，顺之则阳气固，虽有贼邪，弗能害也。故圣人传精神，服天气，而通神明。’传，当作专，言精神专一则清净弗扰，犹苍天之气也。老子所谓‘专气致柔’，太史公所谓‘精神专一，动合无形，赡足万物’。班氏所谓‘专精神以辅天年者’是也。若作传，与义难通。王注‘精神可传，惟圣人得道者乃能尔，予未知精神如何而传也。’”——原文见《素问·生气通天论》；“传”应读作“抟”，聚也。

“解脉令人腰痛而引肩，目𥉂𥉂然，时遗溲。’又云：‘解脉令人腰痛如引带，常如折腰状，善怒。’详本篇备举诸经腰痛，乃独遗带脉，而重出解脉。按带脉起于少腹之侧，季胁之下，环身一周如束带。然则此所谓‘腰痛如引带，常如折腰状’者，自是带脉为病，云解脉者，传写之误也。”——原文见《素问·刺腰痛论》，张介宾解释为，足太阳经之散行脉也。

“血温身热者死”。按：温当作溢。夫血寒则凝而不流，热则沸而不宁，温则血之常也，身虽热，何处至死。惟血既流溢，復见身热，则阳过亢而阴受逼，有不尽不已之势，故死。今人失血之后，转增身热咳嗽者，往往致死，概可见矣。”——原文见《素问·大奇论》。

“诊法常以平旦，阴气未动，阳气未散，饮食未进，经脉未盛，经脉调匀，气血未乱，故乃可诊有过之脉。’。按《营卫生会篇》云：‘平旦阴尽而阳受气矣。'夫阴气方尽、何云未动？阳气方受，何云未散？疑是阳气未动，阴气未散，动谓盛之著，散谓衰之极也。"——原文见《素问·脉要精微论》

三、深　　思

深思熟虑，是做学问最不可缺少的一个重要环节。古人谓之"揣摩"，我们现在说是"独立思考"。前人的成就，要学习，要继承，但如果止于此，那就永远只能步前人的脚印，拾别人的牙慧，也就永远只能停留在一个水平上，人类还有什么进步可言？祖国医学还有什么可以整理提高的？鲁迅把这种没有独立思考而只是死读书、读死书的人，讥讽为"活的书架"。

《论语·为政》中说得好："学而不思则罔，思而不学则殆。"说的正是"学"与"思"的辩证统一关系。意思是说，只是学习而不善于深思，终将罔然无所得；或能寻思而不善于学习，势将使人疲殆不堪。虽然如此，但从某种意义上说来，"思"比"学"是一种更为艰苦的劳动。有时为了思考一个问题，许多学问家常常忘却一切而到了入迷的境界，这就难怪牛顿会错把手表当成了鸡蛋煮，陈景润走路撞在树上还问是谁撞了他。

董棻的《闲燕常谈》中记载："欧阳文忠公谓谢希深曰：吾平生做文章，多在三上，马上、枕上、厕上也。盖唯此可以属思耳。"可见古来有许多伟大的学者，他们的"文思"，并不像一般人设想的那样，一定要正襟危坐，或者如演戏那样用手指敲着自己的脑门才挤出来。恰恰相反，只要有机会，随处都可以思考问题。欧阳修的这个经验十分重要，他道破了做文章的一个秘密，就是在写作之前要很好的"属思"，把文章的中心思想、论点与论据，以及表述的方法、层次安排等等，都尽量考虑成熟，形成"腹稿"，这样在写作的时候没有了阻碍，很快就能成文。一篇文章，只要构思好了，下笔写的时候，只要照着所想的，慢慢地像说话一样，一句一句说出来，写完了再修改也不难了。搞科研也好，做学问也好，写文章也好，都应学习欧阳修的办法，要善于构思。

枕上构思，我是经常用的，略有所得，立即起床记下来，甚至一夜起来两三次，都是经常有的。《礼记·中庸》讲究做学问有一段很重要的话："博学之，审问之，慎思之，明辨之，笃行之。有弗学，学之弗能，弗措也；有弗问，问之弗知，弗措也；有弗思，思之弗得，弗措也；有弗辨，辨之弗明，弗措也；有弗行，行之弗笃，弗措也。人一能之，己百之；人十能之，己千之；果能此道矣，虽愚必明，虽柔必强。”这很值得我们借鉴。

看来，古人早把勤思考、多思考、细致思考、反复思考，列为做学问重要条件之一。我们一定要有“思之弗得”“弗措”的精神，欧阳修之所以“三上属思”，也就是“弗得”“弗措”的具体体现。

有的人颇迷信“灵感”之说，认为科学家之有大发明，艺术家之有好创作，都来自灵感。“灵感”这种现象是存在的，但须要正确地认识。所谓“灵感”，无非是思维活动高潮的产物，是大脑的注意力最集中的时候所产生的。因此，不但艺术家在进行形象思维的时候会有灵感，我们在进行论理探讨的时候也会有灵感。当然，任何思维过程，如果非常平静，没有什么波澜，大脑的活动不紧张，甚至于没有出现兴奋状态，不能形成高潮，那末，在这种情况下，灵感一般的是不会产生的。灵感既是人们思维高度集中的产物，说明只有善于运用思维、反复运用思维，深思慎思的人才可能出现灵感，也就是说有思维才有灵感，先有思维，后有灵感，灵感不可能是凭空得来的。

下面举两个病案来说明做医生的人，必须善于运用思维，才能提高医疗效率。

《古今医案按·卷三》记载“朱丹溪”治验一则云：“浦江洪宅一妇，病疟三日一发，食甚少，经不行已三月，丹溪诊之，两手脉俱无。时当腊月，议作虚寒治。以四物汤加附子、吴萸、神曲为丸。心颇疑，次早再诊，见其梳妆无异平时，言语行步，并无倦怠，知果误矣。乃曰：经不行者，非无血也，为痰所碍而不行也。无脉者，非气血衰而脉绝，乃积痰生热，结伏其脉而不见尔。以三花神祐丸与之。旬日后，食稍进，脉渐出，但带微弦，证尚未愈。因为胃气既全，春深经血自旺，便自可愈，不必服药，教以淡滋味，节饮食之法，半月而疟愈，经亦行。”

以朱丹溪医学的高明，当他属思不深、不周的时候也会发生误诊，因此只有通过深思熟虑之后才可能取得较好的疗效。当丹溪已经把病人处理好之后，他的思维不仅没有停止，而且还在继续深化，终于引起思维活动高潮出现“灵感”，并终于纠正了误治。如果没有“心颇疑”那一点思维活动的继续，这个病人的误治后果是不堪设想的。

再看喻嘉言治伤寒坏证两腰偻废医案，其用思的精细，也是很有学习价值的。

《寓意草》中云："张令施乃弟，伤寒坏证。两腰偻废，卧床彻夜痛叫，百治不效，求诊于余。其脉亦平顺无患，其痛则比前大减。余曰：病非死证，但恐成废人矣。此证之可以转移处，全在痛如刀刺，尚有邪正互争之象，若全然不痛，则邪正混为一家，相安于无事矣。今痛症大减，实有可虑，宜速治之。病者曰：此身既废，命安从活，不如速死。余蹙额欲为救全，而无治法，谛思良久，谓热邪深入两腰，血脉久闭，不能复出，只有攻散一法。而邪入既久，正气全虚，攻之必不应，乃以桃仁承气汤多加肉桂、附子二大剂与服。服后即能强起，再仿前意为丸，服至旬余全安。仲景于结胸证，有附子泻心汤一法，原是附子与大黄同用。但在上之证气多，故以此法泻心。然则在下之证血多，独不可仿其意，而合桃仁、肉桂，以散腰间之血结乎。"

"两腰偻废""彻夜痛叫"，喻氏首先断为"伤寒坏证"，其病由"太阳"误治失治可知，如太阳病汗不如法，或应汗不汗，瘀热都可随经入腑而为膀胱蓄血，但必有如妄、如狂及少腹硬满、小便自利等症可验。本案叙症，痛处只在两腰，脉亦平顺，是伤寒太阳在经之邪，已内及少阴而闭阻两腰部位，并深入血络不能复出，所以两腰偻废而作剧痛。既为伤寒坏证，则与肾虚腰痛或寒湿腰痛自不相同。肾虚之痛，得按则减；寒湿作痛，必是逐渐形成，兼有钝痛沉重的感觉，与此发痛骤急而痛如锥痛者大异。因此，喻嘉言仿"附子泻心汤"之法，用"桃仁承气汤"加附子、肉桂，以温运肾阳而散血结以止痛。嘉言本案的治疗过程，正见其深思熟虑，非一般之可及。

四、善　　记

善记，是指要善于锻炼记忆力。有的人常有这种感觉，记忆力远不如前，看书的时候还明白，合上书本就忘了。有的人甚至因此便对学习失去信心，发生了动摇。什么叫记忆力好？有人说是记得快。可是仔细观察一下，许多记得快的人，往往忘得也快，倒是有些看起来挺笨的人，慢慢地学着学着却记住了，记得还很牢靠。

《论语·为政》中说："子曰：吾与回言终日，不违如愚。退而省其私，亦足以发，回也不愚。”做学问，最可贵的就是要具有老老实实“不违如愚”的态度。具有“如愚”态度的人，遇着许多问题，只知加深印象和理解，才不至掉以轻心，因而记得牢、印得深。有的人记了不少事，到考试的时候什么也答不上来，考试过后哎呀一声，想起来了，这说明他并没有忘，只是他所记的东西在脑子里还印得不够深，反应并不怎样灵敏。有的人也可以记住很多东西，但经不住时间的考验，时间一长，他就记混了。

总的说来，记忆有四种情况：记忆的速度怎么样；记住的东西巩固不巩固；记住的东西是不是时刻准备着能用得上；记住的东西是不是变样了。一个人的记忆力好坏，要做全面分析，记忆的几个方面不可能都好都坏，对自己仔细分析一下，就可以发挥自己的特长，克服不足的方面。

记忆的方法有两种：一种叫机械记忆，一种叫理解记忆。机械记忆靠重复，理解记忆靠联想。一两岁的小孩没有什么联想，只有靠机械重复的办法，把学到的一句话来回叨咕，然后就学会了，这种方法即是“强记”，一般人少小时的记忆都属于“强记”。长大以后，知识多了，就开始使用联想的办法，也叫作“追忆”，即当他接触到一个新事物时，就会把已经知道的东西联系起来，去理解着记住这新事物，在座的同学都会运用这种联想记忆方法了。

年龄大一些同学，是不是只能任记忆慢慢衰退下去，而毫无补救的方法呢？不是的，完全有补救的办法，什么办法呢？就是要用科学的方法来不断地锻炼记忆的能力，使它逐渐增强起来，可从以下四个方面进行锻炼。

第一，有决心、有目标、勤奋练习。我学医之时，《灵枢》《素问》《伤寒论》《金匮要略》《神农本草经》等经典著作，都是在二十岁以前读的，也就是用机械的方法，朝斯夕斯地读和背才记下来的。二十岁以后，临床的机会渐渐增多，感到对《本草经》还不够熟悉，而《本草经》的文字有如《尔雅》，没有多少文法可言，就比较难于记忆。例如：“人参，味甘微寒，无毒，主补五脏，安精神，定魂魄，止惊悸，除邪气，明目，开心，益智，久服轻身延年。”我就编成七言诗诀来记：“人参微寒甘无毒，补脏安神且明目，止悸除邪开心志，定魄轻身堪久服。”每天晚上就寝前三十分钟编一味药歌诀，写上纸条，先念十遍，贴在墙上，就枕后再闭目默念五六遍，就入睡了。第二天晨早起床，再朗读若干遍，如是者坚持了半年多，整整编了二百味中药的歌诀，背了二百味，苦记二百味，所以我的药性基础，完全是从《本草经》打下的。而且我的原则是，以《本草经》为准而不采诸家杂说，因当时学识既未深，经验又不多，还不具备评论诸家的本领，就只好以《本草经》为准了。看来，提出明确的目标，对锻炼记忆是非常重要的。背记药性最大的困难，就是气味容易混淆，就只好坚持每天既要读，又要背，已经背得滚瓜烂熟了，还要认真地一句一句读，这不是为记忆，而是为了要使记忆的药性不混。就这样，为记一味药，把脑、口、手都用上了，经过编写、朗诵、默背，记忆的效率自然就要提高许多。

第二，记忆要注意自觉地联想。仍以我记忆药性为例，《本草经》诸药中，气味“甘”“微寒”“无毒”完全相同的，仅有“人参”“丹砂”“苡仁”和“竹茹”四味，但人参主要是益气生津，丹砂主要是重镇安神，薏苡仁除久风湿痹，竹茹则为散气止呕哕。这样联系起来记忆，当我要选用《本经》“甘”“微寒”的药性时，不仅一经追忆便都能联想起许多药，同时对选择遣用也能做到心中有数。又如选用《伤寒论》方时，一提到“桂枝汤”，立即可以联系到治“形似疟，一日再发”的“桂枝二麻黄一汤”，治“发热恶寒，热多寒少”的“桂枝二越婢一汤”，治“发热无汗，心下满微痛，小便不利”的“桂枝去桂加茯苓白术汤”，治“汗漏不止，恶风小便难，四肢微急”的“桂枝加附子汤”，治“下之后，脉促胸满”的“桂枝去芍药汤”，以及“桂枝人参汤”“桂枝甘草汤”等等，这样联系起来一一加以区别，以适应临床选用。再举一个近例，新华社对几个少年耳部具有识字的能力（一再试验）要发布消息，想从古代文献中查出类似的记载作为论据，要我提供资料。我首先考虑到“耳”和“目”的联系，《晋书·凉武昭王传》有：“赏勿疏漏，罚勿容亲，耳目人间，知外患苦。”这还是属于耳听目视的原意；又联系到《史记·灌夫传》：“临汝候方与程不识耳语。”这是指私语，仍与此无关；又进一步联系到《志林》：“蕲州庞君常善医而耳聩，与语须书使能晓，东坡笑曰：吾与君常异人也，吾以手为口，君以眼为耳，非异人乎？”这与耳有视觉有些接近了；最后终于在《列子·仲尼》查出“老聃之弟子，有亢仓子者，得聃之道，能以耳视而目听”的记载；同时晋人张湛的注解还说：“夫形质者，心智之室宇，耳目者视听之户牖，神苟彻焉，则视听不因户牖，照察不阂墙壁耳”，是古代确有以耳代目的记载。看来联想对于记忆的帮助是很有好处的，当然要区分属事物的外部联系还是属事物的内部联系，在学习过程中，要特别注意事物的内部联系。

第三，不放弃机械记忆。人的机械记忆的能力，并不是只有儿童时期发达，长大以后就不灵了，主要原因还是用得少了的缘故。所以，机械记忆仍要经常用。我的方法是，若有些东西还记得不牢，但又非牢记不可的，便把它翻出来进行阅读，读到可以背诵的时候，就随时默背，欧阳修是“三上属思”，我是行走坐卧都喜欢默背。只要自觉地使用机械记忆这种方法，在反复记忆的过程中，逐渐和别的东西建立联系，机械记忆的对象也会变成理解记忆的东西了。

第四，把学到的知识进行整理和分类。通过一段时间的学习，有必要把其中比较有心得的内容进行一次总结。例如，学完了“易水学派”，这个学派有哪些具有代表性的医家？他们各自不同的学术思想是怎样的？各自有哪些代表著作？整个学派的主要成就表现在哪些方面？学完了“河间学派”，也进行这样的整理和总结。但要注意的是，不要让教材牵着鼻子走，书上怎么写就按着书本整理，不越雷池一步，这样的收获不会大。我在年轻学习的时候，不知道整理编写过多少书，《伤寒论》《金匮要略》都通过多次表解，连医学入门书陈修园的《三字经》，我都做过表解，《灵枢》《素问》按照中医理论体系，亦不知道整理过多少遍。不知者，以为我狂妄自大，年纪轻轻就著书立说，其实我当初的想法只是为了记忆，但在此过程中，整理一遍，确是有一遍的进境。经常主动地整理自己学过的知识，这样知识学得比较活、比较牢，到用的时候就能用得上。

以上看起来都是老生常谈，但都是我的经验。精读、勤写、深思、善记，这四个环节是治学必不可少的，而且是一环扣一环的，并还要贯穿“刻苦勤奋、坚忍不拔”八个字，能够这样做，你们每个人都可以进入到“第三境界”。

“文革”中，在文化领域中推行愚民政策，把广大知识分子钻研学问的勤奋，统统诬之为“白专”，施之以棍棒，加之以桎梏。其为害之深流毒之广，绝不可低估，最少毁了我们一代青年人。当前，在向科学进军的新长征的征途上，我们要大胆拨乱反正，肃清“文革”的流毒和影响，为祖国早日实现四个现代化，为整理提高祖国医学练就扎扎实实的真本领，学习，学习，再学习！

书山有路勤为径，学海无涯苦作舟

——我的治学门径和方法

（1981 年）

学习任何学科的知识，最重要的是要找到正确的门径。正如子贡所说："夫子之墙数仞，不得其门而入，不见宗庙之美、百宫之富。"这段话的意思是说，凡是一门学问都是有一堵墙隔着，必须设法找到门径，穿墙而入才有可能看见其内容之富和美。做学问是要下刻苦工夫的，"学问"就像是一望无涯的汪洋大海，不具备一点牺牲精神，甘冒风险，战胜惊涛骇浪，坚定地把握着后舵，航船是不可能顺利达到彼岸的。下面把我学习中医学的经过略述如次。

一、求学经过

我 17 岁开始学习中医学。在未学医之前，从 4 岁开始通读《十三经》，如《尔雅》那样难读的书都曾熟读背诵。同时，还读一些有关诗文典故的书，如《幼学故事琼林》《龙文鞭影》《声律启蒙》《唐诗三百首》《赋学正鹄》《少岩赋》《清代骈文读率》《古文观止》之类。先后凡经历 14 年，教我的老师都是清代的秀才、举人、进士之流，我的古汉语知识便从此打下了基础，这成为我后来学习中医学较雄厚的资本。

当我读完《十三经》的时候，老师许君才先生要我看张文襄的《輶轩语》，这是南皮张之洞在光绪元年（1875）做四川提督学政时写的一本"发落书"，这确实是能指导阅读的一本好书。特别是其中《语学》一篇对我颇多启发。该篇主要提出如何"读经""读史""读诸子""读古人文集"以及"通论读书"等五个问题。如说"读经宜读全本，解经宜先识字，读经宜正音读""读经宜明训诂，宜讲汉学，宜读国朝人经学书，宜专治一经，治经宜有次第，治经贯通大义”等，至今在我脑子里还有较深刻的印象。可以说，我后来学习《黄帝内经》等经典著作的许多方法，都是受到张文襄治学方法的影响。尤其是他在谈到读书宜有门径时说：“泛滥无归，终身无得，得门而入，事半功倍。此事宜有师承，然师岂易得，书即师也。今为诸生指一良师，将《四库全书总目提要》读一过，即略知学问门径矣。”后来，我终于买到一部《四库全书总目提要》，看过后果然大有收获。例如我对《十三经》大都已背诵如流了，但却说不出为什么《论语》《孟子》《大学》《中庸》被称作“四书”？而《提要》则讲得明白：《论语》《孟子》，旧各为帙，《大学》《中庸》旧《礼记》之二篇，其编为《四书》，自宋淳熙始，其悬为令甲则自元延祐复科学始，《明史·艺文志》别立《四书》一门。不仅《四书》的沿革比较清楚了，同时亦知道《四书》各种注本经《四库》著录的就有62部之多，存目的还有101部，真是洋洋大观。更有意义的是，在读《提要》的过程中，同时了解到《四库》著录的医家类书籍凡97部1816卷，存目书籍凡94部682卷，这给我后来阅读医书提供了很好的书目索引。

1931年，奉先王父益恒公命，受医学于先师刘有余先生门下。先授以陈修园的《公余六种》，半年内悉能背诵。又授以《伤寒论浅注》《金匮要略浅注》，须正文与浅注同时串读。例如《伤寒论》第1条之注云：“太阳主人身最外一层，有经之为病，有气之为病，主乎外，则脉应之而浮。何以谓经？《内经》云：‘太阳之脉连风府，上头项，挟脊抵腰至足，循身之背。’故其为病，头项强痛。何以为气？《内经》云：‘太阳之上，寒气主之。’其病有因风而始恶寒者；有不因风而自恶寒者，虽有微甚，而总不离乎恶寒。盖人周身八万四千毛窍，太阳卫外之气也，若病太阳之气，则通体恶寒；若病太阳之经，则背恶寒。”这样正文和注文连串起来读诵，很是要功夫，好在我早已练就了背诵的基本功，在一年的时间内，便达到指点条文的首句便能连注串背出来的程度，大大强化了诵读的工夫。

有余先生腹富而口俭，不善于讲说，我必须且诵读、且理解，全凭自己下工夫。只有到理解不通时，才去请教先生。先生语言虽简，却非常中肯。有余先生曾以善用“乌梅丸”治杂症蜚声一时。记得有一次侍诊，半日中曾经四抒“乌梅丸”方，一用于“肢厥”，一用于“吐逆”，一用于“消渴”，一用于“腹泻”。毕诊以后，问难于先生。他说：凡阳衰于下，火盛于上，气逆于中诸证，皆随证施用；腹泻与肢厥两症，均为阳衰于下也，故重用“姜”“桂”“附”“辛”，而去二“黄”；呕吐一症，气逆于中也，故多用“乌梅”以泄肝降逆；消渴一症，火盛于上也，故重用“黄连”“黄柏”，去“辛”轻用“附”“姜”以平之。从此以后，我对“乌梅丸”的运用便灵活多了。诸如此类，刘先生对我的诱掖是很大的。

但先生毕竟是个经方学家，而不是医经学家，我的思想既受到张文襄治经诸说的影响，亦欣赏南雷黄宗羲“先穷经后证史”的学习方法，认为学习中医学似乎亦应该先于经典著作下一番工夫，以奠定比较坚实的理论基础。因此，便在刘先生的同意下，开始了《灵枢》《素问》的学习。

二、治医门径

我治医经学的方法，亦如读《十三经》那样，先从篇章句读入手。例如《素问·生气通天论》是素问的第三篇文献，主要是阐述人体中的阴阳二气与自然界之阴阳二气息息相通，并赖以维持其生命和健康，全篇可分作三大章。篇首至“气之削也”为第一章，概括叙述生气与天气的关系，人们必须做到“传精神、服天气”与之适应，以维持寿命之本。“阳气者，若天与日”至“形乃困薄”止为第二章，包括四个小节：章首至“阳气乃竭”为第一节，阐述外感邪气伤害阳气的病变；“阳气者，烦劳则张”至“郁乃痤”止为第二节，叙述阳气伤于内的病变；“阳气者，精则养神”至“粗乃败之”止为第三节，畅发阳气受伤、邪陷经脉的病变；第四节从“故阳气者”至“形乃困薄”止，提出保护和调养阳气的方法。第三章从“岐伯曰：阴者，藏精而起亟也”至篇尾，亦分作四节：章首至“气立如故”止为第一节，阐述阴阳不能失去平衡的道理；“风客淫气”至“乃生寒热”止为第二节，叙述阳气不能外固而发生一系列伤损阴精的病变；“是以春伤于风”至“更伤五脏”句止为第三节，说明阳不固于外是四季均可感受外邪的根本原因；第四节从“阴之所生”至篇尾，畅发阴气内伤影响各脏而产生的病变，并提出保护阴气的方法。

就这样，这一工作我搞了相当长的一段时间，对《灵枢》《素问》才有了比较具体的、系统的概念。

其次是对《灵枢》《素问》进行校勘。“校勘”是清人治经学最有成就的手段，它必须具备文字学、声音学、诂训学等小学的基本功，然后博览群籍，才谈得上校勘。我对此仅具备一点常识而已，乃尽量搜集前人对两经校勘的资料，作为借鉴，辅助我进行研究。如林亿的《新校正》、胡澍的《黄帝内经素问校义》、俞樾的《读书余录》、孙诒让的《素问王冰注校》、顾观光的《素问校勘记》《灵枢校勘记》、张文虎的《舒艺室随笔》、于鬯的《香草续校书·内经素问》、冯承熙的《校余偶识》、江有诰的《先秦韵读》、沈祖緜的《读素问臆断》，以及日人丹波元简的《素问识》《灵枢识》等，我都曾充分利用这些资料，确是解决了不少问题，收到了事半功倍之效。

关于《灵枢》《素问》的注家，本来就屈指可数。全注的不外杨上善、马莳、张介宾、张志聪、黄元御五家，单注《素问》的，仅有王冰、吴崑、高世栻、张琦四家。这些注家均各有独到之处，亦各有其不足的地方。如何汲取其所长屏弃其所短，择善而从，这就要下一番研究的工夫了。日人丹波元简的《素问识》《灵枢识》，丹波元坚的《素问绍识》，对各注家曾有个比较选择，而且是做得较好的，足资借鉴。但衡量注家的好坏，更重要的是必须结合临床现实来考虑。如《素问·阴阳别论》中云："二阴一阳发病，善胀，心满善气。"王冰注解为"气蓄于上故心满，下虚上盛，故气泄出。"，以"气泄出"解释"善气"，这不符合《素问》的习惯用语；而吴昆、马莳、张介宾不做解释；独张志聪注云："善气者，太息也。心系急，则气道约，故太息以伸出之。""满"同"懑"，心懑不舒，故时时想"太息"而得到伸舒不致憋闷，是为临证常见；心肾之气不能相交，可见此症，故曰"二阴"。据此，我对王冰所注"善气"便持保留意见。

总之，我之所以要对《内经》下这些工夫，主要是想从中找出其理论体系及其指导思想来。《灵枢》《素问》两个81篇文献，都是采用综合叙述的方法来表达的，但其中毕竟是存在其独特的理论体系，这一点从杨上善开始便已经认识到了。《太素》之所以要拆散原篇次第，分做"摄生""阴阳""人合"等19大类，每类又分若干细目，其主要目的就是探求《内经》理论体系的脉络。后来滑寿分作12类，张介宾基本与滑寿同，李中梓分作8类，汪昂分9类，沈又彭仅分为平、病、诊、治4类。不管分类的多与少，目的都是在寻找其理论体系。概括言之，"藏象学说""病机学说""诊法学说""治则学说"，这是《内经》理论体系最基本的部分。至于"病证""辨证""刺法""摄生”等内容亦很丰富，都有待于做进一步的研究。特别有待于认真探讨的是，在《内经》的整个理论体系之中所贯穿的世界观和方法论。

在《内经》的理论体系中，贯穿着朴素的对立统一辩证法思想，这一思想在“阴阳学说”中体现出来。《内经》用“阴阳”这一概念，来说明各种事物之间普遍存在着的联系，以及事物变化的复杂多样性。并指出，事物的运动总是存在着平衡和不平衡两种状态，所以才有“阴平阳秘，精神乃治”“阴阳离决，精气乃绝”的规律。还指出，阴与阳是对立统一的，既相互依存，又能相互转化，故云：“四时之变，寒暑之胜，重阴必阳，重阳必阴。”同时还认为，阴之与阳，固然是一对矛盾，但“阳”却居于主要方面，而以“阴”为次要方面，即所谓“阴阳之要，阳密乃固，阳强不能密，阴气乃绝”。

在《内经》的理论体系中，还贯穿着朴素的系统观，这一思想在“五行学说”中体现出来。五行学说具有鲜明的整体观，它从唯物主义的立场出发，把宇宙的普遍规律用“五行”概括之。《素问·天元纪大论》中云：“五运阴阳者，天地之道也。”所谓“道”就是规律。五行学说认为，五行生克制胜的结构联系，是事物循环运动的根源所在，这是对自然界循环式动态平衡规律性的探索和假说。《素问·六节藏象论》中说：“五运之始，如环无端。”认为“终而复始”是谓天地之纪。

于此，我认为“五行学说”与“阴阳学说”的区别在于：“阴阳”是在说明世界最一般、最普遍的联系，而“五行”则在企图刻画事物的结构关系及其运动方式。中医学的许多理论之所以具有生命力，直至今天仍有指导医疗实践的意义，其重要原因之一，正在于其中贯穿着朴素的对立统一辩证法和系统论的认识观，这是需要我们努力发掘、整理提高、继承发扬的。所以我认为，学习中医学首先要学好《内经》，通过对《内经》理论知识全面、系统地掌握，才能打好中医学的理论基础，否则就谈不到学习中医学。

凡做学问都有一个“精”与“博”的辩证关系。对基础理论部分，必须要达到精通、精纯的程度；非基础部分，直接或间接与本学科有关的一般知识，便须博览，要广泛地涉猎，只有了“精”才可能“博”。就中医学而言，只有把《内经》这一类的经典著作搞精通了，博览各家的著作才不费劲，才具有分析鉴别的能力。例如，若具有《内经》学习的扎实根底，再读“仲景”的《伤寒论》，便知道三阳三阴的辨证是源于《素问·热论》的，但仲景所研究的是“伤寒”，并非“热病”。《素问·热论》的三阳三阴，仅有“表”“里”之别，并无寒热虚实之分；而仲景《伤寒论》的三阳三阴，则“表”“里”“寒”“热”“虚”“实”无所不包。没有《内经》的基础，是学习不好《伤寒论》的。又如，刘河间的学术思想也来源于《素问·热论》，他所研究的是“热病”而非“伤寒”，所以他的“通圣散”“双解散”“凉膈散”“六一散”“三一承气汤”诸方，都是针对热病而设的，而不用“麻”“桂”辛温剂。河间所用三阳三阴的辨证方法，正是《素问·热论》的旨意，尽管河间仍然称作“伤寒”，但不能与《伤寒论》之“伤寒”强合。没有《内经》的基础，亦学不好河间书的。他如李东垣的“气虚发热说”，是对《素问·调经论》“有所劳倦，形气衰少，谷气不盛，上焦不行，下脘不通，胃气热，热气熏胸中故内热”这一理论的发挥；朱丹溪的“阳有余阴不足论”，是据《素问·太阴阳明论》“阳道实，阴道虚”，以及《素问·方盛衰论》“至阴虚，天气绝，至阳盛，地气不足”等理论阐发而来的。

要之，学好了《内经》，才说得上打下了中医学的理论基础，只有打好了中医学理论基础，进而学习临床各科，学习各医学家的著作，才可能左右逢源，事半功倍。这是一条学习中医学的大路、正门，如果舍正路而弗由，又欲期其有成，那是很困难的。

三、学习方法

有了门径之后，便得讲究方法。据我五十多年的经验，最主要的有四个方面：精读、勤写、深思、善记。

（一）精　　读

读书有两种方法：对最基本的要少而精，多在“精”字下工夫；其次是结合实际，学以致用。学中医学所担负的任务是继承发扬、整理提高，因此首先要读好《灵枢》《素问》《伤寒》《金匮》几部经典著作，因为这些文献是汉代以前医学的总结，是诸多医家经验的结晶，是中医学理论的基础。要把这些经典之作读得烂熟，才能打下比较坚实的理论基础。

那么，应该用什么方法来读这些书呢？苏东坡有种读书方法是很可取的。他在《又答王庠书》中说："卑意欲少年为学者，每一书皆作数过尽之。书富如入海，百货皆有，人之精力，不能兼收尽取，但得其所欲求者耳。故愿学者，每次作一意求之，勿生余念。又别作一次，求事迹、故实、典章、文物之类，亦如之。它皆仿此。此虽迂钝，而它日学成，八面受敌，与涉猎者不可同日而语也。甚非速化之术，可笑可笑。"像这样专心致志、集中力量、各个击破的读书方法，不是真正善读书而又读活书的人，是说不出此中三昧的。看来苏东坡之所以有多方面的卓越成就，除了他的天资以外，起决定作用的正得力于他这种"迂钝"而"非速化"的精读方法。

我们读《灵枢》《素问》等经典著作，亦可采用"每一书皆作数过尽之"的方法，宁肯"迂钝"一些，不求"速效"之术。如《灵枢》《素问》共 14 万余言，貌似浩瀚，但其中最主要的内容，无非就是"阴阳五行""五运六气""脏腑""经络""病机""病证""诊法""辨证""治则""针灸""方药""摄生"等十几个方面。每读一次，就其中某一主题作为目标，边阅读、边思索，这样一遍又一遍地阅读下去，每阅读一遍，便将某一问题深入一次、解决一次、巩固一次。无论读任何一部经典著作，每次都带着问题读，直到掌握了其精神实质。在这个基础上，再看有关的其他参考书，就一定会做到多多益善、开卷有益，"精"与"博"的关系就会自然而然地得到合理的解决。

在读书的时候，态度务须认真，精神务须集中，遇到不理解或不完全理解的地方，必须查问清楚，不作一知半解而自以为是。陆以湉在《冷庐医话·医鉴》有云："近世医者能读《内经》鲜矣，更有妄引经语致成笑端者。如治不得寐，引半复秫米汤'覆杯则卧'，云是压胜之法，令病者服药后覆盏几上，谓可安卧。治脚疔，引'膏粱之变，足生大丁'，以为确证。不知足者，能也，非专指足而言。又有治瘴疟证，以'阴气先伤，阳气独发'为《己任篇》之言。盖未读《内经》《金匮》，第见《己任篇》有是语耳。疏陋若此，乃皆出于悬壶而知名者也。"不曾认真读书而发生这样疏陋的人，现在不是没有，可能为数还不少。稍不认真读书，这种疏陋便会出现在我们身上，我这样说不是没有根据的。

（二）勤　写

“写”是指做笔记、写心得。一边阅读，一边做笔记，是帮助我们领会和记忆文献内容的一种读书方法，也是积累资料的一个重要方法。边读边写，做到了眼到，口到，心到，手到，养成写读书笔记的良好习惯。革命前辈“徐特立”老人曾对自己提出“不动笔墨不看书”的要求，这可以作为我们每个有志于治学者的训诫。

怎样写读书笔记呢？读书笔记的形式很多，通常情况是摘录原文、撰写提纲、写心得体会、记录疑难问题等。我经常采取以下几种形式。

1. 概括和缩写　把已读过的书的内容，做一个非常简短的概述，扼要说明本书的内容，即书之“摘要”。写“摘要”的好处是能思考书中所讲的要点，加深对书中知识要点的理解。兹录三十年前我写的读《格致余论》笔记一则如下。

《格致余论》一卷，元·朱震亨撰。共列论文四十一篇，其立论大旨有三：①人身气常有余，血常不足，便导致阴易虚、阳易亢的病变，故善用滋阴降火之法；②无论“痰”“食”“火”“湿”诸因致病于人体，或于气分，或于血分，必有所郁塞阻滞，故主张临证要善于用和血疏气、导痰行滞诸法；③诊治疾病，必须观形望色、察脉问症，尤其对于“脉息”务要详细审察，才能辨认出病证的真情，才能准确地用药。此书议论之后，往往附有验案，故本书于临证有一定指导意义。但由于作者曾向许谦学过理学，于《格致余论·相火论》中颇有主观唯心论的东西；同时他在自述中亦说：“古人以医为吾儒格物致知一事，故目其编曰‘格致余论’。”其受到朱人理学的影响可知。传本有《医统正脉》本、《四库全书》本、《东垣十书》本。

2. 纲要笔记　撰写纲要，一般是按照书的先后内容，或问题的主次关系来写，往往要依照原文的次序进行一番简明扼要的复述，体现出全书或全篇的逻辑性，与“写作提纲”很相似。做这种笔记比较省时间，且可做到重点突出而便于记忆。抄录一则我学习《金匮要略·痓湿暍病脉证篇》的笔记如下。

“痓”“湿”“暍”为三种疾病。“痓”即“痉”，痉病主要的病变在伤津，故第 21 条的“太阳病，发汗太多”，第 22 条的“风病，下之”，第 24 条的痉病“若发其汗，寒湿相得，其表益虚”等，都在说明“津伤”不能养筋而致“痉”的道理。“湿”病，虽有寒热虚实之分，篇中所论却是以“表虚”“寒湿”为主；第27条的“慎不以火攻之”，第25条的“但微微似欲出汗者，风湿俱去也”，以及“防己地黄汤证”，都着重于固表；至第40条的“桂枝附子汤”“去桂加白术汤”，第41条的“甘草附子汤”诸证，都着重在温里，并无湿热证。“暍”病，每由阴虚而致热邪引起，第42条的“脉弦细芤迟”，第43条的“脉微弱”等，都在说明这个道理，所以选用“白虎加人参汤”，既清暑热又生津液。

3. 摘记　在读书过程中，对一些论述、命题、定理、公式、警语、事例、数据、引文、例证、新材料、新观点等，要及时进行摘抄。做“摘记”最好用卡片纸，做成资料卡片。阅读时发现可摘的资料，随时抄记在卡片纸上，这样做既方便又灵活，不过一般只适用于内容较少者。

做资料卡片要注意四点：第一，要有科学分类，初学做卡片者，容易见一条摘一条，用时凭记忆去找，这种做法，在卡片少时还行，多了便不行了，一般科学家都要积累上万张的卡片，仅凭脑子记忆去查找是办不到的，必须有合乎科学方法的分类；第二，要摘记实实在在的东西，资料卡片主要起提供参考资料的作用，每张卡片记录内容有限，必须摘主要的内容，如基础理论中的有关脏腑、经络、病机、诊法、治则，临床各科的病证，实验研究报告的结果、数据、结论，文章的主要论点，书籍的核心内容等，同时要处理好详略的关系，重要的数据和结论要详，甚至要一点不要遗漏，而文章的一般内容则可以概要摘抄；第三，同一张卡片所记资料必须属于同一分类内容，切忌把不同分类的内容摘记在同一张卡片上，以免造成分类困难和使用不便；第四，要写明所摘抄资料的题目、作者、出版时间等，以及记录所摘内容的页码、版本等。

资料卡片既能起提供资料的作用，又能起到资料索引的作用。如果资料的名称、作者、版本、页码、时间、出处不清楚，则不便查找。这事看起来简单，对初学做卡片者却也不易，因为一份资料、一本书、一篇文章，常常要分别摘录在数张卡片上，并纳入不同的分类中，每张卡片从内容到一般信息都要写得清清楚楚，甚为麻烦，需要极大的耐心。但这对以后有效地使用卡片是绝对必需的。

4. 综合笔记　“综合笔记”就是把不同书籍和若干资料中的相同内容，

综合到一个题目或专题下。我们在阅读时，会遇到不同的书或不同的章节有相同的主题内容，但讲的深浅、重点、角度不同，有的观点也不尽一致，为了学习和研究的需要，往往把这些内容综合到一起，写一份笔记，这就得采用“综合笔记”的形式。兹就我在学习《脾胃论》时曾写过的一则综合笔记示例如下。

一部《脾胃论》，“尊元气”“贱阴火”足以概之。脾胃气衰，元气不足，而心火独盛；心火者，阴火也，心不主令，相火代之，元气贼也；“火”与“元气”不两立，一胜则一负。（《饮食劳倦所伤始为热中论》）脾胃既虚，不能升浮，为阴火伤其生发之气（《长夏湿热胃困尤甚用清暑益气汤论》）。凡怒忿悲思恐惧，皆损元气，夫阴火之独盛，由心生凝滞，七情不安故也。（《安养心神调治脾胃论》）胃既受病，不能滋养，故六腑之气已绝，致阳道不行，阴火上乘。（《脾胃虚则九窍不通论》）反增其阴火，是以元气消耗，折人长命。（《论饮酒过伤》）脾胃虚而火胜，则必少气。（《忽肥忽瘦论》）热伤元气，以人参、麦冬、五味子生脉；脉者，元气也；人参之甘，补元气，泻热火也；麦冬之苦寒，补水之源而清肃燥金也；五味子之酸，以泻火，补庚大肠与肺金也。（《脾胃虚弱随时为病随病制方》）东垣总以“阴火”与“元气”相对而言，元气惟恐其不足，阴火惟虑其有余，故“益气泻火”是东垣治内伤病极其重要的手段。

这种综合笔记，可以加深对某一主题的理解，做起来又不太费劲。

5. 心得笔记　“心得笔记”往往是在读完一本书、一篇文章或一份资料之后，将自己的所收获、体会、见解记录下来。写心得笔记的好处是能巩固学习效果，检验学习的情况，使自己心中有数。如果在写心得笔记时，发现对某一问题理解还不深透、不够清楚、不明白，可再回过头来读一读原文。如果感到书中有讲得不够恰当的地方，可在笔记中提出来，作为以后继续学习的线索。兹引尤在泾《医学读书记·素问传写之误》四则为例。

【一则】

“苍天之气清静则志意治，顺之则阳气固，虽有贼邪，弗能害也。故圣人传精神，服天气，而通神明。”按：传，当作“专”，言精神专一，则清净弗扰，犹苍天之气也；老子所谓“专气致柔”，太史公所谓“精神专一，动合无形，赡足万物”，班氏所谓“专精神以辅天年者”是也；若作“传”，与义难通；王注精神可传，惟圣人得道者乃能尔，予未知精神如何而传也。

【二则】

“解脉令人腰痛而引肩，目䀮䀮然，时遗溲。”又云：“解脉令人腰痛如引带，常如折腰状，善怒。”详本篇备举诸经腰痛，乃独遗“带脉”，而重出“解脉”。按：带脉起于少腹之侧，季胁之下，环身一周，如束带；然则此所谓“腰痛如引带”“常如折腰状”者，自是带脉为病，云“解脉”者传写之误也。

【三则】

“血温身热者死。”按：“温”当作“溢”；夫血寒则凝而不流，热则沸而不宁，温则血之常也；身虽热，何遽至死，惟血流既溢，复见身热，则阳过亢而阴受逼，有不尽不已之势，故死；今人失血之后，转增身热、咳嗽者，往往致死，概可见矣。

【四则】

“诊法常以平旦，阴气未动，阳气未散，饮食未进，经脉未盛，络脉调匀，气血未乱，故乃可诊有过之脉。”按：《营卫生会》篇云：“平旦阴尽而阳受气也。”夫阴气方尽，何云“未动”？阳气方受，何云“未散”？疑是“阳气未动，阴气未散”；“动”谓盛之著，“散”谓衰之极也。

从这四则笔记，第一则经文见《素问·生气通天论》，我意为“传”应读作“抟”，聚也；第二则经文见《素问·刺腰痛》篇，张介宾解释为“足太阳经之散行脉也”；第三则经文见《素问·大奇论》；第四则经文见《素问·脉要精微论》。像这样写心得笔记，积之既久，必然大有进境。

（三）深　思

“冥思苦想”是做学问、搞科研最不可缺少的重要环节。古人谓之“揣摩”，我们现在说“独立思考”。前人的成就，要学习、要继承，但如果止于此，那就永远只能步前人的脚印，拾别人的牙慧，也就只能停留在一个水平上，人类还有什么进步可言？鲁迅把没有独立思考而只是死读书、读死书的人，讥讽为“活的书架”。《论语·为政》中说得好：“学而不思则罔，思而不学则殆。”说的正是“学”与“思”的辩证关系，意思是说只是学习而不善于深思，终将罔然无所得，或能寻思而不善于学习，势将使人疲殆不堪。虽然如此，但从某种意义上来说，“思”比“学”甚至是一种更为艰苦的事情。有时为了思考一个问题，许多科学家常常忘却一切而到了入迷的境界，这就难怪“牛顿”错把手表当成鸡蛋放在锅里煮了。

董弅的《闲燕常谈》中记载：“欧阳文忠公谓谢希深曰：吾生平作文章，多在三上，马上、枕上、厕上也。盖唯此可以属思耳。”可见历史上有成就的作家，只要有机会，到处都可以进行思考。欧阳修的经验之谈十分重要，他道破了做文章的一个诀窍，就是在写作之前要深思熟虑，即运用思维。写作之前，把文章的中心思想、每一个论点和论据，以及表述的方法、文章层次结构安排等等，都尽量考虑成熟而形成腹稿，这样就可以使写作的时候减少阻碍，很快就能完成。一篇文章，只要构思好了，下笔的时候，只要照着所想的，慢慢地像说话一样一句一句地写出来，写完了再修改也不难了。搞科研、做学问、写文章，都应学习欧阳修的办法，抓紧一切时间构思。枕上构思，我是经常用到的方法，略有所得立即起床记下来，甚至一夜起来两三次都是经常有的。《礼记·中庸》有一段关于做学问的话，颇值得参考：“博学之，审问之，慎思之，明辨之，笃行之。有弗学，学之弗能，弗措也；有弗问，问之弗知，弗措也；有弗思，思之弗得，弗措也；有弗辨，辨之弗明，弗措也；有弗行，行之弗笃，弗措也。人一能之，己百之；人十能之，己千之。果能此道矣，虽愚必明，虽柔必强。”看来，古人早已把勤思考、多思考、细致思考、反复思考，作为做学问的重要条件之一。我们一定要有思之弗得、弗措的精神，欧阳修之所以“三上属思”，也就是弗得、弗措的具体体现。

尤其是我们做医生的人，必须善于运用思维，才能提高医疗水平。《古今医案》卷三记载朱震亨治验一则云：“浦江洪宅一妇，病疟三日一发，食甚少，经不行已三月。丹溪诊之，两手脉惧无，时当腊月，议作虚寒治。以四物汤加附子、吴萸、神曲为丸。心颇疑，次早再诊，见其梳装无异平时，言语行步，并无倦怠，知果误矣。乃曰：经不行者，非无血也，为痰所碍而不行也；无脉者，非气血衰而脉绝，乃积痰生热，结伏其脉而不见尔。以三花神佑丸与之。旬日后，食稍进，脉渐出，但带微弦，证尚未愈。因谓胃气既全，春深经血自旺，便可自愈，不必服药。教以淡滋味、节饮食之法，半月而疟愈，经亦行。”以朱丹溪医学的高明，当他思不深、思不周的时候也会发生误诊，看来临证也需要深思熟虑，才可能取得较好的疗效。当丹溪把看完病人之后，他的思维不仅没有停止，而且还在继续深化，并及时纠正了误治。如果没有“心颇疑”那一思维活动的继续，这个病人的误治后果是不堪设想的。

（四）善　　记

“善记”是指要善于锻炼记忆力。记忆有两种方式，一种是机械记忆，一种是理解记忆。机械记忆靠重复，理解记忆靠联想。一两岁的小孩子没有什么联想能力，只有靠机械重复的办法，把学到的一句话反复地念叨，然后就学会了，这种方法属“强记”，一般认为少小时的记忆特点，都属于“强记”范畴。长大以后，知识多了，开始使用联想的办法来记忆，这叫作“追记”，当接触到一个新事物时，就会把已经知道的事物联系起来记忆。年龄大的人，主要靠联想的方法来记忆。随着年龄越来越大，记忆力慢慢衰退，补救的办法就是要用科学的方法不断地锻炼记忆的能力，延缓其衰退的进程。可以从以下四个方面进行锻炼。

1. 有目标的勤奋练习　我学习《灵枢》《素问》《伤寒论》《金匮要略》《神农本草经》等经典著作，都是在20岁以前，多是用机械强记的方法，朝斯夕斯地读和背，反反复复地背记下来的。20岁以后，临床的机会增多了，感到对《本草经》还不够熟习，而《本草经》的文句就像《尔雅》一样，没有文法可言，比较难于记忆。例如《本草经》中云：“人参，味甘，微寒，主补五脏，安精神，定魂魄，止惊悸，除邪气，明目，开心，益智，久服轻身延年。”我把它改编成七言诗诀：“人参微寒甘无毒，补脏安神且明目，止悸除邪开心志，定魄轻身堪久服。”每天晚上就寝前编一味药的诗诀，写下来做成纸条，读上十余遍后，把它贴在墙上，就枕后再闭目凝神默诵五六遍，第二天早晨起床，再朗读若干遍。如是坚持了半年多，整理编写了本草诗诀二百余味，背诵二百余味，苦记二百余味。所以我的中药学基础，完全是读《神农本草经》打下的。当时编“诗诀”的原则也是以《本草经》为准，而未采诸家杂说，因当时学识既未深，经验又不多，还不具备评论诸家的能力。由此看来，提出明确的目标是非常重要的，背药性最大的困难就是“气”“味”容易混淆，只能坚持每天既读又记，背得滚瓜烂熟了，也还要认真地一句一句地读，避免记错、记混。为记一味药，把“脑”“口”“手”都用上了，经过编写、朗读、默背，记忆的效率自然就提高许多。

2. 背记要注意联想　仍以我记忆药性为例，在《神农本草经》诸药中，气味甘、微寒、无毒完全相同的，仅有人参、丹砂、薏苡仁、竹茹四味药，但人参主要是益气生津，丹砂主要是重镇安神，薏苡仁除久风湿痹，竹茹则为散气止呕哕（系孙子云辑《神农本草经注论》），这样联系起来对记忆非常有帮助。当我要选用《本草经》中味甘、气微寒的药物时，一经追忆便都能联想起来，同时亦具有选择遣用的比较。又如选用《伤寒论》方时，一提到“桂枝汤”，可以联想到治“形似疟，一日再发”的“桂枝二麻黄一汤”，治“发热恶寒，热多寒少”的“桂枝二越婢一汤”；治“发热无汗，心下满微痛，小便不利”的“桂枝去桂加茯苓白术汤”；治“汗漏不止，恶风，小便难，四肢微急”的“桂枝加附子汤”；治“下之后，脉促胸满”的“桂枝去芍药汤”，以及“桂枝人参汤”“桂枝甘草汤”等等，不但都能联想起来，还可以加以区别。

再举一个近例，有几个具有用“耳”识字特异功能的少年，新华社发消息时，想从古文献中查出类似的记载作为历史的依据，辗转要我提供参考资料。我便首先考虑到“耳”和“目”的联系。《晋书·凉武昭王传》有：“赏无疏漏，罚勿容亲，耳目人间，知外患苦。”这还是属于“耳听”“目视”的意思；又联想到《史记·灌夫传》中说：“临汝候方与程不识耳语。”这仍与特异功能无关；又进一步联想到《志林》中有：“蕲州庞君常善医而耳聩，与语须书使能晓，东坡笑曰：吾与君常异人也，吾以手为口，君以眼为耳，非异人乎？”这和特异功能有些接近了；最后终于在《列子·仲尼》查出“老聃之弟子，有亢仓子者，得聃之道，能以耳视而目听”，同时晋人张湛的注解中说“夫形质者，心智之室宇，耳目者，视听之户牖，神可彻焉，则视听不因户牖，照察不阂墙壁耳。”这是古代对以“耳”为“视”特异功能者的相关记载。以此说明，“联系”对于记忆的帮助是很有好处的，当然要分事物的外部联系和事物的内部联系。

3. 不放松机械记忆　“机械记忆”并不是只有小时候发达，长大以后就不灵了，主要是用得少了感觉差些罢了，所以我们用“机械记忆”法仍是可能的，也是必要的，记忆需要适当的重复。我的方法是，有的东西记得不牢，但又非牢记不可的，便把它翻出来进行阅读，读到可以背诵的时候，就随时默背。欧阳修是“三上属思”，我则行、走、坐、卧都喜欢默背。只要自觉地使用机械记忆这种方法，然后在复习过程中逐渐建立起联系，机械记忆也会转变成理解记忆。

4. 整理分类帮助记忆　要把自己学到的知识随时进行整理和分类，这样可以有效地帮助记忆。比如，通过一段学习时间，就可把学有心得的课程内容进行一次总结。例如，学完了“易水学派”，有哪些具有代表性的医学家？他们各自不同的学术思想是什么？各自有哪些著作？整个学派的主要成就表现在哪些方面？这就是整理、总结、归纳。我年轻的时候，不知道整理编写过多少小书，《伤寒论》《金匮要略》都曾经多次分类整理，有时还用“表解”的方法来归纳整理，《灵枢》《素问》按照中医学的理论体系亦不知整理过多少遍。不知者以为我年纪轻轻著书立说，多少有点狂妄自大，其实这是加深理解、巩固记忆的最好方法。经常主动地整理学过的知识，整理一遍确有一遍的进境，这样知识掌握得比较活、比较牢，到用的时候就能信手拈来。

以上是我的学习过程，也是我的一点治学经验。“精读”“勤写”“深思”“善记”四个环节，是治学必不可少的，而且是一环扣一环的，其中还要贯穿“刻苦勤奋，持之以恒”八个字，这样才可能学有成就。

在全国医古文研究会成立大会上的讲话

（1981 年 5 月 18 日）

一、安徽的人文和医学底蕴

“中华全国中医学会医古文研究会成立大会”在安徽召开是很有意义的，因安徽省是我国医学和文学都卓有成就的地区。

从医学言，华佗起于亳县，他的“方药”“针灸”“外科”“导引”，均可为后汉时期之宗师。特别在明清两朝，安徽的医学尤为鼎盛：治内经学的有新安吴崑，他注《素问》时年仅 40 岁，而字栉句梳便胜扶轮老手；治伤寒学的有歙县方有执、休宁程云来、程郊倩，自方有执倡错简之说，研究《伤寒论》诸家渐次形成流派；治温热学的有桐城余师愚，认为疫疹之流行关乎运气，故着重分辨秽气，并制成“清瘟败毒饮”这一传世之名方；治本草学的有祁门陈嘉谟，著《本草蒙筌》，于“气”“味”“归经”“炮制”诸方面独具心得，为李时珍所称道；治方剂学的，除吴崑的《医方考》外，休宁汪昂著《医方集解》，新安罗东逸著《名医方论》，均脍炙人口；治儿科学的，有休宁程公礼，著《保赤方略》，合肥许学文著《保赤正脉》，贵池夏禹铸著《幼科铁镜》，均为幼科名著；治喉科学的，有许佐廷《紫珍集》，郑梅涧著《重楼玉钥》；治外科学的，首推顾世澄，他的《疡医大全》四十卷，在芜湖享有40年的疡医盛誉，外科学的著作，没有比《疡医大全》更为完备的了；治医史学的，休宁张杲著《医说》十卷；治医案学的，有歙县江瓘，著《名医类案》十二卷；治养生学的，有歙县吴正伦的《养身汇要》，休宁孙文胤的《丹台玉案》，都是不朽之作；丹溪之学的传人，祁门汪机、陈桷师兄弟，由泻火养阴，一变而为调补气血一派，休宁方广明辑的《丹溪心法》，程充重辑的《增注丹溪心法》，都是传朱丹溪治杂病的权威著作。此外，还值得一提的是，安徽刻有两部较好的丛书和一部类书。歙县吴勉学校刊的《古今医统正脉》192卷，44种，是中医学第一部最系统的丛书；建德周学海辑的《周氏医学丛书》，196卷，32种；两者相较，吴书系统强，周书重点突出，校刻尤精可称为姊妹刻。祁门徐春圃辑的《古今医统》100卷，161门，从医史、医经到临床各科，无不齐备，内容尤优于后来清代官修的《图书集成医部全录》。

从文学言，远的且不谈，就清代的古文家来看，尽管有“桐城派”和“阳湖派”的区别，但“阳湖”实渊源于“桐城”，也可以说“阳湖派”是“桐城派”的一个分支。因阳湖派的倡始人是钱伯坰，实受业于刘大櫆，而大櫆与方苞、姚鼐是桐城派的三大领袖。钱以师说影响于阳湖恽敬、武进张惠言，恽和张都尽弃其声韵考据之学，专从事于古文的研究，于是阳湖古文之风渐起，而形成了阳湖派。深于文学史论者略谓桐城派而深于法，为儒者之文；阳湖派长于才，为策士之文。所以研究古文体的，无不以“桐城派”为正宗。这些都说明了安徽在文学史上的重要地位。

从文学与医学的关系言，文学是医学的基础，安徽诸医家于中医学的研究有巨大成就，我认为与受到文学的影响有很大关系。如吴崑、方有执、程郊倩、汪昂、罗东逸、张杲、周学海等，他们的文学都是有较高修养的。特别是吴崑和周学海的文章，一读便知其是深于古文学的，确有桐城的风范。又如金元四大家中，朱震亨的文章最好，故《格致余论》《局方发挥》篇篇可读，朱震亨先治儒学，从理学家许谦学习多年，基础好，根柢深，发而为文便不同凡响。张子和《儒门事亲》的文章亦还可以，但是经过麻知几润色的。刘河间、李东垣的文章便不太高明了，因此说明孙思邈主张学医学首先要“读五经，读三史，读诸子，读庄老”，这是很有见地的。“五经”“三史”以及“庄老”，都是先秦时期最优秀的史记文和议论文，通过这些文章来打好基础，学习中医学就有了武器。徐大椿亦曾说：“黄帝、神农、越人、仲景之书，文词古奥，搜罗广远，非渊博通达之人不可学也。”所谓“渊博通达”，不认真读好“五经”“三史”“庄老诸子”，是办不到的。

二、古文学是中医学的基础

古文学，就是研究古代文字语言的一门科学。所谓“文以足言”，是说文字能够使语言的表达更完整；“文以载道”，就是一切科学的内容，都必须通过文字才能表达出来，如中医学存在于浩瀚的典籍之中，也就是一种“载道”之文。要想学好中医典籍，不掌握古代的语言文字是无从学习，亦学习不好的。反之，掌握了古代语言文字，从事中医学的学习就容易多了。

例如，晋代的皇甫谧，他本是一位历史学家、文学家，著名诗人左思写好了“三都赋”，特去向皇甫谧请教，皇甫谧甚为赞赏，并为他写了序，消息传出，轰动了洛阳，人们争着传抄，一时洛阳为之纸贵。《晋书》列传中并没有记载皇甫谧研究医学的内容，由于他编写了《黄帝针灸甲乙经》，这是一部有很大的实用价值的传世之作，直到今天都承认他是一位大医学家。但遍查文献，找不到皇甫谧执医业的痕迹，更难得的是，皇甫谧是一个多年瘫痪的慢性病患者，由于他编写了《甲乙经》，所以文名反为医名所掩。这亦充分说明，只有学好文学才能学好医学。

又如我国近代两大经学大师之一，四川井研的廖季平先生，在治经学之余，竟编写《六译馆医学丛书》共40余种，即使是从事中医学专业研究的人，亦少见有著作如此之富。特别值得一提的是，在这些医书中，都是对《灵枢》《素问》《难经》《太素》《伤寒论》等经典著作的研究，都是对“经络”“脉法”“宣导”“骨度”“腧穴”等难度相当大的主题的研究，这就更是难能可贵了。

上海的一代名医恽铁樵，在他未钻研中医学以前，是商务印书馆《小说月报》的主编，向以文笔犀利著称。1913 年，鲁迅首次在国内以周逴的署名写了一篇文言小说《怀旧》，恽铁樵极为赞赏，并在文后加按语说：“曾见青年人才解握管，便讲词章，卒致满纸饾饤，无有是处，极宜以此等文字药之。”说明恽铁樵赏识文章的眼力也是很高明的。由于他具有这样深厚的文学水平，加以发奋钻研，竟通过自学，在中医学方面也取得相当高的造诣。

反之，研究中医学的人，如于古文学毫无修养，纵有丰富的实践经验，既不能很好地进行总结，更不能把经验提高为理论，把感性知识变为理性知识。

如清代的王清任，临床经验不少，访视脏腑的实践精神尤为难能可贵，但由于他的文学修养不甚高明，既未能将其访验情况如实描写清楚，甚至还出现了许多错误。如曲解“小肠受盛之官化物出焉”，解释为“小肠化粪”；还认为“脉”是“气管”而非“血管”；见到尸体血管中有的无血、有的血瘀，便得出百病由“气虚血瘀”而成的结论。全书文理词句欠通之处尤多，这也能说明学中医而无文学基础，必事倍而功半。

有的同志说，医古文课在中医学院没有受到应有的重视，也就是医古文这根毫毛还没有很牢地附着于中医学院这张皮上。我认为从本质来说，应该是“医”附于“文”，“文学”是“医学”的基础，文总是要“载道”的，各种“道”，包括“医道”在内，总是要通过文字来表达的，所以文以治医，医以文传。历史上许多大医家，通过流畅的文字语言，把他们的医疗经验、学术成就留传给后代，而我们没有一定的文学水平，便不能很好地把这些经验和学术继承下来，更谈不到整理、提高、发扬。当前亦有很多老中医的学验两丰，但由于历史条件的局限，他们没有掌握一定的文学技能，不能将其学术和经验用文字记录下来，而我们亦不具备足够的文学水平予之整理，竟使其宝贵的医学经验与人共亡，这提示我们这些中医学者要学好文学的必要性和迫切性。

因而可以肯定地说，医古文是中医学的基础，医古文课是中医学院基础课中的必修课。我在1962年7月与秦伯未、李重人、于道济、陈慎吾等，共同写给卫生部的“对修订中医学院教学计划的几点意见”（即“文革”中轰动一时的“五老上书”）中的第五项，就强调中医学院的学生必须突破文字关，建议加强医古文课程，讲授100篇左右的古文，60篇左右的医古文。既有一般的古文，又有属于医药专业的古文，而且是针对着学习中医学的学生讲授的，故我建议仍沿用“医古文”名称，因在中医教育系统中有其特殊的意义。

“医古文研究会”从今天起已经正式成立了。在几天的会议中，首先是交流了教学经验，宣读了科研论文，讨论了组织简章，选举了委员会和常务委员会。承全体出席代表的信任，要我对研究会多负一点责任，从个人的水平来说，是难以胜任的。惟事属草创，无陈规可循，只好勉尽绵薄，把学会事务逐渐推动起来，一俟略具规模即当由年富力强、学验两丰的同志来把这个光荣的任务承担起来，把新兴的事业开展下去。

“医古文研究会”是中华全国中医学会的组成部分，是属科学分会，是合法的学术团体。希望“研究会”能够成为对医古文专业有所作为的团体，是一个能分担社会主义建设四个现代化任务的团体，要使医古文在中医教育工作中充分发挥作用的团体，要使这个团体成为医古文教学工作的智囊团。在讨论中医教育工作中要随时亮出我们的观点，提出我们的意见。可能在今年下半年卫生部将要召开“全国中医教育工作会议”，我们就应该积极地对医古文课程的性质、教学的安排、师资的培养等方面提出具体的建议。对于各兄弟院校医古文教学的经验，也应该通过“研究会”经常交流；尤其是关于医古文的科研工作，更应该通过“研究会”制订全面规划，分工合作，有计划地积极开展起来。因此，我们必须团结起来，共同办好这个具有生命力的“医古文研究会”。

三、医古文教育的规划问题

下面我就医古文的师资、教材、科研三个方面的规划问题，谈几点意见。

（一）医古文师资队伍的建设

医古文教育的师资队伍，一向是来源于普通高等院校中文系的毕业生。20多年来，他们在中医院校医古文教学的岗位上付出了辛勤劳动，做出了一定的成绩。这个队伍是从无到有，从相当薄弱到初步形成规模，从不懂中医到懂得一些中医基础理论，这个进步是很可宝贵的。这次大会的经验交流，有的经验是相当好的，值得推广。从大会交流的学术论文来看，绝大多数都是从中医学角度来写的，说明这支队伍已经渐次蔚成医古文教学的专门人才，这和一般教词章、教语法的教师是有很大不同的。有的医古文教师已经从事中医学方面的文献整理，甚至有的还可以搞中医临床治疗了，这完全可以与王肯堂、周学海比美。但是这支队伍多数已经是中年以上的人了，如何使这支既能文又能医的师资队伍不断壮大，不要再像当前中医队伍那样，面临着既乏人又乏术的危险？

建议"研究会"应该做一个培养医古文师资队伍的具体规划。初步考虑分作两个方面：一是对现有青年教师的进修提高，一是接纳新的力量。进修提高，可以分为高初两级。初级的进修，上海中医学院已经有了具体的计划，我完全同意这个计划，是否还可以考虑讲一点中医基础理论和教学法。至于高级的进修，应该以现有的中年教师为对象，课程内容要求高一些，进修方式也应改进一些。主要开设"小学""经学""史学""子学""中医学""目录学"等六门课，每门课都采用讲座的形式进行，请老专家来主讲二三次，讲后即自行阅读研究，不再用课堂讲授的方法。历代的古籍文章，都是从"经""史""子"发展下来的，故不必再选讲古文了，惟在阅读研究时，必须有计划、有重点地进行。如经学着重于《诗》《书》《易》，史学着重于《左氏传》《史记》，子学着重于《老》《庄》《荀》《韩》之类。时间不宜过长，因各兄弟院校教研组的人都少，而中年教师所承担的任务又都很重，可以半年到八个月之间为准。通过这样的短期进修，肯定可以提高中年教师的治学、教学、科研的能力。

关于接纳新生力量，最好的办法还是通过招收医古文研究生比较理想，明年即可招收五年制的本科应届毕业生。对研究生的教学，可以配合中医学教师的培训进行，对古文水平的要求不要低于师资高级进修班，特别还要注重中医学基础理论的学习，必须要把古文学与中医学在研究生教育上统一起来，如果只教古文学不教中医学，就失去了医古文研究生的意义。究竟是由各兄弟院校分别招，还是办研究生班？我看都可以，惟必须在师资条件许可下来进行，也就是说要在具有承担指导医古文研究生的师资队伍的条件下来进行。

（二）医古文教材的更新

关于医古文教材的更新。我同意大家的看法，现有的教材经过一再的修订，在教学过程中是发挥了很大作用的，但随着形势的发展，亦应当不断地提高。提高的方法，我想谈三点意见。

第一，应及时制定具有指导性质的教学大纲。以前的教学大纲，仅是教材的说明书，对教学没有实际的指导意义。现在各兄弟院校于医古文教学都累积了不少经验，教学的方向亦比较明确，已经具备制订具有指导性质的教学大纲的条件。例如课时安排、讲授内容、教学方法等，都应在“大纲”中作出原则性的规定，使教师能根据“大纲”的精神来使用教材，甚至是编写教材。一般来说，应该是从“大纲”中就可以看出的教学内容、教学方法和质量控制等问题。

第二，这些年来编写的“统一教材”亦取得某些经验，其中有利有弊。在大家的讨论中提议今后应编两种教材，即适应本科生的和适应研究生用的，我亦基本同意。现在有的中医院校的医古文，对宋以后的文章可以略少一些；其次是医学论文究竟应选多少，可随师资不同的医学知识水平而定；应该多选医学理论性较强的文章，过于接近临床文献的可以不选，以免增加教学的难度；两种文章的比例，以一般古文多于医学论文为宜，我们在“五老上书”中提出的比例是，一般古文100篇，医学论文60篇，可供参考；两种文章都可以适当加些注释，惟留给学生练习用的便不做注释，甚至可以不断句、不标点；又其次是语文基础知识，包括“文字”“音韵”“训诂”“校勘”“语法”等，不要求过于高深，具备基本知识，能够运用有关这方面的工具书就行了，语法更不宜多。

（三）医古文的科研工作

中医学的理论知识体系，主要存在于浩瀚的文献之中，要发掘文献中的宝藏，搞医古文的同志可以说最为便利，相关的科研工作应当仁不让。历史上的皇甫谧、葛洪、王焘、王肯堂等，都不是医生，但由于他们的文化水平高，都在整理医药文献方面做出了很有科学价值的成果；历史的经验说明，医古文教师完全可以开展科研工作。从这次会议在大会上交流的63篇论文来分析，讨论“语法”的10篇，讨论“教材”的2篇，讨论“教学”的11篇，讨论“音义注释”的6篇，讨论“校勘”的8篇，讨论“考据”的12篇，讨论“医学史”的5篇，讨论“医学家”的4篇，讨论“《内经》”的3篇，讨论“《伤寒论》”的1篇，其他的1篇。以上这些论文都具有相当的水平，有的同志说，比想象中的要高得多，我亦有同感，说明医古文教师搞科研的潜力是很大的。究竟有哪些科研工作可做呢？根据几天来各小组的讨论，大致可分为近期规划和远期规划两个方面。

1. 近期规划

（1）文献整理

辑佚：以从《千金方》《外台秘要》《医心方》《证类本草》《太平御览》《说郛》等文献中，将其所著录的各种古代医方分别辑录出来，如《小品方》《深师方》等，由北京、黑龙江、贵阳三所中医学院合作，两年内逐步完成。

辑存：将各丛书中存在的医学书籍辑出，单独印行，便于阅读。如《海陵丛书》中的《运气图说》，《说郛》中的《黄帝虾蟆针灸经》，《委苑别藏集》中的《内照图》等。

注释：《难经集注注释》，郭霭春拟于三年内完成；《十四经发挥注释》，辽宁中医学院年内可成；《景岳全书注释》，贵阳中医学院已在进行；《校点医学汇海》，北京中医学院年内可脱稿。

（2）工具书编纂：《十大医经类编》《内经索引》，北京中医学院已接近完成；《中医用字典》《素问索引》浙江中医学院一二年内可完。

2. 远期规划

（1）《医籍考辨正》：可由各中医学院通力合作，拟于五年内初具规模。

（2）《新中国医籍考》：分集出版，以500部书为一集，每书首版本、次作者、次序跋、次凡例、次目录、次提要、次考证，最后殿以作者小传。这样便大大超过了日人所编的《医籍考》，这个工程相当浩大，须组织强有力的编写班子，制定计划，有领导地分工进行。

（3）中医学的科普工作：中医学有许多科普工作等待我们来做，中华全国中医学会将要提出这方面的全面规划。尽管这是个科研草图，希望在这草图的基础上，由“研究会”的常委会再制定一较详细的实施方案，争取纳入来年国家的科研规划，人力、物力才会更有保证，才能做出较高质量的科研成果。

四、结　　语

总之一句话，医古文研究会的成立，是为国家社会主义建设出人才、出成果。只有在医古文的师资队伍中培养出高质量的人才，才能在中医院校培养出高水平的中医师，具备这两种人才，才可能在中医学领域中出成果。

从去年三月，“中医工作会议”决定中医、西医、中西医结合三支力量长期共存、共同发展，根据这样的方针，中医学也要独立地发展，所以中医教学与科研工作，都必须用大力气设法高质量地开展起来。尽管这些年来，中医队伍有些缩小，只要能够在质量上不断提高，还能以少少许胜多多许。后继乏人不甚可怕，后继乏术、乏学那就真的危险了。两千年前的中医队伍并不很大，但华扁之术、仲景之学，不是仍然流传到现在吗。历史证明，把中医学这一对人类做出过巨大贡献的科学不断地提高，做出成绩，那么中医学就一定会“不废江河万古流”的。

国际上正在掀起中医热，特别是中医学的理论引起西方医学家、科学家的很大兴趣，“阴阳五行学说”“藏象学说”“病机学说”等，他们都在进行研究。日本研究中医学有了上千年的历史，他们现在已经认识到中医学的理论体系还有待于做进一步的研究。我去年到东京讲学，主要就是讲“阴阳五行”“脏腑”“病机”“诊法”“辨证”“治则”六个问题，对日本东洋医学界的震动较大，一直还邀请我们去讲。今年三月，以“矢数道明”为首的东洋医学学者，他们将要翻译若干中医理论书和工具书。这说明，医古文研究会从事中医学的文献整理研究工作，是具有重大意义的。

最后，祝大会成功！祝同志们精力充沛！工作胜利！并对安徽省卫生厅、安徽中医学院、合肥地区卫生局的领导同志致以诚挚的感谢！

在研究生工作中的体会

（此文写于1982年3月14日，据手稿整理）

一、中医学硕士研究生，不管哪个专业，均必须具备两个基础，首先是古汉语基础要相当的好，其次是中医的基础理论要扎实。这两个基础，缺一不可。否则，在攻读过程中必然要发生较大的困难，亦培养不出高水平的中医学研究生。

二、外语（特别是英语）这课程，对攻读中医学的研究生，没有多大的现实意义。因为强调了外语，既把许多中医专业学习较好的人拒于门外，招不进来，同时在学习过程中，亦往往冲击了对中医专业的学习。建议领导部门应当实事求是地考虑这个问题，考虑到中医学的特殊性，分别对待，不要一刀截。如果长此下去，中医将无法培养出高水平的硕士，更无从培养出博士研究生来，因为它要求要两门外语呀。

三、培养中医研究生，尽管是搞理论的，亦不能完全脱离临床。因为中医学的许多理论，都只能从临床上得到验证，而不是从实验室里来验证的。因此，必须要有充足的供研究生临床实习的教学基地。

四、我院带研究生的梯队比较薄弱，老教授不多，许多指导研究生的实际工作，都是中年讲师在教授指导下做的。但他们却被北京市规定的二十五年教龄卡死的，短时间还不可能提升副教授，以致梯队更加薄弱。如我院医古文的力量本来是较强的，但由于没有副教授，便不能招研究生。

五、各专业的课程门数、具体内容、学习要求、进度安排、论文指标、考试方法、检查方法等，均应按不同专业，制定出教学计划，报经院领导批准，而且在一段时间内要相当的稳定。这样既便于导师和指导小组共同工作，亦便于对工作的检查。

六、我们培养研究生，固然是在提高其专业水平，但往往忽视了对研究生治学方法和工作能力的锻炼，以致他在短时期内独立工作还有不少困难，这应引起指导教师的注意。

七、研究生的分配，必须强调专业对口，学以致用，要充分听取指导教师的意见，不能凭长官旨意，乱点鸳鸯谱，浪费人才。

初次见面，四点希望

（此文写于1982年8月30日，据手稿整理）

一、自觉地加强思想政治教育

在德育方面的要求是：要具有爱国主义和国际主义精神，具有共产主义道德品质，热爱党、热爱社会主义、热爱祖国、热爱人民、热爱中医事业，全心全意地为社会主义现代化建设服务，为继承发展中医药学服务，为人民健康服务。道理很简单，我国民主革命的胜利是在中国共产党领导下取得的；建设社会主义现代化强国，同样要靠中国共产党的领导；中医事业之有今天，一样是依靠党的领导。因此，我们要懂得，爱国主义是建设社会主义的巨大精神力量。在今天的中国，不爱共产党、不爱社会主义，就不可能是一个真正的爱国者。一个爱国者的表现，首先是要把国家和人民的利益摆在第一位，自觉地为人民服务，为社会主义事业服务，而不是一事当前，只替个人打算。我们要向老一辈无产阶级革命家和英雄模范人物学习，继承革命传统，树立革命理想，发扬艰苦奋斗的精神。学生时代要从树立集体主义思想做起，要自觉遵守纪律，遵守国家法律和校规，讲究文明礼貌，维护公共利益。劳动观点亦应该与年均增，一定要增进对劳动人民的感情，过去太多了，太少了也不利于青年的成长，劳动观点如何，是直接影响我们工作的。

二、要专心致志地学好中医学

高等中医教育的基本任务是：继承发展中国医药学，培养德、智、体全面发展的高级中医药人才，为防病治病服务，为社会主义现代化建设做出贡献。在任何时候，中医学院都应坚持继承发展中医药学的办学方向，偏离了这一方向，就失去了办中医学院的意义。中医专业，要求学生能系统掌握中医药学基础理论、基本知识和基本技能，能较熟练和准确地运用四诊八纲、理法方药、辨证论治诊疗常见病和某些急重病症以及能较顺利地阅读古典医籍，学习必要的西医学知识，学习一种外国语。

国际间的中医热主要有：

美国：有教授研究《内经》，费城宾州大学席文教授研究中医基础理论、中医学史，翻译《洗冤录》，洛杉矶有中医科学大学，是加利福尼亚大学教授朱大卫创办，上午学习中国医学，下午学习工艺式西方医学，中医 3000 学时。

苏联：卫生部发布了“进一步发展针灸疗法及其临床应用”的命令。1974 年恢复了有很多高等院校参加的在高尔基城举行的针灸学术年会。

法国：有针灸医生协会、针灸学校、《经络杂志》，今年召开苏利埃·德莫朗交流会第二届年会，主要交流针灸急救疗法，其中有由鲍尔萨罗博士讲“中国古典医学课文的实用教学”。国际医史学会亦今年在巴黎集会。耳针的研究。法国留学生认为中医学有真正的理论。

西德：慕尼赫大学教授自任中医研究所长，著有《中医诊断》《中医基础理论》，不同意中西医结合。

南朝鲜：新建东洋医科大学十七层楼，包括校舍、研究所、附属医院。1976 年举行了有 18 个国家参加的第一次东洋医学国际交流大会。

日本：有中医学院、中医研究会、东洋医学会、医师东洋医学会、针灸学校四十余所，新出版《医方近世医书集成》100 卷，约从宽正六年（1465）以后数十名医家的著作。

联合国：世界卫生保健组织决定促进和发展传统医学，并认为中国的经验，应用现代科学研究民族的传统医学是最精彩的。1980 年 9 月在曼谷召开由联合国教科文组织召集的亚洲第四届草药和香料学术会议，认为中国是“植物药王国”，提出“中草药面向世界”。

主要是保持和发展中医药学的特色。

三、提倡大学生必须自己设计自己

“自己设计自己”这一命题已在我国鼓舞起大批中青年积极地行动起来，它符合科学的认识论，符合唯物主义的反应论，符合外因通过内因而起作用的辩证法。这一命题，是在考察中外古今人才成功规律中抽象出来的。“自己设计自己”的科学方法是对国家计划的能动调节。国家计划没有做到也不可能做到对每个人进行精密的恰如其分的因才而异的设计。国家计划是粗调，“自己设计自己”是微调，两者相辅相成，对多出人才很有好处。因此学校教育应当培养学生“自己设计自己”的能力。科学方法之一就是要从中学起开设大量选修课。

在我国目前只有百分之四的同龄人能够上大学的情况下，“自己设计自己”。就显得尤为重要。近三年获表彰的四百名科技人才中有百分之五十四没上过大专和大学。其中35岁以下的有百分之七十是在八小时以外非本职工作上做出成果的。可见很好地“自己设计自己”，是能够大有作为的。

四、学生时代应具有浓厚的求知的兴趣

兴趣是推动人们成才的起点，也是推动学生进行学习活动的内在动力。历史上许多有卓越成就的人物，他们成才的动力之一就是兴趣。一个学生对某种学科有了浓厚的兴趣，他就会产生强烈的求知欲望，就会如饥似渴地学习和钻研。心理学认为，兴趣是一个人力求接触和认识事物的意识倾向。一个对中医学有兴趣的学生，他的意识就常常倾向于中医学，不仅课内注意听讲、积极完成作业，而且在课外也想方设法寻找中医读物，甚至为了钻研中医学而放弃其他活动。当他碰到困难时，也会发扬顽强的战斗精神，克服困难，求得问题的解决，这对他不仅不是负担，而且是一种精神享受，是一种推动力。

兴趣可分为直接和间接两种，直接兴趣是对事物本身感到需要而产生的，例如直接治好了病人，引起的兴趣，就是直接兴趣；间接兴趣是对事物本身没有兴趣，而对事物的未知结果感到需要而产生的兴趣，例如认识到肝炎、癌症、心血管病、中风等对人类的危害性很大，就产生了研究这些疾病的兴趣。直接兴趣和间接兴趣是可以相互转化的。

兴趣不是天赋的，是在后天的生活环境和教育的影响下产生和发展起来的，而教育的影响又居于主导地位。兴趣既有共同性，又有差异性，因此，既要培养对中医学有广泛的兴趣，又要有中心兴趣。首先要有广泛的兴趣，爱好中医学的各门学科，各科都学得较好，但是每个人都有他的特殊兴趣，这就是兴趣的个别差异，教师要根据个别差异，因材施教，培养其中心兴趣，重点学好某门学科，发展其特殊能力。

胡耀邦说："中青年干部至少阅读两亿字的书。"假如有五十年读书时间，每年阅读四百万字，每天阅读一万多字，《红楼梦》百万字，要读三个月，《三国演义》七十二万字，要两个月。要阅读数、理、化、天、地、生六类书。我看还要加上文、史、哲。"要达到这一目标，就必须做出某些牺牲。"

《管子·权修》："一年之计，莫如树谷；十年之计，莫如树木；终身之计，莫如树人。一树一获者谷也，一树十获者木也，一树百获者人也。"

各家学说专业培养硕士研究生方案

（此文写于1982年，据手稿整理）

一、培养目标

政治要求：接受中国共产党领导，并必须要具有为社会主义服务终身的思想，勤勤恳恳地在中医现代化岗位上努力工作。

业务要求：具有坚实的中医学基础理论和系统的中医各家学说的专业知识，并具有独立从事中医教学、文献整理、临床医疗的能力。

二、课程设置

政治课：马克思主义、毛泽东思想，教材由学院政治教研室定，参加大班听课。

基础课：

《中医各家学说》以三版教材为课本，上、中、下三编全部学习。

《中国古代哲学史》以任继愈编著的为课本，并重点学习两汉及先秦的哲学思想。

专业课：

必修课：各家名著六种，《素问玄机原病式》《儒门事亲》《格致余论》《医学启源》《脾胃论》《求正录》以上各书的主要内容、指导思想、基本论点、学术成就等，均要做到系统而深刻地理解。

选修课：各家名著五种：《伤寒条辨》《伤寒论集注》《瘟疫论》《中西汇通医经精义》《群经见智录》以上五种，可由研究生自行选择一二种，或作一般的涉猎。

外语课：日语，须达到能笔译专业书籍的水平。

三、培养方法

政治及外语课，在课堂讲授，集体听讲。

基础及专业课，以自学为主，辅以必要的专题讲座、问题解答、读书指导等，均按课程进度表的安排进行。

规定每学期必须积累一定数量的资料，写心得、笔记，并要求按时交作业，定期检查学习进度。

从第二学年第三学期开始，每周安排两个半天的临床实习，并须进行病案整理或总结。

第三学年在适当时期应安排教学实践工作，包括写教案、课堂讲示等。

课程结束，进行考试，用百分制记录考试成绩。

四、论文设计

在第二学年第四学期，在整理资料的基础上，即进行论文设计，先定题目，再写综述材料，再定写作提纲，然后才从事论文的写作。论文水平，首先要对所提出的理论有较新的见解，有现实的意义，与文献上的记载和当前国内外研究的情况比较，都有所提高。

五、指导梯队

培养各家学说专业硕士研究生指导小组：

组长：任应秋

组员：鲁兆麟、马东骏、朱勉生、石学文、李晓海

内经专业培养硕士研究生方案

（此文写于1982年，据手稿整理）

一、培养目标

政治要求：接受中国共产党领导，并必须要具有为社会主义服务终身的思想，勤勤恳恳地在中医现代化岗位上努力工作。

业务要求：其有坚实的中医学基础理论和系统的中医内经学的专业知识，并具有独立从事中医教学、文献整理、临床医疗的能力。

二、课程设置

政治课：马克思主义、毛泽东思想。教材由学院政治教研室定，但建议《实践论》《矛盾论》两篇文章必须学习。

基础课：

《内经十讲》任应秋著

《中国古代哲学史》任继愈著，重点学习两汉及先秦的哲学思想。

专业课：

必修课：

《素问王冰注》

史崧《灵枢经》

对两书原文均必须精读，反复体会。

选修课：

《黄帝内经太素》

《难经集注》

《类经》

任选一至二种学习。特别是对其分类的方法，注解的内容，应做到必要的理解。

外语课：日语或英语任选一门。

三、培养方法

政治及外语课，在课堂讲授、大班听课。

基础及专业课，均以自学为主，辅以必要的专题讲座（包括小学、经学等知识）问题解答、读书指导等，均按课程进度表的安排，依次进行。

规定每学期必须积累一定数量的资料，写心得、笔记，并要求按时交作业，定期检查学习进度。

从第二学年第三学期开始，每周安排两个半天的临床实习，并须进行较有价值的病案整理或总结。

第三学年在适当时期应安排一些教学实践工作，包括写教案、课堂讲示等。

课程结束，进行考试，用百分制记录考试成绩。

四、论文设计

第二学年第四学期，在积累和整理资料的基础上，即进行论文设计，先选定题目，再写综述材料，再拟定写作提纲，然后才从事论文的写作。论文水平，首先要对所提出的理论有较新的见解，有一定的现实意义、与文献上的记载和当前国内外研究的情况比较，都有所提高。

五、指导梯队

培养内经专业硕士研究生指导小组：

组长：任应秋

组员：鲁兆麟、马东骏、石学文、朱勉生、李晓海

团结协作、提高质量，编写好中医教材

——在全国高等中医药教材编审会议上的发言

（原载《中医教育》1983年第1期）

这次全国高等中医药教材编审会议开得非常好，开得很成功。胡耀邦同志在党的十二大报告中说："现在是建国以来最好的历史时期之一"。《人民日报》十月二十九日社论，提出十个方面的根据，来说明当前的的确确是建国以来最好的历史时期。其中一个方面，它指出："我们党在对待教育、科学、文化、知识分子这些问题上面，基本纠正了长时期的"左"倾政策和"左"倾看法。"今年四月衡阳会议上，崔月犁部长在谈到中医工作时也强调了这一点，认为中医政策多年来没有得到很好的贯彻，主要是受到'左'倾思潮的干扰。所以提出了办中医医院、办高等中医教育，都要保持和发扬中医的特色，来纠正中医工作中存在的'左'倾思潮。所以衡阳会议文件一经传达，全国数十万中医无不拍手称快。因此，我体会这次教材编审会，是衡阳会议精神的具体体现之一，所以各科专业编写小组一致强调，三个系（中医、中药、针灸）的各门课程教学大纲和即将着手编写的教材，一定要具备保持和发扬中医特色这一根本性的要求。

我们都是多年搞中医教育工作的，教育工作在四化建设中具有重要战略地位。为实现党的十二大提出的宏伟战略目标，亟需尽快地把中医教育搞上去。搞四化必须极大地提高全民族的科学文化水平，必须培养千千万万各方面的建设人才，而无论提高水平，还是培养人才，都只有通过教育手段才能达到，何况中医学本身目前存在着严重的后继乏人、乏术的现实问题呢？要

搞好中医教育，提高中医教育，教材必须先行，编写出高水平的中医教材，可以说是中医教育基本建设之一。二十多年来的高等中医教育，经过四版教材的编写经验，充分说明了这一点。我们能不能编写出较高水平的中医药教材呢？从第二版教材的编写经验来看，我们的答复是肯定的，是办得到的，我们是有这个信心的。下面我对这个问题谈几点不成熟的意见。

一、有较好的教材基础

一般认为二版教材是比较好的，它应该是我们这次编写的基础。它好在什么地方呢？无论哪一科都比较完整地反映了中医学的理论体系、理法方药，能看得出它具有独特的地方，我认为这是中医工作比较显著的成绩之一。所以这版教材引起了国际上的重视。当时只认为是过渡性质的教材，还要不断提高。尽管我们可以用它来作编写的基础，但一定必须做进一步提高的考虑。总的标准，就是要保持和发扬中医的特色。所谓保持特色，首先要从继承方面下工夫，有人说继承是“复古”，这是错误的。关于现代医学的内容，不要轻易引用，更不能牵强附会。特别是临床各科的教材，最容易轻率地引用现代医学的内容，应多加注意。因为中医学与现代医学是两个不同的思想体系，现在研究的水平，还没有达到相互结合的程度，所以我们目前编写教材，只要求把中医学理论体系能够准确而完整地表达出来就行了，这就能体现出它的特色。从各个学科来说，有它各自的完整系统；从各学科相互之间来说，是互为发明，相得益彰，而不是不必要的重复；从三个专业系来说，能看出中医学的三个独立系统，尽管三个系之间有相同的学科，但在教学大纲指导下，能够各有重点的使用。能做到这样，比起二版教材来就有所提高了。

二、有较丰富的编写经验

高等中医学院的教材编写四次了，在座不少同志是从三十多岁、四十多岁时就参加了这一工作，现在都皤皤白发，接近七十或越过古稀之年了。这几十年中所取得的经验是很丰富的，我愿意和在座的老同志一起，能在这次教材的编写中起着传和带的作用。可惜老同志不太多了，亦正因为不太多，更应当发挥我们这一代的作用。我来的时候，思想也是模糊的，想当顾问。现在认识比较清楚了，愿鼓起我的余勇，来编写好这一版教材。古人提倡立德、立言、立功。这三立在当前搞四化建设很需要，建设两个文明很需要，编写高等中医教材也很需要。老一代要给下一代做表率，是立德；亲自动手编写是立言。既立德，又立言，便是有功于党的中医教育事业，是立功。老一代是这样，中年的一代也应该拿出我们编写前几版教材的精神来，投入这次编写的战斗。第一版教材是从无到有，白手起家，难度尤大。这次一百六十二位编辑委员，可以说老、中、青都有，希望这个编委会集体，能够完成编写出二十三门高水平的中医药教材的光荣任务。当然，个别的老同志，年老体弱，是应该照顾的。初步考虑年事较高的主编，可设置一位秘书帮助工作，体弱事繁的编委，可请一位协编人员。这位协编一定要注意两点：第一是不宜多，同时须于事前通知编委会办公室。第二，一定要选用有写作能力的人。不管是谁写的，一律实行主编负责制，水平这一关，一定希望各主编要严格把住。

三、团结协作，提高质量，搞好编写工作

为了不辜负当前这个最好的历史时期对我们的期望，为了配合四化建设，教育部对高等教育将进行调整、整顿、改革，要根据人才规划，合理确定各系科、专业之间的比例，加强国家急需的短缺人才的培养。中医人才，尤其是中医师资队伍，是属于急需的短缺人才。全国二十几所中医学院的老、中、青教师应很好地团结起来，进行师资的培育，教材的建设。不仅要在不太长的时间内，使后继乏人、乏术的问题得到一定的解决，同时应该满足四化建设的需要，才说得上中医教育工作与社会主义建设相适应。我还体会到，搞中医教育工作，培养人才，固然是对中医学的提高，而编写教材这一工作的本身，也是一个很好的提高过程。孔子经过删诗书，定礼乐，成为一代儒宗。司马光经过二十年的编写《资治通鉴》，也成为一代大儒。我们经过几次中医药教材的编写，提高了中医的教学质量，增强了师资队伍的力量。所以认真编写好这一版教材，对于中医高等教育的师资队伍，又将是一次较大的提高。总之，中医教育是四化建设不可缺少的内容之一，也是建设社会主义物质文明和精神文明的重要前提之一，也就是说，把编写中医药教材摆到中医

工作重要议事日程上来，是有其现实意义的。在这短短的几天中，我参加了《中医各家学说》教学大纲的讨论，同样有一定程度的提高。这个编写小组的人虽不多，但讨论是热烈的，认真的。都能对这门课程学术中存在的不同看法，各抒己见，充分讨论，最后取得比较一致的意见，既初步提出了教学大纲的编写原则，大家亦感到心情舒畅，甚至还加深了相互之间的友谊。因为我们明确了争论的目的，是在提高教材质量，而没有任何芥蒂。大家都从提高学术的观点出发，便能思想见面，畅所欲言，终于达到了学术上的提高、思想上的统一、情感上的融洽。所以我们在今后的教材编写过程中，仍然是要提倡百家争鸣，在学术上应当充分发表不同的意见，只有是非的争论，没有人我的成见，亦只有这样才能增进团结，提高学术水平，也才能正确地带好我们的下一代，我们只能给下一代做出好的表率，而不能留给不良的影响。因此，讲团结，从我们老一代自身做起，更有意义。

最后我谈一点，全国高等中医药教材编审委员会设有办公室，设在卫生部中医司，在今后工作进行中所有问题，都可以与办公室联系。至于保证各委员的编写时间问题，将由卫生部与单位发通知。时间很迫切，大家的工作都很忙，特别是《医学史》《医古文》《中医基础》几门课程的教材，尤为紧迫，必须以只争朝夕的精神，才能如期完成我们的工作。同时也希望上海科技出版社继续做出贡献。编写中医药教材，是一件很有意义的工作。从某种意义上说，也是关系着子孙后代的问题，把这个工作做好了，就具备了解决后继乏人、后继乏术的基本条件。我表示在这次编写工作中，一定要贡献出我的智慧和力量，要尽力而为，不是量力而为。“但教发出光和热，不惜燃烧直到灰”，这就是我对中医工作的基本态度，谢谢！

医学史论

蜀医渊薮

（原载《华西医药杂志》1946年第1期）

蜀医向无史，欲征其渊薮颇难着手，然蜀医固有史也，不可不征之。余早有写蜀医史之计划，惜新旧省志及各县志书，一时难于备置，此余对四川省中医师联合公会，有请筹设四川省医药文献征集委员会之提议也，兹故从个人之所及，略而述之。

欲知蜀医史之渊薮，亦当从整个之中国医学史考之。盖中华民族之文化，发源于陕西、河南、山西一带，中国医学亦于此民族文化之发源地应运而生。当黄帝国于有熊（即今之河南新郑县）时，与岐伯、雷公诸臣僚治理国事之暇，即从事攻错医药卫生健种强族之道，而为中国医学之萌芽时期。此大平原（陕西、河南、山西号称为中国之大平原）之医学萌芽时期，一直流入周秦，始有巫妨、医和、医缓辈继出，蔚成中国医学之进步时期。近乎后汉，惟张仲景氏突起河南之涅阳，集医学之大成而炳灵万世。

吾蜀之医药文化，亦于此时得所称述矣，其最著者，厥为涪翁。《后汉书》记载：涪翁蜀人，不知姓名，常钓于涪水，因号曰涪翁，乞食人间，见有疾者，即为施针石，无不立愈，后著针经诊脉法。两汉以前，针法惟黄帝、岐伯君臣窃研此术，虽仲景之圣，不以针见长也，惟涪翁针脉并擅，尽传岐黄之学。故余谓中国医学在后汉之际，方脉在中州，针脉则在我蜀焉。

斯时复有程高者，性好经方，闻道无倦，凡有一药之长于己者，必千里服膺。闻涪翁善针经诊脉法，急走涪陵，师事涪翁，尽得其学。高于和帝时为太医丞，医德之修养最富，而于临床诊治亦克极其慧思之巧。《后汉书》中曰："高治疾多效，仁爱不矜，虽贫贱厮养，必尽其心力，而医疗贵人，时或不愈，帝乃令贵人羸服变处，一针即瘥，召问状。对曰：医之独言意也，腠理至微，随气用巧，针石之间，毫芒即乖，神存于心手之际，可得解而不可得言也。夫贵者处尊高以临臣，臣怀怖摄以承之。其为疗也，有四难焉：

自用意而不任臣，一难也；将身不谨，二难也；骨节不疆，不能使药，三难也；好逸恶劳，四难也。针有分寸，时其破漏，重之以恐惧之心，加之以裁慎之志，臣意且犹不尽，何有于病哉？帝善之。”是程高之仁爱不矜，尽心力于贫贱，即此医德已足千秋，若其施疗之考虑周详，尤足为吾人今日临床之借鉴。

程高之学授于郭玉，玉亦广汉人，尽得其传，仍以针脉鸣于时，此为吾蜀医学针脉之正宗派。

堪与郭玉齐名者，犹有李助，助亦涪产，通名方，校医术，著成《经方颂说》若干卷，是蜀传经方则从李助始。而针脉之学，亦由此而丕变矣！

其时尤有一方外人以医鸣者，名曰李常在，有道术，术寿下加，虽寿至四五百岁，常如五十许人，时人累世见之如故，故曰“常在”。其治病重者三日，微者一日，无不立愈，惜其学失传而无从考证。

同时复有吴群、周梃二人者，一著《意医纪历》，一著《保童方》，竟创蜀医病案与儿科之先河。

晋隋之际，史家称为医学之文明时期，谓皆长于著述者无所发明。如山西之王叔和（高平人），甘肃之皇甫谧（安定人），江苏之葛洪（句容人），陶弘景（丹阳人），陕西之巢元方（华阴人）等，皆足为此时之为表作者，惟四川反形消沉一无可述。

史载许敬之（河南汝南人）拜蜀德阳令，县民患疫症流行乡井，十死八九，敬之出而拯济，神方符咒所及，皆立时而愈，他人闻之抱疾求治者日以千计。敬之思一人方药之力难于普及，乃标竹于郭外十里之江，置符于中，令患者咸就江水而饮之，若老幼羸弱之不能跋涉者，则使汲水归家，任意服饵，一勺甘泉，顿起沉疴。今德阳县东关内有旌阳丹井，相传即敬之浴丹之故蹟。观此，益证明四川于晋隋之际，不但医药人才缺乏，致流行性传染病（疫症）蔓延而无可如何，即敬之之术亦仅神方符咒而已。

盛唐之世，医学已有相当成就，其最著者，厥为陕西之王焘（郿人）孙思邈（华原人）二人，吾蜀则为韩隐庵。隐庵之学虽无所考，然史称其传学于沈应善，应善乃南昌人。隐庵初授以《黄帝内经》诸书，徐进以引导之术及秘藏诸方，三年应善尽得隐庵之学。一日隐庵忽曰：“九九之际，当迟我峨眉之麓。”乃别云。应善试其术，投剂辄愈，于是应善名大振，一时士大夫咸与之游。据此，可知隐庵之学仍在《黄帝内经》，即其导引之术，亦出于《素问》。《素问·异法方宜论》曰："中央者，其地平以湿……其民杂食而不劳……其治宜于导引按跻。"使隐庵之学犹传，当不右于孙思邈辈也。应善既承蜀学名南昌，其子沈长庚嗣其业，并著《素问笺释》二卷。是南昌之医学，如徐忠可、喻嘉言辈，不谓毫无受韩沈师门之影响，此为四川医药文化外溢之渐，与涪翁之接受大平原医药文化，同为两大关键。

洎乎五代，医学中兴，吾蜀在位之政治家，即首为倡导。如蜀主孟昶，性慈孝，好方药。母后有疾，屡更太医不效，自制方饵进而愈。即使群臣有疾，亦必亲召诊视，在朝医官，尽服其神。且其善治奇病，致蜀之医士，无不闻风兴起研究本草。例如在朝之翰林学士韩保昇，不拘局方，详察药品，释本草极为明切，所以深知药性而药辄神效。后孟昶命与诸医士取唐本草参校，增补助释，肖状绘图，而蜀成本草，其图说药物形状，尤较陶苏为详。史家既称五代为医学之中兴时期，则本草学之中兴当以四川为首屈一指，并知四川药产为中国之冠者，不无由也。此亦四川于药学方面之别有成功者也。

至若临床论治，则惟虞洮。洮字少卿，佐昶治蜀，其医名亦噪。时董璋患渴疾久，遣押衙李彦求医于昶，昶遣虞往。既至，董曰：璋之所患，经百名医而无微瘥者何也？对曰：君之疾非唯渴浆，而似渴士，得其多士，不劳药石而自愈矣！董公大悦，时董公有南面之志，故以此言讥之。洮又曰：天有六气，降为六淫，淫生六疾，害于六腑者，阴阳风雨晦明也，是以六淫随焉！六疾者，寒热入腹盛于心，是以六腑病焉！故心为离宫，肾为水脏，晦湿劳役则百病生焉！大凡视听至烦，皆有所损，心烦则乱，事烦则变，机烦则失，兵烦则反，五音烦则损耳，五色烦则损目，滋味烦则生疾，男女烦而减寿，古人于烦莫不戒之；公今日有万思，时有万机，乐淫于外，女淫于内，渴之杂疗，其由此乎。璋闻大服。"渴"即消渴，今之糖尿病也，属于肝脏与肾脏之病变，戒烦止渴，实是本病之最好疗养法。

此时涪州尚有李撰者，字钦仲，为一时之俊士，通五经诸子博学，笃好医方，择其验者题于室内，墙壁皆满，其治学精神，即此可见，历官仆射中散大夫。

有宋一代，吾蜀医人，略为鼎盛，如夹江之皇甫坦，《宋史》称其："善医术。显仁太后苦目疾，召坦治之，立愈，高宗厚赐之，一无所受，令持香祷青城山还，复问以长生久视之术。坦曰：'先禁诸欲，勿令放逸，丹经万卷，不如守一。’帝叹服，书清净二字以名其庵，且绘其像禁中。坦又相人，尝相荆南帅李道之中女，必为天下母，果为光宗后。”

《东坡杂记》中载：张立德眉山人，精医术，其子以麝香当门子和酒濡之，作十许丸，取枳枸子为汤，愈颖臣消渴疾，其名大噪。又有名道广者，蜀僧也，于医术得不传之秘，乾得中有人病肌瘦如劳，唯好食米，闻之则口吐清水，食米则快，诸医不辨，道广以鸡屎及白米各五勺，炒末，水调和服，良久，吐出物如米形，遂愈。王朴善太素脉，能知人贵贱祸福，授《素书》诸诀与张扩，扩名得以闻于时。谭仁显，成都人，精医学，居城东南隅，庭庑篱落间遍植草药，年高益壮，无喜怒，毁誉不能动其心，手持念珠，常诵佛于闾巷中，治病所得钱帛，即分授于贫者，竟不以言，每治疾至午方归，归则闭户靠壁瞑目而坐，大中祥符乙卯冬，无疾端坐而终，时已百岁。未化前有人叩以长生之法，对曰：导养得理以尽性命，百年犹厌其多，况久生之苦乎！人服其达。苏轼眉山人，虽以文见著，而亦酷好医方，《苏沈良方》虽未必出其手，然其《杂记》中，亦多医药记载，如“求医诊脉”“医者以意用药”“目忌点翟说”“宪宗姜茶汤”“裕陵偏头痛方”“枳枸汤”“服生姜法”“服岁灵仙法”“服茯苓法”等，不下数十篇，俨同医药专什，时亦为人诊病，最精养生长生之术。史堪，字载之，治病用药，初不求异，泡炙制度，自依本法，审证精切，不过三五服立愈。著有《指南方》二卷，皆侧重于治疗，或有谈理，一以《素问》为据。故吾蜀之医学在宋代，极为博杂，或以秘方称，或以道学著，或以佛理入医，或以文人解药，怪施奇治，蔚为大观，故吾谓蜀医在宋代，乃畸形发展之时也。

元代无所考，明代亦仅韩懋一人，号飞霞道人，泸州产，少为诸生，因不第，褫逢掖，往峨眉访医，士林（李中梓）称之曰真隐，著有《医通》二卷。

由明至清，四川医人又渐中叶。计：王文选，万县人，著有《活人心法》；王廷俊字寿之，成都人，受业于繁江陈滋和，官浙江连市巡察，尝注虞庠辑之《类经纂要》，及《寿之医案》；高士亿与其门徒罗济川等，著有《素问详注直讲》一书；杨栗山，成都人，著有《寒温条辨》；温存厚，字载之，巴县人，历官总兵，著有《温病浅说》《温氏医案》《急惊风治诠》等书；齐秉慧，叙府人，少业商，年三十三遇舒诏之弟子黄超凡于汉口，从之学，弃商业医，著有《齐氏医书四种》；欧阳调律，重庆人，著《治痧要略》；

张子培，成都人，著《春温三字诀》。凡数子者大都述而不作，惟彭县唐容川氏，以进士出身而业医，于同治、道光之际，即在上海首倡中西医汇通之说，为改进中国医学之先声，虽其说或有不彻底处，但其高瞻远瞩，适合民国医学之趋势，亦颇称难能可贵者。

准此结论：四川医学之自始至终，一贯承炎黄仲景之遗，而未别出邪途；虽于宋代曾一度染色佛道，但仅为一时之风，并未另辟师承；若涪翁之阐扬针术，孟昶之重修本草，唐容川之倡说中西汇通，均为中国医学史上之彪炳功业，固不仅有光于吾蜀之一隅耳。

百日咳疾病史略

（此文大约写于20世纪40~50年代，据手稿整理）

关于百日咳的诊断，一般为六个特征：①在痉咳期，白血球能增加至15000以上，尤以淋巴球的增多为主，而中性多核细胞反形减少；②咳嗽的发作，以夜里为多；③断音的强呼吸连续数次，如同发欢声样的吸气，这种现象，多数连续，其中间隔，仅仅几秒钟；④发作终了之后，吐黏性透明咳痰；⑤发咳时常带呕吐；⑥颜面稍见浮肿。第一项有赖于试验诊断，中医很难认识，因此，中医对百日咳的诊断，只有掌握后面五项客观的临床表现了。要了解中医对百日咳的认识过程，亦只能以文献上对这些证候的描写为依据。

唐朝孙思邈的《备急千金要方》（581 — 673）中虽没有百日咳的病名，但于百日咳却具有一定的认识了。在少婴咳嗽门的四物款冬丸方下说："治小儿嗽，昼瘥夜甚，初不得息，不能复啼。"这明明说出了百日咳夜间发作的特征，"不能复啼"就是急剧痉咳的结果。紫菀汤方说："小儿中冷及伤寒暴咳，或上气、咽喉鸣、气逆。"菖蒲丸方说："治小儿暴冷及积风冷嗽，气逆鸣。"射干汤方说："治小儿咳逆，喘息，如水鸡声。"这就提出了百日咳欢声样发作的吸气的表现了。五味子汤方说："食则吐，不下。"桂枝汤方说："吐乳、呕逆、暴嗽。"这些即是指咳嗽致呕吐的内容。同时他还有个烧淡竹沥治"小儿大人咳逆短气，胸中吸吸，吐出涕唾"的方子，这和我们今天见到百日咳吐黏性透明咳痰，实无大区别。此外书中还写出了"气逆、面青、喘迫”等痉咳时静脉怒张的情况，只是没有提到颜面稍见浮肿的情形，但这并不是百日咳的必有表现。相反，所有百日咳所必有的表现，文献中都做了一定的描写。因此，我们说中医对百日咳的认识，最少亦在1000年以上，这不过分。

到了宋朝钱仲阳的《小儿药证直诀》(1068—1085)书里说：病嗽者……面赤、身热、痰盛、唾黏、咳而复喘、面肿……哽气、喉中有声……吐水、吐痰涎乳食。这就把百日咳所有临床表现都描写尽致了。

明代寇衡美《全幼心鉴》说：“小儿百日咳痰者，呃逆为恶。”这便提出了相当于现在百日咳的病名。可见中医对于百日咳，在很早的时期已经就不陌生的了。

中国药物的起源及其演变

(1951年10月，在川东中医进修班的讲座)

“神农尝百草，始有医药”，自从《史记》有了这样的记载，不但一般医师认为药物是这样的起源，抑且家喻户晓而为普通的常识了，其实这是一种不正确的认识。《淮南子·修务训》说：“神农乃始教民尝百草之滋味，当此时，一日而遇七十毒。”宋刘恕在《通鉴外记》中说：“民有疾病，未知药石，炎帝始味草木之滋，尝一日而遇十二毒，神而化之，遂作方书。”一个人“一日而遇七十毒”，这是不可能的事，刘恕已知其不可能，改为“一日而遇十二毒”，还是一件不可思议的事。明王应电懂得这个道理，解“毒”字为“五味偏胜”之意，虽较近理，但神农始终是个问题。

《帝王世纪》中说：“黄帝使岐伯尝味草木，定本草经，造医方以疗众疾。”又说：“伏羲画八卦，所以六气六府，五藏五行，阴阳四时，水火升降，得以有象；百病之理，得以有类；乃尝百药而制九针，以拯夭枉焉。”由此可知，尝草识药的绝不只神农一个，岐伯尝过，伏羲尝过，这说明中药的知识必然是经过众多人来尝味辨性，由经验之累积而得来的。诚如章余杭所说：药品之众，药性之微，神农皇帝固不能物物而明之，是诸药者，或日用饮食而知之；若姜桂施于暇修，地黄以作芼菜是也；或偶然发现而传之，若楚惠王之吞水蛭是也；或医工臆度而得之，若徐文伯之用死人枕是也；然必展转试验，历千百年，始成本草之书。章氏之说颇有是处，但仍未道破神农之谜。

根据唯物的历史观点来看，神农并不是一个人，而是代表远古的一个氏族或一个阶级。范文澜在《中国通史简编》中说："古书凡记载大发明，都称为圣人，所谓某氏某人，实际上是说某些发明，而这些发明，正表示人类进化的某些阶段。"人类进化到神农时期，已经有了新石器的发明和使用，如《越绝书》中所说"神农之时，以石为兵"。现代史学家在齐家坪发现的石斧、石刀、石戈、石凿、石锄、石耨等，就是神农氏时期的基本特征，如《白虎通》中所说"神农制耒耜，教民农作"。由于新石器的发明和使用，代替了原来的旧石器，这改变了人们获得生活资料的主要方法，原来以渔猎为主的采集方式，便为以栽培植物、饲养动物为主要的生产方式所代替，提高了人类对自然的占有程度，如庄子所说："神农之世……耕而食。"由于生产代替采集成为主要的生活方式，相对的定住性代替了原来的流动性。一方面人们又完成了制陶术的发明，所以随同齐家坪、仰韶各处新石器出土的又有陶器，而《汲冢周书》亦有"神农作陶冶"的记载，《神农本草经》里有许多如丹砂、云母、石钟乳、矾石、硝石、白石英这一类矿物药的记载，是与陶冶有关系的。

随同生产力的发展，开始出现了氏族集团内部的分工，更进而出现了集团间的物物交换，所以《易传》上有"神农氏作……日中为市，交易而退"的记载。生活方式有了进步，对于疾病卫生不得不渐加注意，如墨子所说"为宫室之法，高足以辟润湿，边足以圉风寒，上足以御霜雪雨露"，这便是人们所采取的卫生之道。

《搜神记》中说："神农以赭鞭鞭百草，尽知其毒及寒温气味所生。"这说明人们开始采药疗疾，赭鞭就是石器工具之一，就是以赭石来做的采药工具，这仍然证明使用的是新石器。

明乎此，知道远古"神农氏族"或者在"神农时期"的人类，由于新石器的发明和使用，生活方式大大提高一步，已经懂得耕而食、物物交易、讲求卫生、采药疗疾的知识。但这些都是"神农氏族"或"神农时期"的人类分工创造的成果，而不是某个人有"以石为兵""作陶冶""物物交易""为宫室之法”“赭鞭鞭百草，尽知其毒”这些发明的天分。

以上说明中国药物在“神农时期”已大有发明，或者以“神农氏族”为这期发现药物治疗的代表。人们为什么会发现采药疗疾的技能呢？主要是人们因为要充饥，就去求草根木实、探鸟卵兽肉，在此实践中逐渐发现了在草木实和鸟兽肉中有某些含有毒质之物，人们往往会中毒，甚而致于死亡。人们因为屡次中毒，便逐渐了解了关于一些饮食物的知识，知道有毒植物的存在；在另一方面，又因为反复地中毒，便逐渐发现了对某种中毒的解毒方法；同时也意识到利用其毒之法，如现代的阿伊奴人和马来人，在狩猎之际，将毒物涂在所用的箭上，其毒大概都是用某些草根煎成的浓液，看了这种毒箭，并可见古时的遗风了。

据西洋古书上记载：我们的祖先，初知的药物，乃是罂粟的毒果，便是药物的祖先。大约远古的人，是喜食罂粟的果实的，到了公元前二三百年光景，亚细亚的玛绥德尼亚人，方才煎罂粟草，煮成汁，用它治腹痛，过不多时，他们又聚集从罂粟的果实伤处流出来的乳，晒干了做成药物，这便是“鸦片”的元祖。

列昂节夫在《政治经济学》中叙述原始人类生活时说：人们在自己的生长地，在炎热的气候之下，以果实、核仁、根茎为食料。采集果实，是人的基本职业。在这一阶段，人们是群居的，正如他们的直接的祖先一样，一群人数不多，很少超过三五十人，他们不分性别和年龄，统通从事采集果实、块根、野禾、捕捉小鸟和小兽。工具是由石头和木头做成的，棍棒用以掘地和捉拿小兽，棒的一端，附有用粗磨的石头制成的利尖，并使用其他用石头和兽骨制成的简单工具。人是用杂乱的性交繁殖着。这样的生活，断难免于疾病的侵袭，尤其是杂乱性交和随便采集果实、根块，被疾病侵袭的机会最大；反之，在采集果实、核仁、根茎的时候，如上节所说，也有发现这些果实、核仁、根茎的治疗作用的可能。

到了氏族制度时期，列昂节夫又描写那时的氏族公社生活：许多氏族，同居在一个共同的大屋里边，这种大屋，有时在一个屋顶下，可容纳七百余人。这样庞大的集体生活中，疾病传播的机会在所不免，因此，药物治疗的需要愈是迫切。所谓“一日而遇七十毒”或“一日而遇十二毒”的传说，我们可以理解为：某一天，某一氏族因吃根茎果实，有70个或12个人中了毒，亦或是某一氏族的人都因试行服食某一种根茎果蔬，而体会到其性味，能发现某种药治的作用，例如治疗“腹泻”“呕吐”及“昏迷”等。于是，某些不愉快的经历，使原始人类能区别数种食用植物与有毒植物，更进一步，即利用各种有毒植物来治疗疾病，例如知道某样植物能致腹泄，便采集来治疗便秘等。经过若干年代，其数渐次增加，遍于动物、植物、矿物三界，数以百千计。所以《山海经》里记载着有治疗作用的植物类凡52种、动物类63种、矿物类3种、不详的2种；《神农本草经》记载上品药120种、中品药120种、下品药125种。尤其是《神农本草经》，从唐以降，已成为一般医用药物的主要依据。

原始的药物，既系是自然界存在的动物、植物、矿物，并利用其“毒性”以治疗疾病，所以《周礼·天官·冢宰》说：“聚毒药以供医事。”《淮南子》说：“物莫无所不用天雄、乌喙药之凶毒也，良医以活人。”《吕氏春秋》数篇说：“故巫医毒药逐除之。”这里的“毒”是指药的性能。

中国的原始药物，一直流传到了两汉时期（约公元200年）才有具体的记载，就是《神农本草经》（《山海经》记载的药物知识并不具体）。其中，药品种属亦大有增加，其中尤以植物性种属增加最多。汉武帝时拓地，西抵西域，南迄越南，除晋、冀、鲁、豫等寒地植物外，南方热带植物亦由此多被采用。从公元前122年，张骞出使西域后，凡我国所没有的石榴、胡桃、胡瓜、苜蓿、胡荽、西瓜、无花果等，都以次移到中土。当时药物的配伍较为单纯，以《伤寒论》《金匮要略》两书为标准，便可概见。

到了魏晋时代，中药由《神农本草经》的365种增加到730种。当时对药物的分类，仍保持上、中、下三品的类属，并强调地指出：上药为君，主养命以应天，无毒，多服久服不伤人，欲轻身、益气、不老、延年者，本上经；中药为臣，主养性以应人，无毒、有毒斟酌其宜，欲遏病补虚羸者，本中经；下药为佐使，主治病以应地，多毒，不可久服，欲除寒热邪气，破积聚病者，本下经。以现代的看法，“上药”为普通药，“中药”为剧药，“下药”为毒药，但其实《经》中的内容并不尽然。

在汉末晋初，对药物的研究多少受到道家思想的一些影响。道家讲求修炼丹石，丹石的成分以矿质为主，把矿物放在炉子里，经过若干时日，取出为丹为丸，认为人吃了可以长生。例如丹砂便是修炼丹石所需的一种，本为水银、硫黄的化合物，其法取丹砂用流水“飞”过，并用荞麦灰淋汁煮三伏时，经流水洗浸，研粉晒用，称其功用能明目镇心，治魅邪恶鬼，医家亦采用。由是而愈渐增加了其他的矿物药品。又如“五毒之药”，合黄整置石胆、丹砂、雄黄、研石等，烧三日夜，俟烟上着，用鸡毛扫取，以治创伤，这种烧炼的程序，已具化学的雏形，上着的“烟”便是升华作用的提取物。

南北朝承魏晋之绪，刘宋的雷敩，对于药物亦很精研，尤其是关于药物炮炙方面，更为深刻，他著的《雷公炮炙论》，采入药品凡300种，都详于性味、炮炙、熬煮、修事之法。原始药物到了这时，加以人工的制剂，药物在治疗上的范围随而扩大，不能不算是一种进步。关于药的应用方法，徐之才在这时亦进而有了创造，便是著名的《十剂》。他并列举说明：“宣可去壅，生姜、橘皮之属是也；通可去滞，通草、防己之属是也，补可去弱，人参、羊肉之属是也，泄可去闭，葶苈、大黄之属是也；轻可去实，麻黄、葛根之属是也；重可去怯，磁石、铁粉之属是也；涩可去脱，牡蛎、龙骨之属是也；湿可去枯，白石英之属是也。”这样以药物的效能来分类，颇具科学精神。梁朝的徐滔，把药物的花、叶、形、色分类示别，著成《新集药录》一书，可称我国药物形态学的嚆矢，于此便奠定了药用植物的鉴定基础。至于毒性相反，如诸家本草“十八反”等，以及药用配伍的禁忌等，亦在这时多有阐明。

隋朝国祚甚短，无多发明，惟对于药物的培植、采集等研究颇多成就，如《入林采药法》《太常采药时月》《四时采药及合药目录》《种植药法》《种神芝》等书，可算是隋朝对药用植物的特殊贡献，于此可以看出南北朝至隋这一段时期，关于生药的研究是有相当的成就的。

到了李唐时代，药物研究继续发展着，其特点是：品种较魏晋时又增加114种，《新修本草》便是代表作；创绘生药形态，比《药录》更进一步；地方性药物大为增加，如《海药本草》专记南方的药物，《湖本草》专记湖沼中的药物。食物疗法，大有发明，《千金食治》《食疗本草》《食性本草》就是代表这类的专书。

赵宋时候，药物从983种(马志著的《开宝重定本草》)增加到1082种(《嘉祐补助本草》)。这时对药物的研究主要是做些文献上的工作，没有从实际考察去用功夫，以致有图说两不相合的情况。如当时著名的《图经本草》，不知菝葜即仙遗粮、徐州青木香即兜铃根而混列图说，又如棠球子即赤木瓜、天花粉即栝蒌根而重出各条，都有极大的疏漏。然而药物的“图”“说”合一却始于这时，不能不算是药物编制上进步的一端。又如唐慎微的《证类本草》附入成方，这是药物与方剂合一的开始，此前是没有这样创作的。

金元时期，是药物“由博反约”的时期，大半都能从用药心得方法去做些工夫，比较宋代要踏实些。如张洁古的《珍珠囊》，仅采药品就编为一卷，疏其功用，理虽较泛，而应用多效。李东垣的《用药法象》，王好古的《疗痈疽耳眼本草要抄》《汤液本草》等，是其名著。

明代对于药物有两个重点的发展：洪武时旱涝民饥，五谷不登，由于实际的需要而产生周宪王的《救荒本草》，搜集草木的根、苗、花、实可资备荒的440种，图其形状，著其出产，苗、叶、花、子性味食法，都叙述得极详尽。由于金元药物都趋于简约一途，到了明代末叶，李时珍著书《本草纲目》，并认为简约不足以尽药物之繁博，凡收集旧有药物都先行标名释义，次以集解，注其出产形状采取等，次以正误，次以炮制，次以气味，次以主治，次以发明，次以附方，这是当时最完备的一部代表作，而且增入许多新药，如“罂粟”“淡古巴”多种，都是此前所没有的。药物衍变到了这个时期，可谓发达到了极点，但是当中有许多还是不很可靠，字里行间还包括许多同名异物或异物同名的药品。

清乾嘉间，儒者以考据学相标榜，影响所及，孙星衍便以考据的工夫用于药物，著成《校正神农本草》，一般都以他为复古派的领导者，其实都是做些疏证工作，无所发明。到了中叶以后，中国由闭关时代而转于开放，西方药物逐渐传入中国，这使中国药物发生了绝大的变化，即是药物亦随着政治的腐败而沦入于半殖民地的地位去了。于是有倡整顿国药，不要扬厉铺张，“见于目而尝于口”以济实用的，四川唐容川是其代表；到宣统时提倡化验药物的更大有人在，无锡丁福保的《化学实验新本草》，便是把东西学者化验中国药物的一些成果参证而成的。

到民国，中国药物已成为欧美国家侵略目标之一，美国大量来收购麻黄，德国大量收购甘草、当归，尤其是日本收集中国药物更多。日本药剂师小泉荣次郎对中国药做了许多化验工作，著成《新本草纲目》流入我国，其影响尤巨。

要之，中国药物在历史上的演变仍然是进步的，不过没有走上科学的正轨，进步得很慢，跟不上时代。半世纪来，科学的合成药品已日新月异，许多重要药物，几莫不是自玻管中得来。国药要迎头赶上的唯一方法，便是要在很短的时期中，首先做到证实中药的习用旧经验是否有意义，再从而寻得中药的新作用，实为当务之急，亦即今天“整理国药”的第一要义，舍此而单独追求化验则恐事倍功半，很难于短期内收到成效。现在余云岫他们有此主张，我是赞成的，而且我对于国药文献（经验累积）的工夫已经做得不少，愿与诸位同学共同努力来完成这一整理国药的工作。

伟大的祖国医学的成就

（原载《中医杂志》1955 年第 2 期）

由于中华人民共和国第一部宪法的诞生，一般医学科学工作者都得到无比的鼓舞，一致要发扬爱国主义的精神，努力发掘祖国文化遗产的一部分——中国医学，更好地为社会主义生产建设服务，因而许多西医同志都要求认识祖国医学、学习祖国医学、研究祖国医学。惟祖国医学虽是广大劳动人民劳动的成果，但由于经历了长时期的封建主义社会，便不免玉石掺杂，良莠互见，即是说有它的合理部分，也有它的不合理部分。我特提出对祖国医学成就部分的认识，和祖国医学受着什么样的障碍而得不到很好地发展的体会，以及如何来批判研究祖国医学等，就相关方面不成熟的意见，仅供大家参考。这篇“伟大的祖国医学的成就”就是属于第一部分。

毛主席在《新民主主义论》里曾说：“中国的长期封建社会中，创造了灿烂的古代文化。”由于中国是具有五千余年悠久历史的古国，在长久时期劳动人民于生产过程中不断地努力创造，确是积累了丰富史料，甲骨钟鼎、经传诸子、史记地志、小说笔记、哲学宗教、诗文考证、歌谣戏曲，凡此等等，无不属于古代灿烂文化的研究范围，要了解祖国医学文化的比较真实情况，除在医籍里去探讨，还必须要更广泛地向这些史料中去寻找。

中国是世界上历史最悠久，拥有最多数人口的大国，它的人口之所以这样的发达当然有多方面的原因，但是它有优越的医药文化不能不说是重要原因之一。也就是说正由于它的医药文化有了一定的成就，才可能保障人民的健康，民族的繁殖，竟获得全世界人口最多数的第一位，因此，我们说中国医药文化的成就对于中华民族的医疗保健是有其历史上的伟大贡献，因此，我们对祖国医药文化发展的过程和它的成就应当很好的认识它，不但应当给历史上一定的评价，并且使它不停滞在历史阶段而向前不断地发展和提高。

一、预防医学思想的胚胎

人是集体生活的高等动物，在社会生活中共同劳动和不断地向危害他们生活的环境作斗争，随时想办法解决关系着人类切身的生老病死的重大问题，尤其是对未来的灾害袭击，无时无地不想防患于未然，藉以保护其生产力，所以中国古典医书《内经》上说："夫病已成而后药之，乱已成而后治之，譬犹渴而穿井，斗而铸兵，不亦晚乎。"《周易·既济》说："君子以思患而豫防之。"《淮南子》说："良医者，常治无病之病，故无病。"这就说明他们早已明确，预防可以无病，要想无病，便得经常做好预防工作（常治无病之病）的道理。所以宋朝邵雍还作了一首带宣传性的诗歌来大力宣传做好预防工作，诗云："爽口物多终作疾，快心事过反为殃，与其病后才加药，孰若事先能自防！"这些记载都可以反映古时已有了预防医学思想的萌芽。

他们如何具体地做预防工作呢？主要表现在下列几方面。

（一）药物预防

据《山海经》的记载，防蛊药有八种，防疫四种，防五官病八种，防皮肤外科诸病八种，防脏器诸病四种，防兽病一种，而唐朝孙思邈著的《千金方》载有"辟温杀鬼丸""雄黄丸"等，这种丸料，既可以燃烧，又可以佩带，又可以吞服，据载可以避"百鬼恶气，卒中恶病及时疫"，其主要药料为雄黄、雌黄、丹砂、白芷、鬼箭、芜夷等，都为杀虫灭菌的药物。

（二）利用节令，推行防疫运动

《荆楚岁时记》云："正月一日，长幼以次拜贺，进屠苏酒。"而屠苏酒方，载于《千金方》，为大黄十五铢、白术、桂心各十八铢，桔梗、蜀椒各五十铢，菝葜十二铢，乌头六两。据云："辟疫气，令人不染温病及伤寒。"冯慕冈《月令广义》云："五月五日，用朱砂酒辟邪解毒，余酒染额胸手足心，无虺蛇之患，又以洒墙壁门窗，以避毒虫。"元旦、端午这些节日，是人民大众最不能忘记的，利用节日进行防疫运动，不但在古代很适合，即在今日仍有利用的必要。

（三）消灭传染媒介物

《春秋传》（襄公十七年，公元前556年）云："十一月甲午，国人逐瘈狗，瘈狗入于华臣氏，国人从之。"《千金方》亦云："凡春末夏初，犬多发狂，必戒小弱持杖以预防之。"瘈狗就是发狂的狗，也就是疯狗，要消灭狂犬病，当然只有消灭狂犬，这是较彻底的办法。尤值得一提的是：葛洪《肘后方》载治卒有猘犬（疯狗）凡所咬毒方云："仍杀所咬犬取脑傅之，后不复发。"这与巴斯德的疯犬接种，从年代上来看医学上的发现，那巴斯德（1822 — 1895）的时代，仅相当于中国满清的道光光绪时期，而葛洪为东晋时人物（342年以前），已远在一千五百年前了。

（四）预防接种

清俞茂鲲《痘科金镜赋集解》云："种痘法起于明朝隆庆年间，宁国府太平县，姓氏失考，得之异人，丹传之家，由此蔓延天下，至今种花者，宁国人居多。"董含《三冈识略》云："安庆张氏传痘法，云已三世，其法先汲稀痘浆贮小瓷瓶，遇欲种者，取所贮浆染衣衣小儿，三日小儿头痛发热，五日痘发，十日儿病愈，自言必验。"是种痘预防天花的方法，祖国最迟在16世纪便开始了。

正由于人类在生活过程中，切身体会出疾病的痛苦和对生产力的妨碍，因而产生“防患于未然”的预防医学思想，并积极行动起来，这都是很自然的事，如《吕览》云:“夫以汤止沸，沸愈不止，去其火，则止矣！故巫医毒药，逐除治之，故古之人贱之也，为其末也。”这就可以体会出当时一般人对于预防的重视。

二、公共卫生的讲究

正由于远古的劳动人民共同生活早经产生了预防医学的思想，要想把预防工作搞得更好，当然会想出些能够保证健康的公共卫生办法来，根据文献的记载，他们首先做到了下列几件比较重要的公共卫生工作。

（一）水的清洁

《吕氏春秋》说：“轻水所，多秃与瘿人；重水所，多尰与躄人；甘水所，多好与美人；辛水所，多疽与痤人；苦水所，多尪与伛人。”所云虽有些不可解，但已注意到水和疾病有关系，便首先留意保护水源，《周易·巽下坎上井卦》云：“井泥不食下也，旧井无禽时舍也。”这即是说低洼的井，易被泥污，井既破旧了，禽与人都应舍弃它，不要取用。又云：“井渫不食，为我心恻，可用汲，王明，并受其福。”渫，是没有被泥污，而水清澈的井，是应该汲用的，如这样清洁的井水都不取用，是最可惜的事。又云：“井甃无咎，修井也。”孔颖达《正义》云：“案子夏传曰，甃亦治也，以砖垒井，修井之坏，谓之为甃。”又云：“井洌，寒泉，食。”这说明他们对护井的工作是非常注意的。《后汉书·礼仪志》云：“夏至日浚井改水。”《管子·禁藏》云：“当春三月……揉井易水，所以去滋毒也。”又《管子·轻重》云：“冬尽而春始……墐灶泄井，所以寿民也。”可见他们每年在一定的时期，大约是在春季，甚至还通过政府的号召，普遍地进行濬井工作，这对于清洁水源方面，具有相当重要的意义。

（二）下水道的建设

《周书·秘奥造宅经》云："勿塞沟渎，令人目盲。"又说："满渠通浚，屋宇潮净，无秽气，不生瘟疫病。"沟渎堵塞住了，沟渠通浚，没有秽气，少害瘟疫病，这是当时很可宝贵的知识，所以他们对下水道（满渠）的设置和清洁，都十分留意，《三辅黄图》云："未央宫有石渠阁，箫何所造，其下砻石以道，若今御沟。"这是用巨石修成的下水道，以后还有砖结成的，方以知《通雅》云："今以砖墁下沟曰阴，明作沟曰阳。"新中国成立后苏联专家在北京市勘察明代用砖结成的下水道，很牢实，还可使用几十年（1951年10月28日，《亦报》）这证明古代下水道的建筑是相当坚固的，而且还保护得很好，《吕览》云："季春之月……命司空曰：时雨将降，下水上腾，循行国邑，周视原野，修利堤防，通达沟渎，无有障碍。"这是他们对下水道的及时检修，《梦粱录》云："遇新春街道巷陌，官府差顾淘渠人沿门通渠，道路污泥，差顾船只，搬载乡落空闲处。"可见当时对下水道的大清洁，每年最少有一次，而垃圾的处理，也是很适当的。

（三）粪便的消除

粪便亦是传染疾病的来源，因而古人也很重视这一问题，凡在人多聚居的地方，都有公共厕所，《周礼·天官·冢宰》云："宫人为其井匽，除其不蠲，去其恶臭。"郑司农解释说："匽，路厕也。"这是封建统治阶级的公厕。《大般涅槃经》云："须达长者，七日之中，成立大房足三百间……大小圊厕，无不备足。"这是寺院里的公厕。《法苑珠林》云："于四门各作圊厕，给人便利。"《笑林》云："甲胃肉过入都厕。"《魏志·司马芝传》云："有盗官练，置都厕上者。"这是一般城市里的公厕。这些厕所，是经常都要保持它的清洁的，故释名云："厕，杂也，言杂厕在上非一也，或曰混，言混浊也，或曰圊，言至秽之处，宜常修治使洁清也。"在一般人家的粪便，每天都有专业的来清除出去，《梦粱录》云："杭城户口繁夥，街巷小民之家，多有坑厕，只用马桶，每日自有出粪人收去，谓之'倾脚头'，各有主顾，不敢侵夺。"可见在南宋时候便有清除粪便的专业人员了。

（四）洒水车的设置

马路上灰尘飞扬，仍是有碍卫生的，势必于路面常常洒水，《后汉书·张让传》载灵帝三年（186）掖廷令毕岚便制造了这种洒水工具，云："又作翻车、渴乌，施于桥西，用洒南北郊路，以省百姓洒道之费。"翻车和渴乌固然是洒水的工具，然而在没有这种工具以前，那时市镇人民便经常在马路上洒水，免得灰尘的飞扬了。如《清波杂志》云："旧见说汴都细车，前列数人持水罐子，旋洒过路车，以免埃壒蓬勃。"而"洒扫庭除"，尤为古代每个劳动人民的良好习惯。

三、传染病病因的发现

古代劳动人民在生产过程中不仅深切体会到疾病的痛苦，亦且知道疾病流行传染对人类的威胁，如《说文解字》云："疫，民皆病也。"司马光《类篇》疒部"疫"下注引《字林》云："病流行也。"《大乘大集地藏十轮经》"疫疠"下注云："人病相注曰疫疠。"《论衡·命义篇》云："温气疫疠，千户灭门。"曹植《说疫气》云："建安二十二年，厉气流行，家家有僵尸之痛，室室有号泣之哀，或阖门而殪，或覆族而丧。"正由于传染病有这样的严重性，所以他们也不断的追求其所以传染的致病因子，终于发现了许多关于传染病因的知识，如隋代巢元方在610年著的《诸病源候论》云：

1．"毒者，是鬼毒之气，因饮食入人腹内，连滞停留，故谓之毒注。"（《诸病源候论·毒注候》）

2．"恶注者，恶毒之气，人体虚者受之，毒气入于经络，遂流移心腹，故名为恶注。"（《诸病源候论·恶注候》）

3．"人有染疫厉之气致死，其余殃不息，流注子孙亲族，得病证状与死者相似，故名殃注。"（《诸病源候论·殃注候》）

4．"人有因吉凶坐食饮啖，而有外邪恶毒之气，随饮食入五脏，乍瘥乍发，以其因食得之，故谓之食注。"（《诸病源候论·食注候》）

5．"中恶者，是人精神衰弱，为鬼神之气卒中之也，若将摄失宜，精神衰弱，便中鬼毒之气，若余势停滞发作，则便成注。"（《诸病源候论·中

恶候》)

这些“鬼毒”“恶毒”“殃注”“疫疠之气”，限于彼时的物质条件虽不能具体认识到细菌，但古人已经确认它为疾病的因子，而具有严重的传染性，其传染路径，有的是“因饮食入腹内”“坐席饮噉”的经口传染，有的为“流注子孙亲族”的家族传染，并提出了“体虚者受之”和“精神衰弱”等抵抗力缺乏的感受性，他们把两个肉眼看不见的那些病原体奈莫何，终于停滞在“鬼毒”“恶毒”“余殃”“疫疠”那种臆测的阶段，但比较欧洲16至17世纪凡黑尔蒙特(1577—1644)，相当于我国明神宗万历五年至清顺治一年)还相信破布加麦子或乳酪，可生老鼠那种幼稚思想，要高明千百万倍。在东晋时候的葛稚川(约342年，还早于巢元方约300年)他很早就提出：“马鼻疽乃因人体上先有疮而乘马，马汗及毛入疮中”“沙虱病乃因沙虱钻入皮里”等深刻的传染知识。尤其是痢疾，在《诸病源候论》里很明白地提出有“虫痢”，还提出“九虫”等相当于寄生虫的知识，例如它说：“鼠瘘者，由饮食不择，虫蛆毒变化入于脏腑，出于脉，稽留脉内而不去，使人寒热。”又《诸病源候论·蝇候》云：“此由饮食内有蝇窠子，因误食之，入于胃肠，流注入血脉。”这些都是古代劳动人民在与疾病做斗争中对传染病病因的实际体会。至于对个别传染病的认识，如伤寒、霍乱、痢疾、天花、麻疹、虚劳、疟疾、白喉、流行性感冒、肺炎、鼠疫、梅毒、丹毒、百日咳、破伤风、惊风、沙虱病、狂犬病等，在文献上都有相当明晰的记载，不必一一叙述了。

四、最早的生理解剖知识

祖国医药文化在长时期发展的过程中，对于生理解剖，也曾做了许多研究工夫，如《汉书·艺文志》云：“医经者，原人血脉、经络、骨髓、阴阳、表里，以起百病之本，死生之分，而用度箴石汤火所施，调百药齐和之所宜。”既是明白地说“原人血脉经络骨髓”，其为根据解剖的经验可想而知，只是可惜《医经家》216卷，大半失传，所余的《内经》18卷，又复残缺不全，自从经过唐人王冰(750)改窜后，更难得分辨哪些是原文，哪些是新增，但可断言的，中医在两汉以前，已有解剖的知识和技术，《史记·扁鹊仓公列传》云："臣闻上古之时，医有俞跗，治病不以汤液醴酒，镵石挢引，案扤毒熨，一拨见病之应，因五脏之输，乃割皮解肌，诀脉结筋，搦髓脑，揲荒爪幕，湔浣肠胃，漱涤五脏。"俞跗之事自然无可考，但据太史公这段文字的记载，古代有的医生能操解剖术，这是可以证实的，同时《灵枢·经水》篇亦云："夫八尺之士，皮肉在此，外可度量切循而得之，其死可解剖而视之，其脏之坚脆，腑之大小，谷之多少，脉之长短，血之清浊，气之多少……皆有大数。"这和《汉书·艺文志》"医经者，原人血脉经络骨髓"之说，两两相应，益足可以证明当时确有解剖之事。又《汉书·王莽传》云："莽诛翟义之徒，使太医尚方与巧屠共刳剥之，度量五脏，以竹筳导其脉，知所终始，云可以治病。"这在祖国医学史上，算是最精彩的一幕，因为从此不特越发明白了五脏位置，并且更知道了各脏器的轻重大小，又把竹筳插进血管，以视其终始，这对于动脉、静脉、心脏与其他脏器的关系，以及血液流行于身体各个血管的现象，想必都有相当的认识，还说"可以治病"，这说明他们解剖尸体的动机，完全是在求得医学上的实用，这和欧洲在 15 世纪时巴毛阿大学教师抱着书本逐句宣读，另由仆役执刀解剖，而解剖的实际与书本两不相涉的情况比较，真是要进步得多。正因为他们曾实际操作过解剖，所以《灵枢经》上记载的食道与肠道之长度比较为一比三十六，而德人某氏所记的确数为一比三十七，两者基本上是完全相符的。《内经》上又有"经脉流行不止，环周不休"的记载，这明明白白说的是血液循环，又云："脾移热于肝，肝移热于心，心移热于肺。"所谓热，证以《内经》"疟发身方热，刺跗上动脉开其空，出其血，立寒"的说法，就是指的血，这就将门静脉循环和大小循环的概念都表达出来了。哈维氏（1578 — 1657）花费了十七寒暑的研究，才知道心脏和静脉瓣的作用，而《内经》上老早就说"心主脉""诸血者，皆属于心"。脉管分动静，《内经》上亦有一定的说明，如："黄帝问曰：血射出者何也？血少黑而浊者何也？岐伯答曰：阴气多者，其血滑，刺之则射，阳气蓄积，久留而不写者，其血黑以浊，故不能射。"这相当于说，动脉的血，色赤而流急，静脉的血，色紫而行缓。所谓阴气，即指氧气，阳气为二氧化碳，则无疑地是以含阴气多的为动脉，含阳气多的为静脉了。

五、辨证论治的整体观念

祖国医学几千年来在临床治疗上能够解决问题，主要就是由于“辨证论治”治疗体系的建立。因为辨证论治体系在治疗上的作用，就是把疾病了解成为有机体与环境正常相互关系的破坏，认为疾病不但决定于有机体活动的障碍，也受着破坏的相互关系之复原及促进恢复健康现象之影响，因而将疾病以对立的统一去看待，便以阴阳，表里，寒热，虚实等代表矛盾的两极，以相反相成的观点来辨识病理机转和生理机转的矛盾关系，再从而确定治疗。例如无论是什么疾病，只要辨识到是由于体温放散过少，以致郁结成热（发热无汗）的，便发汗以解热，体温形成多，以致放散不及（发热自汗）的，便镇静以平抑；生活机能过于亢奋（阳证热证）的，清之使不亢奋；生活机能过于衰弱（阴证寒证）的，温之使不衰减；全身细胞生活力减退（阳虚）的，便宜兴奋，即所谓“温经回阳”；全身细胞原形质缺损（阴虚）的便宜滋补，即所谓“养阴补血”。这种“辨证论治”的体系治疗，经过无数次无数人的实验告诉我们，如果掌握正确是“放诸百病而皆准”的，这种体系治疗的渊源出于《内经》，而临床上运用得最成功的，首推后汉时期张仲景（150 — 219）的代表著作——《伤寒论》。它把病理机转属于热性，实性，兴奋性，亢进性的，统叫作“阳”，属于寒性、虚性、抑制性、衰减性的，统叫作“阴”。《伤寒论》云：“发热恶寒者，发于阳也，无热恶寒者，发于阴也。”前者是机能亢奋的现象，后者是机能衰减的表征。它又把病理变化中属于外在、浅在、轻度的，统叫作“表”，属于内在、深在、比较重笃的，统叫作“里”。《伤寒论》云：“太阳中风（包括头痛，项强，脉浮缓，发热，恶风等证候），下利呕逆，表解者，乃可攻之……干呕短气，汗出不恶寒者，此表解里未和也。”太阳中风，仅是体表末梢神经和末梢血管的病变（失调作用），所以称作“表”，也就是外在浅在、轻度的意思，汗出不恶寒，说明末梢血管和神经已经亢奋起来，恢复了调节机能，便叫作“表已解”；而下利呕逆、干呕、短气等为消化系统和呼吸系统的病变，比较内在、深在而严重了，所以称作“里”，里证而兼有表证时，应先解表，后攻里，因为解表是亢奋生理机能的作用，攻里是抑制病变的作用。“寒”和“热”，一般是指生理机能的衰减或亢奋而言，凡生理机能和疾病做斗争的结果，属于衰减性的便叫作“寒”，属于亢奋性的便叫作“热”，《伤寒论》云：“自利不渴，属太阴，以其脏有寒故也，当温之，宜四逆辈。”“下利欲饮水者，以有热故也，白头翁汤主之。”下利不渴，是肠管的吸收机能减退，故为“寒”，下利而渴，是失水过多，病毒亢盛，故为“热”。它如指急性脑充血为“中热”，急性脑贫血为“中寒”，仍然是一个代表亢奋，一个代表衰减。“虚”和“实”，是指身体抵抗力和病变机转的相对而言，《素问·通评虚实论》云：“邪气盛则实，精气夺则虚。”前者（邪气）即指病变机转，后者（精气）即指身体抵抗力，简言之，虚，都是指身体抵抗力的不足；实，都是指病变机转的亢进。《伤寒论》云：“太阳病，得之八九日，脉微而恶寒者，此阴阳俱虚，不可更发汗，更下，更吐也。”脉微，是由于心机衰弱，恶寒，是由于体温低落，两者都是生活机能减退的表现，所以叫作“虚”；又云：“伤寒十三日不解，胸胁满而呕，潮热者实也，先宜小柴胡汤以解外，后以柴胡加芒硝汤主之。”胸胁满而呕潮热，常为胃炎等的病变过程，也就是炎证机转的亢进，所以叫作“实”。

以上阴、阳、表、里、寒、热、虚、实的辨证论治方法，是祖国医学在治疗上的最重要关键，它是彼此关联，相互制约，随时发展，并以极错综复杂的方式经常运动而变化的，决不能用孤立执着和机械尸解的方法来处理它，否则便不能辨识疾病的机转，而收到很好的治疗效果。我们认为这种辨证论治的整体体系，是和现在苏联先进医学主张：“我们不是治疗某一病患，而是治疗病人，于治疗时应当注意病人身上发生的变化总和，在看护病人时，必须考虑整个病人，而不单注意于罹患器官。”（克里斯特曼《内科疾患及病理总论病人看护法》）的理论，是殊途同归的。

六、由单味药进而为复合方剂的发展

人类利用对草木、金石、禽兽的认识，作为治疗，在原始共产社会下是很自然的，传说的神农或黄帝尝药，伊尹作汤液，都是例子，这些例子的经验，不断地累积而流传着，便是当时医药的主要形式。到了奴隶社会时期，巫掌握了政治经济，也是掌握了医药的主要人物，而且从他开始便由单味药渐进而为复合方剂了。所以晋皇甫氏《甲乙经》云：“伊尹以元圣之才，撰用神农本草，以为汤液。”以后大约在第6世纪的时期，有个医生叫长桑君的亦传了禁方书给扁鹊。由多味药变而为复方，是用君、臣、佐、使的方法，而制成大、小、缓、急、奇、偶、复各种不同性质的方剂，《素问·至真要大论》云：“气有多少，病有盛衰，治有缓急，方有大小”，《大要》曰：“君一臣二，奇之制也，君二臣四，偶之制也……君一臣二，制之小也，君一臣三佐五，制之中也，君一臣三佐九，制之大也。”所谓君，就是主药，所谓臣，就是辅佐药，佐使，亦无非相当于调味赋形等的作用，例如《内经》说的：“热淫于内，治以咸寒，佐以甘苦，以酸收之、以苦发之。”（《素问·至真要大论》）即是说，对患热性病病人的处方，便以有咸寒性味的药为主（君），甘苦味药为辅佐（臣），酸收苦发药便是佐使的作用了。这样配方的精神，一直为广大的中医们所运用，许多劳动人民的疾苦赖以解除。这样的复合方剂，君药一味，含君药中的全部化学成分，臣药一味，含臣药中全部化学成分，集合了许多的复杂成分，经人体服用后而显示其同类作用或异类作用，达到敏捷的疗效。如“四逆汤”的附子、干姜并用，能使兴奋作用增强，“承气汤”的大黄、芒硝并用，有使通下作用加大，这就是同类作用；半夏经姜矾制过，能杀减它的刺激性，大黄用酒浸蒸过，能削弱它的通下性，这就是异类作用。“凉膈散”解热剂和泻下剂同时并用，善于治疗充血便秘等的急性热病，“藿香正气散”发汗剂和调整胃肠剂同时并用，善于治疗感冒性的神经型下利，“黄龙汤”于通下剂中加入人参的强壮，藉以补偿剧下的副作用，“桃仁承气汤”在活血剂中配入大黄，能够通经解热，诸如此类，都包含着极复杂的药理作用。因此，数种中药配为一剂的效果很好，如仅用其有效的一种成分，或抽出其赝碱而用时，则效力大减。这就是药物不同的成分，相互助长、相互抑制的具体表现。我们最理想的制剂，就是要相互助长其医疗作用，相互抑制其毒作用的方剂。苏联全联盟科学研究院化学制药所说：“植物性药剂含有多种的有效成分及组成部分，具有多方面的生理作用；这些物质被人体吸收后所起的主要治疗作用，系由于其有效能的多样性及组成的复杂性。故欲确定其标准的组成和治疗作用是困难的，我们的目的在选择最有价值的生药，利用其多样性和复杂性，使在医疗预防上起综合性的良好作用。”这点足以印证祖国医药文化重视植物性药剂，和用多味药的复合剂在医疗作用上的进步性。

七、外科学的成就

外科学在祖国医药文化中，同样具有悠久的历史，《周礼·天官·冢宰》载有“疡医下士八人”，汉郑元注云：“疡，创痈也。”唐《贾公彦疏》云：“其职掌肿疡溃疡之等，故亦连类在此。”是外科在周时便已独立成为专科了。外科书最早的当推《金创瘈疭方》，但仅见于《汉书·艺文志》，而早已佚失，此外张仲景的《金匮》载有治马坠及一切筋骨损方，《灵枢》载有治嗌中发猛疽腋下生米疽的豕膏，胁下生败疵的蔆翘饮等，到了三国的时候，出现了一个杰出的外科专家华佗（112 — 212），《后汉书·方术传》云：“有疾者诣佗求疗，佗曰：君病根深，应当剖破腹，然君寿亦不过十年，病不能相杀也。病者不堪其苦，必欲除之，佗遂下疗，应时愈，十年竟死。”《三国志·华佗传》云：“有人病腹中半切痛，十余日中，须眉坠落，佗曰：是脾半腐，可刳腹养疗也，佗使饮以药，令卧，破腹视脾，半腐坏，割去恶肉、以膏敷疮，饮以药，百日平复也。”《襄阳府志》云：“华佗洞晓医方，年百余岁，貌有壮容，关羽镇襄阳，与曹仁相拒，中流矢，矢镞入骨，佗为之刮骨去毒。”华佗之所以能操作这些外科大手术，除了他的学术精纯而外、还因为他掌握比较进步的麻醉药的关系。《后汉书·方术传》云：“若病发结于内，针药所不能及，乃命先以酒服麻沸汤，既醉无所觉，因刳破腹背，抽割积聚，若在肠胃，则断截湔洗，除去疾秽，既而缝合，敷以神膏，四五日创愈，一月之间皆平复。”他所用的麻醉药虽不可考，而中药里的曼陀罗、生草乌、生南星等确具有强有力的麻醉作用，如《串雅》载：“开刀麻药：草乌、川乌、半夏、生南星、蟾酥各一钱，番木鳖、白芷、牙皂各三分为末，临时水调敷一饭时，开刀不疼。”又“换皮麻药……羊踯躅三钱，茉莉花根一钱，当归一两，菖蒲三分，水煎服一碗，即如睡熟，任人刀割不疼。”前者为局部麻药，后者为全身麻药，这些麻醉药物，在今日的中医外科使用，仍然有效，并曾经动物实验，得到证明。此外，即为外科病的全身疗法，这一点，为过去资本主义国家的医学所不重视，而为今日苏联先进医学予以证明，即是说一般外科的疾患虽在局部，而其病变是牵涉整体的，所以也如内科一样，仍须分辨它所呈现症候群的阴、阳、虚、实来进行处理，因而内消、内托、将护、敷贴，成为中医外科不可割离的四大法门。内消分汗下两种方式，尝用于炎症初期，有排除毒素作用，如醒消丸、百效丸是其代表；内托是强壮排毒并行血的方法，尝用于酿脓已成的时期，托里消毒散、透脓散是其代表；将护包括消毒、调养、护理等内容；敷贴直接对局部病灶产生刺激、抑制、缓和等不同的作用。至于正骨的摸、接、端、提、整、震、按摩、牵引八法，在临床应用上，相当的熟练成功，更加以接骨丹、岔气散等方的内服，效用是非常显著的。

八、理学疗法的发明

理学疗法，也应该是劳动人民最朴实的治疗方法。据文献记载，计有针灸（物理刺激）、灌（冷罨）、渍（全身加热）、膏涂（局部加热）、按跻（按摩）、导引（运动治疗）、角（拔火罐）等等的不同，这些方法，仍然是劳动人民在生产过程中不断地发明出来的，所以《内经》上都有记载，而渊源甚古。即以针灸为例，针是对神经直接起刺激作用，由其刺激手法之轻重不同，而发生兴奋、抑制、诱导等相异的效力；灸是一种温热性与化学性的刺激，有亢进细胞活力、增加白血球、旺盛循环、调节内分泌等作用。在进行治疗时，先选择好一定的刺激点（经穴）酌量施治，往往效验迅速而可靠。但是，这些刺激点，几千年来，中医自己很难说通，而资本主义国家的医学又极为否认，惟有今日苏联的先进医学，才给我们以一定的说明了，中国科学院访苏代表团沈霁春先生回国后报导说："乌克兰科学院生理研究所实验室主任福立波尔特新近在皮肤上发现了许多活动点，其电位及其分布，与神经纤维跑入皮肤之点相同，其中有些活动点，尚与内脏器官有特殊的反射联系，他们分别称之为胃点、子宫点、膀胱点等，胃是空的还是饱的，可以从胃点的电位变化来断定，同样地膀胱是否膨胀，也可由膀胱点的电位来推测，特别有意义的是，这些皮肤活动点的分布图，可能也与我国的针灸穴位有符合之处。"于此不仅给针灸疗效指出新的一条研究的道路，并且益发足以说明远古劳动人民经验之宝贵，我们应该好好的向苏联先进医学学习，运用科学方法来发掘、研究、证明古人更多宝贵经验。

九、医院的创始

欧洲的医院，约始于第八九世纪，而我国类似医院的组织，在汉代已有了，《汉书·平帝本纪》云：“元始二年（2）郡国大旱蝗，诏：民疾疫者，舍空邸第为置医药。”这无异乎就是一所临时医院，《后汉书·皇甫规传》云：“延熹四年（161）冬，三公举为中郎将，持节监关西兵，讨零吾等破之……明年，规因发其骑共讨陇右，而道路隔绝，军中大疫，死者十三四，规亲入庵庐，巡视将士，三军咸悦。”阮元释“汉龙虎铜节铭”文：“王命国惠赁一榴饮之”句云，榴，古文庵。《说文》：赁，庸也。盖行军遇疫，王命赁一庵以栖军之病疫者，而为糜药以饮之也。”（《积古斋钟鼎彝器款识·卷十》）那么，“庵”就很像是军队的野战医院。到了南宋，类似医院的组织，不仅有公立的，亦有的由私人来办理，《南齐书·列传第二十一》载：“京邑大水，吴兴偏剧，子良开仓赈救贫病不能立者，于第北立廨收养，给衣及药。”这是私立的救济医院。《魏书·太祖本纪》云；“不满六十而有废痼之疾，无大功之亲，穷困无以自疗者，皆于别坊，遣医救护，给医师四人，预请药物以疗之。”《魏书·世宗本纪》云：“敕太常于闲敞之处，别立一馆，使京畿内外疾病之徒，咸令居处，严敕医署，分司疗治。”这是公立的救济医院。唐朝便直称之为病坊，《通鉴正误》云：“至德二载，两京市各置普救病坊。”嗣后各州亦普遍设置，一般设置在庙宇里，所以《通鉴》胡三省注云：“时病坊分置于诸寺。”这是一般的医院。《唐书·百官志》云：“官方患病，有药库监门，莅出给医师，医监医正，番别一人莅坊。”这相当于干部疗养院，设置比较好，医师比较多，制度亦比较有规划了。宋初因唐制，仍然叫病坊，《曾南丰集》云：“为病坊，处疾病之无归合，募僧二人，属为视医药饮食。”这是病坊里开始设置护理人员了。周辉《清波别录》云：“苏文忠公知杭州，以私帑金五十两助官缗，于城中置病坊一所，名安乐，以僧主之，三年，医愈千人。”这是公私合营性质的医院。南宋以后和元代，都叫作安养院或安乐堂，一般志书，历历可考，而李濂的《惠民药局记》云：“凡抱病而至者，咸集栅外，而内科外科，各司其专业，诊脉叩源，对证投药。”这俨然是一所业务很好的门诊部，犹记1930年丙寅医学社编辑之《医学周刊集·第三卷》短评一则云：“前天曾读过一篇美国人所著的中国医学通论，他说中国是文明最早的国家，最奇怪的事，是欧美人没来之前，竟没有医院类似的组织。”当时的医学界亦信以为然，现在回想起来，愈是增加我对资本主义国家蔑视中国的痛恨。

十、对外国医药文化的吸收

中华民族的文化随着各时代的历史环境不断地与外民族接触的结果，也吸收了不少的外来文化，祖国的医学亦复如是。东汉以后，如与释迦同时的印度名外科学家妙闻，六朝（222 — 589）以来，他的医术典籍便有多种经过翻译传到中国，有人说华佗的外科卓绝，可能是颇受到他的影响。其次为第3世纪的龙树菩萨，精于眼科，他的眼科学很早就传到中国来了，叫作《龙树眼论》，连白居易诗中也写出“案上漫铺龙树论，盒中空捻决明丸”的句子，便见到他的学术在中国流行的情况。这些印度医学都是通过佛学流传到中国来的，但要知道隋唐时期（589 — 907）中国的道教和外来的佛教是相互矛盾的，经常在进行激烈的斗争，而以道士知医的两个代表人物陶弘景（452 — 536）和孙思邈都受到了许多佛学思想的影响，如陶弘景编《肘后方》名为《肘后百一方》，他的理由便在序里明白引用佛经“人用四大成身，一大辄有一百一病”的两句话，可见当时陶氏医学的成就，是曾吸收了印度医学的知识的。孙思邈（581 — 682）著的《千金要方》，他在《千金要方·卷一·论诊候第四》云：“经说：地水风火，和合成人，凡人火气不调，举身蒸热，风气不调，全身僵直，诸毛孔闭塞，水气不调，身体浮肿，气满喘粗，土气不调，四肢不举，言无声音，火去则身冷，风止则气绝，水竭则无血，土散则身裂。然愚医不思脉道，反治其病，使脏中五行，共相克切，如火炽然，重加其油，不可不慎，凡四气合德，四神安和，一气不调，百病一生，四神动作，四百四病同时俱发。又云：一百一病，不治自愈；一百一病，须治而愈；一百一病，虽治难愈；一百一病，真死不治。”同时印度医学在7世纪以前为气、胆、痰三原质（三体液）说，亚历山大在公元前4世纪侵入印度，便将希腊的地水风火四原质说、黑胆黄胆血液黏液四体液说的医学带到了印度，而印度医学传入中国，是公元后的事，因此亦可以说希腊医学也间接地到了中国。13世纪末，蒙古人占领了欧亚两洲的大部分，统治者在北京设立回回医院，翻译阿拉伯医学的《回回药方》，以后齐德之（1335）的《外科精义》，危亦林（1337）的《世医得效方》等，都吸收了一些阿拉伯的医学在里面，经过了吸收和消化，便一变而为自己的医学。在文献上并没有见到当时有印度医和唐医的区分，也没有阿拉伯医和元医的对立。在纪元前126年（汉武帝）到1459年（明宪宗成化）这段时期，都有很多外国药物不断的由印度波斯等地输入中国。如苜蓿、胡桃、胡荽、蒜、胡麻、石榴、指甲花、郁金、没石子、砂糖、无漏子、甜菜、莴苣、无花果、水仙、西瓜、胡芦巴、安息香、没药、苏合香、芦荟、毕澄茄、补骨脂、胡黄连、独活、木香、荜拨、肉豆蔻、阿魏、番木鳖等不下三百余药，都是由国外来的，并非中国原产，然而一直到现在，也没有把这些药认作印度药、波斯药，而和中国药对立起来，实际都把这些药变成中药了。这些事例说明，我们的祖先善于吸收外来文化，并加以变革制作，纳入自己的文化范围。据此历史经验，祖国旧有医学在建设社会主义社会的优越社会制度下，满有信心将会与现代科学医学融汇贯通，而为一个不再有中西之分的新中国医学出现。

关于医药起源传说的认识

（原载《江西中医药》1955年第11期）

劳动创造了一切财富，包括文化方面的财富在内。在从猿到人的过程中，由于劳动，使猿能直立而进化为人；由于直立，人类的喉部发达了，有了语言的使用；有了语言，人类就可以沟通思想，所有生活当中的经验，因而得到保存并传播，也就有了多种文化的积累。人类的一切财富，都是由于劳动创造出来的。劳动改造了自然，劳动改造了人类本身。

“劳动创造了世界”这个真理，是首次被恩格斯所明确提出来的。医药的起源，也不例外。王克锦氏在这方面有很好的说明：“医学跳不出一般自然科学的领域，也是人类在生产过程中经验的总和，因此生产劳动对于医学的发展有决定意义。在几百万年以前，人类的祖先由于劳动使手专门化以后，对于征服自然日有进步，眼界已渐扩大，在采食植物过程中，不断发现某些草根树皮对疾病有治疗作用。人是社会性的动物，在社会生活中共同协作，发展了发音器官，日久形成语言，‘有声的语言，在人类历史上是帮助人从动物界划分出来，结合成社会，发展自己的思维，组织社会生产，与自然力量作胜利的斗争，并达到我们现在所有的进步力量之一’（斯大林：马克思主义与语言学问题，真理出版社 1950 年版）。在原始共产主义社会里，环境迫着人类赶快解决客观现实生老病死诸问题，致将经验上治病的植物（药物）互相传达应用，以后有了文字记录起来，在中国传说为神农氏尝百草以建立中药本草，在古希腊是以半人半马手执巨蛇的为救众生的医神，名阿斯克勒晋。从这一类神话中可以看出当时医学的萌芽。人类创造工具，生产发达到猎兽食肉，加速了人类的进化，改造了消化器官，发展了人体内日趋繁杂的要素，尤其脑的发达极快，习惯了各种食物及气候，切身体会出致病的原因，织衣建屋预防疾病，以后生产力进步，有了冶金、陶器、造船等工业，发展了文化，医学也因记录积累而独立化。”（论医学的发展，中华医史杂志 252 页，1953 年 12 月北京版）王克锦这段话指明：医药的产生是和劳动分不开的，医药的产生有着实用的目的，为的是预防疾病，适应环境，增进健康；医药文化的发展原始于不断的经验积累，这是医药文化发展的必然过程。

我国古代人民对于医药起源的传说，正如《搜神记》中所说："神农以赭鞭鞭百草，尽知其毒及寒温气味所生。""赭鞭"是石器工具之一，就是以赭石来做的采药工具。《山海经》中说："高氏之山，有石如玉，可以为针。"《汉书艺文志》中说："石为砭石，即石针也，古者攻病则有砭。"这些说明了劳动创造了医疗工具，丰富了医学内容。

于此我们知道，不但医药起源于劳动，是劳动人民所创造，即使是从发展上看，也往往是先有民间劳动人民的创造，广泛地在群众中实践着，然后逐渐转入医学家之手，经过一番提炼和实践变为系统的知识，并因民间医药不断发现的刺激而逐步提高。如"医"字据《说文》云："巫彭初作毉"，所以从"巫"。而《山海经》里的"巫彭""巫抵""巫阳""巫履""巫凡""巫相"等，都是古代的巫而兼医者。即是说，原始的医药的知识已被巫祝所掌握和加工，并有了一定的进步。后来夏禹时，仪狄发明了酿酒，酒有麻醉镇痛作用，便刺激了当时的巫医，医疗上常利用酒醴，于是"医"字又一变而从"酒"（酉，古通酒，而《前汉书·食货志》云："酒，百药之长”）。因此，我们应该重视民间医药，并应该用劳动人民的观点去认识过去有关医药起源的各种传说。以下试举数例加以说明。

“太古之初，人吮露精，食草木实，穴居野处，山居则食鸟兽，衣其羽皮，饮血茹毛，近水则食鱼鳖螺蛤，未有火化，腥臊多害肠胃。于是圣人造作钻燧出火，教民熟食，民人大悦，号曰燧人。”（谯周《古史考》）“民食果蔬蚌蛤，腥臊恶臭，而伤害肠胃。民多疾病，有圣人作，钻燧取火，以化腥臊，而民悦之，使王天下，号之曰燧人氏。”（韩非子《五蠹篇》）

这种神话式的传说，与一般社会进化规律是符合的，因为人们由采集生活进到渔猎生活，生吃蚌蛤虫鱼，腥臊气恶，一定会多害胃肠病。发明了“钻木取火”以后，开始知道熟食，而预防了许多胃肠病，这是很自然的事，是人类生活上的一大进步。至于取火的伟大发明，是否真有“燧人氏”这样的大圣人呢？这就未必尽然。范文澜说：“古书凡记载大发明，都称为圣人，所谓某氏某人，实际上是说某些发明，正表示人类进化的某些阶段。”（《中国通史简编》）“历史家称这时期为蒙昧时代的中期。这时蒙古高原的自然环境并没有什么改变，不过因为人类劳动生产之发展与火的应用，发达了人类自身机构，因而提高了人类对自然环境的适应性，从而他们便扩大对自然的占领”。（翦伯赞《中国史纲》）

同时我们要知道火在自然界中，很早就已经存在了，动物尸体中的磷、空气中的电、地壳中的火喷，无一不是火种。《淮南子》中说：“往古之世，火爁炎而不灭。”由此可以想见。不过必须要人类社会经济达到一定的高度，“火”才能被人类所利用，犹如天空中的电，一直到最近几十年才被人类利用，是同样的理由。因此，对于我们这一时代的人来说，如果以为燧人氏真是个大圣人，而不把他看作是人类生活进化的某一阶段，这是错误的。

《帝王世纪》中说：“伏羲画八卦，所以六气六府，五藏五行，阴阳四时，水火升降，得以有象，百病之理，得以有类，乃尝百药而制九针，以拯夭枉焉。”历史上所谓的“伏羲”氏时代，就是中国的上期旧石器开化时期，这时期最值得大书特书的，是有孔的骨针之出现，因而这时能制造治病的“九针”是很可能的。这时继燧人氏之后，“火”当然是不成问题，从出土的山顶洞文化中发现，有三个大鱼骨，六个较小的鱼尾脊骨，三个海贝和许多淡水贝碎片，证明了当时已有发达的渔业。这些文化的进步，可能是“水火升降，得已有象”传说的由来。伏羲氏时代，冰河已经退去了，太阳渐渐带给蒙古高原以温暖的气候，这正是地质学所谓后冰期的时代，宇宙间“阴阳四时”的划分，当然亦更显明了。“八卦”的“卦”字，通“掛”，有人说就是悬挂八根绳索以记事的方法；现代历史学家认为这时既有“有孔骨针”出现，是当时人类已经知道缝制皮革和编制网罟（鱼器）的证据；将两者合起来看，最原始的所谓“八卦”，无非就是“结绳记事”和“结网捕鱼”的推测（当然以后又不断充实了其内容），若真以为是洞晓天微地奥的八卦，这种神话就离开历史事实太远了。惟这时还谈不上“五行”，因为这时还不可能有铜铁的出现。

《淮南子》中说：“古者，民茹草饮水，采树木之实，食蠃蛖之肉，时多疾病毒伤之害。于是神农乃始教民播种五谷，相土地之宜燥湿肥硗高下，尝百草之滋味，水泉之甘苦，令民知所辟就。当此之时，一日而遇七十毒。”（《淮南子·卷十九·修务训》）

刘恕说：“民有疾病，未知药石，炎帝始味草木之滋。尝一日而遇十二毒，神而化之，遂作方书，以疗民疾，而医道立矣。”（《通鉴外记》）

《帝王世纪》说：“黄帝岐伯尝味百草，定本草经。”“神农黄帝”时代，是中国下期新石器时代，是由采集渔猎经济转化到农业畜牧的经济时代，尤其是以农业生产为其特征。所以《易·系辞》中说：“神农氏作，断木为耜，揉木为耒，耒耨之利，以教天下。”《周书》中也说：“神农为耜钽耨，以凿草莽，然后五谷兴，以助蓏实。”有了这样多的农作工具，不仅便利了种植而“五谷兴”，同时采集瓜果皮实亦便利多了，这些都是能大量发现植物药的有利条件。

翦伯赞氏说：“医药的进步，毫无疑义是农业发达的结果。因为跟着农业的发达，人类对于植物的性质，获得更多的知识。在长期的经验中，人类在不断的尝试中，知道某种植物可医治某病，因而有不少的植物被引用为药物。”（《中国史纲·卷三》）由此可知，所谓“一日遇七十毒”或“十二毒”，无非是若干劳动者尝试药物的必然过程，世间是不会有毒不死的“神农”圣人出现的。

古代人民对于医药起源的传说，是古代人民对当时现实生活的概括并加以想象而流传下来的，其精神基本上是现实主义的，只是我们不能片面地、抱残守缺地夸大那几个圣人的作用，而忽略了历史上广大劳动人民的功绩，甚至提出几个圣人来取劳动人民的功绩而代之。如果这样，就是对于历史的曲解，是应该受到批判的。

春秋战国时代的医学观念

（原载《浙江中医杂志》1958 年第 2 期）

一、春秋战国的史实

公元前 770 年，周族向东发展的时候，西方的戎部落逐渐强大，周幽王时期的政治腐败，戎部落就乘机打了进来。周幽王被戎人杀了，他的儿子平王向东迁都到洛邑。周平王东迁洛邑以后的时期，称为“东周”，此时周朝逐渐衰落，先后出现了诸侯争霸和七强混战的局面，这个时候，历史上称为“春秋战国”时期。大体上说，春秋时代将近 300 年（公元前 770 —公元前 403），战国时代将近 200 年（公元前 403 —公元前 222）。

春秋战国时期的社会情况是怎样的呢？一是，生产力空前的提高了，春秋时代虽然已经发明了用“铁”（“铁”字始见是《诗经·秦风》中的“铁驷”），但大量的熔铸和使用是在战国时期。二是，商业发达了，郑国弦高是春秋时的大商人，吕不韦是战国时有着一万多奴隶的大珠宝商，同时他还以商人的势力操纵了秦国的政权。三是，大都市兴起了，像齐国的首都临淄就有七万户居民，故曰“车毂击，人肩摩，举袂成幕，挥汗成雨”，其他像洛阳、郢、邯郸、大梁，大概也差不多。四是，土地的私有制逐渐建立了，鲁国在春秋时已经出现“初税亩”（公元前 549），其他国家则大半在战国时也都走上了这条道路。五是，阶级矛盾较前更加深了，一方面有佣耕的人，像陈涉，一方面有大地主并且经营高利贷的人，像孟尝君就是靠残酷的剥削而养食客三千，由于社会的不平等，所以有了“民恶其上”“盗憎主人”那样的反抗，也有“杀盗非杀人”那样的镇压，更有像传说中盗跖一类规模较大的起义。六是，由于阶级的演变，出现了“士”这个阶层，他们成为相当广大的政客群，也是官僚的后备军。七是，由于物质条件的逐渐丰富，战争的规模较前增大了，一个战争可以动员到几十万人。八是，为了适应社会急遽的变化，各国都经历着变法的过程，如公元前383年楚国的吴起变法，公元前359年秦国的商鞅变法，这些变法的主要意义是废除了井田公社制度，这也就意味着连带的其他上层建筑的变革。

由于以上社会生产力的发展，以及因此而引出之社会的变化，于是建筑于其上的意识形态也跟着发生了变化。主要反映在春秋时五霸的继起，天子卑微的局面出现，于是对帝王的信仰发生了问题，过去的天道观念也因而动摇。降至战国时代，七雄并峙，天子已降为诸侯的附庸，因而在诸侯的心目中，早已没有天或上帝了。但这天道观的动摇，并不即是神权政治的消灭，相反，随着诸侯权力的扩张，各个封区都有独立的地方神，如楚祀祝融、鬻熊，杞、鄫祀相，沈、姒、蓐、黄祀台骀，所以鬼神迷信在这时候是很盛行的。这时有代表性的几个学派，如儒家、墨家、阴阳家等，无一不崇拜鬼神，而谈论鬼神的理论，当然也不离阴阳五行，尤其当时的洪范大法和邹衍的“阴阳主运说”很盛行。洪范以水、火、木、金、土五行为施行政治的根据，如“水不润下”“火不炎上”“木不曲直”“金不从革”“土不稼穑”等便为灾异，这些灾异的发生，就是由于阴阳的运行失掉了秩序。阴阳运行怎样会失掉秩序呢？这是由于“人主不修德”的缘故。这样的学说大大影响了当时的医学。

二、主要的医学观念

春秋战国时，疾病的鉴别知识已有显然的进步。如《韩诗外传》中的十二疾，为痿、厥、逆、胀、满、支、膈、盲、烦、喘、痹、风；《释名》所载的疾病有55种。这些疾病是怎样发生的呢？《管子》说：“忧郁生疾，疾困而死。”这里指出疾病是人体内在的变化，是忧郁所致，似乎是说机体的高级神经系统失调便会发生疾病。

春秋战国时有位名医叫作医和，他在治疗晋侯的病时《左传·昭公元年》中这样记载：“晋侯求医于秦，秦伯使医和视之。曰：疾不可为也，是谓‘近女室，疾如蛊，非鬼非食，惑以丧志，良臣将死，天命不祐’。公曰：女不可近乎？对曰：节之，先王之乐，所以节百事也，故有五节；迟速本末以相及，中声以降，五降之后，不容弹矣。于是乎有烦手淫声，慆堙心耳，万忘平和，君子弗听也。物亦如之，至于烦，乃舍也已，无以生疾。君子之近琴瑟，以仪节也，非慆心也。天有六气，降生五味，发为五色，征为五声，淫生六疾。六气曰阴、阳、风、雨、晦、明也，分为四时，序为五节，过则为菑。阴淫寒疾，阳淫热疾，风淫末疾，雨淫腹疾，晦淫惑疾，明淫心疾。女阳物而晦时，淫则生内热惑蛊之疾。今君不节不时，能无及此乎？”医和的理论是，凡事均不宜太过（包括内在的和外在的），太过便要发生疾病，太过就叫作“淫”，中医学所谓的“六淫”就是从这里开始的。但是并不是中医学现在认为的“风、寒、暑、湿、燥、火”六淫，而是“阴、阳、风、雨、晦、明”。

在公元前 714 —公元前 310 年期间，直隶方面有个名医，姓秦名越人，又叫扁鹊，他在诊断虢太子的病时说：“若太子病，所谓‘尸厥’者也。夫以阳入阴中，动胃缠缘，中经维络，别下于三焦、膀胱，是以阳脉下遂，阴脉上争，会气闭而不通，阴上而阳内行，下内鼓而不起，上外绝而不为使，上有绝阳之络，下有破阴之纽，破阴绝阳，色废脉乱，故形静如死状。太子未死也。夫以阳入阴支兰藏者生，以阴入阳支兰藏者死。凡此数事，皆五藏蹷中之时暴作也。良工取之，拙者疑殆。”（《史记·扁鹊仓公列传》）扁鹊的理论，也就是医和“六淫”的发展，而且更提出“阴阳”来强调机体的平衡性，“阴”或“阳”两方面“太过”或“不及”都是招致疾病的主要原因。因此，在他“六不治”的条件中，便明确地提出“阴阳并藏气不足，四不治也”的主张。

前面已经讲过，春秋战国时候鬼神的观念仍是相当浓厚的，一般害了病都认为是鬼神在作祟，如《论语》中说“孔子有疾，子路请祷”，就是晋侯害了病也还是认为是鬼神在作怪。如《左传·昭公元年》中记载：“晋侯有疾，郑伯使公孙侨如晋聘，且问疾。叔向问焉，曰：寡君之疾病，卜人曰‘实沈、台骀为祟’，史莫知之，敢问此何神也？”由此看出，当时的医生竭力反对鬼神之说，而注重机体内在和外在的关系变化，这是春秋战国时候医学的很大进步。《列子》里有这样一个故事：“杨朱之友曰季梁。季梁得疾，七日大渐。其子环而泣之，请医。季梁谓杨朱曰：吾子不肖如此之甚，汝奚不为我歌以晓之。杨朱歌曰：天其弗识，人胡能觉？匪祐自天，弗孽由人。我乎汝乎！其弗知乎！医乎巫乎！其知之乎？其子弗晓，终谒三医，一曰矫氏、二曰俞氏、三曰卢氏，诊其所疾。矫氏谓季梁曰：汝寒温不节，虚实失度，病由饥饱色欲，精虑烦散，非天非鬼，虽渐，可攻也。季梁曰：众医也，亟屏之。俞氏曰：汝始则胎气不足，乳湩有余，病非一朝一夕之故，其所由来渐矣，弗可已也。季梁曰：良医也，且食之。卢氏曰：汝疾不由天，亦不由人，亦不由鬼，禀生受形，既有制之者矣，亦有知之者矣，药不其如汝何？季梁曰：神医也，重贶遣之。”（《列子·力命第六》）

从以上故事可以看出三个问题：第一，有两个医生提到“非天非鬼”的话，可见鬼神致病的观念在当时确是浓厚的，而当时的医生是反对鬼神的；第二，病人是主张“宿命论”的，只有末后一个医生同情他（可能是迎合他的心理）；第三，有两个医生都是从机体的生理变化来观察疾病，这和医和、扁鹊基本是一致的。

又如：“晋侯梦大厉，披发及地，搏膺而踊，曰：杀余孙，不义，余得请子帝矣。坏大门及寝门而入。公惧，入于室，又坏户。公觉，召桑田巫，巫言如梦。公曰：何如？曰：不食新矣。公疾病，求医于秦，秦伯使医缓为之。未至，公梦疾为二竖子，曰：彼良医也，惧伤我，焉逃之？其一曰：居肓之上，膏之下，若我何（心上曰膏，心下曰肓）？医至，曰：疾不可为也，在肓之上膏之下，攻之不可，达之不及，药不治焉，不可为也！公曰：良医也，厚为之礼而归之。”（《左传·成公十年》）

医缓为什么说晋侯之疾不可为呢？第一，他认为景公（晋侯）害的是“心病”，即是说主要是心理上有问题，“肓之上膏之下”，说明病在“心”，中医学对“脑”的作用是从“心”来认识的。第二，景公信巫不信医，先被桑田巫“不食新矣”一句话吓着了，增加了病的严重性，所以医缓很愤激地说“药不治焉”！这也充分反映当时的医药观念是很实际的，是反鬼神论的。由于医药的务实性，因而治疗也很注重经验。如《礼记》中说“医不三世，不服其药”，也就是注重经验的意思。

《孔丛子》中有下列故事的记载：“宰我使于齐，反见夫子曰：‘梁邱据遇虺毒，三旬而后瘳，朝齐君，会大夫众宾而庆焉，弟子与在宾列。大夫众宾并复献攻瘳之方。弟子谓之曰：夫所以献方将为病也，今梁丘已瘳矣，而诸夫子乃复献方，方将安施？意欲梁邱大夫复有虺害当用之乎？众坐默然无辞，弟子此言何如？’孔子曰：‘汝说非也。夫三折股而后为良医，梁邱子遇虺毒而获瘳，虑有与之同疾者必问所以已之之方焉，众人为此，故各言其方，欲售之以已人之疾也。凡言其方者，称其良也，且以参据所以已之之方之优劣耳。’”这是向群众征求经验，是主张通过交流经验来提高临床的疗效。

三、预防医学的开展

预防医学思想在中国是很早就有了。如《周易》中说：“君子思患而预防之。”（《周易·既济》）只是在古文献中还没有见到大规模开展的记载，惟在春秋战国时代，“预防”工作几乎成了经常的运动。

首先是发展周族“改火”的方式来做防疫，如《周礼》中说：“掌行火之令，四时变国火以救时疾。”（《周礼·夏官》）孙诒让的《正义》中说：“时气太盛，则人感而为疾，故以异木为燧，而变国中公私炊爨之火，以调救之。”所以，《论语》中也有“钻燧改火”的记载（《论语·阳货》）。刘恭冕的《正义》说：“盖四时之火，各有所宜，若春用榆柳，夏仍用榆柳便有毒，人易生疾，故须改火以去兹毒，即是以救疾也。”这说明，“改火”的意义在于驱除疫疠，保护健康，防止疾病。

“改火”的方法怎么样呢？皇侃说：“改火之木，随五行之色而变也，榆柳色青，春是木，木色青，故春用榆柳也。枣杏色赤，夏是火，火色赤，故夏用枣杏也。桑柘色黄，季夏是土，土色黄，故季夏用桑柘也。柞楢色白，秋是金，金色白，故秋用柞楢也。槐檀色黑，冬是水，水色黑，故冬用槐檀也。所以一年必改火者，人若依时而食其火，则得气又宜，令人无灾厉也。”（《论语集解义疏·阳货》）

改火防疫这一习惯（或许是一种制度），在当时民间是普遍存在的。在改火的同时，他们也提倡“泄井”“易水”的防疫运动。《管子·禁藏》中说：“当春三月，萩室熯造，钻燧易火，杼井易水，所以去兹毒也。”《管子·轻重己》中又云：“以冬至日始，数四十六日，冬尽而春始……教民樵室钻燧，墐灶泄井，所以寿民也。”“水”对传染病的传播关系是十分密切的，泄井、易水，清洁水源，比改火的意义还要大，在防疫上是有积极作用的。

“傩”，也是当时的防疫运动之一。《论语·乡党第十》中说：“乡人傩，朝服而立于阼阶。”这是借宗教形式来举行的防疫活动。“傩”究竟是怎样的仪式呢？据《吕氏春秋》高诱注说道："周礼方相氏掌蒙熊皮，黄金四目，玄衣朱裳，执戈扬楯，率百隶而时难（即"傩"字）以索室驱疫鬼，此之谓也。""蒙熊皮"是指用熊皮作帽；"黄金四目"，孙诒让在《正义》中说：是铸黄金作假面具，为目者四，特意作可惊怪的形状，来吓疠疫的鬼。这种"傩"的方式，据《月令》记载，一年要举行三次，即季春三月，仲秋八月，季冬十二月。季春国傩，郑康成注说："此难，难阴气也，阴寒至此不止，害将及人。"仲秋天子万难，郑康成注说："此难，难阳气也，阳暑至此不衰，害将及人。"季冬大难，郑康成注："此难，难阴气也……为疠鬼将随强阴出害人也。"《吕氏春秋》的季春、仲秋、季冬的三个"难"字，都作"傩"，《淮南子》则训也是作"傩"。高诱注《吕氏春秋·季春纪》中"国人傩"时说："以禳木气，尽之。"注《吕氏春秋·仲秋纪》"天子傩"时说："傩以止之也，以通达秋气，使不壅闭。"注《吕氏春秋·季冬纪》"大傩"时说："逐尽阴气，为阳道也。"高诱在注《淮南子》时说："今之逐阴驱疫，为阳导也。"无论其认为是"阴气"还是"阳气"还是"厉鬼"，其为防疫的意义则一。

同时《左传·襄公十七年》中说："十一月甲午，国人逐瘈狗，瘈狗入于华臣氏，国人从之。"这种捕杀狂犬的活动，在预防医学上尤其有积极意义。

四、五行说渗入医学

"五行"本是殷人最朴素的唯物观念，是人们所常见到的五种物质。《尚书大传》说："武王伐纣，至于商郊，停止宿夜，士卒皆欢乐以达旦，前歌后舞，假于上下。咸曰：孜孜无怠，水火者百姓之所饮食也，金木者百姓之所兴生也，土者万物之所资生，是为人用。"人们打了胜仗，一面歌唱，一面舞蹈，唱出"努力呀，水、火、金、木是咱们老百姓所赖以生活的，土为万物所资生，并为咱们老百姓所使用"的歌。这一真理性的认识，完全是人们从生活中体会出来的，丝毫不带神秘的色彩。到了春秋战国时候，这朴素的唯物观念被保留下来了。如《左传·昭公二十五年》中说："因地之性，生其六气，用其五行。"《国语·鲁语》中说："地之五行，所以生殖也。"《国语·郑语》中说："以土与金木水火，杂以成百物。"其意义也只是说人们的生活不是王公大人所给予的，而是由构成宇宙的五种物质元素所繁殖的。

民间对五行说普遍认可，“子思”认为这样对统治者不利，于是他便一面承认这五种物质元素的说法，另一面便以之附会到人事、政治和迷信的各方面去。首先他便提出“中庸之道”来庸化之。例如他认为，在人们的行为方面，“貌”要恭，“言”要从，“视”要明，“听”要聪，“思”要敏，这就是“五事”，这样就符合了“聪明睿知”的条件，就能“享用五福”，得寿、得富、得康宁、得趋善道，并得毫无痛苦的死；而在自然方面，就会降以吉兆，寒暑适宜，风调雨顺；反之，行为不能做到貌恭、言从、视明、听聪、思敏，那就是“反中庸之道”，便会受到生病、愁苦、贫穷、报应、忧郁、凄怆以死的“六极”处分，这时上天也要降以凶兆，寒暑不时，风狂雨暴等等。这样“子思”把五行附会到五事，再以之附会到具有赏罚功用的五福、六极等方面。这样一则是把唯物的五行说加之唯心的东西，另一则是在制止“愚而好自用，贱而好自专”，甚至“小人行险以徼（求也）幸”的情势之发展。换句话说，也就是想藉这种折衷主义来泯灭社会的矛盾而使之均衡。

到了邹衍的时候，他承孔、墨私学之后，百家朋兴之时，一方面氏族贵族衰落，而统治者不学无术、淫侈无度，再加吞并战乱危机日益迫切，世主们朝夕不安。如《史记·天官书》中所说：“天子微，诸侯力政，五伯代兴，更为命主，自是之后，众暴寡，大并小。秦、楚、吴、越，夷狄也，为疆伯。田氏篡齐，三家分晋，并为战国。争于攻取，兵革更起，城邑数屠。因以饥馑、疾疫、焦苦，臣主共忧患，其察禨祥，候星气尤急。”“察禨祥，候星气”既是急需，又适逢“畴人子弟分散……禨祥废而不统”（《史记·历书》）的时候，于是邹衍便大唱其“五德终始说”，来给人们安魂定魄。如《史记·历书》中说：“是时，独有邹衍明于五德之传，而散消息之分，以显诸侯。”邹衍就是这样一个投机者。

那么“五德终始”的内容究竟怎样的呢？《七略》说：“邹子有终始五德，从所不胜，土德后木德继之，金德次之，火德次之，水德次之。”（李善注《昭明文选·卷六·魏都赋》“察五德之所位”注引）《史记·封禅书》又载：“自齐威、宣之时，驺（同邹）子之徒论著终始五德之运。”如淳解说道：“今其书有五德终始，五德各以所胜为行，秦谓周为火德，灭火者水，故自谓之水德。”（裴骃《史记集解》）《史记·封禅书》又说：“驺衍以阴阳主运显于诸侯。”如淳解说道：“今其书有主运，五行相次，转用事，随方面为服。”（裴骃《史记集解》）玉函山房辑佚书《邹子·一卷》中说：“凡帝王之将与也，天必先见祥乎下民；黄帝之时，天先见大螾大蝼，黄帝曰土气胜，故见其色尚黄，其事则土。及禹之时，天先见草木秋冬不杀，禹曰木气胜，木气胜，故其色尚青，其事则木。及汤之时，天先见金刃生于水，汤曰金气胜，故其色尚白，其事则金。及文王之时，天先见火赤乌衔丹书，集于周社，文王曰火气胜，故其色尚赤，其事则火，代火者必将水，天且先见水气胜，故其色尚黑，其事则水，水气至而不知，数备，将徙乎土。”五行相生相克的意义就是这样附会来的，当然这比“子思”的说法进了一步。

同时，《史记·封禅书》中记载：“自齐威、宣之时，驺子之徒论著终始五德之运，及秦帝而齐人奏之，故始皇采用之。而宋毋忌、正伯侨、充尚、羡门高，最后皆燕人，为方仙道，形解销化，依于鬼神之事。驺衍以阴阳主运显于诸侯，而燕齐海上之方士传其术不能通，然则怪迂阿谀苟合之徒自此兴，不可胜数也。自威、宣、燕昭使人入海，求蓬莱、方丈、瀛洲，此三神山者，其传在勃海中，去人不远。患且至，则船风引而去。盖尝有至者，诸仙人及不死之药皆在焉。”看了太史公的这一段记述，战国时遣人入海求三神山奇药之事，独有齐、燕之王，而方士也独为齐、燕之士，邹衍却先居齐后去齐居燕，因此齐燕的方士求药采药，终而至于自己炼药，难道不是由于邹衍五行之术的发展么？而且《汉书·楚元王传》（元孙刘向传）中有“邹衍重道延命方”的记载，很可能尽《神农本草经》里那些“轻身”“益气”“不老”“延年”等词句，也和邹衍有分不开的关系。

此后“五行”便随时在医药文献中出现了，也为两汉“阴阳学说”“五行学说”起了先导作用。但这里我们要重复一句，“五行”并不是中医学的原始产物。

五、简短的结论

春秋战国时期，封建经济发展了一大步，政治也有很大的变革，贵族领主逐渐衰落，地主阶级抬头了，封建国家之间的争斗日益尖锐，斗争形势变化非常快。在这个基础上，各种思想的代表著作都在这时涌现出来，蔚成我国学术上非常光辉灿烂的局面。

尤其是儒家吸收了阴阳家的学说后，儒家代表人物之一的子思，为了维护封建统治阶级的利益，把殷人素朴的五行说加以人文化，接着邹衍之徒再加以“终始转移”的神秘化，从此中国医学的理论中便有了“五行生克”的方法；以医和、医缓、扁鹊等为代表的医学家们，坚持从人体与外在环境变化（阴、阳、风、雨、晦、明）的适应与否，来认识病理、生理变化，并以“阴阳学说”来强调机体的平衡性，并将其作为治疗的准则，竭力反对鬼神观念，注重经验的累积，这些都是这个时代医学的特色；同时这时期的预防医学亦有了开展，也是值得大书特书的。

河图洛书

（原载《北京中医学院学报》1960 年第 1 期）

在讨论阴阳五行的时候，往往都会牵涉到“河图洛书”的问题，诚如杨雄所说：“大易之始，河序龙马，洛出龟书。”（《核灵赋》）其意思即是说：易理是原始于河图洛书的。谈“阴阳”的无不始于“易”，而“易”又始于“河图洛书”，那么，讨论阴阳五行牵涉到河图洛书，便很可理解了。

“河图洛书”之说，出于《易传》，它说：“河出图，洛出书，圣人则之。”（《易传·系辞上》）颜师古注曰：“则，效也。”古之圣人如何效“河图洛书”呢?《汉书》说：“伏羲氏继天而王，受河图则而画之，八卦是也。禹治洪水，赐洛书而陈之，洪范是也，圣人行其道而宝其真。”（《汉书·五行志》）这无异乎说：八卦出自河图，洪范出自洛书。而八卦是阴阳演交的极则，洪范是五行生成的原始，则“河图洛书”与“阴阳”“五行”的关系，便不言而可知了。

自从有“河序龙马，洛出龟书”的传说后，许多人都以为真有龙马负图自河而出，灵龟负书自洛而出似的，“图”即为马体所生之旋毛所构成，“书”即为龟甲所坼的纹采所构成。这种附会是很难取信于人的。杭辛斋说：“龙马负图，乾龙坤马，即乾坤也。灵龟吐书，戴九履一，即坎离也。

后人不察，必求龙马以实之，泥龟形而拆之，不亦俱乎？”(《易楔·图书》)“乾坤”为先天之数，“坎离”为后天之数，“图”“书”即推数的公式。然则，所谓“河图”，即推先天数的公式；“洛书”，即推后天数的公式而已。其推数的内容究竟如何呢？宋以前则无所考，到了宋初陈希夷氏，始出龙图之数，邵康节因之，定“五十五”数为河图，“四十五”数为洛书。兹就河洛两推数公式的内容分述如次。

一、河　　图

杨雄说：“一与六共宗，二与七为朋，三与八成友，四与九同道，五与五相守。”（《太玄·玄图》）这是构成“河图”数的基本规律。

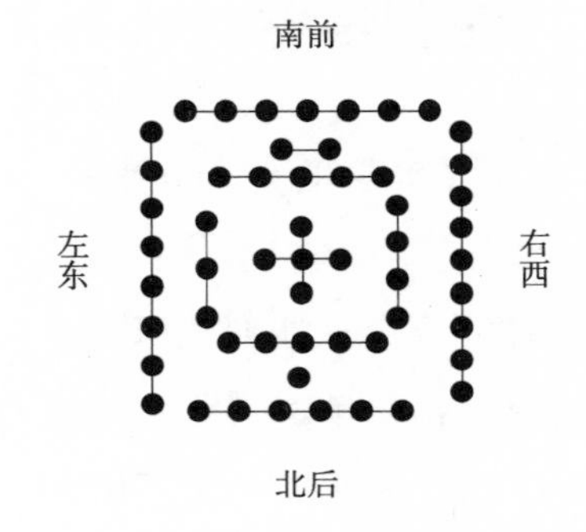

“十”数中，一、三、五、七、九为奇数，属阳；二、四、六、八、十为偶数，属阴。“一”与“六”，一阴一阳在下方，是为“一与六共宗”；“二”与“七”，一阴一阳在上方，是为“二与七为朋”。“三”数与“八”数一阴一阳在“左”方，是为“三与八成友”；“四”与“九”一阴一阳在右方，是为“四与九同道”；“五”与“十”，一阴一阳在中央，是为“五与五相守”。本来是“五”与“十”相守，如何言“五”与“五”呢？“五”与“五”即为“十”，《太玄》讲“九”数，故置“十”不言，且数整于“九”，至“十”则复为“一”，“十”为数之盈虚所在也。

河图五方之数既定，如何分析其数理呢？中央的“五”和“十”，为衍数的子母数，五为衍数之母，十为衍数之子也。“衍”即蔓衍无极，变化无穷之谓，《易传·系辞》云：“大衍之数五、十”，即同此义。四方的数叫作“四象”数，一、二、三、四四个数，为四象之“位”；六、七、八、九四个数，为四象之“数”。六数为老阴数，九数为老阳数；八数为少阴数，七数为少阳数，《易璇玑·六九定名篇》所谓“二老位于西北，二少位于东南”，即指此四象数而言。

阴阳分老、少，其含义如何呢？这是基于“阳顺”“阴逆”的道理而命名的。四象两阳数，两阴数，七、九为阳，六、八为阴；阳则从上而下，必须顺数，先七而后九，故七为少阳，九为老阳；阴则从下而上，必须逆数，先八而后六，故八为少阴，六为老阴也。

怎样推衍呢？先衍其四位数：在下的“一”与在右的“四”相加，适为“五”；在上的“二”与在左的“三”相加，又适为“五”；两个“五”加起来，二“五”得“十”，则相当于中央的衍数“五”“十”矣。再衍其四象数：以“四”乘下方的“六”，则为四六“二十四”，再以“六”相乘，则为六六“三十六”，“三十六”与“二十四”相加，适为“六十”；以“四”乘左方的“八”，则为四八“三十二”，再以“六”相乘，则为六八“四十八”，“三十二”与“四十八”相加，适为“八十”；以“四”乘上方的“七”，则为四七“二十八”，再以“六”相乘，则为六七“四十二”，“四十二”与“二十八”相加，适为“七十”；以“四”乘右方的“九”，则为四九“三十六”，再以“六”相乘，则为六九“五十四”，“五十四”与“三十六”相加，适为“九十”；各为其原数的十倍，而成中央衍子之数矣；复以在下的“六”与在右的“九”相加，适为“十五”；在上的“七”与在左的“八”相加，又适为“十五”；邵康节以“五十五”数为河图的道理，于此便很显明了。

又四方之数，何以必称为“象”呢？即《易传·系辞》所谓“天垂象，地成形”之“象”，亦即万物之形象也。“象”之中何以又分“位”和“数”呢？郑康成说：“布六于北方以象水，布八于东方以象木，布九于西方以象金，布七于南方以象火。”（《易楔·图书引》）

则“六”在下为北方，“七”在上为南方，“八”在左为东方，“九”在右为西方。如此，不仅四方之位因此而定，即五行之象，即因数而出。郑康成又说：“天地之气各有五（即《易传》所谓天一、地二、天三、地四、天五、地六、天七、地八、天九、地十）。五行之次：一曰水，天数也；二曰火，地数也；三曰木，天数也；四曰金，地数也；五曰土，天数也。此五者，阴无匹，阳无耦，故又合之地六为天一匹也，天七为地二耦也，地八为

天三匹也，天九为地四耦也，地十为天五匹也。”（《易楔·图书引》）

换言之，即天一生水，地六成之于北；地二生火，天七成之于南；天三生木，地八成之于东；地四生金，天九成之于西；天五生土，地十成之于中央。于此知道了河图之数，即天地阴阳生成五行之数也。一、二、三、四、五为五行的阴阳生数，六、七、八、九、十为五行的阴阳成数。天生地成，地生天成，阴阳五行，万象毕见。

五行于五方的象数生成，有什么依据呢？曰：数之所起，起于阴阳，阴阳往来，在于日道。以十二月阴阳，则一年六阴六阳，夏至“一阴”生，故以五月为“一阴”，六月为“二阴”，七月为“三阴”，八月为“四阴”，九月为“五阴”，十月为“六阴”，阴至此而极矣。冬至“一阳”生，故以十一月为“一阳”，十二月为“二阳”，一月为“三阳”，二月为“四阳”，三月为“五阳”，四月为“六阳”，阳亦至此而极矣。

明乎此，五行的生数，可得而说矣。十一月冬至日，南极阳来而阴往，冬属水由“一阳”初生，故以“一阳”数为水的生数；五月夏至日，北极阴进而阳退，夏属火，由“一阴”初生，“一阴”实即“二阴”，以“一”为阳之始数，“二”为阴之始数也，况火既生于阴，不应该为奇数，而应为偶数，故以六月的“二阴”数为火的生数；从冬至到夏至，当为阳气之渐来，一月属春木，正当三阳数，故以三阳数为木的生数；从夏至到冬至，当为阴气之渐进，八月属秋金，正当四阴数，故以四阴数为金的生数；土旺于四季，三月季春，六月季夏，九月季秋，十二月季冬，这四个季月，都为土的寄旺月，但以季春三月为首，而三月正当五阳之数，故以五阳数为土之生数，一水、二火、三木、四金、五土，生数之义，略尽于此。

至于六、七、八、九、十的成数，以水火木金四行均成于土数之五而然也。水数“一”，得土数“五”则为“六”，故以“六”为水之成数；火数“二”，得土数“五”则为“七”，故以“七”为火之成数；木数“三”，得土数“五”则为“八”，故以八为木之成数；金数“四”，得土数“五”则为“九”，故以“九”为金之成数；土数本“五”，再加“五”则为十，故以“十”为土之成数。于此并可以悟出《素问·六元正纪大论》云“土常以生”的道理了。

总之，河图的天地阴阳十数化生五行，一水居北，二火在南，三木居东，四金在西，五土位于中央。则显然看出一年阴阳变化，由北而东而南而中央而西而北，由水生木，木生火，火生土，土生金，金生水。难怪毛西河说："河图即天地生成数之图也。"

二、洛　　书

蔡元定说："九宫之数，戴九履一，左三右七，二四为肩，六八为足，五居中央，龟背之象也。"（《易楔·图书引》）

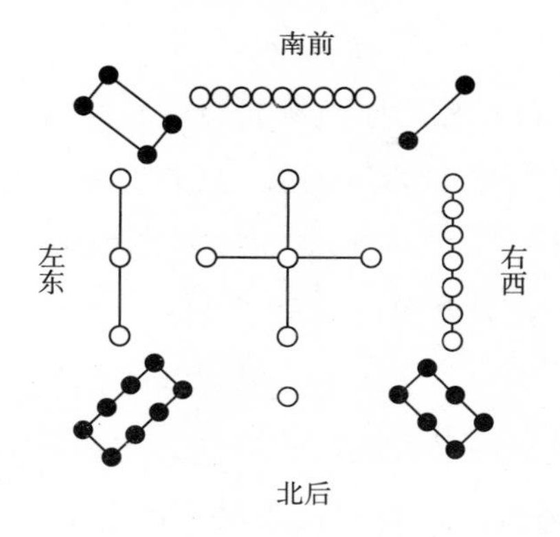

"九"数在上，"一"数在下，是为"戴九履一"；"三"数在左，"七"数在右，是为"左三右七"；"二"数在上方九数的右角，"四"数在上方九数的左角，是为"二四为肩"；"六"数在下方一数的右角，"八"数在下方一数的左角，是为"六八为足"；"五"数独居于四正四隅的中央，这就构成了洛书的基本规律。

如何分析洛书这数的规律呢？首先应该了解其一、二、三、四，和六、七、八、九的相合。"一"与"六"相含而为水，"二"与"七"相含而为火，"三"与"八"相含而为木，"四"与"九"相含而为金。因而从图上看出六数在一数的旁边，七数在二数的旁边，八数在三数的旁边，九数在四数的旁边；土的五数在中央而不显现十数，正含有一得五而成六，二得五而成七，三得五而成八，四得五而成九的道理。

其次应了解其为四正四隅，对待相生。在下方的"一"数，与在上方的"九"数相对，"一"为水而"九"为金；右下角的"六"数，与左上角的"四"数相对，"六"为水而"四"为金；便成"金"生"水"之数。右上角的"二"

数，与左下角的“八”数相对，“二”为火而“八”为木；在左方的“三”数，与在右方的“七”数相对，“七”为火而“三”为木；便成“木”生“火”之数。以“金木”而生“水火”，此后人所以有洛书为坎离数之说也。

其次应了解其无论纵横错综，均能化为“十五”数。一、六、八横于下共为“十五”，二、四、九直于上亦为“十五”，三、四、八竖于左适为“十五”，二、六、七竖于右仍为“十五”，三、五、七横划于中为“十五”，一、五、九竖立于中亦为“十五”，二、五、八斜插之为“十五”，四、五、六斜插之亦为“十五”。要之，四正四隅，无不为“十五”之数，此邵康节所以以“四十五”为洛书数也。

又其次应了解其五行相克之序。从北而西、而南、而东、而中央、而北观之，则下方和右下角“一”“六”之水，克右方和右上角“二”“七”之火，火克上方和左上角“四”“九”之金，金克左方和左下角“三”“八”之木，木克中央“五”土，土克下方和右下角“一”“六”之水。然则，洛书数即阴阳五行生克之数也。

尤有进者，河图数与洛书数的阴阳异同，亦不可不知。杭辛斋说：“洛书与河图相异，骤视之似一六与三八未易，而二七四九乃互易其方者，实则为一三五不动，一三五者，天阳之生数，不可动者也。《周易》乾用九，九即一三五之积数也，故易道扶阳而抑阴，非阳之有待于扶，而阴必处于抑也。天地阴阳之数，理本如是。论其体，阳生于阴；言其用，则阴统于阳。如河图之六合一，六合一为七，七阳也。二合七为九，九阳也，三合八为十一，一阳也。四合九为十三，三阳也。五合十为十五，五阳也。总数五十有五，亦阳也。洛书之对位，则皆阴也，一九合十，三七合十，二八合十，四六合十，总数四十，皆阴数也，而御之以中五，则纵横上下交错无不为十五，总数四十有五，皆阳数矣。洛书之位，一居于北，与河图同，此为万数之本，不可动摇，乾文言曰：确乎其不可拔者此也。”（《易楔·图书引》）

要而言之，河图之数，五十有五，故统计其全图计数之圈，亦为五十有五。洛书之数，四十有五，故统计其全图计数之圈，亦为四十有五，相合适为一百之数，万物万象，至微至大之数，均穷于此矣。本来天地之数，始于“一”而终于“九”，十百之数，则又见其“一”数之始生，因而天地之数是无穷无尽的。

附：《中国历史大辞典·洛书》（1711 页）：现代数学家认为，洛书、河图实是世界上最早的三阶幻方（也称“纵横图”），故有人视之为组合数学的萌芽。

4	9	2
3	5	7
8	1	6

《红楼梦》作者的医学修养

（1965 年 4 月）

今年是我国伟大作家曹雪芹的 200 周年忌辰，他留给我们一部不朽巨著《红楼梦》。曹雪芹用极高明的描写技巧和方法，揭露了 18 世纪腐朽的中国封建社会，把封建的婚姻制度、考试制度、奴婢制度，以及封建社会的道德与司法等等，都在其婉转和隐晦的字里行间，做了尽致的抨击。因此说《红楼梦》是曹雪芹反封建思想最具体的表现，他之所以伟大，《红楼梦》之所以成为不朽名著，即在于此。

《红楼梦》作者的文章诗才都是很高超的，红学家们已有不少的定论。就其对祖国医学的修养一端而论，也极有成就，绝非一般涉猎方书者之可以比拟，试就下列三方面略述如次。

一、《红楼梦》中的脉法

中医学的脉法具有较高深的理论，必须经过一定时间的实践体验才能有所领悟，所以有“读过王叔和，不如见证多”之说。

曹雪芹在这方面确乎有相当的造诣，尤其是描写贾珍儿妇秦可卿的病脉时最为出色。书中说：“左寸沉数，左关沉伏；右寸细而无力，右关虚而无神。其左寸沉数者，乃心气虚而生火；左关沉伏者，乃肝家气滞血亏；右寸细而无力者，乃肺经气分太虚；右关虚而无神者，乃脾土被肝木克制。心气虚而生火者，应现今经期不调、夜间不寐；肝家血亏气滞者，应胁下痛胀、月信过期、心中发热；肺经气分太虚者，头目不时眩晕、寅卯间必然自汗如坐舟中；脾土被肝木克制者，必定不思饮食、精神倦怠、四肢酸软。”（《红楼梦》第十回）

这番“平脉辨证”的分析，把旁边贴身服侍的婆子听得五体投地，佩服张太医“说得如神”。盖脉搏在沉部出现，多为脏腑内伤，“数”为有热，“伏”为气机阻滞，脉来无力是正气之衰，脉象细微为血虚之兆。因此，左寸脉沉而数，断为“心虚生火”，主病月经不调，这是心火不戢，血液流行失其正常之序所致；左关脉沉伏，断为“肝经气滞血虚”，而致两胁痛胀，因左关属肝，肝为藏血之脏，两胁为厥阴经脉之所分布，肝不藏血不能为三阴之枢，势必经脉气滞，而致两胁作痛或胀矣；右寸脉细而无力，断为“肺气虚损”，也即头目眩晕之所由，夫右寸为肺气之大会，脉细无力，则肺虚而清气不及于头，头目之清阳不足，眩晕必随之而作；右关脉细而无神，断为“脾土虚弱”，食少倦怠者，以右关为脾气之所主，脾虚不能健运，中气不充于周身，而见食少、身倦，更为必然之事。能对脉理病情，做出这样丝丝入扣的分析，不是学验俱富的人很难达到这个水平。

一次晴雯伤风未愈，给宝玉补雀裘，一夜劳神过度，脉现“虚浮微数”（原文误作“虚浮微缩”），王太医判断为“敢是吃多了饮食？不然就是劳了神思。”（《红楼梦》第五十三回）这般确切的分析，尤见功夫。据患者原有发热、头痛、鼻塞、声重等症状来分析，如脉来浮数则纯为外感无疑，但乃“虚浮微数”便兼有内伤了。盖“浮数”为有邪，“虚而微”则为正气耗损，一虚一实之辨，临证时最是关键，不容稍有含混。尽管这是书中的一个小节，但作者下笔竟精审到这般田地，益知其绝非记问之学。

“花为肠肚，雪作肌肤”的尤二姐，受孕三月以后，经不起王熙凤的折磨，病在床上。胡太医诊得“肝脉洪大”，是胎？是火？终是把握不住，竟胡乱用药，将一个已成形的男胎打了下来，以致血流不止，尤二姐昏迷过去。（《红楼梦》第六十九回）这一情节的描写，也非常深刻。

高阳生在《脉诀》中说：“肝为血兮肺为气，血旺气衰应有体，两手关脉大相应，已形亦在前通语。”尤二姐的“肝脉洪大”正是这种妊脉，怎奈胡君荣学无根底，把握不住，竟被尤二姐“恼气郁结”的病色吓倒了，错误地断为“瘀血凝结”，用出下瘀通经的虎狼药来，作者给这位太医按上个“胡”姓，其中大有“针砭”。一般诊妊娠的脉，不凭两寸部，便凭两尺部，而诊肝脉的颇为少见，而作者偏能从一般少用的脉法来描写，弥足见其学力之深。

林黛玉由于长时期的忧郁，竟因一场恶梦病倒在潇湘馆，症见失眠、头晕、痰血不已。王太医在脉案上写道：“六脉弦迟，素由积郁；左寸无力，心气已衰；关脉独洪，肝邪偏旺。木气不能疏达，势必上侵脾土，饮食无味，甚至胜所不胜，肺金定受其殃。”（《红楼梦》第八十三回）

肝气受病，脉多见弦，这是历试不爽的，弦而至数迟滞，便是气虚而郁积之证。惟左关肝脉独弦而洪大，乃郁甚而肝阳亢盛之象。从肝与肺的关系分析，肺金本是制约肝木的，但是肝中挟有相火，肝阳亢盛往往火藉风威，反而灼烁肺气，咳痰咯血诸症由之而作，这就是王太医所说“胜所不胜”的道理；再从肝与脾的关系分析，脾土本是肝木所制约之脏，凭其亢盛之气，必然越发克制脾土，而致饮食无味或不思饮食。此脉案寥寥数语，道出极其复杂的病变机制，亦指出了林黛玉所病之关键。虽着墨无多，而析理甚精，非有“三折肱之术”者，不能道此只字。

二、《红楼梦》中的辨治

“辨证论治”是中医学的一大特色，无论什么病证，只要首先辨析其证候的性质为阴、为阳、在表、在里、属寒、属热、是虚、是实，就能确定治法，或补、或泻、议温、议清，以取得卓越的疗效。只有辨证“确”，才能论治“准”，这是中医学在临床上反复实践得出的结论，是历试不爽的。曹雪芹掌握了中医学的这一技能，确亦颇具工夫。试从他描写林黛玉病程中的三个主要阶段来看，便不难得到证明。

黛玉每岁至春分、秋分后必犯旧疾，痰嗽时作、精神委顿。宝钗对她说：“你那药方上人参肉桂觉得太多了。虽说补气益神，也不宜太热。依我说，先以平肝养胃为要。肝火一平，不能克土，胃气无病，饮食就可以养人了。”（《红楼梦》第四十五回）林黛玉是一个多愁善感的人，抑郁不舒必然会带来肝木不畅、脾土常困的病变，因为脾主思，肝善怒，肝气抑郁过甚，势必亢逆以制脾土，过思脾伤之极，益发无力以抗肝，结果是肝气愈来愈横，脾气愈来愈弱。黛玉直到“香魂一缕随风散，愁绪三更入梦遥”，始终是这样一个病变，宝钗“平肝养胃”之说是确有见地的，非于仲景“甘药调中”之理有所领悟者，不能做此精辟之论断。果然黛玉一次因听见窗外老婆子的谩骂，便一激而病倒了，咳嗽气喘、痰中带血、饮食不进，正是肝气未平所致。

王太医用黑逍遥散为林黛玉治病，目标是疏肝保肺。贾琏问道：“血势上冲，柴胡使得么？”王太医笑道：“二爷但知柴胡是升提之品，为吐衄所忌，岂知用鳖血拌炒，非柴胡不足宣少阳甲胆之气。以鳖血制之，使其不致升提，且能培养肝阴，制遏邪火。所以《黄帝内经》说：通因通用，塞因塞用。柴胡用鳖血拌炒，正是假周勃以安刘的法子[1]。”（《红楼梦》第八十三回）肝性急而善怒，能调达则顺，不能调达则郁，郁则火动而诸病生。其成因，不是由于脾胃虚弱，不能助其生发；就是由于精血虚少，不能养肝。林黛玉的病基本就是这样一个病机，正适合用黑逍遥散。其中的白术、茯苓，培脾土以遂肝木；当归、芍药、地黄，益营血以养肝木；薄荷解热，甘草和中，鳖血炒柴胡疏肝而无辛散之弊，养阴又无腻滞之嫌。这个方子处得恰如其分，王太医用“周勃安刘”的故事来喻“鳖血制柴胡”之用，其实全方的作用又何尝不是如此。治血证用柴胡，如无相当的学养功夫，断不可能有这般的见解。

后来黛玉因听得宝玉、宝钗的婚事，一时急怒，便又吐出血来，神气昏沉，气息微息。王太医诊了脉说道：“这是郁气伤肝，肝不藏血，所以神气不定，如今要用敛阴止血的药，方可望好。”（《红楼梦》第九十七回）前次仅痰中带血，肝气未平，仅用疏肝保肺之法，使肝气调达，肺气肃降就行了。这次吐血量多，气伤而心不宁，急用敛阴止血法，阴得敛则神斯得守，气斯不散，血斯可止，虽不见其用药，但其立法已经中的，不难知其为六味地黄丸及生脉、补心诸方矣。

他如论晴雯的病时，认为不宜用麻黄、枳实等虎狼药（《红楼梦》第五十一回》），贾瑞受到王熙凤诈设相思局的毒害而病，无药可医（《红楼梦》第十二回）等，都可以说明《红楼梦》的作者于辨证论治是很有修养的。

三、《红楼梦》中的药方

《红楼梦》里最著名的药方要算薛宝钗常服的“冷香丸”了。方药的组成是：白牡丹花蕊十二两，白荷花蕊十二两，白芙蓉蕊十二两，白梅花蕊十二两；于次年春分日晒干为末，研极细，用雨水节日天落水十二钱，白露节日露水十二钱，霜降节日霜十二钱，小雪节日雪十二钱，调匀，和蕊末为丸；临服，用黄柏煎汤送下一钱二分。（《红楼梦》第七回）许多人都以为这方药是曹雪芹的匠心虚构，不一定有什么医疗价值，其实不然。

我未学医之前，在乡镇里从韩瑞卿先生学古文，先生为清秀士，本不以医名，惟善治血证，课读之暇有不少病血患者求治，先生即制有“冷香丸”备用。据云：凡属虚火，不能以凉药攻者，或者病人血腥浊臭颇重时，服之常获奇效。后来我从刘有余先生学医，刘师亦说这方可以用，并给我解释道：凡属花药，多半性散，惟“蕊”尤能通心入络，上透颃颡，下达膜原，其效甚捷；第其所用雨水霜雪，不一定都要取自节日，只需在其节气内的任何一天都可以取用，因季节的变化对药性的影响很大，所以“桑叶”必须经霜而后用，“桂花”必深秋而弥香，都是同样的理由。刘师解释方药时又说：方中牡丹花蕊能入心包络，善于养血除烦热；荷花蕊颇同于莲须，清心通肾，涩精益血；芙蓉花蕊泻热凉血，清肺排脓；梅花蕊平肝安神，散郁生津；凡药若有赤白色之分，多半是赤者泻而白者补，故赤白茯苓、赤白芍药的区别亦复如此；雨水节的天之落水，禀春阳生发之气，利于升清和肝；白露节的露水，禀清肃之性，最善于润肺降逆；霜降节之霜，甘寒解热，善泻相火；小雪节的雪，清降火邪，除秽解毒；总之，这个方子善于清五脏的虚热，解诸经的瘀毒，泻火而不伤津，滋养而不凝滞，即用于温热诸证亦甚适合。

曹雪芹博学多识，又曾为清代的百年望族，我认为他这“冷香丸”必有所本。例如张仲景的“王不留行散方”：八月八日采“王不留行”十分，七月七日采“蒴藋叶”十分，三月三日采“桑东南根白皮”十分。《千金方》里类似这样的组方亦不少见，但后人亦不能遽议之为妄。

张友士给秦可卿所处之“益气养营补脾和肝汤方”：人参二钱、白术二钱、云苓三钱、炙甘草八分、归身二钱、熟地黄四钱、白芍三钱、川芎一钱半、黄芪三钱、香附米二钱、醋柴胡八分、怀山药二钱、真阿胶二钱、延胡索钱半、建莲子七粒、大枣二枚。(《红楼梦》第十回)此方由“十全大补汤”去“桂”加味而成，确具有益气养营、补脾和肝的效力。去桂，所以防助火之亢；加香附、柴胡、胡索，所以增强和肝的作用；加阿胶、莲子，所以养心调营；加山药、大枣，所以补脾和中；本方用于气血两亏而胸胁胀痛者，必获捷效。

他如林黛玉曾经服过的“八珍益母丸”“八味地黄丸”“天王补心丹”，贾宝玉曾服的“开窍通神散”，都是一般通用的名方，说明作者所处以上两方，决非完全出自虚构。不仅此也，贾宝玉问“膏药”时王一贴说的“共有一百二十味，君臣相际，温凉兼用”(《红楼梦》第八十回》)这几句话，都不是随便写出的，因为以用膏药而驰名的吴师机，他的“清阳”“散阴”“金仙”“行水”几大名膏，其药味都是在一百二十左右[2]。最可惜者，薛宝钗用来治桃花癣的“蔷薇硝”(《红楼梦》第五十九回)，经史湘云等用过，甚是有效，这方的组成药味没有流传下来。

要之，《红楼梦》作者对祖国医学的修养是很有根底的，尤其是于基础理论方面的修养，极有成就。书中涉及的中医药知识，有二十六七回之多[3]，均非肤泛之词。即如上述诸例，无论于“脉法”“辨治”“药方”，既有论据，亦富经验。其论秦可卿之脉证最详，实为绝妙医案，其中层层分析，丝丝入扣之处，殊非一般医案所能企及。至论林黛玉之脉案虽简，却精当不伦，中其肯綮，亦足为吾人临证书案语之范本，不能以其为野史家言而忽视之。

【注释】

[1] 周勃安刘，事见《汉书》。周勃为人木僵敦厚，辅佐汉高祖定天下，封绛侯。高祖曾说：“安刘氏者必勃。”后来吕后卒，诸吕作乱，周勃与陈平谋，平息了诸吕之乱，汉文帝拜勃为右丞相。这里所以譬喻柴胡得鳖血之助，可以起到疏肝养阴、制遏邪火、治愈痰血的作用。

[2] 诸膏均见吴师机的《理瀹骈文》中。清阳膏百十五味药，散阴膏百十九味药，金仙膏百二十六味药，行水膏百十二味药。

[3]《红楼梦》全书百二十回，八十回以前均为曹雪芹所著，八十一回以后，均为高鹗所续，故书中的医药知识，是包括曹、高两氏的。

中医学的伟大成就

（1982年）

中国是具有五千余年悠久历史的文明古国，在长期的封建社会中，创造了灿烂的古代文化，积累了丰富的历史资料，举凡甲骨钟鼎、经传诸子、史记地志、小说笔记、哲学宗教、诗文考证、歌谣戏曲等等，无不属于古代灿烂文化的研究范围。要了解中医学文化比较真实的情况，除了在浩瀚的医籍里有记载外，还必须要更广泛地在这些史料中去寻找。

中国是世界上历史最悠久，拥有最多人口的大国，中国的人口之所以这样的发达，当然有多方面的原因，但优越的医药文化不能不说是重要的原因之一。也就是说，由于中国医药文化所取得的巨大成就，才可能保障人民的健康、民族的繁衍。因此说，中医药文化的成就，对于中华民族的保健医疗是做出了伟大贡献的。所以，我们对中医药文化发展的过程和其成就一定要有客观的认识，不仅是给中医药文化以历史的评价，而且要使其不停留在历史的某个阶段上，要不断地向前发展和提高，继续为中国人民服务，为世界人民服务。

一、预防医学的萌芽

“人”是集体生活的高等动物，在社会生活中共同劳动，并不断地和危害人们生活的环境做斗争，努力解决关系着人类切身利益的生、老、病、死等重大问题，尤其是对灾害的袭击，无时无地不在防患于未然，借以保护其生产力。如《素问·四气调神大论》中说：“不治已病治未病，不治已乱治未乱……病已成而后药之，乱已成而后治之，譬犹渴而穿井，斗而铸锥，不亦晚乎！”《周易·既济》中说：“君子以思患而预防之。”《淮南子》中说：“良医者，常治无病之病，故无病。”这充分说明，中国人早已明确，病是可以预防的，要想无病，便得经常做好预防工作。宋朝邵雍（101 — 1077）有一首带宣传性的诗歌，告诫人们都来做好预防工作。诗云：“爽口物多终作疾，快心事过反为殃，与其病后才加药，孰若事先能自防。”这些记载说明，在古代时期中国人已经具备预防医学的思想。究竟如何具体地做预防工作呢？主要有下列几个方面。

（一）药物预防

据《山海经》中记载的可用于预防的药物，其中“防蛊药”有八种，“防疫”药四种，防五官病的药八种，防皮肤外科诸病的药八种，防脏腑诸病的药四种，防兽病的药一种。唐代孙思邈（581 — 682）著的《千金方》中，记载有“避瘟杀鬼丸”“雄黄丸”等，这些丸药，既可以燃烧，又可以佩戴，还可以内服，据载有避“百鬼恶气、卒中恶病及时疫”的作用。古人所说的“鬼气”“恶气”，都是指见不着而遽然使人受病的致病因子，方中的主要药料为雄黄、雌黄、丹砂、白芷、鬼箭、芜荑等，统为杀虫灭菌的药物。

（二）防疫活动

《荆楚岁时记》中云：“正月一日，长幼以次拜贺，进屠苏酒。”屠苏酒方，亦载于《千金方》，药物组成为：大黄、白术、桂心、桔梗、蜀椒、菝葜、乌头等七味。据云屠苏酒能“避疫气，令人不染温病及伤寒”。冯应京在《月令广义》中云：“五月五日，用朱砂酒避邪解毒，余酒染额胸手足心，无虺蛇之患，又以洒墙壁门窗，以避毒虫。”每逢元旦、端午这些节日，人们最不能忘记的就是利用节日做些防疫活动，易于推广，不仅在古代很适合，即在今天仍有这样做的必要。

（三）消灭传染媒介

《左传·襄公十七年》（公元前 556）中云：“十一月甲午，国人逐瘈狗，瘈狗入于华臣氏，国人从之。”《千金方》中也说：“凡春末夏初，犬多发狂，必诫小弱持杖以预防之。”所谓“瘈狗”就是狂犬，要消灭狂犬病，当然只有消灭狂犬是最彻底的办法。

尤值得一提的是葛洪的《备急肘后方》（265 — 341），其中所载治卒有猘犬（即狂犬）凡所咬毒方云：“仍杀所咬犬，取脑傅之，后不复发。”这与巴斯德的疯犬接种理论近似，但从年代上来看，巴斯德的年代（1822—1895），仅相当于中国清代的道光、光绪时期，而葛洪为东晋时人，已远在1400多年前了。

（四）预防接种

清代俞茂鲲在《痘科金镜赋集解》中云：“种痘法起于明朝隆庆年间（1567—1572）宁国府太平县（安徽省旌德县西），姓氏失考，得之异人，丹传之家，由此蔓延天下，至今种花者，宁国人居多。”又董含在《三冈识略》中云：“安庆张氏传种痘法，云已三世。其法先收稀痘浆贮小瓷瓶，遇欲种者，取所贮浆染衣衣小儿，三日，小儿头痛发热，五日痘发，十日儿病愈，自言必验。”董含为明末清初人，是种痘预防天花的方法，中医学最迟在16世纪初期便已经推广开了。

由于人类在生活过程中，切身体会出疾病的痛苦和其对生产力的危害，因而产生“防患于未然”的预防思想，并发明种种行之有效的预防方法和措施，这都是很自然的事。《吕览》（即《吕氏春秋》）中云：“夫以汤止沸，沸愈不止，去其火则止矣。故巫医毒药，逐除治之，故古之人贱之也，为其末也。”这就可以体会古人对于预防的重视了。

二、公共卫生的讲究

远古的劳动人民在共同生活之中，由于经验的不断积累，产生了预防医学的思想，要想把预防工作搞得更好，必然会讲究公共卫生，以保证人们的健康。

（一）清洁水源

《吕氏春秋》中说:“轻水所，多秃与瘿人；重水所，多尰与躄人；甘水所，多好与美人；辛水所，多疽与痤人；苦水所，多尪与伛人。”所云虽不尽可解，但已注意到“水”和“疾病”有密切关系就非常可贵了，所以那时人们便首先留意保护水源了。如《周易·巽下坎上井卦》中云：“井泥不食，下也；旧井无禽时舍也。”即是说，低洼处的井易被污染，井既破旧了，禽与人都应舍弃不要取用了。又云：“井渫不食，为我心恻，可用汲，王明，并受其福。”“渫”是没有污泥且水颇清澈的井，这种井水才可以汲用，如这样清洁的井水都不汲用就可惜了。又云：“井甃无咎，修井也。”又如孔颖达（574－648）在《正义》中云：“案甃亦治也，以垒井，修井之环，谓之为甃。”又云：“井冽，寒泉，食。”这说明古人对于护井的工作是非常注意的。《后汉书·礼仪志》还说：“夏至日浚井改水。”《管子·禁藏》亦谓：“当春三月，揉井易水，所以去滋毒也。”又《管子·轻重己》中说：“冬画而春始，墐灶泄井，所以寿民也。”可见人们每年在一定时期（多半是在春季），普遍地开展濬井工作（甚至是通过官府的命令），这对于清洁水源具有相当重要的意义。

（二）设下水道

在处理污水的问题上，古人也有相当科学的设施，这就是“下水道”。如《周礼·考工记》中云：“宫中之窦，其崇三尺。”注：“宫中水道。”又如《三辅黄图》中记载：“未央宫有石渠阁，萧何所造，其下砻石以道，若今御沟。”说明这是用巨石修成的下水道，以后还有用砖结成的下水道。方以智在《通雅》中云：“今以砖墁下沟曰阴，明作沟曰阳。”苏联专家曾在北京市勘察明代用砖结成的下水道，认为此下水道很牢实，还可以使用百年以上。这证明古代对下水道的建设是相当重视的。

之所以如此认真地修建下水道，是因为人们把下水道的建设与人体的健康联系起来了。如《秘奥造宅经》中所说：“勿塞沟渎，令人目盲。”又说：“沟渠通浚，屋宇洁净，无秽气，不生瘟疫病。”沟渠堵塞住了，虽未必要害“目盲”，而沟渠通畅无阻，减少秽气的发生，减少瘟疫病的发生，这一认识在当时来说是很可宝贵的。

惟其如此，所以人们对下水道的保护亦是非常认真的。如《吕氏春秋》中说：“季春之月，命司空曰：时雨将降，下水上腾，循行国邑，周视原野，修利堤防，通达沟渎，无有障碍。”这可以说是对下水道及时检修的记载。又如《梦粱录》中云：“遇新春街道巷陌，官府差顾淘渠人沿门通渠，道路污泥，差顾船只，搬运乡落空闲处。”可见人们对下水道的大清除，每年最少有一次，对于垃圾的处理也是适当的。

（三）清除粪便

“粪便”是传染疾病的病源之一，因而古人亦很重视这个问题。凡在人多聚居的地方，都设有公共厕所。如《周礼·天官冢宰》中云：“宫人为其井匽，除其不蠲，去其恶臭。”郑司农解释说：“匽，路厕也。”这是设在宫廷里面的公厕。又如《大般涅槃经》中记载：“须达长者，七日之中，成立大房足三百间……大小圊厕，无不备足。”这是设在寺庙里的公厕。又如《法苑珠林》中有“于四门各作圊厕，给人便利”之说，这是一般城市里的公厕。这些公共厕所是经常有专人保持其清洁的。故《释名》中说：“厕，杂也，言杂厕在上非一也，故曰混，言混浊。或曰圊，言至秽之处，宜常修治使清洁也。”这说明，古人把厕所叫作“厕”“圊”等，其命名的本身就有保持清洁的意义。

哪怕是普通人家的粪便，在城市里都有专门的人每天来清除出去。如《梦粱录》中云：“杭城户口繁多，街巷小民之家，多无坑厕，只用马桶，每日自有出粪人收去，谓之‘倾脚头’，各有主顾，不敢侵夺。”可见在南宋时候已有清除粪便的专门人员了。

（四）置洒水车

马路上灰尘飞扬是大有碍于卫生的，势必要于路面常常洒水，借以减少尘土。灵帝三年（186），掖廷令毕岚便制造了用于道路洒水的工具，《后汉书·张让传》中记载：“又作翻车渴乌，施于桥西，用洒南北郊路，以省百姓洒道之费。”用“翻车”“渴乌”来洒水，固然要省力气得多，但亦说明在未制造出这种洒水工具以前，市镇居民还是经常通过在路上洒水来减少尘土飞扬的。如《清波杂志》中曾说：“旧见说汴都细车，前列数人持水罐子，旋洒过路车，以免埃壒蓬勃。”现在陕西宝鸡出土的商周时代青铜器上铸有洒扫人图案，先洒而后扫，远在3000多年前的中国人已具有这一良好习惯，这在城市卫生的贡献上是有重大意义的。

三、传染病因的发现

疾病是随人类以俱来的，早人们就认识到某些疾病是具有传染性的。如《说文解字》中云：“疫，民皆疾也。”《字林》中云：“疫，病流行也。”所谓“民皆疾”，就是指若干人在一个时期内得相同的病，因而逐渐认识到这种疫病是具有流行性的，而且有的时候流行起来对人们的威胁是极其严重的。第3世纪初，曹植（陈思王）在《说疫气》中说：“建安22年（217）厉气流行，家家有僵尸之痛，室室有号泣之哀，或阖门而殪，或复族而丧。”正由于传染病有这样的严重性，迫使人们不断地探究其所以传染的致病原因，经年累月探索的结果，终于认识到许多关于传染病因的知识。如隋代“巢元方”在公元610年著的《诸病源候论》中云：“毒注候：……毒者，是鬼毒之气，因饮食入人腹内……连滞停留，故谓之毒注。……恶注候：恶毒之气，人体虚者受之，毒气入于经络，遂流移心腹……故名为恶注。……殃注候：……人有染疫疠之气致死，其余殃不息，流注子孙亲族，得病症状与死者相似，故名殃注。食注候：……人有因吉凶坐席饮啖，而有外邪恶毒之气，随饮食入五脏……乍瘥乍发，以其因食得之，故谓之食注。……中恶候：……是人精神衰弱，为鬼神之气卒中之也。……若将摄失宜，精神衰弱，便中鬼毒之气，余势停滞发作，则变成注。”这些“鬼毒”“恶毒”“殃注”“疫疠之气”，都已经确认其为致病因子，限于当时的历史条件和科学水平，虽不能具体地认识为何种微生物，但人们清楚地认识到致病物的存在和其传染的严重性。甚至对其传染的路径也有所认识，如“因饮食入腹内”“坐席饮啖”的经口传染，有的为“流注子孙亲族”的家族传染，还提出了“体虚者受之”“精神衰弱”等抵抗力缺乏的易感性，这些知识都是非常可贵的。比较欧洲16至17世纪，海尔蒙特（Jan Baptist van Helmont）（1577 — 1644）还相信“破布”加“麦子”或“乳酪”可产生老鼠的幼稚思想，要高明多了。

在东晋时代的葛稚川（约341年，早于巢元方约300年），他提出“马鼻疽，乃因人体上先有创而乘马，马汗及毛入创中”“沙虱病，乃因沙虱潜入皮里”等深刻而具体的传染源知识。尤其是对“痢疾”的认识，在《诸病源候论》里已经明白提到“虫痢”，还提出“九虫”等包括多种寄生虫的知识。如《诸病源候论·鼠瘘候》中说：“鼠瘘者，由饮食不择，虫蛆毒变化，入于脏腑，出于脉，稽留脉内而不去，使人寒热。”又《诸病源候论·蝇瘘候》中云：“此由饮食内有蝇窠子，因误食之，入于肠胃，流注入血脉。”都是人们在与疾病做斗争中对传染病因的实际体验得出的认识。至于对某些传染病的认识，如“伤寒”“霍乱”“痢疾”“天花”“麻疹”“劳瘵”“疟疾”“白喉”“鼠疫”“梅毒”“丹毒”“惊风”“百日咳”“破伤风”“狂犬病”“流行性感冒”“烂喉丹痧”等，在医学典籍中都有相当明晰的记载，不必一一叙述了。

四、最早的解剖知识

中医学在长时期发展的过程中，对于人体解剖和生理，亦曾做了许多研究工作。如《汉书·艺文志》中说：“医经者，原人血脉、经络、骨髓、阴阳、表里，以起百病之本，死生之分，而用度针石汤火所施，调百药齐和之所宜。”既是明白地指出了“原人血脉经髓”，可想而知，这是根据一定的解剖知识得出来的认识。可惜的是，医经家的典籍凡216卷，多半已失传，所余的《黄帝内经》18卷也残缺不全，自经过唐代王冰（750）改窜后，更难于分辨真伪；但可以断言的是，中医学在两汉以前，已有了人体解剖的知识和技术。

《史记·扁鹊仓公列传》中说：“臣闻上古之时，医有俞跗，治病不以汤液醴酒，镵石挢引，案扤毒熨，一拨见病之应，因五脏之输，乃割皮解肌，诀脉结筋，搦髓脑，揲荒爪幕，湔浣肠胃，漱涤五脏，练精易形。”俞跗之事虽然无可考察，但据太史公这段文字的记载，古代有能操解剖术的医生，这一点还可以从其他的文献来证实。如《灵枢·经水》中亦曾有“八尺之士，皮肉在此，外可度量切循而得之，其死可解剖而视之，其脏之坚脆，腑之大小，谷之多少，脉之长短，血之清浊，气之多少……皆有大数”的记载。这和《汉书·艺文志》“医经者，原人血脉经络骨髓”之说，两两相应，益足以证明古代确有人体解剖之事。

又《汉书·王莽传》中云："莽诛翟义之徒，使太医尚方与巧屠共刳剥之，度量五藏，以竹筳导其脉，知所终始，云可以治病。"这在中医学的解剖史上算是最精采的一幕，因为从此不仅明白了脏腑的位置，并且更知道了不同脏腑的轻重大小，又用竹筳插进血管以视其终始，这对于动脉、静脉、心脏与其他脏腑的关系，以及血液流行于身体各个部位的情况，都获得了相当的认识。所谓"可以治病"，说明其进行尸体解剖的动机完全是在求得医学上的应用。正因为古人曾实际操作过解剖，所以《灵枢经》上记载的食道与肠道之长度比为 1∶36，而德人某医生所记的确数为 1 ∶37，两者基本上是完全相符的。

五、对血循环的认识

《素问·举痛论》中有"经脉流行不止，环周不休"的记载，这明明白白说的是血液循环。同一书中还说：脾移热于肝；肝移热于心；心移热于肺。所谓"热"，证以《素问·疟论》中"疟发身方热，刺跗上动脉，开其空，出其血，立寒"的说法，此"热"就是指"血"而言，这就将门静脉循环和大小循环的概念都表达出来了。哈维氏（1578 — 1657）花费了十七寒暑的研究，才知道心脏和静脉瓣的作用，而《内经》早就有"心主脉""诸血者皆属于心"的认识，且亦有脉分动、静的一定认识。如《灵枢·血络论》中说："血出而射者，何也？血少黑而浊者，何也？……曰：阴气多者其血滑，刺之则射；阳气蓄积，久留而不泻者，其血黑以浊，故不能射。""血出而射"应该是较大的动脉，因为血管中的压力高的缘故；"血黑以浊"应该是静脉血，其血富含碳酸气的缘故；所谓"阴气"当指氧气，"阳气"当指二氧化碳；含阴气多的为动脉，含阳气多的是静脉。

六、辨证论治的创建

"辨证论治"是中医学对疾病的一种特殊的认识和治疗方法。"证"即证候，是中医学对病因和病变机制的概括，与"症状体征"不是一个概念，"症状体征"只是疾病的表面现象，而"证候"则概括整个疾病内在病变本质。早在《黄帝内经》成书时代，“辨证论治”的基础理论已大致形成，后来又有一些发展，特别是杰出的大医学家张仲景的《伤寒论》面世以后（192—204），“辨证论治”的理论体系便比较完整地建立起来了。

中医学“辨证”的理论具有两大特点：第一，辨证的主要任务不是直接去寻找发病的物质实体或掌握人体的器质性病变，而是要了解人患病时出现的各项生理功能方面的变化，根据这些变化来掌握疾病的本质；第二，由于辨证分析的对象是活的整体的人体，所把握的是疾病对整体的人造成的影响，是整体性功能病变的反应，如寒、热、虚、实等。

中医学在两千多年的发展过程中，形成了八纲辨证、气血津液辨证、脏腑辨证、六经辨证、卫气营血辨证、三焦辨证等多种辨析证候的方法，用来说明由病变机制引发的每一组症状群的本质，以确定其和某种治疗方法的关系。这些辨证方法，实际上是直观地反映了人体病变的若干规律，可以从不同角度和层面来确定病变所在的主要位置、病理机转和变化趋势，以及与其他方面的关系。其目的是为了找出病人机体的整体调节系统中究竟是哪一环节遭到损害，需要采取何种整体治疗的措施。为了要达到这一目的，古代医学家们在辨证思维的帮助下，用对立统一的辩证思维来认识疾病，用阴阳、表里、寒热、虚实来进行表达，以说明病理机制和生理功能的矛盾关系，为确定治疗方案打下基础。

例如：无论是什么病，凡是病理机转属于热性、实性、兴奋性、亢进性的，统为“阳证”；属于寒性、虚性、抑制性、衰减性的，统为“阴证”。如《伤寒论》中说：“发热恶寒者，发于阳也；无热恶寒者，发于阴也。”前者是功能亢奋的病变，后者是功能衰减的反映。在病理变化过程中，属于外在、浅在、轻度的，统为“表证”；属于内在、深在、比较重笃的，统为“里证”。如《伤寒论》中说：“太阳中风（包括头痛、项强、脉浮缓、发热、恶风汗出等症），下利、呕逆，表解者乃可攻之。……干呕短气，汗出不恶寒者，此表解里未和也。”“太阳中风”，仅是机体营气、卫气功用失调的病变，所以称作“表”，也就是外在、浅在、轻度的意思；“汗出不恶寒”，说明体表的调节功能已渐次得到恢复，所以说“表已解”；而“下利、呕逆、干呕、短气”等，为消化系统和呼吸系统的病变，病变比较内在、深在而严重了，所以称作“里”；里证而兼有表证时，应当先解表，后攻里，因为“解表”是促进生理功能亢奋以迫使病邪向外排泄，“攻里”主要是抑制病理变化而使病邪向下泻出。“寒证”和“热证”，一般是指生理机能的衰减或亢奋而言，凡生理机能和疾病做斗争的结果属于衰减性的病变便称之为“寒证”，属于亢进性的病变便称之为“热证”。如《伤寒论》中云：“自利不渴者，属太阴，以其脏有寒故也，当温之，宜四逆辈。”又说：“下利欲饮水者，以有热故也，白头翁汤主之。”“下利”而伴有“不渴”，是吸收功能的减退，故为寒证；“下利”而伴有“渴饮”者，为病邪亢进而失水，故为“热证”。“虚证”与“实证”，是指机体抗力和病变机转的相对表现而言。如《素问·通评虚实论》中说：“邪气盛则实，精气夺则虚。”“邪气”犹如病变机转，“精气”犹如机体抗力，“虚”为机体抗力的不足，“实”乃病变机转的亢进。如《伤寒论》中云：“太阳病，得之八九日……脉微而恶寒者，此阴阳俱虚，不可更发汗、更下、更吐也。”“脉微”是由于心气不足，“恶寒”是由于体温的低落，两者都是生理功能减退的表现，所以为“虚证”，汗、吐、下三法对这种正气衰弱的病人都不适用。又如《伤寒论》中说：“伤寒十三日不解，胸胁满而呕……潮热者实也，先宜小柴胡汤以解外，后以柴胡加芒硝汤主之。”“胸胁满而呕”“潮热”，统为邪热亢进的表现，故称为“实证”。

以上阴、阳、表，里、寒、热、虚、实的辨证论治方法，是中医学在治疗上最突出的方法，这是以系统的观念为基础，从机体整体的变化来认识疾病并进行治疗的方法，经过长时期的医疗实践检验证明，只要正确地掌握这个方法，是放诸百病而皆准的。

七、中药方剂的发明

人类利用草木、金石、禽兽来治疗病痛，在原始社会里是很自然的事情，神话传说中的神农或黄帝尝味草木，伊尹作汤液，都是例子。类似这样的实践和经验不断地累积而流传着，便是当时医药的主要形式。到了奴隶社会时期，巫掌握了政治经济，也是掌握了医药的主要人物，从这时开始，逐渐由单味药的应用变而为复合的方剂了。所以皇甫谧（215 — 282）在《甲乙经》中云：“伊尹以亚圣之才，撰用《神农本草》以为《汤液》。”以后大约在第6世纪时，长桑君亦传了不少禁方给扁鹊。由多味药组合成方剂，是用“君、臣、佐、使”的配伍方法，来制成大、小、缓、急、奇、偶、复各种不同性质的方剂。《素问·至真要大论》中云：“气有多少，病有盛衰，治有缓急，方有大小。……《大要》曰：君一臣二，奇之制也；君二臣四，偶之制也。……君一臣二，制之小也；君一臣三佐五，制之中也；君一臣三佐九，制之大也。”所谓“君”，是方剂中的主药；所谓“臣”，就是辅佐君药的药物；“佐”“使”药，则具有引经报使等作用。《素问·至真要大论》中又云：“热淫于内，治以咸寒，佐以苦甘，以酸收之，以苦发之。”即是说，治疗患热性病的处方，应以具有咸寒性味的药物为主（君），甘苦味药为辅佐（臣），酸收和苦发的药，便只是佐使的作用了。这种配伍的方法，一直为广大的中医医生所运用，许多疾苦赖以治疗。

中医学的复合方剂，君药一味，含君药中的全部功效，臣药一味，亦含臣药中的全部功效，集合全方的复杂功效，经服用后显示其药物间具有协同或抑制的作用，可达到医生事先预想的疗效。如“四逆汤”的附子、干姜并用，能使温经扶阳的作用加强，“承气汤”的大黄、芒硝并用，能使荡热通结作用加大，这就是“协同”作用；半夏经姜矾制过，能杀减其辛燥性，大黄用酒浸蒸过，能削弱其通下性，这就是“抑制”作用。诸如：“凉膈散”解热药和泻下药同时并用，善于两解表里上下的热邪；“藿香正气散”，发汗药和醒脾健胃药同时并用，善于和中解表芳香化浊；“黄龙汤”于通下药中用人参，祛邪而兼扶正；“桃仁承气汤”在化瘀药配入大黄，通经又能泻热。诸如此类，都包含着“四气”“五味”“升降”“厚薄”等极复杂的药理作用。

因此，由几味药或更多的药配成方剂，于临床应用效果极佳。如只能用药而不能配方，甚至片面强调成分提取，不仅药效大减，而且是与中医学的遣方配剂格格不入。诚如苏联全联盟科学研究院化学制药所的ВерТоЛ·И所说：“植物性药剂含有多种的有效成分及组成部分，具有多方面的药理作用。这些物质被人体吸收后所起的主要治疗作用，系由于其有效能多样性及组成的复杂性，故欲确定其标准的组成和治疗作用是困难的，我们的目的在选择最有价值的生药，利用其多样性和复杂性，使在医疗预防上起综合性的良好作用。”这可以说明中医学由多味药组成的方剂，所产生的综合性治疗作用，是具有国际先进水平的。

八、中医外科学成就

中医学中的外科学，同样具有悠久的历史。《周礼·天官·冢宰》中载有“疡医下士八人”，汉郑玄注云：“疡，创痈也。”唐贾公彦疏曰：“其职掌肿疡溃疡等。”“疡”“创”（即“疮”），在中医学一向属于外科，说明在周代外科学便已独立发展了。外科典籍最早的当推《金创瘈疭方》但仅见于《汉书·艺文志》的记载，惜早已佚失。此外《灵枢·痈疽》中载有治嗌中发猛疽、腋下生米疽的“豕膏”，治疗胁下生败疽的“连翘饮”，张仲景的《金匮要略》中载有治坠马及一切筋骨损伤的方剂等。

三国时期，有位杰出的外科专家华佗（141 — 203），《后汉书·方术传》中云：“有疾者诣佗求疗，佗曰：君病根深，应当剖破腹，然君寿亦不过十年，病不能相杀也。病者不堪其苦，必欲除之，佗遂下疗，应时愈，十年竟死。”《三国志·华佗别传》又云：“有人病腹中半切痛，十余日中，须眉堕落。佗曰：是脾半腐，可刳腹养疗也。佗使饮以药，令卧，破腹见脾，半腐坏，割去恶肉，以膏敷创，饮以药，百日平复也。”按中医学理论，以上两个病例都属于内科，而华佗竟以外科手术治愈，在一千多年前有这样高明的手术，是非常惊人的。华佗之所以有这样的胆识，是和他精于诊断分不开的，华佗曾著有《内照法》一卷，主要是通过观察病人的气色，便可以判断其生死寿夭。《襄阳府志》中云：“华佗洞晓医方，年百余岁，貌有壮容，关羽镇襄阳，与曹仁相拒，中流矢，矢镞入骨，佗为之刮骨去毒。”

华佗在操作这些外科大手术中，除了其学术精纯而外，还因为他掌握了较有效的麻醉药方。《后汉书·方术传》中云：“若病发结于内，针药所不能及，乃命先以酒服麻沸汤，既醉无所觉，因刳破腹背，抽割积聚，若在肠胃，则断截湔洗，除去疾秽，既而缝合，敷以神膏，四五日创愈，一月之间皆平复。”华佗所用的麻醉药虽不可考，而中药里的曼陀罗、生草乌、生天南星等，确具有强力的麻醉作用。如《串雅》中载有手术麻药：“草乌、川乌、半夏、生南星、蟾酥各一钱，番木鳖、白芷、牙皂各三分为末，临时水调敷一饭时，开刀不疼。”又载有换皮麻药：“羊踯躅三钱、茉莉花根一钱、当归一两、菖蒲三分，水煎服一碗，即如熟睡，任人刀割不疼。”前方为局部麻醉药，后方为全身麻醉药，这些麻醉药物在今日的中医外科中使用仍是有效的。并曾经用动物实验的方法证明了其麻醉的作用。

中医学的“外科”是和“内科”分不开的，因此许多高明的外科医生往往都通晓内科。这是因为，中医学认为，一般外科的疾患虽表现在局部，而其发生的机理是牵涉到整体的。所以亦和内科一样，仍须分辨病变所呈现证候之阴阳、寒热、虚实来进行论治，因而“内消”“内托”“将护”“敷贴”成为中医外科不可分割的四大治法。内消分作“汗”“下”两种方法，常用于疮痈初起，有排泄疮毒的作用，如“醒消丸”“百效丸”是其代表；内托是“扶正排毒”并“活血”的方法，常用于酿脓已经成熟的时期，“托里消毒散”“透脓散”是其代表；将护法包括“消毒”“调养”“护理”等内容；“敷贴”是直接针对局部病灶的方法，具有“消毒”“清热”“提脓”“生肌”等不同的作用；至于正骨的“摸”“接”“端”“提”“整”“震”“按摩”“牵引”八法，在临证运用时是非常有效的，再加以“接骨丹”“岔气散”诸方的内服，尤有助于骨伤的续断、复位和新生。

九、理学疗法和针灸

理学疗法在中医治疗学中亦具有丰富的内容，如针刺、艾灸、冷灌、温渍、膏涂、按、导引、角法（拔火罐）等等，可施于不同的疾病。“针刺”是一种物理刺激，能对人体经络气血的功能发生兴奋、抑制、诱导、调整等不同作用。“艾灸”亦属于物理刺激疗法的一种，它对于旺盛循环、促进代谢、增强活力，尤具显效。“冷灌”是冷水喷噀全身，多于热邪内闭，不得外泄的情况下使用。“温渍”，颇同于温水浴，凡寒邪闭于表时常用之。“膏涂”，即以配合好的成方，用油脂熬成药膏，可以涂于体表任何部位，一切病症均可应用，尤对于肌肉关节的风湿疾患，见效尤捷。“按”即是推拿，于小儿及筋骨损伤疾病经常使用。“导引”即气功，包括多种动静功，对于老年病及其他慢性病最为适合。“角法”，可用于治疗陈寒痼疾、表里寒证都有显效。他如“放血”“刮痧”“捏脊”“割治”等，都属于理学疗法的范畴，只要运用得正确、及时，临床上的疗效都是很好的，所以广大群众乐于接受这些疗法。特别是针灸疗法，以其既便利而又见效迅速而久已盛行于国内外，享有很高的威信。

针灸学在中医学经典著作《黄帝内经》中占有极其重要的地位，特别是《灵枢》部分，多半都是讲针灸的，所以很早就有《针经》的别名。从中国历史的发展来看，远在旧石器时期，人类就开始有“针”或“灸”的医疗活动了。最早的针是用石块制的，现在我们考古学家还不断从地下发掘出“石针”或“砭石”来。《山海经·东山经》中说：“高氏之山，其下多针石。”人类发明使用铜器和铁器以后，才有金属制的针，《灵枢·九针十二原》中说：“九针之名，各不同形。一曰镵针，长一寸六分；二曰圆针，长一寸六分；三曰鍉针，长三寸半；四曰锋针，长一寸六分；五曰铍针，长四寸，广二分半；六曰圆利针，长一寸六分；七曰毫针，长三寸六分；八曰长针，长七寸；九曰大针，长四寸。”这些不同形状的针，是为了满足不同病症的需要而改进的，某种形状的针，适应于某种疾病，能起到某种作用，在《九针十二原》里都有详细的叙述，这是前人在长期的医疗实践中不断总结出来的，其中有非常宝贵的经验。较之现在基本固定差不多一样大小的针，要合理得多。

《尸子》中说：“燧人氏察五木以为火。”无可否定，灸焫疗法是人类发明火以后才有的，早期不一定是艾灸，直到孟子（公元前 390 —公元前 305）时，才有“无以七年之病，求三年之艾”的记载。艾灸的用法亦不断在发展，《本草衍义》中记载：捣艾去滓取白，入石硫黄末少许，叫作“硫黄艾”。《疡医大全》又发展为“雷火神针”，其把沉香、木香、乳香、茵陈、羌活、干姜、穿山甲、麝香等加入蕲艾中，用绵纸裹成条状，点燃灸寒湿病，无论对关节、对内脏，均有奇效。《本草拾遗》还载有“太乙神针”，是用人参、三七、山羊血、千年健、钻地风、肉桂、川椒、乳香、没药、穿山甲、小茴香、苍术、甘草、麝香、防风等与蕲艾和匀，亦裹成条，用以灸寒湿痛风、筋骨疼痛，疗效甚著。

无论用“针”或用“灸”，都要讲究补泻手法，实证要泻，虚证要补。针的补泻手法有多种，如迎随补泻、呼吸补泻、提插补泻、轻重补泻、左右转补泻等，可按病人不同的体质、不同的病证而施用。至于艾灸的补泻，云岐子说：“以火补者，毋吹其火，须自灭也；以火泻者，疾吹其火，转其皮，其火灭也。”但是，从原则上来讲，灸疗除能温散寒湿而外，一般很少用于泻法的。

十、医院的创立

医院的设立，在欧洲约始于第8、第9世纪的埃及神庙，而中国类似医院的组织最迟在汉代就有了。如《汉书·平帝本纪》中云："元始二年（2），郡国大旱蝗，诏民疾疫者，舍空邸第，为置医药。"这无异乎就是临时医院。又如《后汉书·皇甫规传》中云："延熹四年（161）冬，三公举为中郎将，持节监关西兵，讨零吾等，破之。明年，规因发其骑共讨陇右，而道路隔绝，军中大疫，死者十三四，规亲入庵庐，巡视将士，三军咸悦。"阮元解释"汉龙虎铜节铭文"中"王命国惠赁一槢饮之"句说："槢，古文庵；《说文》：赁，庸也。盖行军遇疫，王命赁一庵以栖军之病疫者，而为糜药以饮之也。"这见于《积古斋钟鼎彝器欵识·卷十》，可见"庵"就是当时的野战医院。

到了五代时候，类似医院的机构不仅有公立的，亦有的由私人来办的。《南齐书·列传·第二十一》记载："京邑大水，吴具偏剧，子良开仓救贫病不能立者，于第北立廨收养，给衣及药。"这相当于私立的临时救济医院。《魏书·太祖本纪》中云："不满六十而有废痼之疾，无大功之亲，穷困无以自疗者，皆于别坊，遣医救护，给医师四人，预请药物以疗之。"《世宗本纪》中云："勅太常于闲敞之处，别立一馆，使京畿内外疾病之徒，咸令居处，严敕医署，分司疗治。"这是公立的救济医院。

唐代更直称之为病坊。如《通鉴正误》中云："至德二载（757）两京市各置普救病坊。"嗣后各亦普遍设置，一般都是设置在庙宇里，所以《资治通鉴》胡三省注云"时病坊分置于诸寺"，这是一般的医院，但并不是临时设置。《新唐书·百官志》中云："官方患病，有药库监门，范出给医师、医监、医正，番别一人莅坊。"这有些像现在的干部疗养院，设置比较好，医师比较多，制度亦比较完备了。

赵宋初期医院，仍因唐制称"病坊"。《曾南丰集》中云："为病坊，处疾病之无归者。募僧二人，属为视医药饮食。"说明"病坊"里还有从事护理的人员。周煇在《清波杂志》中云："苏文忠公知杭州，以私帑金五十两助官缗，于城中置病坊一所，名安乐，以僧主之，三年，医愈千人。"这是公私合营性质的医院。

南宋后以至元代的医院，都叫作“安养院”或“安乐堂”，一般志书均历历可考。而李濂的《惠民药局记》中云：“凡抱病而至者，咸集栅外，而内科外科，各司其专业，诊脉叩源，对证投药。”这俨然是一所业务很好的门诊部。

犹记1930年丙寅，医学社所编的《医学周刊集·第三卷》载杨济时短评一则云：“美人所著《医学通论》，他说中国是文明最早的国家，最奇怪的事，是欧美人没来之前，竟没有医院类似的组织。”当时我国医学界有的人竟信以为然，我看这不是无知，便是对我国医药文化的诬蔑。

十一、外国医药文化的吸收

中华民族的文化，随着各个时代的历史变迁不断地与他国民族的文化接触，从中也吸收了一些外来的文化，中医学亦复如是。

东汉以后，如与“释迦”同时的印度外科学名家妙闻，六朝（222－589）以来，他的医学典籍便有多种经过翻译后曾在中国传播。其次为第3世纪的龙树菩萨，精于眼科，他的眼科学很早就传到中国来了，书名作《龙树眼论》，连白居易的诗中也有“案上漫铺龙树论，盒中空燃决明丸”的诗句，便可以见到他的学术在当时流行的盛况。这些印度医学，都是通过佛学的传播来到中国的。

隋唐时期（589－907），中国的道教和外来的佛教出现过相当大的矛盾，经常都进行着激烈地争斗。有两个代表人物，一是陶弘景（452－536），另一是孙思邈，二人虽是道士出身，但都曾受到许多佛学思想的影响。如陶弘景编的方书名为《肘后百一方》，他在自序里引用了佛经“人用四大成身，一大辄有一百一病”两句话，可见当时陶氏医学的成就，是曾经吸取了印度医学知识的。孙思邈著《备急千金要方》，他在《卷一·论诊候第四》中云：“地水火风，和合成人。凡人火气不调，举身蒸热；风气不调，全身强直，诸毛孔闭塞；水气不调，身体浮肿，气满喘粗；土气不调，四肢不举，言无音声。火去则身冷，风止则气绝，水竭则无血，土散则身裂。然愚医不思脉道，反治其病，使脏中五行共相克切，如火炽燃重加其油，不可不慎。凡四气合德，四神安和，一气不调，百一病生。四神动作，四百四病同时俱发。”又云：“一百一病，不治自愈；一百一病，须治而愈；一百一病，虽治难愈；一百一病，直死不治。”

同时，印度医学在7世纪以前，为“气”“胆”“痰”三原质（三体液）说，亚历山大在公元前4世纪侵入印度，便将希腊的“地水风火”四原质说，以及“黑胆”“黄胆”“血液”“黏液”四体液说的医学理论带到了印度，而印度医学传入中国是公元以后的事，因此也可以说希腊医学是经过印度传到中国来的。不过中医学远在这个时期以前，早已经建立了自己的医学理论体系，远比“四气说”“三原质”“四体液”诸说要高明得多，因而这些学说，基本没有渗入到中医学的理论中去。

13世纪末叶，蒙古统治集团占领了欧亚两洲的大部分，统治王朝在北京设立回回医院，翻译阿拉伯医学的《回回药方》，以后齐德之的《外科精义》（1335）、危亦林的《世医得效方》（1337）等，都吸收了一些阿拉伯的医学知识，不过经他们吸收和消化已一变而为自己的医药学理论了，所以在当时的文献上并不曾见到有“印度医”和“唐医”的区分，也不曾有“阿拉伯医”和“元医”的对立。

至于药物，在汉武帝元朔三年（公元前126）到明英宗天顺三年（1459），这段时期中有很多外国药物不断地由印度、波斯等地输入中国，如苜蓿、胡桃、胡荽、蒜、胡麻、石榴、指甲花、郁金、没石子、砂糖、无漏子、甜菜、莴苣、无花果、水仙、西瓜、胡芦巴、安息香、没药、苏合香、芦荟、毕澄茄、补骨脂、胡黄连、独活、木香、荜茇、肉豆蔻、阿魏、番木鳖等，不下200余种，都是由国外引进的，并非中国原产。然而一直到现在，并没有把这些药认作印度药或波斯药，而与中国原产药物对立起来，相反经过培养而变为中国药了。

上述这些事例足以说明，我们祖先是善于接受外来文化的，并加以变革，纳入自己的文化体系中。而于不切合实际运用的，如“四气”“三液”说等，直接摒弃之而不惜。这种结合我国的实际情况，有选择的向国外引进科学技术的方法，直到今天仍然有其现实意义。

十二、中医药学的外传

西汉时，张骞两次出使西域，东汉时“班超”再次到西域，广泛地开辟了东西交通，促进了经济文化的交流。随着农业、手工业和造船业的进步，对外贸易日益扩大，中医药学的向外传播也逐渐增加。

特别是到了隋唐时期，中国医学已全面发展，成为亚洲的医学中心。因此，当时朝鲜、日本等国家都曾派人来中国留学。中医药学的外传，对于世界医学的发展有着重大贡献。

中朝两国在文化关系上最早也最密切。大约在公元前2世纪，即朝鲜史上的三国时代，中朝两国已经有了文化往来。公元514年，梁武帝应朝鲜（百济）的请求，曾派遣医师赴朝鲜。到了唐代，由于两国间的接触日益频繁，中医学也随之更多地输入朝鲜。如《素问》《伤寒论》《甲乙经》《神农本草经集注》《诸病源候论》《千金要方》《外台秘要》等古典名著，都被朝鲜采作教本，用以教授学生。宋代，于公元988年和1021年两次赠送《太平圣惠方》给朝鲜。公元1078年朝鲜王徽病，遣使来我国请医，当时中国派翰林医官邢慥前去，还带了100多种药物。公元1103 ~ 1118年，应朝鲜要求，中国两次派医官牟介、杨宗立等去朝鲜传教医学，此后朝鲜的东医便渐次发展起来。

中医药学也很早传到越南。唐代知医的诗人沈佺期、刘禹锡等人曾去越南。另据《历代名医蒙求》记载：医人申光逊曾以胡椒、干姜等辛味药治愈越南人的脑痛症。

自东汉以来，中日两国便有了正式的往来，经历三国、两晋、南北朝，中日往来没有中断过。大和国王屡次遣使南朝，中国人也不断经过朝鲜迁移到日本。此后，日本便源源从朝鲜间接吸收我国的文化。公元562年，吴人知聪携带《明堂图》及其他医书160卷到日本。公元608年，日本推古天皇遣药师惠日、倭汉直福因等来中国学医，于623年学成回国，曾将《诸病源候论》等重要医书带回日本。公元701年日本采取唐制，制定医药职令“大宝律令”，其中规定医学生必修《素问》《黄帝针经》《明堂脉诀》《甲乙经》《新修本草》等书。公元733年，日本荣叡、普照等随遣唐使来中国留学，越十年，到扬州邀请鉴真和尚（俗姓淳于，扬州人）赴日本传授佛学、医学和建筑学等。鉴真率弟子数十人，经历了许多艰险，克服了种种困难，前后启程六次，经过十年的时间，才于公元753年安抵日本。他在日本传授医药学术，对当时日本医学的发展影响很大。公元763年逝世于日本奈良唐招提寺，日本人称之为过海大师。公元808年日本医家以中国医药名著《素问》《黄帝针经》《脉经》《甲乙经》《小品方》《新修本草》等为蓝本，编成《大同类聚方》100卷，从此，有不少医药著作出现，著名的有小野藏根的《太素经集注》《治疮记》等书。

中医药学向阿拉伯传播亦较多，其中以药物、炼丹术、脉学为最。中国“炼丹术”是现代制药化学的先驱，大约在葛洪以后的8至9世纪便已传入阿拉伯，又由阿拉伯展转传入欧洲，促进了世界药物化学的突飞猛进。约在元代，中医的针灸疗法亦逐渐传入阿拉伯及附近各国。中医的脉学在公元10世纪便传入阿拉伯，阿维森纳（Avicenna，980—1037）的《医典》中有这方面的详细记载，其中许多脉象的描写都是采自王叔和的《脉经》，这对阿拉伯医学诊断学的发展很有影响。他们的《医典》中还记载了若干中国药物，并谓糖尿病患者的尿味甜，以及用“水蛭”吸毒等，都是吸收了中医学的资料写成的。美国人拉瓦尔（Lawall）在《药学四千年》一书中，认为阿拉伯人的麻醉法可能是由中国传去的，这种说法是有一定根据的。

中国输入印度的药物，既多且早，如人参、茯苓、当归、远志、乌头、附子、麻黄、细辛等，在印度被称为“神州上药”。唐代人义净在印度住了二十年，用中医药给印度人治病，博得民众对他的尊敬。

现在中医药学越来越受到国际间的重视，无论在亚洲、欧洲、美洲，都掀起了学习中医学热、中药学热、针灸学热。过去国际间往往是重视中医的治疗方药，没有重视中医学的理论，现在国外已经有人注意到这一点，特别是都想了解中医学的基础理论，如阴阳五行学说、脏腑学说、病机学说、诊法学说、辨证学说、治则学说等。因此对中医学的古典著作《黄帝内经》《伤寒论》之类，进行研究的人一天比一天多起来了，许多中医典籍都有了英文、日文等外文译本。中医学的对外传播，已经达到了空前的极盛时期，这对世界医学的进展，将会发生巨大的影响。

（编者按：此文修改于1982年，收录在《任应秋论医集中》，与“伟大的祖国医学的成就”一文的内容基本相同，但因时代不同，作者的认识亦

有变化。此文在1955年文稿的基础上有所改动和补充）

中医学发展史概述

（原载《黑龙江中医药》1982年第1期）

远自秦汉（公元前221—公元264）以来，中日两国的文化交流，日益发展，从未中断。至于医药文化的交流，在公元552年，中医学的《针经》便已传到日本。608年推古天皇曾派遣药师“惠日”“倭汉直福因”等来中国研究医学。今天各位药剂师又来中国研究中药学，应该说是这一历史的继续。659年中国编的第一部官修药典《新修本草》又传到日本，在701年天皇颁行的医药职令《大宝律令·疾医令》中，规定为医学生必修课程之一，以后的交流就更频繁了。这一悠久的中日医药文化交流史，它记载着两国人民深厚的情谊。

中国医药的起源，最迟在5000年前的新石器时代便开始了。历史上传说有“伏羲氏制九针”“神农氏尝百草”，伏羲氏族的活动，约在新石器时代的早期，神农氏族的活动，约新石器时代的晚期，这都属于原始社会。据殷墟出土甲骨文，便有头病、耳病、眼病、牙病、鼻病、腹病、足病等文字，说明最迟在商代（公元前1765—公元前1122）已有对多种疾病的认识，这时还是奴隶社会。到了封建社会初期（公元前1121—公元前249），人们已能从生活习惯和气候变化与疾病发生的关系联系起来，认识疾病之所以发生的道理。这时一位著名的医生医和说：“六气曰阴、阳、风、雨、晦、明，过则为灾，阴淫寒疾，阳淫热疾，风淫末疾，雨淫腹疾，晦淫惑疾，明淫心疾。”前四种是气候变化对人体的影响，后两种是生活不节而发生的疾病。说明当时已具有初步的医学理论知识了。由于医学知识的提高，药物知识亦随之而丰富。如《山海经》中记载的药物达100多种，包括植物、动物、矿物药。同时亦开始用分科的方法对医药进行管理和研究，它们基本上分为食医、疾医、疡医、兽医四科，这亦是医学科学发展的必然趋势。

由战国到两汉，即公元前475年—公元265年，由于社会的巨大变革，医学科学日益发展起来，突出地表现在医学理论体系的逐渐形成。著名的经典著作《黄帝内经》就产生于这个时期，它在朴素的对立统一规律学说阴阳学说和朴素的系统论五行学说的思想指导下，确立了中医学独特的理论体系，其中主要包括脏腑学说、病机学说、诊法学说、辨证学说、治则学说等。这个理论体系，一直是中医学理论的基础，它指导着中医学的临床实践。药物学也是在这个时期奠定了基础，《神农本草经》就是代表作。它共收载药物365种，其中植物药252种，动物药67种，矿物药46种。共分为上、中、下三品，并提出了七情和合、四气五味、君臣佐使等药物配伍应用的基础理论。正由于医药都奠定了理论基础，伟大的医学家如扁鹊、张仲景、华佗等相继出现了。扁鹊精于脉学，著有《八十一难经》；仲景精于方药，著有《伤寒杂病论》；华佗精于刀针，著有《中藏经》。中医学在这个时期，无论理论和临床，都达到了相当高的水平，就国际范围来说，在当时可以说是走在最前列的。

到了晋及五代（265 — 960），中医学的基础理论、临床治疗、药物研究三方面，又各有新的进展。基础医学方面，证候学的知识相当丰富了，以巢元方著的《诸病源候论》为代表，他把内、外、妇、儿、五官等各科疾病分做67门，叙述1700多种证候；以王叔和著的《脉经》为代表，总结出24种脉象，一直运用到现在。临床医学方面，内科有孙思邈著的《千金方》，伤科有蔺道人著的《仙授理伤续断秘方》，妇产科有徐之才著的《十月养胎法》，昝殷著的《经效产宝》，小儿科有无名氏著的《颅囟经》，五官科载于《千金方》中，并已经有了补唇、镶牙、手术摘除白内障等。针灸科有皇甫谧著的《甲乙经》。说明医学又进一步向专科的道路发展了。对药物学的研究也是相当突出的，首先是陶弘景在《神农本草经》的基础上，对本草学进行了一次总结，写成本草学名著《本草经集注》。大约在公元657年唐政府组织了苏敬、李勣等人编修本草，于659年完稿，定名《新修本草》，是我国由政府颁行的第一部药典。外国药典，以纽伦堡（Neurenherg）政府颁行的为最早，是在公元1542年，但已晚于《新修本草》9个世纪了。《新修本草》包括本草、药图、图经三部分，约54卷，药图和图经早已亡佚，现只残存本草部分11卷，有清光绪十五年己丑（1889）德清傅云龙于日本影刻的籑喜庐丛书本，1955年上海群联出版社曾影印为上下二册。其他还有专门记载食物药的《食疗本草》，专门记载外来药和少数民族药物的《海药本草》等。对于药物的炮制，这时也很注意了，雷敩著有《雷公炮炙论》三卷，是制药学的专著。炼丹术在这时期亦很有研究，葛洪的《抱朴子》、陶弘景的《合丹法式》可以说是制药化学的先驱。由于这个时期的医药科学又有所提高，与国外的交流亦日益增多，特别是与朝鲜、日本、越南、印度、阿拉伯国家之间的相互交流，尤为频繁。

宋元时期，即公元960到1368年，时间虽不太长，但于医学书籍的整理，医学教育的开展，药物鉴定的研究，医学流派的争鸣，都是很有成就的。由于这时的印刷技术相当发达，给各种书籍的印行带来很大便利，因而这时医药书籍的整理编印，盛况是空前的，中医学中许多经典以及有名的著作如《黄帝内经》《伤寒论》《金匮要略》《神农本草经》《脉经》《千金方》等都以此得以留传下来。正因为医学书籍的广泛流传，给医学教育创造了极有利的条件。当时的医学校叫“太医局”，分做大方脉、小方脉、风科、疮肿折伤、眼科、产科、口齿咽喉、针灸、金镞兼书禁九科，招收学生300人，并实行外舍、中舍、上舍的三舍升级制度，这对中医学的发展，起到了很大的作用。药物学发展到了这个时期，分别从品种、成药两方面开展研究。如由唐慎微等编辑的《经史证类备急本草》记载药物已达1455种，对于品种的生产、来源、真伪鉴定等，极为认真。政府还设置“卖药所”“和药局”，将许多效验显著的药方，制成丸散等不同剂型的成药，《太平惠民和剂局方》就是专载这些成药的书。大约在公元1110年到1358年这段时间里，先后出现了刘完素、张元素、张从正、李东垣、朱震亨等大医学家。河间刘完素以善治火热病驰名，张从正、朱震亨在他的影响下，形成了河间学派。而张从正善于攻邪，朱震亨善于滋阴，因而在同一河间学派中，张从正又为攻下派，朱震亨又为养阴派。易水张元素以善治虚弱证闻名，李东垣是他的学生，称为易水学派，而李东垣尤善治脾胃虚损病，所以他又自成补土一派。这些学派的百家争鸣，对于中医学理论的不断提高，对于后世医学的影响，都是巨大的。

由明清到鸦片战争前夕，即公元1368到1840年，大约500年间，中医学较突出的是从理论方面去探讨。即以药物学为例，湖北蕲州李时珍，用了30年的功夫，参考了800多种书籍，跑遍了许多高山深谷，写成了载有1892种药物的《本草纲目》52卷，附图1000余幅。它最大的特点是，发明“序录”，把运用药物的基础理论大大提高一步。而于每一药物之下，所列释名、集解、发明、辨疑、正误各个小目，从理论认识方面下了功夫，这是以前各家《本草》所不及的。他如缪希雍的《本草经疏》、刘若金的《本草述》、邹润安的《本经疏证》、张璐的《本经逢源》、黄宫绣的《本草求真》等，都是在阐发药物性用的理论，也是以前任何时期所不能比拟的。在临床医学方面，温热病学有突出的成就。吴有性的《温疫论》不仅广泛论及传染病的病源，并包括了对某些流行病学的见解，如“戾气说”，在17世纪中叶细菌学出现之前，提出疫病是由于感染，并有显著的传染性，这是很可贵的。后来叶天士著《温热论》、吴鞠通著《温病条辨》，倡卫气营血与三焦辨证学说，进一步完善了对热性病辨证论治的理论和方法，提高了临床疗效。同时对《伤寒论》研究的盛况也是前所未有，据不完全的统计，这时期注解《伤寒论》的最少在300家以上，其中如方有执的《伤寒论条辨》，张卿子的《伤寒论参注》，喻嘉言的《尚论篇》，柯韵伯的《伤寒来苏集》等，都是注《伤寒论》的名家。

近百年来，即从鸦片战争到中华人民共和国成立前，即公元1840—1949年，这是中国沦为半封建半殖民地的时期。中医学在考据学家的影响下，许多罕见的书籍如《颅囟经》《卫济宝书》《产宝》《黄帝内经太素》等，得以校勘整理出版。特别是古今医案、医话，以及已经散失仅存于《证类备急本草》中的《神农本草经》，先后经孙星衍、顾观光等先后辑出刊行，也是很可贵的。惟当时政府极其不重视中医学，又受到西方医学传入的影响，当时社会上大倡中学为体，西学为用之说，于是中医学界便盛行“中西汇通”的主张，较早的有四川唐宗海，著有《中西汇通医经精义》2卷；河北盐山张锡纯，著有《医学衷中参西录》30卷；最晚的如上海陆彭年，著有《伤寒论今释》《金匮今释》等。惟在革命根据地，则提倡团结新老中西医，用中西两法治病，可说是当前搞中西医结合的先声。

要之，中国医药文化拥有四五千年的历史，经历原始社会、奴隶社会、封建社会、半封建半殖民地社会，在2000多年的封建社会中，成就和贡献都是伟大的。给我们留下了丰富的医药文化遗产，我们认为这一遗产是伟大的宝库，应当努力发掘，整理提高。现在我们国家存在着中医、西医、中西医结合三支力量，这三支力量，应当是长期共存，都要发展。特别是中医学，应当是在继承、整理、提高的基础上，将运用有关的边缘科学从事研究，务期达到现代化为目的。

中日两国医药文化的交流，已有1000多年的光荣历史。历史总是要按照客观的规律发展下去的，中日两国人民的友好情谊，一定是要与历史永存的。

（编者按：此文为在北京中医学院为日本留学生举办的中药讲习班上的讲话）

明代杰出的大医学家张介宾

——张介宾诞生四百二十周年祭（1563 — 1983）

（原载《北京中医药》1983年第2期）

有明一代（1368 — 1643）是中医学鼎盛的时期，著名的医学家，见之于史志的当以千计，最为人所熟知者如：浦江戴思恭，义乌虞天民，肖山楼全善，慈溪王汝言，苏州薛立斋，华亭李中梓，祁门汪石山，徐春圃，蕲州李时珍，金坛缪希雍，王宇泰，余杭陶尚文，建阳熊宗立，会稽马玄台，仁和张遂辰，鄞县赵献可，新安孙一奎等，皆卓然成家，一时之选，而以张介宾最为杰出。

张介宾，字会卿，号景岳，又号通一子，浙江绍兴人（1563 — 1640），祖籍四川绵竹县。先世在明代初期以军功世授绍兴卫指挥，便定居于会稽城之东。学博多能，凡天文、音律、兵法、象数无不晓。中年曾从戎幕府，谈兵说剑，遍走燕冀间，出榆关、履碣石、经凤城、渡鸭绿。既而以家贫亲老，翻然归里，尽弃所学，从事岐黄典籍的研究，穷年缕析，独有神悟，继又师事金梦石，尽得其传。出而诊病，时人比之仲景、东垣。余姚大文学家南雷先生黄黎州为之作传云："为人治病，沉思病原，单方重剂，莫不应手霍然。一时谒病者，辐辏其门，沿边大帅，皆遣金币致之。其所著《类经》，综核百家，剖析微义，凡数十万言，历四十年而后成，西安叶秉敬谓之海内奇书。"

可见介宾的医学，无论临床与理论，都是比较成熟，达到学验两富的境地。以下略从四个方面来谈谈他在医学上的成就，并纪念他诞生的420

周年。

一、对医学基础理论体系的探讨

张介宾治医学，是十分重视医学理论研究的，特别是基础理论，尤为重视。《景岳全书》第一篇就是《明理》。他强调的“理”，虽然不能排除当时儒家所讲究的“理学”，但他毕竟是一位医学家，他是结合医学来谈的，故不能完全与“理学”等同起来，只能说他的医学曾受到当时“理学”思想的一定影响，这是可以的。他说：“万事不能外乎理，而医之于理为尤切。散之则理为万象，会之则理归一心。夫医者一心也，病者万象也。举万象之多，则医道诚难，然而万病之病，不过各得一病耳。……医之临证，必期以我之一心，洞病者之一本。以我之一，对彼之一，既得一真，万疑俱释，岂不甚易，一也者，理而已矣。苟吾心之理明，则阴者自阴，阳者自阳，焉能相混。”（《景岳全书·传忠录·明理》）

“阴者自阴，阳者自阳”，医学之理也。可见介宾所说的明理，就是在弄通医学的基础理论，就是要弄通医学中所有的阴阳理论，所以《传忠录》的第二篇就是《阴阳》，并于篇首明确提出：“凡诊病施治，必须先审阴阳，乃为医道之纲领。阴阳无谬，治焉有差？医道虽繁，而可以一言蔽之者，曰阴阳而已。故证有阴阳，脉有阴阳，药有阴阳。”（《景岳全书·传忠录·阴阳篇》）

《传忠录》上、中、下三卷，包括医理论文34篇，其中如：《脏腑别论》《君火相火论》《先天后天论》《命门余义》，为脏腑学说一类。《神气存亡论》《夏月伏阴续论》《附不足再辨》《辨河间》《辨丹溪》《论时医》，为病机学说一类。《阴阳篇》《六变篇》《表证篇》《里证篇》《虚实篇》《寒热篇》《寒热真假篇》，为辨证学说一类。《十问篇》为诊法学说之一。《论治篇》《气味篇》《标本论》《求本论》《治形论》《反佐论》《升阳散火辨》《小儿补肾论》《误谬论》《病家两要说》，为治则学说一类。《天年论》《中兴论》《逆数论》《保天吟》等，则为摄生学说。凡此皆医学理论的基础，介宾直称之为医理，并谓：“使能明医理之纲目，则治平之道如斯而已。能明医理之得失，则兴亡之机如斯而已。能明医理之缓急，则战守

之法如斯而已。能明医理之趋舍，则出处之义如斯而已。”（《景岳全书·传忠录·医非小道记》）

中医学的基础理论，远在《黄帝内经》汇集成书之时，便已基本形成体系。所以在隋代杨上善研究的时候，即着重探索其体系之所在，终于将《灵枢》《素问》调整为摄生、阴阳、人合、脏腑、经络、腧穴、营卫气、身度、诊候、证候、设方、九针、补泻、伤寒、寒热、邪论、风论、气论、杂病十九门类，100余篇目，辑成《黄帝内经太素》三十卷，中医学的理论体系，于此渐启其端倪。张介宾治医学的早期，亦有见及此，对《灵枢》《素问》狠下工夫，诚如叶秉敬所说：“介宾……幼禀明慧……从其尊人寿峰公之教，得窥《内经》，遂确然深信，以为天地人之理尽备于此。”（《类经·序》）张介宾自己亦曾说：“《内经》者，三坟之一，盖自轩辕帝同岐伯、鬼臾区等六臣，互相讨论，发明至理，以遗教后世。其文义高古渊微，上极天文，下穷地纪，中悉人事。大而阴阳变化，小而草木昆虫，音律象数之肇端，脏腑经络之曲折，靡不缕指而胪列焉。”（《类经·自序》）

正因《内经》既为医学之“至理”，而内容又极其广泛，张介宾反复思考、详求其法的结果，终于决定“唯有尽易旧制，颠倒一番，从类分门，然后附意阐发，庶晰其韫。”（《类经·自序》）所谓“颠倒一番，从类分门”，也就是要从《灵枢》《素问》两个八十一篇的纷繁错杂之中，找出它的理论体系来。有志攻关，无攻不克，介宾终于在杨上善《太素》和元代滑伯仁《读素问钞》的启示下，制定《内经》的理论体系为12类，并扼要地提示其分类的旨意云：“夫人之大事，莫若死生，能葆其真，合乎天矣，故首曰摄生类。生成之道，两仪主之，阴阳既立，三才位矣，故二曰阴阳类。人之有生，脏气为本，五内洞然，三垣定矣，故三曰藏象类。欲知其内，须察其外，脉色通神，吉凶判矣，故四曰脉色类。脏腑治内，经络治外，能明终始，四大安矣，故五曰经络类。万事万殊，必有本末，知所先后，握其要矣，故六曰标本类。人之所赖，药石为天，气味得宜，五宫强矣，故七曰气味类。驹隙百年，谁保无恙，治之弗失，危者安矣，故八曰论治类。疾之中人，变态莫测，明能烛幽，二竖遁矣，故九曰疾病类。药饵不及，古有针砭，九法搜玄，道超凡矣，故十曰针刺类。至若天道茫茫，运行今古，苞无穷，协唯一，推之以理，指诸掌矣，故十一曰运气类。又若经文连属，

难以强分，或附见于别门，欲求之而不得，分条索隐，血脉贯矣，故十二曰会通类。”（《类经·自序》）

“会通类”，是编书的方法问题，无关医理宏旨，应予除外，实际只有十一类，与滑伯仁的分类颇同，比杨上善的分类则大有提高。十一类，即是《黄帝内经》理论体系的十一个组成部分。其实藏象与经络是分不开的，论治、标本、气味，同属于治则范畴。故唯有阴阳、藏象、病机、诊法、治则、针刺、摄生、运气八个门类，确是中医学基础理论的体系所在。第张介宾晚年作《景岳全书》时，颇侧重于临床，以致《传忠录》三卷所言的基础理论，强调辨证论治，即“阴阳”亦着重从辨证的方面来阐发，这就不难理解了。医学本所以疗疾，但治医学不首先学好基础理论，则如无根之木，是难以成材的。张介宾于医学之所以有巨大成就，是与他先从《内经》打好基础，深入地研究医学的理论体系分不开的。孙思邈说：“读方三年，便谓天下无病可治；及治病三年，乃知天下无方可用。”（《千金要方·论大医精诚》）前者是学无根柢的夸大狂，后者就是由于没有基础理论作指导，所以许多方药都使用不灵，也可以说后者是前者的必然结果。因此，张介宾重视医学基础理论的研究，是很有现实意义的，故张氏所著的《类经》是研究医学基础理论的必读书，《景岳全书》是理论联系实际重要的参考书。

二、阐发以阳为主导的阴阳学说

阴阳学说，是古代哲学范畴的认识论，往往用于说明关于对立统一的知识。《内经》作者汲取了这个认识论，而成为中医学理论的指导思想，肯定了一切有生命的现象都充满着阴阳矛盾。就人体而言，《素问·宝命全形论》说：“人生有形，不离阴阳。”背向上属阳，腹向下属阴。体表四肢属阳，体内脏器属阴。在内脏器官中，六腑传化物而不藏属阳，五脏藏精气而不泻属阴。就人体的生理过程言，《素问·阴阳应象大论》说：“阴在内，阳之守也；阳在外，阴之使也。”就是说生命的物质基础属阴，机能活动属阳，等等。依照《内经》的观点，世界上没有一种事物不可以用阴阳进行分析。所以竟提出“阴阳者，天地之道”的说法，张介宾于此大加赞赏，并做了更透彻的解释。他说：“道者，阴阳之理也，阴阳者，一分为二也。太极动而生阳，静而生阴，天生于动，地生于静，故阴阳为天地之道。”（《类经·阴阳类一》注）就是说，任何事物的内部，都包含着两个矛盾着的方面，一方属阴，一方属阳。“一”就是矛盾的统一，“二”就是矛盾对立的两个方面。一分为二虽杨上善早已提出（《太素·知针石》“天地合气，别为九野，分为四时”注），但介宾为之阐发，影响至为深远，至今仍有权威性。对立统一是宇宙中最普遍的现象，故称为“天地之道”。

阴阳的对立统一，既是普遍地存在于宇宙中，在张介宾看来，医学领域里尤其是如此。所以他在《景岳全书·传忠录·阴阳篇》大加发挥说：“凡诊病施治，必须先审阴阳，乃为医道之纲领。阴阳无谬，治焉有差。医道虽繁，而可以一言蔽之者，曰阴阳而已。故证有阴阳，脉有阴阳，药有阴阳。以证而言，则表为阳，里为阴；热为阳，寒为阴；上为阳，下为阴；气为阳，血为阴；动为阳，静为阴；多言者为阳，无声者为阴；喜明者为阳，欲暗者为阴；阳微者不能呼，阴微者不能吸；阳病者不能俯，阴病者不能仰。以脉而言，则浮、大、滑、数之类皆阳也；沉、微、细、涩之类皆阴也；以药而言，则升散者为阳，敛降者为阴；辛热者为阳，苦寒者为阴；行气分者为阳，行血分者为阴；性动而走者为阳，性静而守者为阴。此皆医中之大法。”

但是，应当指出，阴阳虽是相互依存的，惟在矛盾过程中所处的地位却不一样。《素问·生气通天论》说：“凡阴阳之要，阳密乃固。两者不和，若春无秋，若冬无夏，因而和之，是为圣度。故阳强不能密，阴气乃绝。”这充分说明了人体内部阴阳矛盾之中，是以阳气一方为主导的，而不是阴阳两方绝对平均。所以《素问·生气通天论》接着更形象地强调说：“阳气者，若天与日，失其所，则折寿而不彰，故天运当以日光明。”意思是要正确处理好人体阴阳的矛盾关系，首先在于保护阳气，使其能够“卫外为固”，起到护卫和调节机体的作用，这是使身体强健的关键。如果阳气不足，便会“若冬无夏”“折寿而不彰”，不能维系生命的存在。或者阳气过于亢盛，则发泄太过，不能致密，便会导致“若春无秋”“阴气乃绝”。这表明在阴阳矛盾中，阳是主导方面，阴处次要的从属地位。正因为如此，所以《素问·生气通天论》从生理方面强调：“阳气者，精则养神，柔则养筋”“阳因而上，卫外者也”“阳气者，一日而主外”。又从病理方面指出：“阳气者，烦劳则张，精绝，辟积于夏，使人煎厥”“阳气者，大怒则形气绝，而血菀于上，使人薄厥”“阳蓄积病死，而阳气当隔”。对于唯物辩证法来说，具体的矛盾双方如果有主从，究竟哪一方为主导，哪一方为从属，要依具体情况而定。但医学中的阴阳学说，由于对矛盾双方的性态已做了具体规定，一方属阴，一方属阳，因此一般说来，凡属阳的一方总为主，属阴的一方总为从。

这个道理，亦只有张介宾体会得最为深刻。首先他从自然界宏观方面来发挥阴阳对立两方以阳为主导的道理。他说：“阴阳二气，形莫大乎天地，明莫著乎日月。虽天地为对待之体，而地在天中，顺天之化，日月为对待之象，而月得日光，赖日以明。此阴阳之征兆，阴必以阳为主也。故阳长则阴消，阳退则阴进，阳来则物生，阳去则物死。所以阴气之进退，皆由乎阳气之盛衰耳。”（《类经·阴阳类二》注）

揆介宾之意，自然界必须保持一定的温度，才能有生命，而这温度在医学中的概念便是属于阳，所谓“阳来则生”，就是温度的适当；“阳去则死”，就是失去了所需的温度。他又结合人身的阴阳相对平衡来说：“天之大宝，只此一丸红日，人之大宝，只此一息真阳。……凡阳气不充，则生意不广。……故阳惟畏其衰，阴惟畏其盛，非阴能自盛也，阳衰则阴盛矣。凡万物之生由乎阳，万物之死亦由乎阳，非阳能死万物，阳来则生，阳去则死矣。”（《类经附翼·求正录·大宝论》）

真阳或阳气，都是人身内的正气，它包括健壮的生理机能活动。这种“阳”当然“惟畏其衰”。至于“惟畏其盛”的“阴”，应该是指邪气而言，如寒、湿、水、饮之类，决不是“真阴”或精血。精血盛满，是健康机体可贵的物质基础，没有什么可畏的。一般反对介宾之说者，也就是由于没有弄清楚阴阳邪正的分辨。甚至介宾本人在“辨河间”“辨丹溪”的时候，也把阴阳邪正弄得模糊不清。弄清楚了阴阳邪正的概念，则知张介宾以阳气为人生大宝，惟恐其不足，阴与阳相互对待，而以阳为主导的思想是正确的，他是发挥《素问·生气通天论》的观点而形成的，是医学中很值得继续研究的课题。《素问·天元纪大论》云：“君火以明，相火以位。”王冰注改“明”为“名”，以为“君火在相火之右，但立名于君位，不立岁气。”

张介宾则本着以阳为主导的思想，不同意王冰之说，而谓：“彼言（指《至真要大论》）不司气化者，言君火不主五运之化，非言六气也。以凡火观之，则气、质、上、下，亦自有君、相、明、位之辨。盖明者光也，火之气也；位者形也，火之质也。如一寸之灯，光被满室，此气之为然也。盈炉之炭，有热无焰，此质之为然也。夫焰之与炭皆火也，然焰明而质暗，焰虚而质实，焰动而质静，焰上而质下，以此证之，则其气之与质，固有上下之分，亦岂非君相之辨乎。是以君火居上，为日之明，以昭天道，故于人也属心，而神明出焉。相火居下，为原泉之温，以生养万物，故于人也属肾，而元阳蓄焉。所以六气之序，君火在前，相火在后，前者肇物之生，后者成物之实。”

这样既讲清了君火、相火“明”与“位”的实质及其相互关系，同时亦揭示了六气中四气皆一，惟火有二的道理。君火肇物之生，相火成物之实，一生一成，皆惟火是赖，火为阳，以阳为主导的思想便很自然地突出出来了。君火属心，相火属肾，肾水属阴水，而必须以阳火居其中。则张介宾重视阳气，以阳为主导的思想，在医学中是有现实意义的。

三、平调阴阳创制新方

由于张介宾治医学，很重视阴阳生、长、杀、藏的相互关系，而着意于平调阴阳。所以他在注《素问·阴阳应象》“治病必求于本”说：“本之一字，合之则惟一，分之则无穷。所谓合之惟一者，即本篇所谓阴阳也，未有不明阴阳而能知事理者，亦未有不明阴阳而能知疾病者，此天地万物之大本，必不可不知也。”后来介宾著《求正录》时，在《大宝论》的开头便说：“为人不可不知医，以命为重也。而命之所系，惟阴与阳，不识阴阳，焉知医理，此阴阳之不可不论也。”

所以张介宾一生对于阴阳理论的发挥最为透彻。于此应当指出，阴阳学说自渗入医学以后，它已经不只是一般的辩证法概念，而是在医学范围的性态上已有了具体的限定。如元阴、元阳、阴血、阳气、阴水、阳火、阴精、阳神、阴寒、阳热、阴火、阳精之类。张介宾所阐发的阴阳，就是属于医学范畴的这一类问题。如《景岳全书·新方八阵·补略》说：“有阳失阴而离者，不补阴何以收散亡之气；水失火而败者，不补火何以苏垂寂之阴。此又阴阳相济之妙用也。故善补阳者，必于阴中求阳，则阳得阴助而生化无穷；善补阴者，必于阳中求阴，则阴得阳升而泉源不竭。余故曰，以精气分阴阳，则阴阳不可离；以寒热分阴阳，则阴阳不可混，此又阴阳邪正之离合也。故凡阳虚多寒者，宜补以甘温，而清润之品非所宜；阴虚多热者，宜补以甘凉，而辛燥之类不可用。”

“阳失阴而离”，是由于阴精虚竭，不能涵蓄阳气，以致阳气浮散于外的病变，故当补阴以涵阳。“水失火而败”，是元阳大衰，不能化生阴精，而致阴阳两虚的病证。“阴中求阳”法，即张介宾的右归丸；“阳中求阴”法，即张介宾的左归丸。“阳虚多寒者”，乃元阳大虚，阴寒邪盛之证，介宾尝治以右归饮；“阴虚多热者”，为阴精耗竭，元阳失守的虚阳亢奋证，介宾尝治以左归饮。如阳气阴血两俱不足者，介宾则制大补元煎以救本培元。这五个新制方剂，是张介宾平调阴阳学术思想在临床上的具体体现，兹分述如下。

左归饮

熟地二三钱或加至一二两，山药二钱，枸杞二钱，炙甘草一钱，茯苓一钱半，山茱萸一二钱（畏酸者少用之）。水二盅，煎七分，食远服。

如肺热而烦者，加麦冬二钱。血滞者，加丹皮二钱。心热而躁者，加玄参二钱。脾热易饥者，加芍药二钱。肾热骨蒸多汗者，加地骨皮二钱。血热妄行者，加生地二三钱。阴虚不宁者，加女贞子二钱。上实下虚者，加牛膝二钱以导之。血虚而燥滞者，加当归二钱。

自注云：“此壮水之剂也。凡命门之阴衰阳胜者，宜此方加减主之，此一阴煎、四阴煎之主方也。”（《景岳全书·新方八阵·补阵》）

方由钱乙六味地黄汤去丹皮、泽泻，加枸杞子、炙甘草而成。熟地黄为入肾益精正药，故以为君；山药清肺，有虚则补母之意，而令金能生水也；山茱萸养肝，肝为肾之子，子得养则不能食母气也；茯苓淡以降下，制其虚火之炎；枸杞温以益精，而有阴中求阳之效；惟炙甘草一味，既能佐熟地以滋真阴，复能合茯苓而清虚热。《景岳全书发挥》谓：“‘补肾之药而加甘草，焉能下达’之说，不足为训。《伤寒论》麻黄附子甘草汤、甘草汤、通脉四逆汤、四逆散、四逆汤诸方均用甘草，均走足少阴肾。盖药之与方，配伍不同，功则大异，不能以孤立地引经用药为说。”长乐陈念祖，亦对景岳新方持异义者，独谓：“左右归二饮，取其用甘草一味，从阳明以输精及肾，亦不没景岳之善悟。”（《景岳新方砭·补陈》左归饮）。是补肾方中用甘草，不仅未可厚非，尚有至理存焉。

右归饮

熟地用如前，山药炒二钱，山茱萸一钱，枸杞子二钱，甘草炙二钱，杜仲姜制二钱，肉桂一二钱，制附子一二三钱。水二盅，煎七分，食远温服。

如气虚血脱，或厥、或昏、或汗、或运、或虚狂、或短气者，必大加人参、白术，随宜用之。如火衰不能生土，为呕、哕、吞酸者，加炮姜二三钱。如阳衰中寒，泄泻腹痛，加人参、肉豆蔻，随宜用之。如小腹多痛者，加吴茱萸五七分。如淋带不止，加破故纸一钱。如血少血滞，腰膝软痛者，加当归二三钱。

自注云："此益火之剂也，凡命门之阳衰阴盛者，宜此方加减主之。此方与大补元煎出入互用。如治阴盛格阳，真寒假热等证，宜加泽泻二钱，煎成，用凉水浸冷服之，尤妙。"

方于左归饮中去茯苓者，以其阳之既衰，免导火下行从小便去也。加杜仲者，正借以温补命火，并及于脾，火能生土也。桂附为补火正品，与诸药并行，实具有水中补火之义，与桂附八味丸同旨。所谓"阴盛"与"真寒"，都是指阴寒邪气，决非阴精正气之可比。温热药浸冷服，多宜于假热之在外、在上者，《素问·五常政大论》云："治寒以热，凉而行之。"又《素问·至真要大论》云："热因寒用。"介宾之法，即取于此。

左归丸

大怀熟八两，山药炒四两，枸杞四两，山茱萸肉四两，川牛膝酒洗蒸熟三两（精滑者不用），菟丝子制四两，鹿胶敲碎炒珠四两，龟胶切碎炒珠四两（无火者，不必用）。上先将熟地蒸烂杵膏，加炼蜜丸桐子大，每食前用滚汤或淡盐汤送下百余丸。

如真阴失守，虚火炎上者，宜用纯阴至静之剂，于本方去枸杞、鹿胶，加女贞子三两，麦冬三两。如火灼肺金，干枯多嗽者，加百合三两。如夜热骨蒸，加地骨皮三两。如小水不利不清，加茯苓三两。如大便燥结，去菟丝加肉苁蓉三两。如气虚者，加人参三四两。如血虚微滞，加当归四两。如腰膝酸痛，加杜仲三两，盐水炒用。如脏平无火，而肾气不充者，加破故纸三两，去心莲肉、胡桃各四两，龟胶不必用。

自注云："治真阴肾水不足，不能滋养营卫，渐至衰弱。或虚热往来，自汗盗汗，或神不守舍，血不归原，或虚损伤阴，或遗淋不禁，或气虚昏运，或眼花耳聋，或口燥舌干，或腰酸腿软。凡精髓内亏，津液枯涸等证，俱速宜壮水之主，以培左肾之元阴，而精血自充矣，宜此方主之。”

方为左归饮去茯苓、甘草，加牛膝、二胶、菟丝而成，谢利恒《中国医学大辞典》云：“左归饮即左归丸之药品作饮服，右归饮即右归丸之药品作饮服。”实属大谬。以精髓空虚，非用味厚质重以及血肉有情之品，不足以填补之，故其药品之配伍如此。惟牛膝川产与怀产性用迥异，怀庆产者，长大肥润，利水力强，宜于水道涩滲者；川牛膝细而微黑，功专固精补髓，最适用于本方。方虽旨在补阴，但毫不寒凉，而是一派甘温之品，这最是张介宾用补阴药的特色。

右归丸

大怀熟八两，山药炒四两，山茱萸微炒三两，枸杞微炒四两，鹿角胶炒珠四两，菟丝子制四两，杜仲姜汤炒四两，当归三两（便溏勿用），肉桂二两，渐可加至四两。制附子二两，渐可加至五六两。上丸法如前，或丸如弹子大，每嚼服二三丸，以滚白汤送下，其效尤速。

如阳衰气虚，必加人参以为之主，或二三两，或五六两，随人虚实，以为增减。盖人参之功，随阳药则入阳分，随阴药则入阴分，欲补命门之阳，非加人参不能捷效。如阳虚精滑，或带浊便溏，加补骨脂酒炒三两。如飧泄肾泄不止，加北五味子三两，肉豆蔻三两，面炒去油用。如饮食减少或不易化，或呕恶吞酸，皆脾胃虚寒之证，加干姜三四两，炒黄用。如腹痛不止，加吴茱萸二两，汤泡半日，炒用。如腰膝酸痛，加胡桃肉连皮四两。如阴虚阳痿，加巴戟肉四两、肉苁蓉三两，或加黄狗外肾一二付，以酒煮烂，捣入之。

自注云：“治元阳不足，或先天禀衰，或劳伤过度，以致命门火衰，不能生土，而为脾胃虚寒，饮食少进，或呕恶膨胀，或翻胃噎嗝，或怯寒畏冷，或脐腹多痛，或大便不实，泻利频作，或小水自遗，虚淋寒疝，或寒侵溪谷而肢节痹痛，或寒在下焦而水泛浮肿。总之，真阳不足者，必神疲气怯，或心跳不宁，或四体不收，或眼见邪祟，或阳衰无子等症，俱速宜益火之原，以培右肾之元阳，而神气自强矣，此方主之。”

方于左归丸中去牛膝、龟胶，加杜仲、当归而成。所去者，恐其凉降，不利于益火也。所加者，取其温润，有裨于养阳也。桂附随宜而用，旨在增薪添炭，以益火之原。惟桂与附相较，桂之辛味甚于附子，故桂之用量宜轻，附子的用量不妨稍多。

大补元煎

人参补气补阳，以此为主，少则用一二钱，多则用一二两；山药炒二钱；熟地补精补阴，以此为主，少则用二三钱，多则用二三两；杜仲二钱；当归二三钱，若泄泻者去之；山茱萸一钱，如畏酸、吞酸者去之；枸杞二三钱，炙甘草一二钱。水二盅，煎七分，食远温服。

如元阳不足，多寒者，于本方加附子、肉桂、炮姜之类，随宜用之。如气分偏虚者，加黄芪、白术，如胃口多滞者不必用。如血滞者，加川芎，去山茱萸。如滑泄者，加五味、故纸之属。

自注云："治男妇气血大坏，精神失守危剧等证，此回天赞化、救本培元第一要方。"

方中熟地黄、山药、山茱萸，左归法也，借以滋补肾阴。杜仲、枸杞子，右归法也，旨在温补肾阳。人参、炙甘草、当归，为两补气血之品，取法于"十全大补"。熟地黄佐以当归，补血之用也，血为阴，阴既得充，斯能挽欲脱之阳；人参配以炙甘草，补气之用也，气为阳，阳既得益，斯能苏欲寂之阴。尤其炙甘草一味，与当归之辛合，即为辛甘化阳法，与山茱萸之酸合，即为酸甘化阴法。阴阳之化源不竭，元阴元阳的根本得固，斯为真正的大补。

以上张介宾所制的补阵新方五首，用药不过15味，其中熟地黄、枸杞子、山药、山茱萸，五方俱用，应列于首位，以其甘酸微温，或为阴中之阳药，或为阳中之阴药，或入心肝肾，或入脾与肺，五脏得养，精气两益，实为平调阴阳之上选。其次杜仲与炙甘草，温补先后天，所以三方均用之。当归、肉桂、附子、鹿胶、龟胶，五方中各居其二，或为君药，或为臣药，统为培补命火，填益精血之用。人参、茯苓、牛膝、菟丝各用一次，人参为大补元气之品，其他皆能下走益肾。于此不难看出张介宾制补益之方，总是从甘温着眼，脾肾入手，以补阳为主者，必从阴中求阳；以补阴为主者，必从阳中求阴，概不用苦寒药，借以达到补阳不损阴，滋阴兼养阳，使阴阳平调的目的。其旨意虽侧重于阳，并不概用桂附，而是积温以生阳，他以人参为扶阳之要药，其义可知。

四、以理论指导临床辨证论治

中国医学由两晋迄于两宋，多注重运用方药的经验，故著名方书多成于这一时期（约有1000年）。元明以降，医学理论的研究逐渐为医家所重视，特别是以基础理论指导临床实践。如戴思恭、虞天民、楼全善、赵献可、孙一奎等在这方面都曾极为倡导，亦有一定成就，不过，仍以张介宾的成就最大。《景岳全书》六十四卷，可以说是他以理论指导临床进行辨证论治的代表作。书中《杂病谟》二十九卷，凡列70余病证，每病都分做经义、论证、论治、述古几个部分进行叙述。

经义，即列举《素问》《灵枢》中对本病的有关记载。例如饮食门，列举《素问》平人气象、六节藏象、经脉别论、病能论、阴阳应象、五藏别论、藏气法时、宣明五气、生气通天、五藏生成、灵兰秘典、痹论、太阴阳明、刺志、脉解、至真要；《灵枢》营卫生会、五味篇、平人绝谷、刺节真邪、口问、营气、五味论、邪气藏府病形，以及《素问遗篇》本病、刺法诸篇等，关于饮食伤为病的文献。从中可以看出：①脾胃在人身中的重要性以及胃气在生理、病理中的意义；②饮食不节不仅伤脾胃，还可以伤及五脏；③五脏对五气五味的喜恶。说明每临一证，对于古典文献有关记载进行一番洄溯，是很有意义的，它可以启发我们辨证论治的思考。可惜张介宾只是征引了经文，并没有分析，也就是有经而无义。如能用汉学家“义疏之学”的方法，进行义理性的分析，对学者的帮助必然更大，这也可能是他“引而不发”的意思。

至于“论证”和“论治”，是每一疾病的核心，由于张介宾的基础理论修养有素，所以在辨证或论治时，都最有理致。如“不寐”的论证云：“不寐证虽病有不一，然惟知邪正二字则尽之矣。盖寐本乎阴，神其主也。神安则寐，神不安则不寐。其所以不安者，一由邪气之扰，一由营气之不足耳。有邪者多实证，无邪者皆虚证。凡如伤寒、伤风、疟疾之不寐者，此皆外邪深入之扰也；如痰、如火、如寒气、水气、如饮食、忿怒之不寐者，此皆内邪滞逆之扰也。舍此之外，则凡思虑、劳倦、惊恐、忧疑，及别无所累，而常多不寐者，总属真阴精血之不足，阴阳不交，而神有不安其室耳。”如此辨证，既有论据，又有分析，既得要领，又极深入。证候由此而辨明，治法因之以确立。

又论“三消”病的治法云：“凡治消之法，最当先辨虚实。若察其脉证果为实火致耗津液者，但去其火，则津液自生，而消渴自止。若由真水不足，则悉属阴虚，无论上、中、下，急宜治肾，必使阴气渐充，精血渐复，则病必自愈。若但知清火，则阴无以生，而日渐消败，益以困矣。”张介宾治中上二焦实火证，多用白虎汤或白虎加人参汤。治水亏于下的虚火证，则用玉女煎[1]或加减一阴煎[2]之类，用之多验。人皆畏介宾概用温补，其实不尽然，他对于寒凉药的运用，亦是最娴熟而有理致的。他认为“寒方之制，为清火也，为除热也。夫火有阴阳，热分上下”。只是气味轻清者宜以清上，重浊者宜于清下。清大热必用性力之厚者，清微热但用性力之缓者。实郁之热，宜攻而清之；癃闭之热，宜利而清之；阴虚燥热，则补而清之。在下之实热，只宜清利；在上之实热，切忌升提。同一清热也，竟分析如此之细，如理论无基础，经验不到火候，均不足以语此。

张介宾通过丰富的临床治验，并不断从经验中提高理性认识，还有不少的创见。“非风”病名的提出，就是一个较突出的例子。他认为一般所称的中风病，卒倒昏愦，或瘫痪痿废，主要是由于内伤积损，逐渐颓败所致，不能概以外感风邪论。实际应该是《内经》的“厥逆”。刘河间、李东垣、朱丹溪尽管已经怀疑中风病主要不是外风，但他们的书中治中风病都首列发散外邪的小续命汤[3]，是与其辨证不相吻合的。既明确“厥逆”主要不是外感，自与风字无涉，便正名为“非风”。至于辨论，他有相当精辟的论述，可称之为“非风证治十论”，兹扼要介绍于下。

1. 论有邪无邪　有邪者，是风、寒、湿诸邪之自外侵，病由乎经脉，多有表证的出现。非风，是属于无外邪者，病出乎内脏的精气衰败而眩晕卒倒，气去神亡而昏愦无知。

2. 论肝邪　非风病而见强直眩掉，乃肝邪风木之化所致。又四肢不用，痰涎壅盛，乃胃败脾虚之候。因肝为胃气之贼，一胜一负，不相并立。肝邪之所以犯胃，一由于脾土之虚，一由于肾水之不养使然。

3. 论气虚　非风为病，营卫气脱则汗出，命门气脱则遗尿，阳明经气脱则口开不合，太阴脏气脱则口角流涎，肝脾气败则四肢瘫软，心神肾精俱败则昏倦无知，语言不出，故东垣云：“气衰者多有此疾”。

4. 论痰之本　非风病之所以多痰，亦由于虚。肾气虚则水泛为痰，脾气虚则土不制水而为痰，故治痰贵在温脾强肾。

5. 论经络痰邪　凡经络之痰，皆由水中无气，津凝血败之所化。故攻痰往往伤气、伤津、伤血，惟在元气无伤，偶有壅滞者，可暂用分消法。

6. 论治痰　非风病痰涎壅盛，必须先开其痰者，惟吐法为捷。气虚不堪吐者，用牛黄丸、抱龙丸[4]之类，以通其咽喉。痰不盛者，但调理气血即可。因寒湿者，六安煎[5]、二陈汤；因火者，清膈饮[6]、抽薪饮[7]；脾虚者，六君子、五味异功散；阴虚兼燥，金水六君煎[8]；阳虚水泛，八味丸；脾肾虚寒，理中汤、温胃饮[9]。

7. 论寒热证　非风病口眼歪斜，有寒热之辨。凡唇缓流涎，声重语迟含糊者，是皆纵缓之类。纵缓者多由乎热，而间亦有寒者，气虚故也。歪斜牵引，抽搐反张者，皆拘急之类，拘急者多由乎寒，而间亦有热者，血虚故也。

8. 论治气血　非风病而见偏枯、拘急、痿弱诸症，多由阴虚，但阴中既有气亦有血，血非气不行，气非血不化，血中无气，则为纵缓废弛，气中无血，则为抽掣拘挛。因气主动，无气则不能动不能举；血主静，无血则不能静不能舒。故筋缓者当责其无气，宜五福饮[10]、四君子、十全大补之类；筋急者当责其无血，宜三阴煎、大营煎、小营煎之类。

9. 辨经脏　非风病当辨其在经在脏，经病者轻浅可延，脏病者深重可畏。经病者病连肢体，脏病者败在神气。虽病在经者，无不由乎中出，而表里微甚，亦各有所主。经脏虽有攸分，而偏阴偏阳，无不本乎气血。故必察气血之缓急，阴阳之亏胜，斯为尽善。

10. 诸证治法　约分为防微、救急、治本三个方面。防微，凡觉眩晕掉摇，麻木不仁等，多为非风病的先兆。眩晕者，气虚于上也，宜大补元煎、十全大补之类。麻木者，气血不至也，气虚则麻，血虚则木，只宜培养血气。救急，卒倒不醒，无痰气者，即扶定掐其人中，继以姜汤徐灌之，息微色白脉弱者，急用独参汤。有痰者，以白汤送抱龙丸开其痰。喘满气闭者，淡姜汤调苏合丸。牙关不开者，半夏或牙皂细辛之类，为末，吹入鼻中开之。治本，需辨水火，分阴阳。辨水火治本，非风病总由真阴先衰，阴中之水虚者，多热多燥，病在精血；阴中之火虚者，多寒多滞，病在神气。水虚者宜左归之类壮水之主，火虚者宜右归之类以益火之原，气血俱虚者，大补元煎。分阴阳证，火盛为阳证，宜专治其火，徙薪饮、抽薪饮、白虎汤之类；寒盛为阴证，宜专益其火，寒微者，温胃饮、八味丸之类，寒甚者，右归饮、回阳饮[11]、理中汤、四逆汤之类。

以上“非风十论”，包括非风病的病因、病机、辨证、论治等。病因则主内伤，力排外感风邪之说，病机则主气血之虚，多由肝、脾、肾的病变以及于经络。辨证则分经、脏、阴、阳、表、里之盛衰，论治则有防微、救急、治本之不同。析理入微，自成系统，不愧为一代大家。

结 语

张介宾之学，实得力于《黄帝内经》。他穷40年的精力，探索到《黄帝内经》的指导思想在于“阴阳变化”（见《类经·自序》），他从《素问·生气通天》特别是通过《素问·天元纪》“君火以明，相火以位”的分析，强调以阳为主导的阴阳学说，竟成为他治医学的指导思想，力主“无阳则无生”之论（《传忠录·阳不足再辩》）。复对于整部《黄帝内经》的颠倒易制，从类分门，理出了理论体系，而为医学理论的基础，并倡言医学理论的重要性，著《明理》一篇，冠于《传忠录》之首。先于介宾的医家中，王冰“壮水之主，益火之源”的思想对他影响最深。他如许叔微、严子礼、李东垣、薛立斋等之重视补益脾肾，朱丹溪的“阳有余，阴不足”论等，对于介宾的学术思想均有较大的启发。尽管他反对丹溪的“阳有余”说，但丹溪言有余之阳，实指妄动的相火，并非指属于正气的元阳，所以他的“火本属阳，宜从阴治”，与丹溪并没有什么不同。介宾之学，以理论指导临床，从临床验证理论，这一点是非常可贵的，故《杂病谟》二十九卷，是一部很好的内科全书。张介宾的学术主张，对后来的鄞县高士、高斗魁、洞庭张路玉、昌邑黄元御、山阴俞根初、何秀山等都很有影响。然而介宾学养有余，气量不足，有不同于己见者，辄诋诃摧拉，绝无婉转，其《辨河间》《辨丹溪》诸说，均有是病。河间就实火诸变而发明之，丹溪就相火易动而发明之，各有其主要的论点所在，固不必强与己合。学术上的不同见解，本可以促使学术的发展，惟不可对人身以求全之毁。后来之议论介宾者，亦有此失。甚至竟有伪托叶桂之名而成《景岳全书发挥》者，既乏学术上的争论，尤多伤人口舌，这类著作，灾之梨枣，实无补于医学之进步，徒乱人意耳。

方剂出处

[1] 见《景岳全书·新方八阵·寒阵》。

[2] 见《景岳全书·新方八阵·补阵》。

[3] 见《备急千金要方》。

[4] 见《太平惠民和剂局方》。

[5] 见《景岳全书·新方八阵·和阵》。

[6] 即“凉膈散”，见《景岳全书·古方八阵·攻阵》。

[7] 见《景岳全书·新方八阵·寒阵》。

[8] 见《景岳全书·新方八阵·和阵》。

[9] 见《景岳全书·新方八阵·热阵》。

[10] 见《景岳全书·新方八阵·补阵》。

[11] 即“四味回阳饮”，见《景岳全书·新方八阵·热阵》。

医圣张仲景的伟大成就

（原载《上海中医药杂志》1983 年第 2 期）

张仲景，名机，南阳邓县人，生于后汉末年政治黑暗、兵戈扰攘的桓帝（147）、灵帝（168）、献帝（190 — 219）三朝，正是著名的党锢案和黄巾起义、董卓迁都等“天下离乱，民弃农业，诸军并起”的时代。而自建宁四年（171）以后至中平二年（185）的十五年间，常有大疫流行。仲景目睹严重的政治压迫及自己宗族多人死亡于疫病，遂发奋研究医学，受业于同郡张伯祖。有人说他曾做过长沙太守，但现存两种宋本《伤寒论》，都没有“守长沙”字样，这是一个尚待进一步考证的问题。但从《伤寒论原序》“余每览越人入虢之诊，望齐侯之色，未尝不慨然叹其才秀也。怪当今居世之士，曾不留神医药、精究方术，上以疗君亲之疾，下以救贫贱之厄，中以保身长全，以养其生，但竞逐荣势，企踵权豪，孜孜汲汲，惟名利是务。崇饰其末，忽弃其本，华其外而悴其内，皮之不存，毛将安附焉”这一段叙述来看，他喜爱的是秦越人，痛恨“竞逐荣势，企踵权豪”之辈。从当时几度大疫流行的实际情况来看，“感往昔之沦丧，伤横夭之莫救”，他留心研究医学，这是很自然的事。又从当时尚书周福与河南尹房植两家，各树朋徒，渐成尤隙，而为党祸之始，以后宦官擅权，陈蕃、李膺等与宦官交恶，而太学生郭泰、贾伟节又与陈李互相褒重，竟因杀方士张成，使党祸愈演愈炽的社会情况来看，仲景必然要厌恶企权豪、竞荣势之徒，当然就谈不到他自己还要去做太守了。

从《伤寒论原序》看来，完全可以证明仲景是以名利为可耻的，是具有痛恨豪门、嫉视荣势的崇高气节，同时他更非常同情那时善良人民处在水深火热之中，过着兵荒马乱的艰苦生活，有病得不到救治的悲惨遭遇。他满怀着悲天悯人的热忱，提出“留神医药，精究方术”的呼告，并针对当时信巫不信医的社会恶习痛下针砭：“卒然遭邪风之气，婴非常之疾，患及祸至，而方震栗，降志屈节，钦望巫祝，告穷归天，束手受败。”或者是“赍百年之寿命，持至贵之重器，委付凡医，恣其所措”。所以他“痛夫举世昏迷，莫能觉悟，不惜其命，若是轻生”。因此他毅然决然地树立起“爱人知人，爱身知己”的医学思想，而“勤求古训，博采众方”，终于成为一个“见病知源，视死别生”伟大的医学家。

一、伤寒病与《伤寒论》

仲景的不朽名著《伤寒论》，是他经历治疗当时流行的伤寒病而写成的。《伤寒论原序》说：“余宗族素多，向余二百，建安纪年（196）以来，犹未十稔，其死亡者，三分有二，伤寒十居其七。”说明当时的伤寒病是严重地流行着的。而且直至晋唐，仍时有流行。《千金方》引《小品》云：“伤寒，雅士之辞，云天行温疫，是田舍间号耳。”《肘后方》亦云：“贵胜雅言，总呼伤寒，世俗因号为时行。”这无异乎说明伤寒就是时行温疫，也就是多种的流行性热病。章次公氏认为“我们不否认仲景时代的流行病也包括流行性感冒，但是我们就此说《伤寒论》只是治疗流行性感冒的专书，那是不够全面的，因为我们同样地在《伤寒论》里也可以发现肠热病的记录。如少阳病条文中就有相当于肠热证证候的，而且传经的说法，也很和肠热病发展规律相近似。然而我们决不肯定仲景宗族都是因流行性感冒或肠热病而致死的。”的确，要肯定伤寒是现在的某一种病都是困难的，所以柯韵伯的《伤寒论翼》说：“按仲景自序作《伤寒杂病论》合十六卷，则伤寒、杂病，未尝分为两书也。凡条中不贯伤寒者，即与杂病同义。如太阳之头项强痛，阳明之胃实，少阳之口苦咽干目眩，太阴之腹满吐利，少阴之欲寐，厥阴之消渴气上冲心等，是六经之为病，不是六经之伤寒，乃六经分司诸病之提纲，非专为伤寒一证立法也。观五经提纲皆指内证；惟太阳提纲为寒邪伤表立。”柯氏的见解，是有实践意义的，所以程郊倩竟说：“寒字，则只当得一邪字看。”说明伤寒病在古代，是具有广泛意义的多种疾病，仲景据此而立论著书，则《伤寒论》这一古典著作的性质，亦可以明确了。

二、辨证论治是个伟大发明

张仲景在医学上的成就，《伤寒论》之所以可贵，主要是他发明了“辨证论治”这一临床医学的理论体系。他认识到热性病和杂病各有不同的特点，病情复杂，变化急剧，治疗上最多困难。他在临床实践中掌握了病症不同的发展规律，灵活运用《素问·热论》的三阳三阴，代表着疾病发展过程中的几个不同阶段，并以此六个阶段的不同证候群作为提纲，而细加分析（即辨证），并据以立法处方（论治）。这无论在过去在现代都是医学上的一大发明。其中它又是很有原则地指出治疗上的适应范围和禁忌范围。例如太阳病既有桂枝汤证、麻黄汤证、葛根汤证等的区分，又有用大青龙汤必须无少阴证的规定（39条）。说明它处处着重于辨证。这样不但为热性病的治疗，定出了许多处理方法，而且也推广运用到具有同样证候的其他杂病，为中医学整体性的综合疗法奠定了基础，为经方的正确发展创造了有利条件。我们进一步探索仲景三阳三阴提纲的依据，也就是仲景的六经辨证方法，究竟重点何在？近代有学者归纳为四大要素，即。

1. 热型（即发热恶寒的有无等）。

2. 胃肠病状（如阳明胃家实、燥屎不下，太阴病腹满而吐、食不下等）。

3. 循环状态（如少阴病脉微细，但欲寐；伤寒三日、阳明脉大，阴病见阳脉者生，阳病见阴脉者死等）。

4. 特殊症状（厥阴病饥不欲食、食即吐蛔，下利厥逆，烦躁不得卧等）。

认为这是仲景辨证的精义。其实这是从现代医学角度来理解的，并不能反映仲景辨证论治的主导思想。真正构成仲景三阳三阴辨证论治要素的，在于贯通表、里、寒、热、虚、实六变。三阳多热，三阴多寒；三阳多实，三阴多虚。这阴阳、寒热、虚实之中，又有在表、在里、在半表里的区分。太阳、少阴俱有表证，太阳之表，属热属实；少阴之表，属寒属虚。阳明、太阴俱有里证，阳明之里，属热属实；太阴之里，属寒属虚。少阳、厥阴都有半表里证，少阳之半表里，属热属实；厥阴之半表里，属寒属虚。太阳、少阴均有表证，太阳表证为发热恶寒；少阴表证为无热恶寒。阳明、太阴均有里证，阳明里证为胃家实，太阴里证为自下利。少阳、厥阴均有半表里证，少阳半表里为寒热往来，厥阴半表里为厥热进退。太阳、少阴均有表证，太阳表证可以发汗，少阴表证不可发汗。阳明、太阴均有里证，阳明里证可以下，太阴里证不可下。少阳、厥阴均有半表里证，少阳半表里可以清解，厥阴半表里不可清解。要之，太阳与少阴为表里，阳明与太阴为表里，少阳与厥阴为表里。太阳虚则是少阴，少阴实则是太阳；阳明虚则是太阴，太阴实则是阳明；少阳虚则是厥阴，厥阴实则是少阳。三阳三阴病证传变的规律大略如此，三阳三阴辨证论治的规律亦大略如此。仲景对临床医学这一发明，经历一千余年，一直为中医临证的指导思想和主要方法，准此以施治，必能取得很好的疗效。

三、医学宝典诸家所宗

继《内》《难》之后，而以切实之经验，卓越的理论，贡献于人类者，仲景的伟大巨著《伤寒杂病论》实可称为医学宝典，宜其为历代医家所宗，竞相研习而不替。约自两宋以前，最著名者有八大家，如王叔和的重视诊法与治法，孙思邈的据汤方以分证，韩祗和守古法立新方，朱奉仪守经脉以辨证，庞安常以毒气阐病因，许叔微以八纲析六经，郭子和集众说以释病机，成无己据《内》《难》条析诸证。他们的著作对于后世治伤寒学的影响，都是极其深远的。明清两代研究《伤寒论》的医家，可谓人才辈出。约而言之，可分为三大流派。首先是以方有执为首的重订错简派，他认为仲景所著《伤寒论》

已年远久湮，颇多窜乱讹夺，又兼以经过叔和编次，颠倒错乱尤甚，大倡移整考订之说，如以卫中风、寒伤营、营卫俱中伤风寒来订正太阳篇，并另立“辨温病风温杂病脉证并治篇”等，写成《伤寒论条辨》一书。以后喻昌嗣其说，写成《尚论张仲景伤寒论重编三百九十七法》，其中辩驳王叔和、成无已之失，尤甚于方有执。在方、喻的影响下，和者竞起，如张璐之《伤寒缵论》《伤寒绪论》，吴仪洛之《伤寒分经》，程应旄的《伤寒论后条辨》，章楠的《伤寒本旨》，周扬俊的《伤寒论三注》，黄元御的《伤寒悬解》，都是这一学派的杰出者。

其次是以张遂辰为首的维护旧论一派，他认为《伤寒论》经王叔和编次，成无已注解后，虽卷数略有出入，内容仍是长沙之旧，诸篇次第，不容更易，更集朱奉议、许叔微、王潜善诸家之说而成《伤寒论参注》，可谓尊王赞成的大医家。他的学生张志聪更率其门人数十人，先后著成《伤寒论宗印》《伤寒论集注》，一反方、喻之说，认为《伤寒论》条文不仅没有错简，而且前后条贯，毫无漏隙，并谓经汇节分章之后，更理明义尽，至当不移。张锡驹同出于遂辰门下，以《伤寒论》为医书中之《语》《孟》，为治百病之全书。此后钱塘二张之说盛行，长乐陈念祖又从而和之，所著《伤寒论浅注》《金匮要略浅注》竟风行一时，维护旧论之说竟出于方、喻之上矣。

第三为辨证论治一派，既不同于方、喻，亦不同于二张，只是抓住仲景辨证论治的主导思想，从实际效用出发。有以柯琴、徐大椿为代表的以方类证一派；有以钱璜、尤怡为代表的以法类证一派；有以陈念祖、包兴言为代表的分经审证一派。尽管徐大椿与柯琴都是以方类证的，惟柯琴主张证从经分，以方名证；徐大椿虽据方类证，却方不分经，这两种方法，都有它的实际意义。尤怡与钱璜都强调仲景的立法，但钱璜并未脱方、喻之说的窠臼，治法亦细而无准；尤怡则超脱于方、喻之外，不以风伤卫、寒伤营印定眼目，提纲挈领，明辨大法，千头万绪，总归一贯，是其大较。惟包诚与陈念祖的分经审证，仅有详略之分，并无本质的差异，都是最有益于临床辨证的。

当前我国治仲景《伤寒论》的，大体言之，南方盛行陈念祖的《伤寒论浅注》《伤寒医诀串解》；北方盛行《医宗金鉴》的《订正伤寒论注》，书为吴谦、刘裕铎所编，其主导思想，渊源于方有执的《条辨》。因而维护旧论之说颇盛于南，重订错简之说则行于北。再就方隅而细析之，浙江多守柯琴之学，故《伤寒来苏集》颇脍炙人口。江苏多守尤在泾、张石顽、徐大椿之学，于是《伤寒贯珠集》《伤寒缵论》《伤寒绪论》《伤寒类方》等颇为风行。江西多受喻昌影响，《尚论篇》不胫而驰。安徽则尚方有执之学，故《伤寒论条辨》并非局限于歙县。四川、福建多尊陈念祖的《浅注》，后来郑安钦的《伤寒恒论》，亦颇受到蜀西南医家的珍视。山东有守成无己之学者，有守黄元御之学者。

虽然各个地区，各个学派，各有所尚，而其珍视仲景的《伤寒论》则一。不仅我国如此，远在友邦日本，亦最珍视仲景之学，并且不乏卓有成就的大家。如吉益父子之精当，丹波父子之渊雅，其他如尾台榕堂、山田正珍、中西惟忠等，皆风发踔厉，卓然成家。据我国藏书目录，日本医家注解《伤寒论》的，约有一百余种，其治伤寒学之勤，可以概见。

尽管现在是科学日新月异的世纪，但从中医学的角度来说，辨证论治仍不失为临床医学比较好的方法。因为它从整体观出发，既抓住了病变的内在本质，又重视影响疾病的外在环境；既在治疗疾病，尤其重视病人。可以说这是中医学独具特色的治疗方法。因此，我们今天如何更好地对《伤寒论》进行研究，如何进一步把辨证论治这一理论体系不断提高，使它能更有效地为临床治疗服务，这是我们中医界既光荣又艰巨的任务，我们完全有信心打开这一研究工作的新局面。

从祖国医学与痔核做斗争的成就谈到枯痔疗法的改进问题

（写作时间不详）

一

痔或痔核，一般叫作痔疮，是因于瘀血而引起直肠和肛门静脉怒张所形成的。民间流行着一句老话“十男九痔”，可见这是极普遍的疾病，其实妇人患痔核的也不在少数。这样普遍的疾病，究竟在什么时候才开始侵胁人类呢？由于我掌握的文献不够多，很难答复这个问题，但在祖国最古老的典籍——《素问》（约产生于公元前246—公元前200年）里，已经有了“肠澼为痔”的记载（见《生气通天论》）。宋代陈言解释说：“肠澼为痔，如大泽中有小山突出为峙。”（《三因极一病证方论》）不仅《素问》里曾将痔核作了这样简单的描写，战国时（公元前770—公元前403）还有一个患痔核的故事。故事是这样的：“秦王有病召医，破痈溃痤者，得车一乘，舐痔者，得车五乘，所治愈下，得车愈多，子岂治其痔耶，何得车之多也。”（《庄子·列御寇》）秦惠王能以五乘车的重赏，召请疗痔核的医生，这说明了痔核是个较难治的病。又因其“所治愈下”，说明当时还是没有太多的人愿做治疗痔核的医生的。因此，不管这个故事的真实性怎么样，甚至说它是“寓言”也好，其间道理，是完全可以体会的。而且在《抱朴子》（晋人葛洪著）里也还流行着“舐秦痔以属车”这样讥讽的话头，可见痔核对人类的危害是很早的，又因它长在直肠和肛门部（下部），一般人是瞧不起做痔核治疗工作的，因之在当时也可能没有很好的疗痔方法。

周秦以后，到了汉代（公元前206—公元220），在张仲景的著作中，不仅有“小肠有寒者，其人下重便血，有热者必痔”（《金匮要略·五脏风寒积聚病脉证并治》）的明确记载，甚至还有近于内外痔的鉴别，如《金匮要略·百合狐惑阴阳毒篇》说：“蚀于肛者，雄黄散熏之。”又“惊悸吐衄下血胸满瘀血篇”说：“下血，先血后便，此近血也，赤小豆当归散主之。”“下血，先便后血，此远血也，黄土汤主之。”用雄黄熏法治“蚀于肛”的病，是否为痔核虽不可知，但《神农本草经》记载雄黄的主治文说：“主……恶疮疽痔死肌。”现在许多的“枯痔散”中，仍然用雄黄，从疗效来看，我们认为蚀于肛的病，包括有痔核，并不是过分的。《医宗金鉴》解释上列《金匮》条文说：“先血后便，此近血也，谓血在肠也，即古之所谓肠澼为痔下血，今之所谓脏毒肠风下血也。”而《类聚方广义》，又用黄土汤治脏毒痔疾，脓血不止。据以上文献，很可能用雄黄熏法就是外痔，黄土汤和赤小豆当归散所治的为内痔。同时，在这一时期出现的《神农本草经》，所载365种药中，便有21种疗痔核的，表列如下。

表 1　神农本草经治疗痔核药物表

品别	药名	主治
上品	文蛤	恶疮蚀五痔
	石脂	肠澼脓血痈肿疽痔
	黄芪	五痔鼠瘘
	漏芦	恶疮疽痔
	槐实	五痔火疮
	龟甲	五痔蚀疮
	蘖木	肠中结热黄疸肠痔
中品	雄黄	鼠瘘恶疮疽痔死肌
	石硫黄	阴蚀疽痔
	败酱	疥瘙疽痔
	孔公蘖	恶疮疽瘘痔
	猬皮	五痔阴蚀
	露蜂房	蛊毒肠痔
	鳖甲	阴蚀痔恶肉
下品	石灰	杀痔虫
	蛇含	疽痔鼠瘘
	牙子	恶疡疮痔
	萹蓄	疽痔
	桐叶	五痔
	悬蹄	五痔
	蛇蜕	肠痔虫毒

上表 21 种疗痔药中，6 种药都提到“五痔”，可见汉代不仅基本上鉴别了内痔、外痔，有了更多的治疗方法和药物，还开始识别了 5 种以上不同类型的痔核。究竟是哪 5 种类型，在汉代的文献上虽找不出，但在隋代巢元方于公元 610 年著的《诸病源候论》里，却明白地提出了，分作牡痔、牝痔、脉痔、肠痔、血痔。到了唐代，孙思邈于公元 581 ~ 628 年著的《千金方》，在五痔的基础上，又提出外痔、燥湿痔 2 种。王焘于公元 752 年著的《外台秘要》，又提出酒痔、气痔等，以后宋、元、明、清千余年中，分类更细致了，递增情况，如下列表。

表 2　历代痔疮概览

痔名	周秦	汉	晋	隋	唐	宋	元	明	清	备考
痔	*	*	*	*	*	*	*	*	*	肠澼为痔
牡痔				*	*	*	*	*		肛边生鼠乳，出在外者，时时出脓血
牝痔				*	*	*	*	*		肛边肿生疮而出血者
脉痔				*	*	*	*	*		肛边生疮，痒而复痛，出血者
肠痔				*	*	*	*	*		肛边肿核痛，发寒热而出血者
血痔				*	*	*	*	*		因便而清血随出者
气痔				*	*	*	*	*	*	感气即下
酒痔					*	*	*	*		饮酒而发
燥湿痔					*					分雌雄
外痔					*			*		下部有孔，每出血，从孔中出
肠痔					*					更衣挺出，久乃缩
莲子痔						*			*	状如莲子
通肠痔						*				生于脏内，出粪即下
漏痔						*				气血衰败，久劳淹腻，不曾洗净而然
勾肠痔						*				其形绕肠头
莲花痔						*		*	*	形如莲花
鸡心痔						*		*	*	形如鸡心
垂珠痔						*				形垂下如珠
贯炼痔						*				穿而贯脓血
栗子痔						*			*	形如栗子
菱角痔						*		*	*	形如菱角
盘肠痔						*		*	*	盘附肠内而生
子母痔						*		*	*	一大一小
翻花痔						*		*	*	形如翻花，登厕即出
鼠奶痔						*		*		形如鼠奶
双头痔						*				有两头也
迫肠痔						*			*	紧迫肛门者
血攻痔						*			*	出血之痔
夫妻痔						*				一圆一长
珊瑚痔						*		*	*	形如珊瑚
脱肛痔						*			*	肛门下脱

续 表

痔名	周秦	汉	晋	隋	唐	宋	元	明	清	备考
担肠痔						*			*	横于肛门者
三迷痔						*				有三珠：财迷、酒迷、色迷
樱桃痔						*		*	*	形如樱桃
雌雄痔						*	*	*	*	一黑色，一白色
久痔						*				十数年不差
肠风下血						*	*	*	*	登圊则下血，或点滴、或并箭、或清或浊
乳痔								*		肛门左右有核
虫痔								*		浸淫湿烂，岁积月累，蚀肠穿穴
牛奶痔								*	*	
鸡冠痔								*	*	形如鸡冠，硬而赤肿作痛
蜂窝痔								*	*	
穿肠痔								*		
蝼蛄痔								*		
元珠痔								*		
肠钓痔								*		痛如钻
核桃痔								*	*	
流血痔								*		
内痔								*	*	但便即有血
搭肠痔								*		
悬珠痔								*	*	
葡萄痔								*		结核肛内
莲蓬痔								*		结核肛内
烂瓜痔								*		
鼠尾痔								*	*	
蚬肉痔								*	*	
泊肠痔									*	
羊奶痔									*	头大根小，时作痒痛
鹅管痔									*	内有一硬管，时出脓水
曲尺痔								*	*	生于肛门侧，约一寸处，穿头后，时出脓水
蝴蝶痔									*	同鸡冠痔
锁肛痔									*	生于肛门弦内，数枚锁住肛门弦上

上表所列62种痔核，大别为三种分类方法：部位、形状、性质。属于

部位的，又分作内痔、外痔、混合痔三种。所谓内痔包括：出血、便时脱出、脱出后不能自收等情形。表内的血痔、气痔、酒痔、肠痔、通肠痔、翻花痔、血攻痔、脱肛痔、肠风下血、流血痔、内痔等，都属于这一类。所谓外痔包括：血栓性、静脉曲张性、炎性、结缔组织性等。表里的牡痔、牝痔、脉痔、肠痔、外痔、曲尺痔等属之。所谓混合痔，是属于梳状脉上下的，表内的漏痔、勾肠痔、盘肠痔、迫肠痔、担肠痔、乳痔、泊肠痔、锁肛痔等属之。至于莲子痔、莲花痔、鸡心痔、垂珠痔、栗子痔、菱角痔、子母痔、鼠奶痔、双头痔、夫妻痔、珊瑚痔、三迷痔、樱桃痔、雌雄痔、牛奶痔、鸡冠痔、蜂窝痔、元珠痔、蝼蛄痔、核桃痔、搭肠痔、悬珠痔、葡萄痔、莲蓬痔、烂瓜痔、鼠尾痔、蚬肉痔、羊奶痔、蝴蝶痔等，均以形状命名，于临床上的鉴别作用不大，惟燥湿痔、贯炼痔、久痔、虫痔、穿肠痔、肠钓痔、鹅管痔七种，可能有显示不同病变性质的作用，尚有供临床治疗参考的价值。可见祖国医学不仅在很早的时期便认识了痔核，而且在各个时代里，对于鉴别认识，是一直发展着的。

二

凡因血压亢进过甚，直肠下部以及肛门周围静脉瘀血的结果，致静脉丛发生限局性和广泛性的扩张，都为引发痔核的原因。这对于静脉系统功能不全表现的血管紧张度减弱，或血管壁弛缓，都有很重要的意义。同时神经性的影响，也应加以重视，所以现代学者有认为痔核是血管神经官能病的，并把它列在偏头痛和荨麻疹一类疾病里去了。祖国医学对痔核的病因说怎样呢？《素问》说："圣人陈阴阳，筋脉和同，骨髓坚固，气血皆从。如是，则内外调和，邪不能害，耳目聪明，气立如故。风客淫气，精乃亡，邪伤肝也。因而饱食，筋脉横解，肠澼为痔。"（《生气通天论》）古典文献里所谈的"肝"，一般包括有"血脉""筋脉""神经"等意义，因为肝藏血，主筋脉，"诸风掉眩"等神经症状，皆属于肝。又《素问》的"风客淫气，精乃亡，邪伤肝也"是肝风动而气血乱，与现在所谓血压亢进，静脉系统功能以及血管壁发生了病变，或者是神经的影响很近似。所谓"筋脉横解"，可以说是由于瘀血，而致直肠和肛门的静脉怒张。公元1644年薛己说："喜怒无常，气血侵于大肠，到谷道无出路，结积成块，出血生乳（即核），各有形像。”（《立斋医案》）更充分地说明神经性影响对痔核发生的作用。至隋代的巢氏《诸病源候论》说：“劳扰血气，而经脉流溢，渗漏肠间，冲发下部。”（《痔病诸候》）指出劳动刺激，扰乱血液循环，冲发下部而成痔核的原因。公元1281－1358年的朱震亨氏说："气血下坠，结聚肛门，宿滞不散，而冲突为痔。”（《丹溪心法》）把这种续发于血管壁的变化情况，描写得更清晰了。

关于痔疮的发病原因，古代文献有如下的记述。孙思邈（581－682）说：“久下不止……多生此病。”（《千金方·肛论》）朱震亨说："小儿久痢皆致。”明代李梴亦提出“久痢久泻”是发生痔核原因之一。朱丹溪认为“妇人产育用力”，薛己认为："妇人因经后伤冷，月事伤风，余血在心，血流于大肠”。李梴认为“伤膀胱与肾肝筋脉”皆足以发生痔核。明代陈实功说："夫痔者，乃素积湿热，过食炙煿，或因久坐而血脉不行，又因七情而过伤生冷，以及担轻负重，竭力运行，气血纵横，经络交错，又或酒色过度，肠胃受伤，以致浊气瘀血，流注肛门，俱能发痔，此患不论老幼男妇皆然。”（《外科正宗·痔疮论》）巢元方说："忍大便不出，久作气痔。”宋代窦汉卿说："脏腑所发，多由饮食不节，醉饱无时，恣食肥腻，胡椒辛辣，炙煿酽酒，禽兽异物，任情醉饱，耽色不避严寒酷暑，或久坐湿地，恣意耽着，久忍大便，遂致阴阳不和，关格壅塞，风热下冲，乃生五痔。”（《疮疡全书》）窦汉卿说："素不饮酒，亦患痔者，脏虚故也。”（《疮疡全书》）朱震亨亦说："痔者，皆因脏腑本虚，外伤风湿，内蕴热毒。”（《丹溪心法》）窦汉卿说："亦有父子相传者，母血父精而成。”明代薛己亦说有因在“母腹中受热”的小儿患痔核的。

三

由于在古代很早的时候就发现了痔核，当然在很早的时候也有一定的治疗方法，前面已经谈到在《神农本草经》里已有21种疗痔核的药物，便是明证。张仲景说："有热者必痔。”似乎已经确定了痔核的性质，是由于有热。以后凡谈痔核的，便几乎无一个不说是由于湿热。

据现有文献记载，具体建立疗痔理论的，首推孙思邈。他主张：①治疗愈早愈好，他说："凡人大便有血，即是痔病，勿得慢之。"(《千金翼方》)；②散瘀祛毒，尤其是内服用药，他总是采用这一原则；③用药导下部，他说："有疮内药疮中（外痔），无疮内孔中（内痔）。"是一种外治法。④护理："禁服寒冷、食猪肉、生鱼菜，房室，惟食干白肉，病瘥之后，百日乃可通房内。"（《千金要方》）

宋代窦汉卿便着重凉血，他说："以上诸痔，名类不同，其种则一，何也？皆由大肠传道以成，风热深而肾虚……大法以凉血为主，徐徐取效。"（《疮疡全书》）

金元四大家的争论，是很难一致的，惟于治疗痔核，基本没有什么出入。如：

（1）刘完素："风湿邪热，攻于肠中，致使大便涩而燥热郁血，热散而流溢，冲浚肠里，故以先血后便热在下，先便后血热在上，久而不愈乃作痔。《宣明论方》又云：当泻三焦，火热退，使金得气而反制木，木受制则五虫不生，痔自愈矣。"（《素问病机气宜保命集·痔疾论》）

（2）李东垣："木乘火势而侮燥金，以火就燥也，则大便必闭而痔漏作矣。其疾甚者，当以苦寒泻火，以辛温和血润燥，疏风止痛，是其治也。"（《兰室秘藏·痔漏论》）

（3）张从政："小肠有热，则中外为痔，其热复之变，皆病于身后及外侧也。又《灵枢》云：太阳经虚，则为痔疟癫疾。盖水虚则为火所乘故也。可先用导水丸、禹功散泻讫，次服枳壳丸、木香槟榔丸，更以葵虀菠菜通利肠胃，大忌房室、鸡鱼酒酢辛热之物。"（《儒门事亲》）

（4）朱震亨："痔疮专以凉血为主，大抵以解热调血顺气先之，盖热则血伤，血伤则经滞，经滞则气不运行，气与血俱滞，乘虚而坠大肠，此其所以为痔也。"（《丹溪心法》）

因此，"清热凉血，散瘀祛毒"从汉至金元，基本上已成为治疗痔核的惟一原则。痔核既为血压亢进，直肠肛门部静脉瘀血的结果，用清热凉血，散瘀祛毒的方法来治疗，是适合的。明代张景岳在这一治疗基础上，分辨为虚实两途，更较扼要而精当了，参见表3。

表 3 痔疮辨治简表

	疗法	适应证
虚证	调养脾胃，滋补阴精	气血虚而为寒凉伤损
	养元气补阴精	已成漏者
	补中升阳	大凡痔漏下血服凉血药不应者必因中气虚不能摄血
实证	清热凉血润燥	初起焮痛便闭不便不利
	润燥除湿	大便秘涩或作痛者
	泻火导湿	肛门坠痛者
	祛风胜湿	下坠肿痛而痒者
	清肝导湿	小便涩滞肿痛者
	苦寒内疏	伤湿热之食成肠澼下脓血者

祖国医学治疗任何一种疾病，都贵在掌握灵活的理法，而不是死守一方一药，如以上既确定了清热凉血、散瘀解毒为主要，又掌握住虚实辨证的方法，理法既熟，方药进退便应用无穷了，因而不必在这里胪列多方，只提出几个主要的疗痔方药如下。

五灰散（《三因极一病证方论》）：鳖甲、蝟皮、猪左足悬蹄甲、露蜂房、蛇蜕各等分。烧存性，随证倍一分和合，井花水调二钱，空心临卧时一服。治五痔，不问内、外、牝、牡、寒、热、劳、湿，悉主之。这个方子，以鳖甲治牡痔，蝟皮治牝痔，悬蹄治肠痔，蜂房治脉痔，蛇蜕治气痔，所以是治诸痔的主方，五味药兼备清热凉血、散瘀祛毒的作用，不偏攻，不偏补，效捷而应用广泛。

痔漏肠红方（《景岳全书》）：黄连（去芦毛净一两，好酒浸一宿，捞起，阴干为末）、百草霜（用草茅烧者，松柴烧者不用，一两研细）、乌梅肉（一两，蒸软，即用前浸黄连酒蒸烂）。三味同捣一处，为丸桐子大，如太干仍用前酒捣丸之，空心用酒送下四五十丸，三日见效，十日愈。本方用于止痛止血，确有殊效。

槐子丸（《千金要方》）：槐子、干漆、秦艽、吴茱萸根白皮各四钱，白芷、桂心、黄芩、黄芪、白蔹、牡蛎、龙骨、雷丸、丁香、木香、蒺藜子、附子各二两，共十六味为末，蜜丸如梧子大，饮食二十丸，日三。治燥湿痔，痔有雌雄皆主之方。张璐说："方中蒺藜、白芷、秦艽、黄芩祛除风气，槐子、白蔹，清解毒邪，二香、桂、附、吴茱萸根温散结滞，干漆、雷丸，攻逐瘀血，龙骨、牡蛎、黄芪，收敛津气，以其寒热间错，气血交攻，敛散并列，故牡痔、牝痔、气痔、血痔、干痔、湿痔，咸可治之。”

诸痔如圣散（《圣济总录》）：白蝟皮（二枚烧），鸡冠花（炒），皂荚针（炙）各二两，栝蒌（烧）一枚，胡桃（烧）十枚，槐花（炒）二两，不蛀皂荚（酥炙）二梃，黄芪（炙剉）、枳壳（去瓤麸炒）各二两，白矾、绿矾（飞过）各一两半。共十一味，捣罗为散，每服二钱匕，酒调下，或作丸服。本方有益气血定痛，止坠胀，清热祛毒作用，用于虚弱患者最好。

止痛如神汤（《医宗金鉴》）：秦艽（去苗）、桃仁（去皮尖研）、皂角子（烧存性研）各一钱，苍术（米泔水浸炒）、防风各七分，黄柏（酒炒）五分，当归尾（酒洗）、泽泻各三分，槟榔一分，熟大黄一钱二分。以上清水二盅，煎至一盅，再入桃仁、皂角子、槟榔，再煎至八分，空心热服。如有脓，加白葵花五朵、青皮五分、木香三分。肿甚，倍黄柏、泽泻，加防己、猪苓、条芩。痛甚加羌活、郁李仁。痒甚，倍防风，加黄芪、羌活、麻黄、藁本、甘草。下血，倍黄柏，加地榆、槐花、荆芥穗、白芷。本方有祛风除湿润燥作用，是从李东垣的四字诀组合而成，临床的效果颇佳。

除内服药外，还有多种外治法，而且效验都是很好的，略举数种如下。

针刺法：“痔痛，攒竹主之。痔，会阴主之。……痔，骨蚀，商丘主之。痔，篡痛，飞扬、委中及承扶主之。痔，篡痛，承筋主之。脱肛，下刺气街主之。”（《甲乙经·足太阳脉动发下部痔脱肛等第十二》）

艾灸法:“令疾者，平坐解衣，以绳当脊大椎骨中向下量至尾株骨尖头讫，再折绳，更从尾株骨尖向上量，为绳头正下，即点之。高虢州初灸至一百壮，得差后，三年复发，又灸之，便断，兼疗腰脚。”（《外台秘要·痔病阴病九虫等二十五门》）

导引法：“养生方导引法云，一足踏地，一足屈膝，两手抱犊鼻下，急挽向身极势，左右换易四七，去痔、五劳、三里气不下。”（《巢氏病源补养宣导法》）又云：“踞坐，合两膝，张两足，不息两通，治五痔。”（《诸病源候论·痔病诸候》）

熨法：“必效熨痔法，痔头出或疼痛不可堪忍方，取枳实煻灰中煨之，及热，熨痔上，尽七枚，立定，发即熨之，永除也。”（《外台秘要·痔病阴病九虫等二十五门》）

熏洗法：“治痔下部出脓血，有虫傍生孔窍方，以槐白皮一担，剉，内釜中煮，令味极出，置大盆中，适寒温，坐其中，如浴状，蟋出，冷又易之，不过二三度瘥。”（《千金要方·五痔第三》）

外敷法：“治痔方，取八月槐子捣取汁，煎作丸涂之。又方，取熊胆涂之，取差止，但发即涂。”（《千金翼方·肠痔第七》）

结扎法：“芫花入土根，不拘多少，捣自然汁，于铜铫内慢火熬成膏，以生丝线入膏，再熬良久，膏浓为度，浸线取起，阴干，膏留后用，治外痔有头者，以药线系之，候痔焦黑落下，再用绵裹猪鬃蘸药膏，纳于窍中，永不复发。”（《疡科选粹卷五》）

烟熏法：“治五痔方：猬皮（方三指大，切）、熏黄（如枣大，末）、熟艾（如鸡子大），右三味，穿地作孔，调和，取便熏之，口中熏黄烟气为佳，火气消尽即停，停三日，将息，更熏之，凡三度，永瘥。”（《千金要方·五痔第三》）

枯痔法：“凡疗内痔者，先用通利药，荡涤脏腑，然后用唤痔散涂入肛门，片时内痔自然泛出，即用葱汤洗净，搽枯痔散，早午晚每日三次，次次温汤洗净，然后搽药，轻者七日，重者十一日，其痔自然枯黑干硬，停止枯药，其时痔边裂缝流脓，换用起痔汤，日洗一次，待痔落之后，换搽生肌散或凤雏膏等药，生肌敛口，虚者兼服补药，其口半月自可完矣。外痔者，用消毒散煎洗，随用枯痔散，照内痔搽法用之，首尾至终无异，完口百日入房乃吉。”（《外科正宗·痔疮论》）

目前世界医学对于痔核的治疗，不仅没有根治的方法，也没有一套较好治疗方法的定论。相反，在祖国医学中，却早已建立了一套治疗理论，并有多种的治疗方法，说明祖国医学在悠久的历史过程中，和痔核疾患做斗争是尽到一定努力的，而且是获得良好成绩的。以上列举的各种治疗方法，即以“枯痔法”一端而论，据重庆痔漏小组几年来在重庆、在北京所获得的疗效，都在90%以上，已足以说明这一点了。他如针灸疗法，亦有优良效果，如各种外治法，都能很好地配合内治法进行，疗效将进一步的提高，是不难理解的。

四

根据以上所提出的材料，祖国医学对痔核的治疗仍是极全面的，但现在一般的都忽略了全面的整体治疗法，而突出地偏向于“枯痔疗法”这一方面。当然，枯痔疗法虽仅为祖国医学治疗痔核有效方法之一，但既为一般所重视，并经过实验，疗效还相当高，因此，把枯痔疗法的沿革，及其处理方法提出来一谈，是有必要的。

枯痔疗法，略起于宋，宋以前的文献，截至目前还没有发现记载。如北宋982到992年编成的《圣惠方》便已使用砒制剂，但是仅限于内服，到了南宋，便开始有枯痔法了。《薛氏医案》载“如神千金方”说：“此乃临安曹五方，为高宗（赵构）取痔得效，后封曹官至察使。”如神千金方的组成为：好信石三钱、白明矾一两、好黄丹五钱、蝎梢七个、草乌五钱。高宗在临安是1162年以前的事，后来魏岘在1227年辑成的《魏氏家藏方》所载的枯药，即好白矾四两、生信石二钱五分、朱砂一钱，可能就是从这个方子蜕变出来的，以后又发展为“三品锭子”，一般叫作“三品一条枪”，全方的内容是这样的：

上品：去十八种痔。白明矾二两，白砒一两另五分，乳香三钱五分，没药三钱五分，牛黄二钱。

中品：去五漏及翻花瘤气。白明矾二两，白砒一两三钱，没药三钱五分，乳香三钱五分，牛黄二钱。

下品：治瘰疬气核、疔疮、发背、脑疽等恶证。白明矾二两，白砒一两一钱，乳香二钱五分，没药二钱五分，牛黄三分。

所谓“三品”，组成药物的内容都是一样，只是三种不同分两的配合而已，与现在药房的编列号数是一样的。到了元代齐德之（1335）著《外科精义》，他记载当时太医陈子宝所用的疗痔方，叫“寸金锭子”，组成为：藤黄、雄黄、雌黄、硫黄、轻粉、粉霜、麝香、砒霜、黄丹各一钱，牡蛎粉、红藤根、干漆各五钱，共12味药。现在的枯痔散配合雄黄或硫黄应用，这可能是较早的一个方子，兹将所有枯痔散的蜕变情况参见表4。

表 4 枯痔散的蜕变情况简表

	红白矾	白明矾	朱砂	雄黄	轻粉	黄丹	蟾酥	雌黄	冰片	巴豆	牛黄	乳香	没药	密陀僧	水银	麝香	牡蛎	红藤	干漆	硫黄	粉霜	乌梅肉	天灵盖	蝎尾	草乌	硇砂	硼砂	炉甘石	食盐	百草霜	斑蝥	田螺
如神千金方	*	*				*																		*	*							
魏氏家藏方	*	*	*																													
三品锭子	*	*									*	*	*																			
寸金锭子	*				*	*		*								*	*	*	*	*	*	*										
法制枯药	*	*	*			*				*																						
痔瘘药	*	*	*						*		*	*	*																			
辰砂锭子	*	*	*											*																		
青囊杂纂枯痔方	*	*	*																													
贴痔法	*				*										*	*																
辰砂膏	*	*	*											*																		
李防御五痔方	*	*	*																													
东医宝鉴枯痔方		*		*																*												
枯瘤散	*		*	*	*	*						*	*														*				*	*
全生集枯痔药	*	*	*																													
疡医大全枯痔法	*	*	*		*																											
医宗金鉴枯痔散	*	*			*		*																*									
疡科纲要枯痔散	*	*			*		*																									
外科发挥枯痔散	*	*				*																										

续表

	红白矾	白明矾	朱砂	雄黄	轻粉	黄丹	蟾酥	雌黄	冰片	巴豆	牛黄	乳香	没药	密陀僧	水银	麝香	牡蛎	红藤	干漆	硫黄	粉霜	乌梅肉	天灵盖	蝎尾	草乌	硇砂	硼砂	炉甘石	食盐	百草霜	斑蝥	田螺
疮疡经验全书枯痔	*	*	*			*				*																						
梦云枯痔散	*	*																							*							
外科百效枯痔散	*	*																														
外科方外奇治枯痔散	*	*																				*										
林梦九枯痔散	*	*		*																								*				
周伯纯枯痔散	*	*		*				*																								
经验方枯痔散	*	*		*					*																							
黄济川枯痔散	*	*		*																	*											
重庆一中医院枯痔散	*	*		*																	*						*					

祖国医学千余年来所用枯痔疗法的蜕变情况，略如上表，其中主药，即砒石和明矾，其次是朱砂，又其次是雄黄、轻粉、黄丹，其他的药物，便无足轻重了。砒石、明矾，既是枯痔散的主要药，因此这两味药的性能，值得研究一下。

首先谈谈“砒石”，《肘后方》里已有用砒石治疟疾的记载，而陈承《本草别说》反说“古方并不入药”，明明在宋代已开始用它来治疗痔核，而当时本草亦没有载它的疗治性能，从李时珍起才开始说有“蚀痈疽败肉，枯痔杀虫”的记载。可见李时珍确是一位实事求是的学者。

用砒的另一关键问题，即生砒和熟砒的问题，李时珍说：“生砒名砒黄，炼者名砒霜……生砒黄以赤色者为良，熟砒霜以白色者为良。”入药究竟宜生砒还是熟砒？古人有两种不同的意见。《炮炙论》《大明诸家本草》都主张炼熟用，《炮炙论》说：“凡使用，以小瓷瓶盛，后用紫背天葵、石龙芮二味，火煅，从巳至申，便用甘草水浸，从申至子，出拭干，入瓶再煅，别研三万下用。”《大明本草》说：“凡用药，醋煮杀毒用。”而《本草别说》和《本草纲目》都主张生用，《本草别说》：“此物生用能解热毒也，今俗医不究其理，即以所烧霜服之，必大吐下，因此幸有安者，遂为定法，尔后所损极多，不可不慎。”《本草纲目》说：“医家皆言生砒见火则毒甚，而雷氏制法用火煅，今所用多是飞炼者，盖皆欲求速效，不惜其毒也，曷若用生者为愈乎。”

即以枯痔散的配方而论，亦有生熟两派的不同，一般用的枯痔散，都要经过煅烧。例如“如神千金方”的制法是：“好信石黄明者三钱，打如豆粒，明白矾一两为末，好黄丹飞炒五钱，蝎稍七个洗净，瓦上焙干为末，草乌光实者，去皮生研五钱。上用紫泥罐先将炭火煅红，放冷拭净，先下明矾，烧令沸，次下信石入矾内，拌匀，文武火煅，候沸，再搗匀，次看罐通红，烟起为度，将罐掇下，待冷，取研为末，方入黄丹、草乌、蝎梢三味，再同研极细，以瓷罐收贮。”（《外科选要》）

现在重庆第一中医院枯痔散的方法是这样的：“白砒二钱、白矾一两五钱、雄黄二钱、硫黄二钱、硼砂二钱，先将白砒、白矾、雄黄与硼砂研细混合，置于砂罐内，罐用皮纸封闭，皮纸中央戳一拇指头大小的孔，然后置火上烧之，药物熔化时，有青烟由纸孔冒出，待药完全熔化后，将已研细之硫黄末倾投其中，直至全部药物混合烘干为度，由火上移开，稍凉，由罐内取出，

研为细末，储于普通之玻璃瓶中待用。”（《枯痔散治疗痔核的介绍》）

相反，也有不同煅烧的枯痔散，如前表所列“贴痔法”一方，便是生用配制的，其法如下：“生白砒、轻粉各一字，水银一粒如米大，麝香一粒如小豆大，并入乳钵内研极细，如病有珠子者，将矾汤洗净拭干，用手捻药，揩在痔上，如或有孔，只用纸捻引送之，令彻其内。”（《图书集成医部全录》卷208第134方）

前表所列的“寸金锭子”，却是用熟砒配制的，法如下：牡蛎粉、红藤根、干漆各五钱，藤黄、雄黄、雌黄、舶硫黄、轻粉、粉霜、麝香、砒霜、枯黄丹各一钱，为末，陈米饭和捣，丸如枣核大，每一丸，纳肛门深二寸，用新砖球子二个，炭火烧赤，淬酢中，绵裹一个于肛门熨之，冷即换之。（《外科精义》）

这两个配制的枯痔方，“贴药法”用的是生砒，“寸金锭子”用的是熟砒，这是不同处。究竟应该怎样使用砒，怎样配制枯痔散呢？经重庆第七军医大学药学教授林兆英等“用合成枯痔散（即重庆第一中医院方）使兔耳坏死与脱落的报告”的结论为：“利用兔耳每日涂药，发现烧制品枯痔散（即重庆第一中医院药方煅烧而成的），各种浓度，皆可使兔耳发生干性坏死，以致脱落；同样，未经煅烧的配制品（即重庆第一中医院原方，不经煅烧，只是研细配合而成的，但他们仍是用的砒霜，不是生砒石）枯痔散，亦有使兔耳坏死与脱落的作用。因此，煅烧过程可以取消，配制品可以完全代替烧制品。”他们大概经过14只兔耳的实验，证明了枯痔散不必用烧制法，这说明陈承、李时珍主张用生砒，不仅有经验，而是有理论基础的。不过我还是同意用砒霜的配制品，理由有二：①熟砒容易研细，生砒不容易研细；②配制品的成分稳定，烧制品不容易掌握火候，因而全方所含的成分，便极不稳定，又不能大批量生产和推广。

五

以砒石明矾为主的痔药，经重庆第一中医院收容住院病人450例的观察，对一、二、三期痔核，都能安全治愈，而且对三期内痔兼患贫血的，或者绞窄性内痔，表层已有溃烂的，甚至合并有直肠黏膜脱垂的，它的疗效都非常明显。它所以有这样的疗效，从重庆第七军医大学林教授等所做的兔耳实验来证明，它是对痔核的局部组织发生干性坏死的作用，而至脱落，达到治疗目的的。但是不是就完全没有缺点呢？缺点是有的，最严重的，就是掌握不好，便有发生砒中毒的危险。因为砒石里面主要成分是三氧化二砷，据重庆市第一中医院治疗450例中，便有38例发生有中毒的嫌疑，体温上升到39℃以上，占总人数11.5%，并有一例死亡。当然这并不是新问题，而是前辈古人在很早的时代就发现了的。例如明代徐春圃说："予患此疾一十七年，遍览群书，悉遵古法，治疗无功，几中砒毒。"（《古今医统》）陈言也说：治痔"切勿用生砒，毒气入腹，反至奄忽。近见贵人遭此，痛不忍言。"（《三因极一病证方论》）正因为有这样的缺点，窦汉卿甚至提出了"切不可用砒霜毒药"的主张，因此为了要更好地使用枯痔疗法，实有进行改进的必要。现在仅介绍重庆市第一中医院和第二中医院初步改进枯痔疗法的方法如下。

重庆第一中医院的改进方法是这样的，枯痔散的组成仍不改变，只是改变了使用方法。即于未用枯痔散前，先注射氯化钙合剂（10%氯化钙100mL，纯石炭酸0.1 ~ 0.2mL，奴弗卡因200mg，肾上腺素或麻黄素数滴）于痔核里，每个痔核每次可注入3 ~ 6mL，注射后，痔的周围用吸水棉包围固定，48小时后，才把枯痔散涂于痔的根部，每日换药2次，涂的深度，应较内痔突出的高度再深入1cm，并用枯矾粉盖于痔的脱出坏死部，使它把痔核中流出的液体都吸收了，直到干枯脱落为止。据了解重庆第一中医院用这种改进使用枯痔散的方法，已经通过了100多个病例的观察，痊愈出院的，已经有了80个病例以上，治疗过程中的住院日期，最短的10天，最长的43天，平均为24.3天，一般反映良好，痛苦轻微，容易掌握，也没有中毒现象。

重庆市第二中医院吸收了邓辛犁医生的经验，采用明矾液注射压缩疗法，亦收到很好的效果。方法是：把痔核突出后，用止血钳，钳住痔核的基底，务必将痔核的基底完全钳住，使痔核的血液环流充分受到阻碍，然后徐徐地注入20%明矾水溶液（即取市售的普通明矾20g，盛于有橡皮套盖的玻璃瓶里，加入蒸馏水80mL，加热，使它完全溶解，过滤后，用高压消毒30分钟即成），普通一颗痔核，可注入0.2 ~ 0.3mL，看到鲜红的痔核，逐渐变成灰白色，便停止注射。停止注射后，不宜马上抽针头，须停留1 ~ 2分钟，再把针头抽出，另用一把止血钳，钳压痔核的中央部，再用一把止血钳，钳压住痔核的顶端，至少要钳压8分钟。经过这样处理后，痔核内部组织便充分受到破坏，血液亦逐渐凝固起来，于是便见到痔核一天一天地萎缩到纸样薄的形状，3 ~ 7天，终于脱落下来了。据了解这种压缩疗法，重庆第二中医院做了84例，涪陵县门诊部做了47例，610厂做了25例，效果都是非常好的。

前面已经谈到枯痔疗法的主药是砒石和明矾，砒石的腐蚀作用，不用再谈了。明矾用于痔核治疗的经验，前辈古人也是很丰富的。例如《圣济总录》记载284个治疗痔核的方剂，使用明矾的占53方（内服的41方，外涂的12方）；又如元代危亦林治五痔痒痛的枯矾散，便是用枯白矾一钱、片脑五分，研为细末干搽在痔核上而取效的（《世医得效方》）；《圣济总录》记载的矾香膏，即白矾灰五钱、木香末一分，用鸡子白调敷，治牡痔出脓血疼痛不可忍；又载白矾洗方，用白矾火上煅枯一两，研为细末，每用半钱匕，沸汤浸，如人体温，淋洗，治疗牡痔；又载涤痔散，用白矾末半两，小便三升，入矾末，趁热洗，治脉痔痒痛出血；《普济方》载，用生姜连皮切大片，涂白矾末，炙焦细研贴，治诸疮痔漏，久不结痂。可见明矾对于痔核的疗效，在祖国医学文献里，是有极其丰富的经验的，因此，明矾压缩疗法的经验，并不是偶然的。

其次，一般提到“枯痔疗法”，总想到是砒石的惟一作用，其实亦不尽然，兹举数例如下。

贴药：蜀葵子半两、蝉蜕五个、槟榔一枚，并为末，用枣三枚，取肉细研，搜和药末，如觉硬，滴少蜜，研成膏，量大小贴病处。（《三因极一病证方论》）

治痔疮药：雄黄五分研细，五灵脂（去石，烧过，去烟），五倍子（炮过），以上各一钱，没药（明净者）二钱五分，白矾半飞半生，上为细末，研令极细，用纸花子贴疮口上。（《外科精义》）

煮线方：芫花半两勿犯铁，壁线二钱，用细白扣线三钱，水一碗，盛贮小瓷罐内，慢火煮至汤干为度，取线阴干，用时，取线一条，大者用二条，双扣扎于根蒂，两头留线，日渐紧之。其患自然紫黑，冰冷不热为度。轻者七日，重者十五日，后必枯落，后用珍珠粉、轻粉、韶粉、冰片为散，收口至妙。（《张氏医通》）

周先生枯痔法：赤石脂五钱、辰砂痛加一钱、明矾五钱、黄丹三钱，上为末。先用郁金末护肛门，如无郁金用姜黄末代之，调涂四围好肉，如不就加绿豆粉打合，却将枯药敷上。如肛门疼急，浓煎甘草汤放温，拂四围肛门上，就与宽肠药。（《医学纲目》）

刘夷门枯痔疮方：用大雄鸡一只，置地板上，却不与食吃，伺饥甚，却移于净地上，用猪胰子四两，锉碎，旋喂鸡，令其撒粪，旋收之，如此二三日，候鸡粪积至四两，晒干入后药：明矾四两、胆矾五钱、叶子雌黄六钱、雄黄一钱、朴硝一两。上各为细末，或砂锅，或银锅，须完大者，先将鸡粪一两，铺在锅底，次以白矾一两，次以胆矾，次以雄黄，然后尽下白矾在内，再以鸡粪盖在上面，用新碗盖锅顶，簇炭火煅，青烟尽为度，于冷取出，细研，入乳香、没药各五钱，同研极细，入盒内收之。每用时，令患者缩一脚，用药少许，以津唾吐在手中调匀，以新笔蘸药敷之，一日三五次，一夜两三次，先用温汤洗净，软棉挹干，方可敷药，敷后有黄水淋沥不止最妙。三二日痔干枯剥落，倘硬，煎汤频洗。忌毒物酒色，甚效。（《古今医鉴》）

王复巷枯痔散：新石灰二两、干碱（碳酸钠粉）二两、青黛五钱，先将石灰青黛二物研细，然后加入干碱、冰片二物，再研匀之，即成，用瓶严密紧封备用，用法同一般枯痔散。（《外科十三方考》）

以上的枯痔疗法，都不用砒，据我了解，都有一定疗效，其间的雄黄、雌黄虽含有少量砒的成分，究竟极其稀少，绝没有中毒的可能，当然疼痛亦要轻微得多。要改进枯痔疗法，这些方剂，确是很好的参考资料，特在这里提出来，以供有关单位参考。

结　语

祖国医学与痔核做斗争的历史，最迟在周秦（公元前 1122 —公元前 207）时代便开始了，在秦汉时代便创立了“经脉横解，肠澼为痔”的病理学说，也就是说痔核是由于直肠和肛门局部血液循环障碍所形成的。至于遭到这一病理变化的病理因素和职业因素等，经历隋唐以后，在长时期的实践中，都先后做了具体的说明，而且是完全正确的。诊断治疗的体系，也随着认识的进步，理论的提高，而逐渐制定了较完整的治疗法则，同时亦运用了多种多样的治疗方法，基本控制着痔核疾患对人类健康的威胁，其中的“枯痔疗法”便是成功地控制痔核较完善的方法之一。

枯痔疗法，最迟在南宋以前便已在运用了，经过临床的实验证明，在现代医学对痔核治疗还没有得到定论的时候，确实是一种较为理想的治疗方法。由于党和人民政府对于这一疗法的重视和提倡，在已经肯定了它的优越性的基础上，中西医相互学习，相互合作的基础上，又开始了改进“枯痔疗法”这一新的工作，而且已经获得初步的成就。就现阶段来说，关于痔核的治疗，世界医学不能不让祖国医学这一治疗方法走在最前面了。但是，究竟怎样才能使枯痔疗法能在不太长的时间内，迅速地获得改进成功，实有待于我们不断地钻研，努力迈进。

我对医学史这门科学的一点认识

（写作时间不详）

我对于医学史这门科学的知识，只是一半的又一半。因为医学史应该包括中国医学史和世界医学史两个部分。我对于世界医学史一无所知，就缺了一半，中国医学史，我仅在中国医学方面比较熟悉，而于“通古今之变”的史学，则很幼稚，是又缺了一半。因此，我这一点中国医学史的知识，是少得可怜的。但是，亦无可讳言，我于中国医学史是酷嗜的，亦涉猎了不少的有关著作和史料。并于1955年第一次写成30余万言的《中国医学史略》，有点近于医学通史的性质。1956年又写成《中国医学史讲话》，分作十个阶段写的。1957年又写成《通俗中国医学史话》，这是应科普单位的要求，写成故事性的。1965年又重行修订了《中国医学史略》，约有50余万言，并增入图影50余幅，由四川人民出版社出版。可惜刚校好清样，“文革”的风暴席卷而来，全稿竟被毁于暴风雨之中。这说明我对中国医学史有酷嗜，确是事实。同时亦说明我是不自量力的，所以再作冯妇，而不知止。今天有这个大好的机会，我向同志们汇报由于我对中国医学史的酷嗜而产生的一点认识，敬请指正！

医学史究竟是什么性质的科学？有人说历史是相斫书，意思是说记载战争大事，政治变迁的。但太史公的《史记》，除却孔子有《世家》，老、庄诸人有《列传》，天官有《书》，艺文有《志》，它所包括的范围是极广大的。所谓医学史也包括于其中，所以扁鹊、仓公、华佗等医学家的活动，亦记载于《史记》及《三国志》等之中。但医学史之成为历史的一个专支，究竟还是近代的事。虽早有宋·周守忠的《历代名医蒙求》，明·李濂的《医史》之类，不过是注重于医学家个人的活动而已。真是从时代背景，社会经济诸方面来记叙医学史的进展的，在解放以前，我是从来没有见到过这样一本《中国医学史》。1963年由北京中医学院主编、全国中医教材会议审定的中医学院试用教材《中国医学史讲义》，尽管内容单薄，并存在这样或那样的缺点，但它基本上是结合着时代环境、社会经济基础诸方面来编写的，既不同于《名医传》，也不是《二十四史》中有关医药官制的汇编，我认为这是新中国成立以来中国医学史开的新花。

医学史是与社会经济结构的发展和改变相联系，与各民族的一般文化史相联系地去研究医学活动和医学知识的发展的科学。因为它能够指出医学科学是如何在调研、理解、综合广大医家经验的基础上形成的；医学科学如何因社会的经济、政治的发展而发展；如何在进步的科学辩证唯物观与非科学的唯心论的斗争中发展。这就是说，医学史就是根据社会科学、历史科学的一般规律，结合文化史的法则，对医学发展的具体状况及其规律性进行探讨的一门科学。

由于医学史既研究治疗医学的发展，也研究预防医学的发展，既包括医学实践的历史发展道路，也包括医学理论的历史发展道路。以辨别治疗和预防疾病为目的的医学实践，和稍后于医学实践的科学总结而产生的医学理论，在历史上紧密联系和相互作用地发展着。医学实践聚积了越来越多的资料，不断地供给医学理论以新的内容，丰富了医学理论，而同时向医学理论提出新任务。发展中的医学理论，也不断提高其水平，从而改善医学的实践。一部医学史，真能把医学这一历史的发展有分析地记叙下来，它将成为各个医学家不可缺少的龟鉴，而不断地推动着医学这门科学的发展。

中国医学史，就是对中国医学发展的具体状况及其规律性进行探讨的科学。这里应该是离不了中国社会发展的知识，离不了一般文化史的法则，离不了对于中国医学发展的主要阶段之概括的了解，以及对于各个时期的医学家、重要医药发明的分析等。

医学史既是一门科学，便应该严格地保持其科学性。例如人皆说中国医学始于炎黄，炎即是炎帝神农，黄即轩辕黄帝。据旧的历史学家说："炎帝神农氏，姜姓也。人身牛首，长于姜水，有圣德，始教天下种谷，故号神农氏。"（《帝王世纪》据《御览》引）"黄帝有熊氏，姬姓也。龙颜，有圣德，居轩辕之丘，及神农氏衰，黄帝修德抚民，诸侯咸去神农而归之。"（同上）

但从历史唯物论者看来，并通过地下文物发掘的证明，神农和黄帝，都不是两位有圣德的圣人，而是原始公社时期的先后两个氏族。范文澜的《中国通史简编》说："传说中炎帝又称赤帝，炎帝族先于黄帝族自中国西北部进入中原地区，后冈下层的仰韶文化，可能就是炎帝族文化的一个遗址。""仰韶文化，是中国先民所创造的重要文化之一，距离现代约有四五千年。据传说，神农氏时代完了以后，黄帝、尧、舜相继起来，那时制作衣裳。刳木为舟，剡木为楫。断木为杵，掘地为臼。弦木为弧，剡木为矢。这些传说在仰韶文化遗址中大致有迹象可寻，因之推想仰韶文化当是黄帝族的文化。"

黄帝氏族相当于仰韶文化，炎帝氏族相当于后冈下层的仰韶文化已得到不少出土文物的证明，当代各历史学家亦无多异词，就应该尊重这一科学的史实。可是到了现在有的作品还是按照旧的史学观点来介绍炎帝与黄帝，这其中包括某些颇负盛名的工具书和注释《素问》的著作。记得曾经审查某某作品时，我提了这样的意见，后来作者干脆把黄帝取消了事。他的意图是：既不能按照传统的说法，也不采用科学的新的观点。我看这种躲着走，用逃避的方法，仍然是不科学的。我们都是黄帝的子孙，当子孙的怎能数典忘祖呢？怎能把老祖宗都取消得了呢？关键还是要以科学的态度来对待科学。科学总是要实事求是的，不能搞形而上学。希望今后的医史学会应该在这方面大做宣传，坚决维护医学史这门科学的科学性，一定要尊重史实，一定要按照科学发展的规律来进行医学史和中国医学史的研究。

针灸学四讲

（写作时间不详）

一、针灸的起源和发展

（一）针灸的起源

“针”与“灸”，是两种不同的治疗器具，又是两种不同的治疗方法，是祖国最可宝贵的医学文化遗产之一。

针灸的产生，是人类在生产过程中与自然力量做斗争的发明，和人类劳动创造其他生产工具一样。溯本穷源，针和灸都是远古氏族社会的产物。最早的针是用石块制作的，而不是金属制作的，《山海经·东山经》说：“高氏之山，其下多箴石。”又说：“高氏之山，有石如玉，可以为箴。”而王太仆亦说：“古有以砭石为针。”全元起说：“砭石者，是古人外治之法，有三名：一针石，二砭石，三镵石。其实一也。古来未能铸铁，故用石为针，故名之鍼石。”“鍼”“箴”“针”三字同，这些是最早的用石块制作针的证据。

人类从动物类中分离出来，逐渐地知道了更好地制造工具，使用工具，进一步开展了劳动创造。而原始人群最早制造的工具，使用的工具，就是石块和木棍。考古学家把旧石器时代的文化，依其制作技术的发达程度，划分为上、中、下三个时期。如史册上传说的“有巢氏”时代，为旧石器时代下期（蒙昧下期），这时的石器制作，比较原始，据周口店山顶洞的发现，不过是把粗糙而不整齐的燧石、石英、砂石等，于其一边或多边加以打制，而使之变为一种具有一定形状之石块而已；后来渐进而为扁桃形，为一端尖锐一端钝厚的形状，这是否便是“砭石”还无从确定，但史学家都认为这种石块，已经应用了力学的原理，而具有剥、刻、切的力量。到了“燧人氏”时期，已经进入了旧石器时代中期，在周口店洞穴中，曾发现人类使用的“皮削器”与“尖头器”。前者是卵形的石片，一边加以打制，成为扁平的刃，是剥削兽皮的工具；后者是三角形而又削尖了端头的燧石碎片，是作切断和穿孔用的，这个形状颇和中医文献里最早绘的“镵针”相接近。火的应用，亦在这时发现了，所以尸子说：“燧人氏察五木以为火。”无可否定，灸焫疗法，当然是火发明以后才有的。到“伏羲氏”时期，也就是旧石器时代上期，这时石器制作技术更加精巧了，如皮削器、光滑器、穿孔器、尖头器、裁切器，乃至有柄的燧石小刀，都制作得愈为完善。在山顶洞文化发现中，最值得大书而特书的，是有孔的骨针的出现，针稍呈曲形，干长 8.2 厘米，钻孔处的直径是 3.1 毫米，最粗部分的直径是 3.3 毫米，针干圆而光滑，针尖圆而锐，针孔似系用尖头器凿的。而《帝王世纪》说：“伏羲尝百药而制九针，以拯夭枉。”这项记载，与山顶洞文化所发现是相符的，因而此说可从。

根据《素问·异法方宜论》的记载，砭石是东方人发明的，汤药是西方人发明的，灸焫是北方人发明的，九针是南方人发明的，导引按跻是中央地带的人发明的。这说明不同地带的人，由于气候、水土、生活习惯、环境条件等的不同，在生活斗争中便创造了不同的治疗方法和器具。这也说明了医药并不是哪一个圣人发明的，不同的医疗方法，无非是不同地方劳动人民创造的结晶，所以《素问·异法方宜论》中说：“圣人杂合以治，各得其宜。”针灸当然也不例外，所谓“伏羲制九针”应该理解为在伏羲时代的人类便创造了各式各样的针刺疗法。

在新石器时代，曾盛行“骨卜法”，用艾蒿一类的植物燃烧着，放在动物的骨骼上烧成一些斑点，通过观察其裂纹，以推求征兆。这种“骨卜”方法，与艾灸极相似，是灸法可能滥觞于新石器时代。

（二）针的演变

现在针刺所用的针，已经不是石针，而是金属制的针了，金属针从什么时候开始的呢？应该开始于青铜器时代，也就是周秦之际（公元前 1122 — 公元前 207）。存世古兵器如戈、矛、剑、戟之类，凡是秦以前的，都是铜制的，铁制的未见，当然铜制的针并没有见到，只是推测耳。由秦以后便转入铁器时代，但是在春秋初年已经就有铁的使用了。《管子·海王篇》说：“今铁官之数曰：一女必有一针一刀……耕者必有一耒一耜一铫，……行服连轺辇者，必有一斤一锯一锥一凿。”说明这时候“铁”已经作为手工业器具的原料而在使用着了。“钢”的发明，在战国末出现于楚国，《荀子·议兵篇》说楚人：“宛钜铁釶，惨如蜂虿。”能做成蜂虿般的细铁，没有炼成钢，是难于办到的。这些都可以作为在周秦之际已有金属针的佐证。《灵枢·九针十二原》篇说：“九针之名，各不同形。一曰镵针，长一寸六分；二曰圆针，长一寸六分；三曰鍉针，长三寸半；四曰锋针，长一寸六分；五曰铍针，长四寸，广二分半；六曰圆利针，长一寸六分；七曰毫针，长三寸六分；八曰长针，长七寸；九曰大针，长四寸。”（《针灸大成》把大针改成火针，原于《针经节要》）这些不同式样的针，不用金属来制造，当然是困难的。《黄帝内经》至迟是东汉以前的书，秦汉时期既普遍使用钢铁了，制造这种种形状的针，是完全可能的。大约在唐宋以后，制针的铁，从柔铁改进而用马衔铁，又叫马勒口铁。日华子《大明本草》说：“马衔铁……古旧铤者好，或作医工针。”为什么要用马衔铁呢？《针灸大成》解释道：“本草，柔铁即熟铁，有毒，故用马衔则无毒。以马属午，属火，火克金，解铁毒，故用以作针。”

古人制造有不同形状和样式的针，是为要满足不同病证的需要而逐渐改进的。《灵枢·九针十二原》说：“镵针者，头大末锐，去泻阳气；圆针者，针如卵形，揩摩分间，不得伤肌肉，以泻分气；鍉针者，锋如黍粟之锐，主按脉勿陷，以致其气；锋针者，刃三隅，以发痼疾；铍针者，末如针锋，以取大脓；圆利针者，大如氂，且圆且锐，中身微大，以取暴气；毫针者，尖如蟁虻喙，静以徐往，微以久留之而养，以取痛痹；长针者，锋利身薄，可以取远痹；大针者，尖如挺，其锋微圆，以泻机关之水也。”《灵枢·官针》第七篇又说：“九针之宜，各有所为，长短大小，各有所施也。不得其用，病弗能移。疾浅针深，内伤良肉，皮肤为痈；病深针浅，病气不泻，支大为脓；病小针大，气泻太甚，疾必为害；病大针小，气不泻泄，亦复为败。失针之宜，大者泻，小者不移。”这些文献反映出古人依据实践经验，了解了某种病宜用某种针，某种针宜治某种病，因而决定针的形状应有长短大小的不同，较之固定为一种针的使用要合理得多。现在有的使用皮肤针（小儿针）、七星针、梅花针、花针、丛针等等，总不外《灵枢》所说的“毛刺”的遗流。

（三）灸的演变

《素问·汤液醪醴论》说："镵石针艾，治其外也。"《灵枢·背腧》篇说："疾吹其火，传其艾，须其火灭也。"可见"艾"是灸焫法最早的原料。不仅如此，《孟子》还说："无以七年之病，求三年之艾。"这里"艾"是否用于灸焫，虽不敢必，而汉代赵岐注曰："艾可以灸人病，干久益善。"《孟子》这部书，可能比《内经》的年代还要早，这说明在战国时就使用"艾"来做灸焫的原料了。李时珍说："艾叶，本草不著土产，但云生田野，宋时以汤阴复道者为佳，四明者图形。近代惟汤阴者谓之北艾，四明者谓之海艾，自成化以来，则以蕲州者为胜，用充方物，天下重之，谓之蕲艾。相传他处艾灸酒坛不能透，蕲艾一灸则宜透彻，为异也。"由于我国的药产很丰富，许多药各地皆产，在不断地运用的经验中，知道了某药在某地产的质好效良，某地产的某药质劣效微，这当中是要通过很长一段时间的实践的，如"蕲艾"的被发现便是实例。

《荆楚岁时记·采艾悬门斗草游戏》记载："五月五日，四民并蹋百草，又有斗百草之戏。采艾以为人，悬门户上，以禳毒气。按：宗测字文度，尝以五月五日鸡未鸣时采艾，见似人处，揽而取之，用灸有验。《师旷占》曰：岁多病则艾先生。"《本草衍义》说："艾叶，干捣，筛去青滓，取白，入石硫黄末少许，谓之硫黄艾，灸家用之。"《本草纲目》说："凡用艾叶，须用陈久者，治令细软，谓之熟艾，若用生艾灸火，则伤人肌脉。……拣取净叶，扬去尘屑，入石臼内，木杵捣熟，罗去渣滓，取白者再捣，至柔烂如绵为度，用时焙燥，则灸火得力。"这些文献说明，"艾"的应用从不明道地，而明确了道地，更进而选种，更进而精制，更进而配伍药料等，这一系列的进步，说明古人从实践到理论都在不断地提高。

在点艾的火种方面，古人亦有丰富的经验，亦在不断地改进，《黄帝虾蟆经》说："松木之火以灸，则根深难愈；柏木之火以灸即多汗；竹木之火以灸即伤筋，多壮即筋绝；橘木之火以灸即伤皮肌；榆木之火以灸即伤骨，多壮即骨枯；枳木之火以灸即陷脉，多壮即脉溃；桑木之火以灸即伤肉；枣木之火以灸即伤骨髓，多壮即髓消。左八木之火以灸人，皆伤血脉、肌肉、骨髓。太上阳燧之火以为灸，上次以碏石之火常用，又槐木之火灸，为疮易差，无者膏油之火亦佳。”从太阳的光热取得火，便叫作“阳燧”。《正字通》说：“碏同瑎，黑石似玉。”从石里取得的火，便叫作“碏石之火”。从杂木之火，改进用日燧石火，这些无一不是经验的累积。

后来在《疡医大全》中又有“雷火神针”的发现，法用沉香、木香、乳香、茵陈、羌活、干姜、穿山甲各三钱，麝少许，蕲艾二两，以绵纸半尺，先铺蕲艾、茵陈，再放药末，卷裹得极紧。用时取太阳真火点燃，穴上隔纸六七层按灸，再烧再按。祛寒湿邪气，这方法是很好的。

后来在《本草纲目拾遗》里又有“太乙神针”的记载，法用人参四两、三七八两、山羊血二两、千年健一斤、钻地风一斤、肉桂一斤、川椒一斤、乳香一斤、没药一斤、穿山甲八两、小茴香一斤、苍术一斤、蕲艾四斤、甘草二斤、麝香四两、防风四斤等，共为细末，用棉纸一层，高方纸三层，纸宽裁一尺二寸五分，长一尺二寸，将药末薄薄匀铺纸上，一针约用药七八钱，卷如花炮式，愈紧实愈好，两头用纸固封，外用印花布包扎。用时将针火炸，按穴上或痛处，下衬以方寸新红布数层，一针已冷，另换一针，连用七针。疗痛风寒湿，筋骨疼痛，效亦著。

后来又有“蒸脐灸法”，法用五灵脂八钱、斗子青盐五钱、乳香一钱、没药一钱、天鼠粪一钱、地鼠粪一钱、葱头干者二钱、木通三钱、麝香少许等，为细末。用时水和莜面作圆圈，置脐上，置药末二钱于脐中，用槐皮剪钱形，放于药上，用艾火灸。每岁一壮，药与艾不时添换，于立春巳时，春分未时，立夏辰时，夏至酉时，立秋戌时，秋分午时，立冬亥时，冬至寅时用。壮脾胃，扶正气，百病不入，这是一种预防灸法。现在的隔姜灸、隔蒜灸、温灸器等不一而足，是灸法还在不断地演变中。

（四）针灸学的发展

由前所述，无论针或灸，在春秋战国时代已成为治疗疾病的有力器具，《史记·扁鹊仓公列传》记载扁鹊仓公以及当时医生的治疗，多半都是采用或针、或灸的方法。如扁鹊治疗虢太子的尸厥证，“使弟子扬厉针砭石，以取外三阳五会，有间，太子苏，乃使子豹为五分之熨。”论齐桓侯病，他说：“在血脉，针石之所及也。”太仓公论齐章武里曹山跗病说：“形弊者，不当关灸镵石。”论齐丞相舍人奴病说：“奴之病，得之流汗数出，灸于火而以出见大风也。”论齐王侍医遂病说：“阴形应外者，不加悍药及镵石。”论文王得病所以不起的理由说：“后闻医灸之即笃……法当砭灸，砭灸至气逐。”论齐郎中令循病说：“众医皆以为蹷，人中而刺之。”治齐北官司空命妇病疝气，有“灸其足厥阴之脉，左右各一所，即不遗溺而溲清，小腹痛止。”的记载。这些文献都说明针灸疗法在当时是极为普遍的。

《左传》成公十年载晋景公病说：“疾不可为也，在肓之上，膏之下，攻之不可，达之不及，药不至焉。”杜预注说：“攻，熨灸也，言不可以火攻；达，针也，言不可以针达。”《庄子·盗跖篇》记孔子的话说：“丘所谓无病而自灸也。”到了汉季，华佗的医术见称于一时，他用针灸不过数处，便能治好许多疾病。《后汉书》载：“操积苦头风眩，佗针随手而差。”华佗的弟子樊阿，于针灸术亦很高明，《后汉书》载：“凡医咸言背及胸藏之间，不可妄针，针之不过四分，而阿针背入一二寸，巨阙胸藏乃五六寸，而病皆瘳。”张仲景著《伤寒论》，本以汤药治疗为主要，但必要时亦在用针灸治疗。如说：“若欲作再经者，针足阳明，使经不传则愈。”“太阳病，初服桂枝汤，反烦不解者，先刺风池、风府，却与桂枝汤则愈。”“针处被寒，核起而赤者，必发奔豚，气从少腹上冲心者，灸其核上各一壮。”“少阴病，得之一二日，口中和，其背恶寒者，当灸之。”华佗和张仲景是汉代具有代表性的医家，一个长于外科，一个长于内科，都没有放弃针灸治疗的方法。以上说明周秦到汉代，针灸疗法是相当盛行的。

魏晋南北朝（220 — 588）后，针灸在群众中的信仰仍不断地在高涨。葛洪说：“百家之言，与经一揆，譬操水器虽小，而救火同焉；犹施灸者，术虽殊，而救疾均焉，况返死回生，孰如灸法之神且速耶！”（《抱朴子》）杰出的医家皇甫谧（215 — 282），他在极贫苦的生活中钻研针灸学术，著成伟大的针灸经典著作《针灸甲乙经》。这书的内容虽是根据《灵枢》《素问》《明堂孔穴》等编成，但经过他批判地吸收和系统地整理，整个理论框架尤为完备了。尤可宝贵的是，全书都贯通了他一生的临床经验。因此他在书里扼要地提出针灸施治的几个要点：①要把握针的深浅度，对患者才安全；②针刺的手法一定要熟练；③治疗不同的疾病，要用不同的针具；④要灵活掌握补泻手法的标准，按病证寒热虚实性质的不同，而决定用针或用灸的方法。所以《针灸甲乙经》一直影响着后世的针灸学家。

到了唐代（618 — 907）孙思邈著《备急千金要方》的第29卷、第30卷，以及《千金翼方》的第27卷、第28卷等，所谈的针灸内容，都是沿用《针灸甲乙经》的。这时有部较大的方书叫《外台秘要》，亦选载了很多针灸疗法。《备急千金要方》说："针灸之功，过半于汤药。"又说："凡入吴蜀地游官，体上常须三两处灸之，勿令疮暂瘥，则瘴疠温疟毒气不能着人也，故吴蜀多行灸法。"足见当时群众对针灸的珍视和应用的普遍。

北宋天圣五年（1027），尚药奉御王惟一，在当时大量整理古医书的风气下，他设计用铜铸成人体模型一具，体表刻画经穴，还编写一本说明书，叫作《铜人腧穴针灸图经》，凡考试针灸科的医生，使用铜人做试验，这对辨识经穴有很大帮助。公元1128年，金人打败宋朝，宋乞议和的时候，金人指明要索取这个铜人作为议和条件之一，这个铜人的价值，可以想见。

历史上有名的"金元四大家"，他们之中没有一个不是精熟针灸的。刘完素的针法，穴简而效确。张戴人说："针之理即药之理。"他把灸、蒸、熏、渫、洗、熨、烙、针刺、砭射、导引、按摩等，都列入汗法门，在他的病案中，常常见到针药并施。李东垣治消化系疾病，常选"足三里"穴，或针、或灸。朱震亨论消乳硬，"加以艾火三两壮于肿处，其效尤捷。"张洁古的《针经洁要》，更是这时期的代表作，他把十二经的主穴，依其井、荥、输、经、合次第作纲领，更配合四季，旁通流注，这样孔穴既不多，又易于掌握施治。

明代（1369 — 1644）针灸亦极一时之盛，如过龙的《针灸要览》，吴嘉言的《针灸原枢》，汪机的《针灸问对》，姚亮的《针灸图经》，陈会的《神应经》，高武的《针灸素难要旨》，杨继洲的《针灸大成》等，都各有发挥。其他医家，亦常以针灸做临床的辅助治疗。如张介宾并不以针灸名，但他对各种疾病几乎都在施用针灸方法，并且还有他的独到处。如他治非风症说："凡用灸法，必其元阳暴脱，及营卫血气不调，欲收速效，惟艾火为良。然用火之法，惟阳虚多寒，经络凝滞者为宜，若火盛金衰，水亏多燥，脉数、发热、咽干、面赤、口渴、便热等证，则不可妄加艾火。……水肿证惟得针水沟，若针余穴，水尽即死，此《明堂》《铜人》所戒也，庸医多为人针分水，误人多矣。"（《景岳全书·心集》）这说明他是老于经验的。

清代（1644 — 1911）重考据之学，医家多从书本上下功夫，兼以西方医学侵入，一般崇拜欧西文明，即整个中国医学，亦渐被忽视，更遑论针灸，因之针灸学在清代便不如自宋至明之盛了。但是富有学养的人，仍是很珍视针灸学。如徐大椿说："今之医者，随手下针，漫不经意，即使针法如古，志不凝而机不达，犹恐无效，况乎全与古法相背乎？其外更有先后之序，迎随之异，贵贱之殊，劳逸之分，肥瘦之度，多少之数，更仆难穷，果能潜心体察，以合圣度，必有神功。其如人之畏难就易，尽违古法，所以世之视针甚轻，而其术亦不甚行也。"（《医学源流论》）现在政府重视针灸学，大力提倡，因而学习针灸者颇不乏人，但大多数是"畏难就易"，认为针灸就是单纯的对神经刺激而已，经络腧穴、迎随补泻等道理，可以不必讲，甚至孔穴亦不必太认真，这样舍本从末的轻易思想，读了徐灵胎先生这段话，应该猛省。

二、针灸学的外传

祖国医学进入唐代，有了辉煌的成就，不仅在国内保健事业上起到巨大的作用，而且传布到国外，如日本、朝鲜、印度、阿拉伯等国家，造福人类，影响世界医学的进步。

（一）针灸在日本

公元 562 年，吴人知聪携《黄帝明堂图》等医书到日本，因此日本最初的皇汉医学主要是针灸学，学习课本是《针灸甲乙经》，所以日本皇汉医学的"孔穴"部位和《针灸甲乙经》一样。到公元 1362 年，日本发布大宝令，置"针博士"，针灸学在日本得到进一步的发展。近代则加以生理学、解剖学、病理学的解释，研究很有成绩。

日本的针与灸是分开的，分为针科和灸科。在针灸的用具及操作方面，也不断有所改进。大约在向朝鲜征伐时代，所用的针都是铁制的，后来由御园意斋的改制，便开始用金或银制的针了。在针法方面，自御园意斋以后，经过 56 年，著名的杉山和一发明了"管针"，替代传统的"捻针"进针法，由于"管针"的进针容易，针术便越发普及了。德川幕府命杉山和一设立针治讲习所，于是他以及他的门人三岛安一等，设讲堂在千住、板桥等地，及其他各州，共有45所，这时杉山是名闻一世的针治医师了。

在镰仓（1192—1333）、室町（1193—1572）时代，灸术在日本多用治痈疽疔疖等疮疡疾患，由后藤艮山提出百病皆因气滞之说，论内脏癥疝等病，皆由游惰所致，可用灸法施治，开创了灸术的新局面，艾壮多至二三千至六七千不等。后藤的灸法，近如朝鲜，远及西洋，都很闻名。到了明治二十年，医学士大久保适斋、医学博士三浦劝之助等，认为灸法在治疗上确有重大价值，对此进行了研究。明治四十四年，内务省便令颁全国设立科学实验制度，相关的研究悉以科学为依据。如“艾”之有效成分研究，经穴灸点部位与解剖、生理的关系等。并设6个调查委员会对研究结果进行整理，后确定有效灸穴120处。京都帝大教授青地正德氏发表“灸术本体”论文，九州大学教授原志免太郎发表“灸治及生理的作用”论文等，他们一致认为，“艾灸”有进窜性，由皮肤血管渐透澈于全身，且借药力刺激以排除血液中的代谢物，并增殖红、白细胞扑灭细菌，促进淋巴液的环流，同时刺激知觉神经，引起反射或紧张作用，增强抗毒力以杀菌。由此使灸术在日本不断地得到倡明。

（二）针灸在法国

约在17世纪时，中国的针灸学经荷兰医生天利尼的介绍，便传入欧洲，如法、德、意等国家，都很重视中国的针灸学，尤其在法国，更是盛行。

现在巴黎有一个“金针工作者学会”，还有两个“金针学会”，每个学会都有会员300多人。他们每月开会一次，交流经验和认识，每次会议和学术讨论的内容，都发表在学会的“月报”上。其中有一个学会，每年还组织一次“金针国际会议”。另外由学会主办的“金针课程”，理论与实践并重，学生两年毕业。法国现在研究金针的人很多，在巴黎的市立和公立医院中，有5个已开办金针治疗专科。法国金针学报有两个，一是粟理伊氏主办的，一是德勒夫主办的。

粟理伊氏在中国约住了30年，能读中国古医书，对金针治疗有相当的修养，他著的《金针大全》系列，已出版了两本，即《经穴篇》和《经穴使用法》，还有《诊候篇》《病及治疗法》两部分没有出版。他说中国针法有3种：最简单的在痛处下针，可以减少痛楚，其效甚暂；如依穴道治病，技术已经高一层，效验较好；真正的针术，即根据手脉下针，其效最良。粟理伊氏这一看法，已经高出我们一般的针灸医生了。

巴黎大学医学院佛郎丹教授，在巴黎医学会上报道“一年用金针治疗各病的成绩”的结论说：金针疗法，效速惊人，超乎常用治疗法以上。有些严重难治的症候中，其所得效果较常法为优。他对针刺疗法的评价，完全是正确的。

杨继洲的《针灸大成》在法国有法文译本，是1863年出版的，可见法国对针灸学的钻研，已有较长的历史了。

（三）针灸在其他国度

据德人罗迪佳氏说：“针治术流传至德国，已经数百年，惜吾人多未悉其真正价值，德医甘弗氏于17世纪中游历中国及日本，对此种疗法曾作报道。19世纪中叶，德医兼研究家钖波尔德氏根据日本御医针治师的著作，对针治术有甚详尽的叙述。”

金针国际会议1953年是在德国举行的，参加的有10多个国家，300多位专家，情况比以往的金针国际会议都要热烈，可见针灸学引起世界医学家的注意，仍在不断地发展中。

1956年苏联派了几位专家来北京中医研究院学习针灸治疗，通过半年的努力，回国后都能够操作了，本年中医研究院的针灸医师亦应邀到苏联去临床了。

针灸学在世界上的发展前途，正在无限量的进程中。

三、针灸学的基本理论

（一）整体观念

针灸治疗的方式、方法是在局部的，但它所发生的治疗作用，可以辐射整个机体。要学习好针灸学，没有中医学基本理论的基础，便不能够很好地掌握其治疗技术。

《灵枢·本输》篇说："凡刺之道，必通十二经络之所终始，络脉之所别处，五输之所留，六腑之所与合，四时之所出入，五脏之所溜处，阔数之度，浅深之状，高下所至。"作为整体的人，其复杂的关系是如何做到息息相通的呢？这便可用"经络"来说明。经络的循行，从解剖学不可得，而于治疗效果却有相应的反映。因此在学习针灸治疗方法之先，便得首先明确经络与脏腑关联的具体作用，这属于中医学生理范畴的知识。

《灵枢·邪气藏府病形》篇说："邪气之中人也，奈何？……曰：邪气之中人高也。……高下有度乎？……曰：身半以上者，邪中之也；身半以下者，湿中之也。故曰：邪之中人也，无有常，中于阴则溜于腑，中于阳则溜于经。……阴之与阳也，异名同类，上下相会，经络之相贯，如环无端。邪之中人，或中于阴，或中于阳，上下左右，无有恒常，其故何也？……曰：诸阳之会，皆在于面。中人也，方乘虚时及新用力，若饮食汗出，腠理开而中于邪。中于面，则下阳明；中于项，则下太阳；中于颊，则下少阳；其中于膺背两胁，亦中其经。……其中于阴，奈何？……曰：中于阴者，常从臂胻始，夫臂与胻，其阴皮薄，其肉淖泽，故俱受于风，独伤其阴。……此故伤其脏乎？……曰：身之中于风也，不必动脏，故邪入于阴经，则其脏气实，邪气入而不能客，故还之于腑，故中阳则溜于经，中阴则溜于腑。……邪之中人脏，奈何？……曰：愁忧恐惧则伤心，形寒饮冷则伤肺，以其两寒相感，中外皆伤，故气逆而上行；有所堕坠，恶血留内，若有所大怒，气上而不下，积于胁下，则伤肝；有所击仆，若醉入房，汗出当风，则伤脾；有所用力举重，若入房过度，汗出浴水，则伤肾。……五脏之中风奈何？……曰：阴阳俱感，邪乃得往。"从以上文献看出，疾病总不外乎外感、内伤两个范畴，但有中阴、中阳、入脏、入腑的种种不同，而其关键则在阴阳脏腑之气的虚实辨证，这属于中医学病理的范畴。

又《灵枢·根结》篇云："天地相感，寒暖相移，阴阳之道，孰少孰多？阴道偶，阳道奇，发于春夏，阴气少，阳气多，阴阳不调，何补何泻？发于秋冬，阳气少，阴气多，阴气盛而阳气衰，故茎叶枯槁，湿雨下归，阴阳相移，何补何泻？奇邪离经，不可胜数，不知根结，五脏六腑，折关败枢，开阖而走，阴阳大失，不可复取。九针之玄，要在终始，故能知终始，一言而毕，不知终始，针道咸绝。”这说明人体的病变与外在气候的变化是相互关联的，既要懂得外在的阴阳变化，也要懂得内在的阴阳变化，才能决定用针或灸。所以我们谈的整体观念，不仅是人体内在的，还包括自然界外在的，这是学习针灸学最基本的概念。

又《灵枢·寿夭刚柔》篇云：“……人之生也，有刚有柔，有弱有强，有短有长，有阴有阳，愿闻其方。……曰：阴中有阴，阳中有阳。审知阴阳，刺之有方，得病之始，刺之有理，谨度病端，与时相应，内合于五脏六腑，外合于筋骨皮肤。是故内有阴阳，外亦有阴阳。在内者，五脏为阴，六腑为阳；在外者，筋骨为阴，皮肤为阳。故曰病在阴之阴者，刺阴之荥输；病在阳之阳者，刺阳之合；病在阳之阴者，刺阴之经；病在阴之阳者，刺络脉。故曰：病在阳者，命曰风；病在阴者，命曰痹；阴阳俱病，命曰风痹。病有形而不痛者，阳之类也；无形而痛者，阴之类也。无形而痛者，其阳完而阴伤之也，急治其阴，无攻其阳；有形而不痛者，其阴完而阳伤之也，急治其阳，无攻其阴。阴阳俱动，乍有形，乍无形，加以烦心，命曰阴胜其阳，此谓不表不里，其形不久。”这段文献说明疾病不同的类型，是由于体质不同的反映，要认识疾病，首先要认识到人的体质，而采取不同的治疗方法和手段，这是整体观念的另一方面，同样是临床上必须要掌握的。

（二）经脉经络的基本知识

什么叫作经脉？《灵枢·经水》篇有很好的解释，它说：“经脉十二者，外合于十二经水，而内属于五脏六腑。夫十二经水者，其有大小、深浅、广狭、远近各不同，五脏六腑之高下大小，受谷之多少亦不等，相应奈何？夫经水者，受水而行之；五脏者，合神气魂魄而藏之；六腑者，受谷而行之，受气而扬之；经脉者，受血而营之，合而以治。”可见“经脉”是古人在体内假设的路线，是依据自然界存在的十二经水来命名的，经水在自然界起到了很好的联系作用，所以便以经脉的假说来说明人体内在的关联，尽管是假说，但做临床医生的却非要知道不可。《灵枢·经别》篇：“夫十二经脉者，人之所以生，病之所以成，人之所以治，病之所以起，学之所始，工之所止也，粗之所易，上之所难也。”又《灵枢·禁服》篇云：“凡刺之理，经脉为始，营其所行，知其度量。”

经脉在人体内主要是起什么作用呢？《灵枢·本藏》篇云：“经脉者，所以行血气而营阴阳，濡筋骨，利关节者也。”这个认识在针灸的临床治疗上更为重要，正如《灵枢·经脉》篇所说：“经脉者，所以能决死生，处百病，调虚实，不可不通。”由于经脉在生理作用上“内次五脏，外别六腑”（《灵枢·禁服》篇），所以言经脉便须配合脏腑而言，又经脉循行四肢百骸，所以又须配合手足言。言脏腑，是经脉的作用所主；言手足，是经脉循行所终始。如《灵枢·顺逆肥瘦》篇云：“手之三阴，从脏走手；手之三阳，从手走头；足之三阳，从头走足；足之三阴，从足走腹。”把手足各部的经脉，统以“三阴三阳”，这样就以简驭繁了。所谓“三阴三阳”，就是太阴、少阴、厥阴、太阳、少阳、阳明。为什么要这样归纳呢？由于阴阳各有盛衰，如：阳之始者为“太阳”，阳之幼者为“少阳”，阳之盛者为“阳明”；阴之始者为“太阴”，阴之幼者为“少阴”，阴之极者为“厥阴”。其具体名称如下：手太阳小肠经、手少阳三焦经、手阳明大肠经、足太阳膀胱经、足少阳胆经、足阳明胃经、手太阴肺经、手少阴心经、手厥阴心包经、足太阴脾经、足少阴肾经、足厥阴肝经。

手足三阴三阳的关系，主要是互为表里。以手三阴三阳来看：太阳小肠与少阴心为表里；少阳三焦与厥阴心包为表里；阳明大肠与太阴肺为表里。以足三阴三阳来看：太阳膀胱与少阴肾为表里；少阳胆与厥阴肝为表里；阳明胃与太阴脾为表里。所谓表里，也就是阴阳配合，其关系如下图：

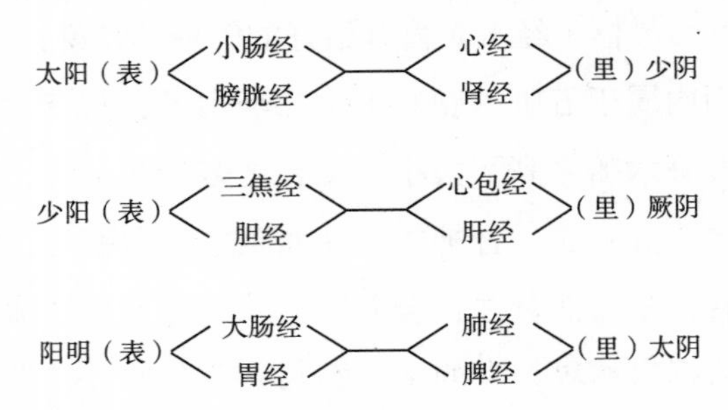

心经与小肠经，肾经与膀胱经，既是表里阴阳的关系，所以心经的经穴，可以治小肠经的疾病，肾经的经穴，可以治膀胱经的疾病。而心与肾同是少阴经，小肠与膀胱同是太阳经，自然相互关系仍是很密切的。其他几经，也可以类推。

手足十二经脉是人体的“正经”，为什么叫“正经”呢？《难经本义》说：“脉有奇常，十二正经者，常脉也。”也就是说，这十二经脉是人体的主流，其他还有“奇经八脉”。《难经·二十七难》说：“脉有奇经八脉者，不拘于十二经，何谓也？然，有阳维，有阴维，有阳跻，有阴跻，有冲，有督，有任，有带之脉，凡此八脉者，皆不拘于经，故曰奇经八脉也。”为什么在十二正经以外，还必须有这奇经八脉呢？《十四经发挥》解说得最明白，它说：“盖人之气血，常行于十二经脉，其诸经满溢，则流入奇经焉。奇经有八脉：督脉督于后；任脉任于前；冲脉为诸脉之海；阳维则维络诸阳，阴维则维络诸阴，阴阳自相维持，则诸经常调；维脉之外有带脉者，束之犹带也；至于两足脉，有阴有阳，阳行诸太阳之别，阴行诸少阴之别。”这八脉中的任督两脉是有穴位的，所以把任脉、督脉加入十二经里面，就称为十四经。阳跻、阴跻、阳维、阴维、冲脉、带脉，没有穴位，而是附丽于十二经的，所以不并入十四经之内，乃称奇经。

至于经络（络脉），又和经脉有很大区分，《灵枢·经脉》篇说：“诸脉之浮而常见者，皆络脉也。……何以知经脉之与络脉异也？……经脉者，常不可见也，其虚实也，以气口知之，脉之见者，皆络脉也。……诸络脉皆不能经大节之间，必行绝道而出，入复合于皮中，其会皆见于外。”这无异乎说凡是细小而浅在循行屈曲的经脉，都叫络脉，也叫作经络。经络亦有种种名称及其所属，其中最主要的即十五络脉。《古今医统大全》云：“十五络脉者，十二经之别络而相通焉者也，其三络者，为任督二脉之络、脾之大络，总统阴阳诸络，灌溉于脏腑者也。”其经属名称如下：手太阴之别，列缺；手少阴之别，通里；手厥阴之别，内关；手太阳之别，支正；手少阳之别，外关；手阳明之别，偏历；足太阳之别，飞扬；足少阳之别，光明；足阳明之别，丰隆；足太阴之别，公孙；足少阴之别，大钟；足厥阴之别，蠡沟；任脉之别，鸠尾；督脉之别，长强；大络之别，大包。

《灵枢·经脉》篇又说：“凡此十五络者，实则必见，虚则必下，视之不见，求之上下，人经不同，络脉异所别也。”意思是说“十五络”主要是用来候虚实证候的，这就是络脉在临床上的主要意义。

（三）经穴的命名及其意义

研究“经穴”，首先要明确经穴的由来。经穴，古人本叫作“气穴”，《素问》里专有“气穴论”一篇，它说：“气穴三百六十五，以应一岁。”为什么叫作气穴呢？《素问·气府论》篇解释道：“脉气所发者，凡三百六十五穴也。”“气穴”是经脉之气所从发的地方，所以叫作“气穴”，又叫作“穴位”。《素问·气穴论》说：“孙络三百六十五穴会，……溪谷三百六十五穴会。”是脉气所会聚的意义。或者叫“穴空”，或者叫“穴俞”，甚至还单叫一个“节”字，《素问·调经论》说：“夫十二经脉者，皆络三百六十五节，节有病，必被经脉。”这个“节”，就是气穴，意思是脉气出入所节制的地方。至于经穴的名称，是逐渐演变而来的，古人把人比作一小周天，一年 365 天，因而定出了人体有 365 穴，但据《十四经发挥》所载，人体全部经穴（包括单穴和双穴）有 657 穴，假如列入经外奇穴，那就更多了。

经穴的穴名很多，《灵枢》《素问》记载还不够详尽，《针灸甲乙经》《备急千金要方》几部书出现后，记载就比较详细了。古人定出这许多经穴，有的是起义于本经，有的是从他经借义而来，总之是不离开经穴所附的位置。《素问·气穴论》篇说：“肉之大会为谷，肉之小会为溪。”这就是说经气所会集的地方，好像水的流行而会合于溪、谷一样，如经穴中的太溪、阳溪、解溪、阴谷、合谷、前谷等。“海”是众流所归，穴名气海、血海等便含有这个意义。“渊”“泉”，是说水源长远的河流，太渊、水泉等取其义。“门”“户”是出入的道路，风门、气户等取其义。“丘”“陵”，指骨肉有高起的地方而言，如丘墟、阳陵泉等取其义。最狭的莫如“沟”“渎”，如蠡沟、中渎等似之。最浅的莫如“池”“渚”，如曲池、中渚似之。又如承浆、承泣、承扶等，颇有上下相承接的意思。会阳、百会、听会等，颇有会合的含义。天在上，所以天池、天突都在上；地在下，所以地五会、地机等都在下。还有的亦由疾病、形象、经脉交会、故事传说等而命名，如哑门、光明、迎香、筋缩等，便是因疾病的疗效而命名；犊鼻、伏兔、鱼际、隐白、大敦等，都取其形相似；百会、三阴交等，便是因于经脉的交会；公孙、仆参、膏肓等，便是由古典传说而命名。

经穴与“俞”和“募”的关系是怎样的呢？《难经·六十七难》说：“五

脏募皆在阴，而俞在阳，何谓也？然，阴病行阳，阳病行阴，故令募在阴，俞在阳。”所指的“俞”穴，在背部膀胱经的第二行里面，各脏腑的经气都要由这里转输，所以叫作“俞”。所指的“募”穴，在胸部，是各脏腑经气所聚积的地方，所以叫作“募”。这些俞穴与募穴与脏腑有密切关联的作用，各脏腑的俞募穴，列表如下：

各脏腑俞穴表

肝	心	脾	肺	肾	心包	胆	小肠	胃	大肠	膀胱	三焦
肝俞	心俞	脾俞	肺俞	肾俞	厥阴俞	胆俞	小肠俞	胃俞	大肠俞	膀胱俞	三焦俞

各脏腑募穴表

肝	心	脾	肺	肾	心包	胆	小肠	胃	大肠	膀胱	三焦
期门	巨阙	章门	中府	京门	膻中	日月	关元	中脘	天枢	中极	石门

至十二“原穴”在针灸学上占有很重要的位置，不能不知道。《灵枢·九针十二原》篇说：“五脏有六腑，六腑有十二原，十二原出于四关，四关主治五脏，五脏有疾，当取之十二原。十二原者，五脏之所以禀三百六十五节气味也。五脏有疾也，应出十二原，十二原各有所出，明知其原，睹其应，而知五脏之害矣。”可见十二原穴是以简驭繁的经穴，很值得掌握，兹将十二原穴表列如下：

各脏腑原穴表

肺	心	肝	脾	肾	心包	胆	胃	三焦	膀胱	大肠	小肠
太渊	神门	太冲	太白	太溪	大陵	丘墟	冲阳	阳池	京骨	合谷	腕骨

明确了原穴的重要，再配以井、荥、输、经、合的道理，便把各经的经穴原委都懂得了。什么是井、荥、输、经、合呢？《灵枢·九针十二原》篇说：“经脉十二，络脉十五，凡二十七气，以上下，所出为井，所溜为荥，所注为输，所行为经，所入为合。”即是说，“井穴”在手足的前端，是脉气的出处，好像水流泉源，所以叫作“井”；“荥穴”在次于“井穴”，是脉气流动的地方，好像水的开始，而流动尚微小，所以叫作“荥”；“输穴”部位又次于“荥穴”，在腕关节和踝关节部（但在腑经中，“原穴”即在这部，“输穴”在关节部稍前的地方），输是脉气的注所，好像微细的流水渐入深处而灌注的意思，所以叫作“输”，是脉气注此输彼之意。“经穴”的部位又次于“输穴”，是脉气的行所，好像水流灌注迅疾所经之处，所以叫作“经”，是经

过之意；“合穴”的部位又次于“经穴”，在肘关节及膝关节的附近，是脉气的入所，好像是会合川流的海子一般，所以叫作“合”，即脉气由此入脏腑，与众经脉相会合的意思。于此知道古人把脉气的运行，分作井、荥、输、经、合，是象征着脉气不同的运行，假如这运行有所阻碍，便会发生不同的病变。如《难经·六十八难》说：“五脏六腑各有井荥俞经合，皆何所主？……井主心下满，荥主身热，俞主体重节痛，经主喘咳寒热，合主逆气而泄。”井、荥、输、经、合，反映着木、火、土、金、水不同的性质，所以便发生出不同的病变。兹把阴经阳经的井、荥、输、经、原、合等穴列两表如下：

六阴经	井（木）	荥（火）	输（土）	原穴	经（金）	合（水）
肺经（金）	少商	鱼际	太渊	太渊	经渠	尺泽
肾经（水）	涌泉	然谷	太溪	太溪	复溜	阴谷
肝经（木）	大敦	行间	太冲	太冲	中封	曲泉
心经（火）	少冲	少府	神门	神门	灵道	少海
脾经（土）	隐白	大都	太白	太白	商丘	阴陵泉
心包经（火）	中冲	劳宫	大陵	大陵	间使	曲泽

六阳经	井（金）	荥（水）	输（木）	原穴	经（火）	合（土）
大肠经（金）	商阳	二间	三间	合谷	阳溪	曲池
膀胱经（水）	至阴	通谷	束骨	京骨	昆仑	委中
胆经（木）	窍阴	侠溪	足临泣	坵墟	阳辅	阳陵泉
小肠经（火）	少泽	前谷	后溪	腕骨	阳谷	小海
胃经（土）	厉兑	内庭	陷谷	冲阳	解溪	足三里
三焦经（火）	关冲	液门	中渚	阳池	支沟	天井

十四经以外，还有经外奇穴。所谓“奇穴”，就是区别于正穴，所谓“经外”，就不是根据正经。如《备急千金要方》《外台秘要》《类经图翼》《医学入门》《针灸大成》等书，都有很多经外奇穴的记载。究竟有多少经外奇穴呢？据目前临床应用的来看，已经不少于正经的穴位，再加上“天应穴”，那就没有数字可以计算了。因为“天应穴”是没有一定部位的，用手指按压时，病人感觉舒适的地方，便是穴位，又叫“阿是穴”，也就是古人“痛处为俞穴”的意思。

（四）刺法要义

“刺法”是仔细的工夫，切忌粗暴。用针只讲“刺”而不言“法”，轻重缓急，没有一定的规律可循，这是影响疗效的，不能不讲求。《灵枢·九针十二原》篇说：“小针之要，易陈而难入，粗守形，上守神，神乎神，客在门，未睹其疾，恶知其原？刺之微，在速迟，粗守关，上守机，机之动，不离其空，空中之机，清静而微，其来不可逢，其往不可追。知机之道者，不可挂以发，不知机道，叩之不发，知其往来，要与之期，粗之暗乎，妙哉工独有之。往者为逆，来者为顺，明知逆顺，正行无问。逆而夺之，恶得无虚？追而济之，恶得无实？迎之随之，以意和之，针道毕矣。”这段文字主要是说从下针到入针、运针这一操作时，需要聚精会神地注意针下之感觉，守其神气，去其客气，这样算是掌握了“以意和之”得心应手的高超技术。

《灵枢·九针十二原》又说：“凡用针者，虚则实之，满则泄之，菀陈则除之，邪胜则虚之。《大要》曰：徐而疾则实，疾而徐则虚。言实与虚，若有若无，察后与先，若存若亡，为虚为实，若得若失。虚实之要，九针最妙，补泻之时，以针为之。泻曰必持内之，放而出之，排阳得针，邪气得泄。按而引针，是谓内温，血不得散，气不得出也。补曰随之，随之意，若妄之，若行若按，如蚊虻止，如留如还，去如弦绝，令左属右，其气故止，外门已闭，中气乃实，必无留血，急取诛之。”这告诉我们在未曾用针之先，必须先行诊断得疾病的属虚属实，诊断明确了，才随着虚实而用针，这是最关紧要的。

《灵枢·九针十二原》又说：“持针之道，坚者为宝，正指直刺，无针左右，神在秋毫，属意病者，审视血脉者，刺之无殆。方刺之时，必在悬阳，及与两卫，神属勿去，知病存亡。血脉者，在腧横居，视之独澄，切之独坚。”这说明在用针的时候，医生的精神务要专一，不能二用，一心要注视患者，才能把握住病人的反应。

《灵枢·九针十二原》又说：“刺之而气不至，无问其数；刺之而气至，乃去之，勿复针。针各有所宜，各不同形，各任其所，为刺之要。气至而有效，效之信，若风之吹云，明乎若见苍天，刺之道毕矣。”这说明针贵得气，气至即已，不至便捻之运之，不问其数。换言之，针下有气至的感觉，便有效验，没有气至的感觉，便不会有效验，针后是否有效，医生心中已有数了。

实证需泻，虚证要补，这已经明确了，究竟如何运用补泻的方法呢？《素问·八正神明论》篇说："泻必用方，方者，以气方盛也，以月方满也，以日方温也，以身方定也，以息方吸而内针，乃复候其方吸而转针，乃复候其方呼而徐引针，故曰泻必用方，其气而行焉。补必用圆，圆者，行也，行者移也，刺必中其营，复以吸排针也。故圆与方非针也。故养神者，必知形之肥瘦，荣卫血气之盛衰。血气者，人之神，不可不谨养。"首先明确无论用补针或泻针，总要贵乎适中其度，贵乎运用自如，适度就是"方"，自如就是"圆"。

《素问·离合真邪论》篇说："不足者，补之奈何？……必先扪而循之，切而散之，推而按之，弹而怒之，抓而下之，通而取之，外引其门，以闭其神。呼尽内针，静以久留，以气至为故，如待所贵，不知日暮，其气以至，适而自护，候吸引针，气不得出，各在其处，推阖其门，令神气存，大气留止，故命曰补。"这是补针的手法。又说："吸则内针，无令气忤；静以久留，无令邪布；吸则转针，以得气为故；候呼引针，呼尽乃去；大气皆出，故命曰泻。"这是泻针的手法。补泻的手法很多，如迎随补泻、呼吸补泻、提插补泻、轻重补泻、左右转捻补泻等。不过《素问·离合真邪论》中的"补""泻"是最基本的知识，不能不知道。

但也有不讲补泻手法的，如《灵枢·五乱》篇说："徐入徐出，谓之导气，补泻无形，谓之同精，是非有余不足也，乱气之相逆也。"这就是不分补泻的手技，只是调和其脉气就是了。

至于用艾灸的补泻法，《灵枢·背腧》云："气盛则泻之，虚则补之。以火补者，毋吹其火须自灭也；以火泻者，疾吹其火，傅其艾，须其火灭也。"一般来说用补火，艾燃烧将尽时，以手按之，使火速灭而温；用泻火，便急吹之使灭，是其大概。

既掌握了手法的补泻，在选穴方面，也应当配合补泻来配穴。如《难经·六十九难》说："经言虚者补之，实者泻之，不虚不实，以经取之，何谓也？然，虚者补其母，实者泻其子，当先补之，然后泻之。不虚不实，以经取之者，是正经自生病，不中他邪也，当自取其经，故言以经取之。"生我者，便为母，我生者，便为子。如"水生木"，从"木"的角度说，"水"是"生我"者，肝虚的时候，便应该补肾；"木生火"，从"木"的角度说，

“火”是“我生”者，肝实的时候，便应当泻心。所谓“本经病”，就是不虚不实，就取本经的经穴来治疗，这就叫作“以经取之”。

四、针灸学主要文献介绍

（一）《黄帝内经》

《黄帝内经》是中国第一部医学经典著作，大约成书在春秋战国时代。其中关于黄帝和岐伯、雷公等于明堂问答医学的传说，这些是后人假托的，其辑录和整理的内容确是中国古代诸多医学家进行的第一次医学总结。内容分作《灵枢》和《素问》两部分。《素问》和《灵枢》各 81 篇，《灵枢》在前，《素问》在后。《灵枢》又称作《针经》，大都为记录针灸的理论和一些治疗经验，对于解剖方面，已有初步成就，特别是对针灸经穴分布的发现，其成就很大，所以论针灸的专著，《灵枢》算是第一部。《素问》的内容，首先着重卫生预防，次为生理、病理、诊断、疗法等，其中也有许多地方也是讨论针灸的，所以也是学习针灸学的经典著作之一。

（二）《难经》

《难经》的著者，传说为扁鹊秦越人（公元前 403 —前 222），但这传说是极不可靠的。《难经》是古代医家解释《内经》的著作，“难”，是“疑难”的意义，所以叫作《难经》。全书共 81 难，相当于是解释了 81 个疑难问题。其中二十三难至二十九难，讨论的是经络问题；六十二难至六十八难，讨论的是经穴问题；六十九难至八十一难，讨论的是针法问题。因此《难经》也是有助于学习针灸学的一部好书。

（三）《针灸甲乙经》

《针灸甲乙经》是晋代皇甫谧（215 — 282）的著作，内容主要是根据《内经》《明堂孔穴针灸治要》等书编辑而成，也可以说是从《内经》到他这时代的对针灸文献的总结。全书分作12卷，128篇，其中70篇都是讲的经穴，全书贯穿了皇甫谧在临床上的治疗经验，很少浮泛的词句，最是这部书的特色，算是针灸学里研究经穴的主要著作。

（四）《备急千金要方》

《备急千金要方》是唐代孙思邈（581 — 683）著的。在南朝的刘宋时代有个叫秦丞祖的著了一部《偃侧杂针灸经》，孙思邈用《针灸甲乙经》来校对秦丞祖的图，发现秦图有阙漏，于是他便综合两书的长短，著成《备急千金要方》的卷第29、卷第30等2卷，以及《千金翼方》的卷第26、卷第27、卷第28等3卷，这5卷是专门讨论针灸内容的。《备急千金要方》的经穴部位基本是与《针灸甲乙经》一致的，而所谈针灸最具特色之处尤在灸焫方面。例如其中灸法的风毒八穴，在临床上效果很好，值得研究。

（五）《外台秘要》

《外台秘要》是唐代（752）王焘著的，其中第39卷论明堂灸法，颇可多取，可算是研究灸法的好书，因为王焘的学术思想是相信“灸”而不相信“针”的。

（六）《铜人腧穴针灸图经》

《铜人腧穴针灸图经》是针灸铜人的说明书，是北宋天圣五年（1023）尚药奉御王惟一著的，他用铜来铸成一个巨大的人体模型，全身刻着经穴，称该模型作“铜人”，这部“图经”就在说明铜人身上所刻的经穴。

（七）《金兰循经》

《金兰循经》，一名《金兰循经取穴图解》，元代（1363）翰林学士忽泰必列著，该书首绘脏腑前后二图，中述手足三阴三阳走属，继取十四经络流注，各为注释，是针灸学里讨论经络、经穴的参考读物。

（八）《十四经发挥》

《十四经发挥》，元（1341）滑寿撰，共3卷，上卷是手足阴阳流注篇，中卷为十四经脉气所发篇，下卷为奇经八脉篇。本书的主要特点是对《内经》的经义，人体脏腑部位名物、字义等多有解释，是研究经脉、经络的好书。

（九）《针经节要》《云岐子论经络迎随补泻法》

《针经节要》《云岐子论经络迎随补泻法》两书是金代（1110）张元素父子著的，现在并存于《济生拔粹》书里，两书着重讨论“五输穴”在临床的应用，是理论与临床经验相结合的实用书，可算是一部很好的针灸临床学著作。

（十）《扁鹊神应针灸玉龙经》

《扁鹊神应针灸玉龙经》，元（1329）王国瑞撰，收存在四库全书中。内容首为120穴、玉龙歌85首、注解标幽赋1篇、天星11穴、歌诀12首、66穴治证、子午流注心要秘诀、直刺秘传等。该书文字简洁，条理分明，是临床实用书，所有韵语，都鉴锵可读。

（十一）《类经图翼》

《类经图翼》，明（1624）张介宾著，共11卷。除第1卷、第2卷讲运气外，第3至第5卷，详述经络，第6至第8卷详述经穴，第9卷讲奇经八脉，第10卷讲奇俞，第11卷要览。该书记载各种病证的配穴和用针、用灸方法，系统完整，叙述详尽，是针灸学的主要参考书。

（十二）《针灸大成》

《针灸大成》，明（1601）杨继洲撰，共10卷。该书摘录各家学说的精粹，汇成一书，有如现在的“文摘”，说理平正，是针灸学的一部入门书。